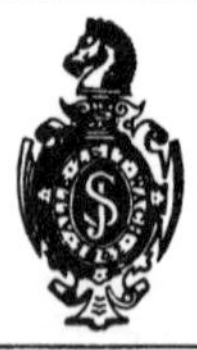

SPRINGER-VERLAG
BERLIN · HEIDELBERG · NEW YORK

Hefte zur Unfallheilkunde

Zuletzt erschienen:

Heft 94: **Verhandlungen der Deutschen Gesellschaft für Unfallheilkunde, Versicherungs-, Versorgungs- und Verkehrsmedizin e.V. XXXI. Tagung** vom 8. bis 10. Mai 1967 in Berlin. Im Auftrage des Vorstandes herausgegeben von Prof. Dr. J. REHN, Bochum. Mit 100 Abbildungen im Text. XVI, 304 Seiten. 1968   DM 65,60

Heft 95: **Schienbeinkopfbrüche, Bruchformen, Behandlung, Spätergebnisse bei 486 Fällen.** Von Dr. K. THIELE, Assistenzarzt am Unfallkrankenhaus Wien. Mit einem Geleitwort von Prof. Dr. L. BÖHLER. Mit 54 Abbildungen im Text. VII, 126 Seiten. 1968   DM 46,80

Heft 96: **Die Biomechanik stumpfer Brustverletzungen, besonders von Thorax, Aorta und Herz.** Ein Beitrag zum Problem der sogenannten inneren Sicherheit von Personenkraftwagen. Von Prof. Dr. G. E. VOIGT, Vorstand des Institutes für Gerichtliche Medizin der Universität Lund/Schweden. Mit 49 Abbildungen. IV, 115 Seiten. 1968   DM 38,—

Heft 97: **Verhandlungen der Österreichischen Gesellschaft für Unfallchirurgie.** 3. Tagung am 13. und 14. Oktober 1967 in Salzburg. Im Auftrage des Vorstandes herausgegeben vom Sekretär der Gesellschaft, Dr. E. JONASCH, Wien. Mit 26 Abbildungen im Text. IX, 172 Seiten. 1968   DM 38,—

Heft 98: **Beiträge zur Untersuchung und Dokumentation des tödlichen Verkehrsunfalles.** Herausgegeben unter Mitarbeit von Prof. Dr. O. PRIBILLA, Institut für Gerichtliche und Soziale Medizin der Universität Kiel. Mit 20 Abbildungen. VII, 76 Seiten. 1969   DM 28,—

Heft 99: **Verhandlungen der Deutschen Gesellschaft für Unfallheilkunde, Versicherungs-, Versorgungs- und Verkehrsmedizin e.V. XXXII. Tagung** vom 27. bis 29. Mai 1968 in Hamburg. Im Auftrage des Vorstandes herausgegeben von Prof. Dr. J. REHN, Bochum. Mit 108 Abbildungen im Text. XVIII, 358 Seiten. 1969   DM 74,—

Heft 100: **Verhandlungen der Österreichischen Gesellschaft für Unfallchirurgie.** 4. Tagung am 11. und 12. Oktober 1968 in Salzburg. Im Auftrage des Vorstandes herausgegeben vom Sekretär der Gesellschaft, Dr. E. JONASCH, Wien. Mit 14 Abbildungen im Text. IX, 150 Seiten. 1969   DM 38,—

Heft 101: **Beiträge zur Unfallheilkunde**
A. WILHELM: Strecksehnenapparat der Hand. H. SCHNABELMAIER, H. Frhr. v. ELMENDORFF: Typischer Bruch der Speiche. E. AHRER, G. PHILADELPHY, M. BAUER: Drahtumschlingung der Unterschenkeldrehbrüche. Mit 75 Abbildungen. IV, 91 Seiten. 1969   DM 36,—

Verhandlungen der Deutschen Gesellschaft
für Unfallheilkunde, Versicherungs-, Versorgungs-
und Verkehrsmedizin e.V.

XXXIII. Tagung 1969

Hefte zur Unfallheilkunde

Beihefte zur Monatsschrift für Unfallheilkunde, Versicherungs-, Versorgungs- und Verkehrsmedizin

Herausgegeben von Professor Dr. Dr. h. c. H. Bürkle de la Camp

102

Verhandlungen der Deutschen Gesellschaft für Unfallheilkunde, Versicherungs-, Versorgungs- und Verkehrsmedizin e. V.

XXXIII. Tagung vom 19. bis 21. Mai 1969 in Nürnberg

Im Auftrage des Vorstandes herausgegeben

von

Professor Dr. J. Rehn

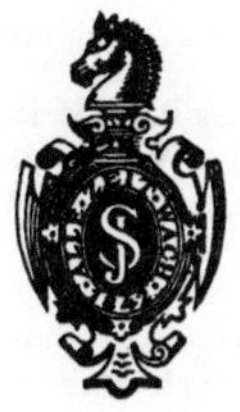

Springer-Verlag Berlin Heidelberg GmbH

ISBN 978-3-540-04858-9   ISBN 978-3-662-00940-6 (eBook)
DOI 10.1007/978-3-662-00940-6

Mit 77 Abbildungen

Inhaltsverzeichnis

Autorenregister

(*A* = Aussprache)

H Seite

Sachregister

Sitzungsbericht

W. PERRET, Dr., München:

Hochansehnliche Festversammlung, meine Damen, meine Herren!

Als derzeitiger Vorsitzender der Deutschen Gesellschaft für Unfallheilkunde, Versicherungs-, Versorgungs- und Verkehrsmedizin eröffne ich die diesjährige 33. Tagung unserer Gesellschaft.

Mein Gruß gilt unseren vielen Gästen. Ich begrüße

von der *Bundesregierung* Frau Bundesminister STROBEL, die damit zum Ausdruck bringt, daß sie unsere Arbeit zu schätzen weiß. Wir danken Ihnen sehr, daß Sie zu uns gekommen sind.

Von der *Landesregierung* Herrn Staatsminister für Arbeit und soziale Fürsorge Dr. PIRKL, zugleich als Vertreter des Herrn Ministerpräsidenten Dr. GOPPEL, der leider am persönlichen Erscheinen verhindert ist. Wegen der Bedeutsamkeit der Bestrebungen unserer Gesellschaft und damit dieser Tagung hat Herr Ministerpräsident Dr. GOPPEL die Schirmherrschaft übernommen, wofür wir ganz besonders danken.

Ein besonderer Gruß gilt Herrn Oberbürgermeister Dr. URSCHLÄCHTER von der Stadt Nürnberg, in dessen schöner Stadt wir tagen, und seiner Magnifizenz Prof. Dr. HERRMANN von der Friedrich-Alexander-Universität Erlangen-Nürnberg und Herrn Prof. HEGEMANN, der seine Spektabilität Prof. Dr. KRÖNCKE, Dekan der Medizinischen Fakultät, vertritt.

Ich begrüße im weiteren die Vertreter der verschiedenen Bundes- und Landesdienststellen, die verschiedenen Vorsitzenden, Delegierten und Mitglieder ärztlich-wissenschaftlicher Gesellschaften und Berufsverbände, des Inlandes, aber auch des Auslandes.

Ich freue mich, die vielen Kollegen aus Nürnberg, vor allem die Chefs der Fachabteilungen des größten zusammenhängenden Klinikums in Europa — den Krankenanstalten von Nürnberg mit insgesamt 2800 Betten —, willkommen heißen zu können.

Mir ist es eine besondere Freude, die zahlreichen Vertreter der sozialen Versicherungsträger, vor allem der Berufsgenossenschaften und der verschiedenen privaten Versicherungsgesellschaften, zu begrüßen. Sie alle sind mit uns seit Jahrzehnten eng verbunden und haben diese Verbundenheit auch immer wieder mit materiellen Hilfen offenbart. Dafür auch an dieser Stelle nochmals Dank.

Ein besonderer Gruß gilt allen unseren Kollegen aus dem Ausland, Mitgliedern und Freunden unserer Gesellschaft aus Österreich, der Schweiz und Holland, die den Weg nicht gescheut haben.

Ich begrüße auch besonders unsere Mitglieder und Freunde aus der DDR. Wir fühlen uns mit Ihnen nach wie vor verbunden und hoffen, daß sie wieder einmal regelmäßig zu uns kommen können.

In dieser Stunde gilt ein besonderer Gruß, aber auch ein Dank, unseren heute anwesenden Ehrenmitgliedern:

Prof. Böhler, Wien, Prof. Bohnenkamp, Oldenburg, Prof. A. W. Fischer, Kiel, Oberregierungsrat Dr. Lauterbach, Bonn, Prof. Mueller, Heidelberg, Dr. Schwarz, Berlin, Prof. Zukschwerdt, Hamburg.

Ich bedauere nur, daß einige von Ihnen aus gesundheitlichen oder beruflichen Gründen am Erscheinen verhindert sind.

Gruß und Dank auch allen Kollegen, die meiner Anregung folgend oder aus eigener Initiative Vorträge halten werden. Von Ihnen, meine Damen, meine Herren, wird das Gelingen des Kongresses abhängen. Wir alle wünschen Ihnen schon zuvor viel Erfolg.

Schließlich begrüße ich auch die Damen und Herren von der Presse und des Rundfunks. Bei der immer schwieriger werdenden Problematik unserer ärztlichen Aufgaben ist die sachliche Arbeit mit Ihnen notwendiger denn je. Vergessen wir bei allem nicht, daß Ihr Beruf und Ihre Berufung die Publizität ist, die unsere die Verschwiegenheit im persönlichen Bereich. Und dabei sollte es auch bleiben. Beide Berufe haben verbindende, humanitäre Aufgaben, denen wir beide untergeordnet sind, denen wir aber gemeinsam dienen können und sollen. Wir haben Ihre Pflicht, die Menschen zu unterrichten, immer anerkannt und werden dies auch weiterhin tun, wenn Sie die Ethik unseres Berufes respektieren. Dieser Respekt dient nicht unserem Berufsstand, sondern ist ein Erfordernis unseren Kranken und Verletzten gegenüber. Salus aegroti suprema lex.

Meine Damen und Herren, in den vergangenen 12 Monaten haben wir treue Mitglieder unserer Gesellschaft durch den Tod verloren:

Am 24. 1. 1969 starb kurz vor Vollendung des 80. Lebensjahres Prof. Lothar Kreuz, langjähriges Mitglied unserer Gesellschaft, Vorsitzender der Tagung im Jahre 1954, seit 1959 Ehrenmitglied unserer Gesellschaft, bis zu seiner Emeritierung Ordinarius für Orthopädie in Tübingen. Im klinischen und wissenschaftlichen Bereich streng rational und logisch, das kennzeichnete seine einmalige Persönlichkeit. Geistige Unbestechlichkeit, seine Demut und sein Taktgefühl entsprachen seiner inneren Einstellung, er achtete schöpferische Leistungen, er achtete aber auch die Mitmenschen. Er war ein hervorragender Vertreter des Deutschen Geistes.

Dr. Hugo Bruns, 67jährig am 15. 12. 1968. Schüler von Magnus, überwiegend als D-Arzt in Cannstatt tätig gewesen.

Prof. Herbert Gardemin, 64jährig am 27. 10. 1968. Schüler von Gocht, langjähriger Chefarzt verschiedener Krankenanstalten in Berlin, dann am Annastift tätig, zuletzt Ordinarius für Orthopädie in Hamburg. Viele Referate und interessante Diskussionsbemerkungen hörten wir von ihm auf unseren Kongressen, er sprach auf dem letzten Kongreß in Hamburg zu uns als Dekan der Univerität Hamburg.

Dr. Josef Gerhartz, 85jährig am 20. 5. 1968. Chefarzt im Landeskrankenhaus Fulda, später Mülheim a. d. Ruhr.

Privatdozent Dr. Ruprecht Graf, 47jährig am 2. 11. 1968. Schüler von Büngeler, später von Wanke, zuletzt Chefarzt der chirurgischen Abteilung am Krankenhaus Elmshorn.

Medizinaloberrat Dr. ALFRED HENDRIOCK, 68jährig am 23. 8. 1968, Schüler von LÄWEN, KLAPP, LÖHR, zuletzt Chefarzt der chirurgischen Abteilung im Krankenhaus Seesen.

Dr. EDUARD HOHLWEG, 58jährig am 26. 6. 1968, Schüler von A. W. FISCHER, KAPPIS, REIMERS, SEIFERT, ZUKSCHWERDT, zuletzt Chefarzt der chirurgischen Abteilung am Karl Olga Krankenhaus Stuttgart.

Dr. WOLF DIETRICH HOHNDORF, am 21. 8. 1968, zuletzt Obermedizinalrat bei der Landesversicherungsanstalt Hessen in Wiesbaden.

Dr. JOHANNES KNAPP, 72jährig am 3. 9. 1968, Schüler von GRAFF, HOFF und TILLMANN, zuletzt Chefarzt der chirurgischen Abteilung am Krankenhaus Mayen.

Prof. CARL REIMERS, 67jährig am 12. 5. 1969 (plötzlich an einem Herzinfarkt beim Schneiden eines Filmes für unseren Kongreß, den sein Oberarzt Dr. FAUST vorführen wird), langjähriger Schüler von KÖNIG in Würzburg, später Leiter der militärärztlichen Hochschule in Kanton/ Südchina, seit 1947 bis 1968 Chefarzt der Chirurgischen Klinik des Ferdinand-Sauerbruch-Krankenhauses in Wuppertal.

Obermedizinalrat Dr. WILLI RICHTER, 54jährig am 21. 12. 1968, zuletzt Chefarzt am Kreiskrankenhaus Pinneberg.

Dr. ALOIS ROSARIUS, 71jährig am 10. 12. 1968, zuletzt Chefarzt am St. Antonius Krankenhaus Köln-Bayenthal.

Dr. ALFRED STIMMIG am 2. 5. 1969, niedergelassener Facharzt für Orthopädie in Berlin.

Dr. PETER STRATER, 80jährig am 2. 10. 1968, zuletzt Chefarzt am Krankenhaus Hagen.

Dr. WALDEMAR WILLING, 71jährig am 2. 4. 1968, Schüler von STICH, zuletzt Chefarzt der chirurgischen Abteilung am Krankenhaus Bremerhaven-Mitte.

Es ist uns eine Verpflichtung, daß das Andenken an diese Kollegen, welchen Platz sie auch in unserer Gesellschaft eingenommen haben mögen, erhalten bleibt. Ich bitte Sie sich zu Ehren der Verstorbenen von Ihren Plätzen zu erheben — ich danke Ihnen.

Dem Vorsitzenden unserer Gesellschaft wird es konzediert je nach seiner Fachrichtung und seinem speziellen Arbeitsgebiet ihm besonders naheliegende Fragestellungen zu erörtern. Gestatten Sie mir darzulegen, was mir am Herzen liegt.

Die gegen Ende des vorigen Jahrhunderts aufkommende *Arbeiterversicherung* und die nachfolgende *soziale Unfallversicherung* konfrontierte die Ärzte mit bisher unbekannten Problemen; mit den *zweckmäßigsten Behandlungen*, vor allem den *Nachbehandlungen nach Verletzungen*, aber auch mit dem weiten Gebiet der *Begutachtung*. In diesem großen Neuland, welches von den großen Fachgesellschaften damals nicht oder nur nebenbei gepflegt wurde, waren es Männer wie THIEM, SCHÜTZ und BLASIUS, die versuchten eine Sammelstelle für alle Erfahrungen der Unfall-, Heilund Gesetzeskunde (wie sie das neue Gebiet nannten) zu schaffen. Sie gründeten vor 75 Jahren, im Jahre 1894, die *Monatsschrift für Unfallheilkunde*, damals noch mit dem Untertitel „mit besonderer Berücksichtigung der Mechanotherapie und der Begutachtung Unfallverletzter". 1923 wurde

1*

sie Zeitschrift unserer Gesellschaft und trägt seither nur noch den Titel „Monatsschrift für Unfallheilkunde und Versicherungsmedizin" und seit ihrem 66. Jahrgang (1963) „Monatsschrift für Unfallheilkunde, Versicherungs-, Versorgungs- und Verkehrsmedizin". Sie könnte also in diesem Jahr den 75. Geburtstag feiern, wenn der letzte Krieg ein regelmäßigem Erscheinen nicht verhindert hätte.

Wir wollen aber den inoffiziellen 75. Geburtstag unserer Zeitschrift zum Anlaß nehmen, dem Schriftleiter, Herrn Prof. BÜRKLE DE LA CAMP von Herzen zu danken für seine unermüdliche Arbeit, die mit dem Neuaufbau der Zeitschrift nach dem Kriege verbunden war. Trotz strenger Kritik sind Sie immer ein wohlwollender Mentor aller Kollegen. Möge das Steuer der Zeitschrift noch lange Zeit in Ihrer Hand bleiben. Das ist unser Wunsch und nochmals von Herzen Dank im Namen aller.

Seit Beginn unserer Zeitschrift in den 90er Jahren war ein Gründer unserer Gesellschaft als Autor schon maßgebend auf dem gesamten Gebiet dieses großen Neulandes tätig. Es war LINIGER, damals noch Oberarzt bei WITZEL in Bonn. Es waren Zeiten, in denen noch absolut unklare Vorstellungen darüber herrschten, was unter einem unter Versicherungsschutz stehenden Ereignis, also einem *entschädigungspflichtigem „Unfall"*, verstanden werden kann und muß, welche ursächlichen Beziehungen von einem solchen zu den verschiedensten Gesundheitsstörungen bestehen. Es war damals üblich, tageszeitliche Temperaturschwankungen, Erkältungen schlechthin, Überanstrengungen bei der Arbeit, Verheben und anderes als Unfall zu qualifizieren. Viele Erkrankungen wie Tuberkulose, Anämien, Stoffwechselstörungen, Nervenerkrankungen wurden uneingeschränkt als Unfallfolge betrachtet.

Obwohl KANT schon zu dieser Zeit Erkenntnis und Glauben gegeneinander abgegrenzt hatte, dominierte *Unwissenheit, Glaube* und *Gefühl in der Beurteilung über ursächliche Beziehungen.* LINIGER war es, der versuchte ein System aufzubauen, Ordnung in alles zu bringen, der die Forderung erhob, *Zusammenhänge wissenschaftlich zu sichern, an wissenschaftlich begründete Gutachten Mindestanforderungen* zu stellen. Aber auch in *Therapie* und *Nachbehandlung* forderte er Ordnung und System, war Initiator heute selbstverständlicher Erkenntnisse. LINIGER verließ später die praktische Chirurgie, war Oberlandesmedizinalrat in Düsseldorf, kam nach dem ersten Weltkrieg nach Frankfurt und fand bei der Allgemeinen Frankfurter Versicherung als Gesellschaftsarzt ein reiches Betätigungsfeld.

Ich erinnere nur daran, daß er 20 000 Verletzte aus einem Bestand von 3 Millionen gegen Unfall versicherter Kinder statistisch erfaßte und nur 2 Fälle pro Jahr fand, bei denen ein Zusammenhang von Verletzung und Knochentuberkulose zur Diskussion stehen konnte. Er kam zu ähnlichen Ergebnissen bei der Osteomyelitis, obwohl zuvor praktisch alle diese Erkrankungen jugendlicher Osteomyelitis und Knochentuberkulose beweisgenügsam mit einem Unfall in Zusammenhang gebracht worden waren. LINIGER war es auch, der neben KÜHN im Jahre 1923 unsere Gesellschaft gründete und viele Jahre Vorsitzender war, auch auf der ersten Tagung in Nürnberg im Jahre 1927. Er starb am 18. 11. 1933 als 70jähriger.

Wenn ich heute dieses verdienten Mannes besonders gedenke, so deshalb, weil er Vor-Vorgänger in meiner jetzigen Tätigkeit ist. Die Allgemeine Frankfurter Versicherung koordinierte sich Ende der 20er Jahre als Frankfurter Versicherung mit der Allianz-Versicherung, in welcher damals mein Vorgänger KÖSTLIN, vielen als unser Mitglied und aus seinen verschiedenen grundsätzlichen Referaten auf unseren Tagungen bekannt, tätig war.

Gewaltige *Fortschritte in der Therapie und Diagnostik* einerseits, aber auch *in der Entwicklung der sozialen und privaten Versicherungen* von Gesundheit und Leben andererseits, kennzeichnen die heutige Medizin, im speziellen die *Versicherungsmedizin.* Diese *soziale und private Sicherung,* verbindendes Glied zwischen Arzt und Patienten, maßgebender Faktor einer *modernen Sozialmedizin* für den Einzelnen, macht sich immer stärker bemerkbar. Verlängerung der durchschnittlichen menschlichen Lebensdauer, Verschiebung der Morbidität in den absteigenden Ast der Lebenskurve, erhöhte Bedeutung der Abnützungserscheinungen, vermehrte Behandlung und Betreuung von Verletzten und Kranken, aber auch die Prophylaxe im allgemeinen, hat in stetig wachsender Zahl eine *gutachtliche Abklärung von Versicherungsleistungen nach Dauer und Umfang* gebracht.

Der *Wert des ärztlichen Gutachtens* liegt darin, ob der Gutachter bereit und in der Lage ist, seine *Schlußfolgerungen* auch *zu begründen.* Wer viele Gutachten lesen muß, wird zwangsläufig stark davon beeindruckt, wie häufig diese in ihren entscheidenden Bereichen weitgehend ausschließlich auf Behauptungen aufgebaut sind. Vorgeschichte wie Befunde werden breit aufgerollt und die gutachtliche Aussage schrumpft letztlich auf wenige Zeilen zusammen. Es mag sein, daß der Gutachter befürchtet mit Details seiner Begründung sich Angriffsflächen gegen seine Beurteilung zu schaffen. Solche Besorgnisse sollten doch zunächst einmal Anlaß sein, die Richtigkeit der eigenen Behauptung selbst zu überprüfen.

Neben solchen Klippen der Begutachtung sind es aber vor allem die *Unkenntnisse der Gutachter im Grenzgebiet Medizin und Recht.* Deshalb werden verwertbare gutachtliche Begründungen nicht gegeben. Die Grundzüge über die verschiedenen Rechtsnormen, an die der Gutachter absolut gebunden ist, muß er in jedem Fall kennen und beherrschen.

Es ist leider Tatsache, daß die hierzu erforderlichen *Kenntnisse* vielfach nicht ausreichend während des Studiums oder der Ausbildungszeit vermittelt werden. Es bleibt ausschließlich also nur das *Selbststudium,* das schon Reichardt empfahl und förderte. Nach wie vor klagen aber soziale wie private Versicherungsträger darüber, daß erstellte Gutachten unbrauchbar sind, weil die *Rechtsnormen nicht* oder *nicht ausreichend beachtet* wurden oder Schlußfolgerungen nicht ausreichend begründet sind und deshalb weitere Gutachter bemüht werden müssen. Es geht allen Versicherungsträgern nicht darum, die Verletzten in berechtigten Ansprüchen zu schmälern, sondern nur darum, daß im Rahmen der Anspruchberechtigung entschädigt wird, Rentenkämpfe so weit als möglich vermieden werden müssen, weil die Gefahr iatrogener und advokatogener Gesundheitsschäden damit provoziert werden kann.

Gleiche, herbe Kritik ist auf unseren Kongressen von BÜRKLE DE LA CAMP, A. W. FISCHER, JUNGMICHEL, KREUZ, LOB und anderen mehrmals ausgesprochen worden. Es sind auch Vorschläge gemacht worden, wie man die *Kenntnisse der Begutachtung in Unterricht und Fortbildung* vermitteln und fördern könnte. Diese Vorschläge sind vorwiegend ohne Widerhall geblieben. Ich kann diese Forderungen nur wiederholen und habe die Hoffnung, daß schließlich doch im Rahmen der Studienreformen und dem weiteren Ausbau der ärztlichen Fortbildung der Rat besonderer Experten eingeholt und berücksichtigt wird. Vielleicht kommt es auch einmal zur *Akademie für Unfallheilkunde*, die JUNGHANNS vorgeschlagen hatte, wobei dann der Begutachtung dort ein breiter Raum gegeben werden könnte.

Wir wissen, daß *Fortschritt der Technik und Wissenschaft* in Verbindung mit höchster Kunst einzelner Ärzte vielen Kranken, aber auch Verletzten, Besserungs- und Heilungschancen in einem fast unvorstellbaren Umfang beschert haben. Ich denke dabei nicht nur an die modernen Wiederbelebungsmaßnahmen, die künstliche Dauerbeatmung als Voraussetzung der Behandlung schwerster Verletzungen, speziell an den Gliedmaßen und im Nervensystem, sondern auch an die modernen Behandlungen der Stoffwechselstörungen, der geistigen Störungen, des Nierenversagens. Den Bemühungen um das Leben bzw. um die Erhaltung von Teilfunktionen sind kaum noch Grenzen gesetzt: man ist dabei Organe oder Teile davon auszuwechseln. Das alles berührt vordringlich die Frage, was getan werden darf, was zu unterlassen ist. Die Auswechslung von einem einzelnen Organ setzt den Tod des Spenders voraus, was bei paarigen Organen nicht der Fall ist. Der Jubel über die Rettung des Empfängers unter völligem Vergessen des Toten erscheint düster. Nun — der *Konflikt zwischen Dürfen und Können* war dem Arzt nie fremd. Dieser *Fortschritt der Therapie* bringt aber den Arzt in ein früher kaum vorstellbares *Spannungsfeld von Entscheidungen.* Angesichts der grundsätzlichen Vergänglichkeit eines jeden Lebens liegt die Schwierigkeit in der Abgrenzung des Umfanges zu helfen. Das Gesetz kann und muß dem Arzt Normen für die Verantwortung in dieser Entscheidung setzen, letztlich wird aber der Arzt immer einsam und allein mit seinem Gewissen vor Gott stehen. Angesichts einer Umwelt, in der verschiedene Kräfte Mißtrauenshaltungen in alle Lebensbezirke, auch in den Bereich der ärztlichen Tätigkeit, bringen, muß die Entscheidung des Arztes davon frei bleiben. Wir Ärzte wollen keine Macht. Was ethisch erlaubt ist, muß der Arzt auch rechtlich tun können, wie es K. H. BAUER formulierte — die Integrale des ärztlichen Handelns können aber nicht ausschließlich von dem rechtlich Erlaubten und dem technisch Möglichen abhängig sein.

Man hört so viel von dem Ruf an den Arzt, als Praktiker wie als Wissenschaftler, „rettet und bewahrt eure Humanitas". Und *Humanitas* kann in diesem Zusammenhang nur bedeuten den Mut zur Liebe und Liebe ist Wagnis, dies aber setzt Eigenverantwortlichkeit voraus. Dieser *Eigenverantwortlichkeit* im Rahmen des großen medizinischen Neulandes sollten sich auch der Gesetzgeber und die Rechtsprechung anpassen. Das sollte möglich sein, hat aber als Voraussetzung die Mithilfe ärztlicher Gutachter als Dolmetscher zwischen Jurisprudenz und Medizin. Hierfür sind absolute Fachkenner erforderlich, die die modernen medizinischen Verfahren ebenso beherrschen müssen wie die bestehenden und zukünftigen Rechtsnormen.

Trotz aller Erfolge der *Antibiotika* sind Infektionen nicht ausgestorben, sie können auch nicht immer schnell und folgenlos beherrscht werden. Über *Wunde* und *Wundinfektion* und neue Erkenntnisse dazu soll ausreichend referiert werden, vor allem über „*Infektionen nach Osteosynthese*", deren Bedeutung wir nicht bagatellisieren dürfen.

Die Diagramme des statistischen Bundesamtes zeigen in erschreckender Deutlichkeit, daß *Kinder in steigendem Umfang bei Unfällen verletzt* werden. 1967 waren es allein bei Verkehrsunfällen (Kinder bis zu 14 Jahre) 56855 mit 1796 Todesfällen. Die Todesfälle insgesamt durch Unfälle, im Verkehr wie beim Sport, im Haus betrugen 3430, das sind 43% aller Todesfälle von Kindern in diesem Alter durch Infektionskrankheiten u. a. Bei den Todesfällen im Verkehr sind vor allem die 3—6jährigen hoch beteiligt, es waren 866, also fast die Häflte aller Todesfälle im Verkehr.

Diese Bilanz des „*Krieges auf Deutschlands Straßen*" ist nicht bedeutungslos. Leider werden solche statistisch ermittelte Zahlen von den nicht betroffenen Verkehrsteilnehmern viel zu wenig beachtet. Die Zahlen und Meldungen sprechen für sich, umreißen aber doch nicht den ganzen Umfang dieses makabren Geschehens, denn die Zahl der verletzten Kinder ist erschreckend hoch. Es kommt dazu, daß die Tragik der Verletzungsfolgen für die unmittelbar und mittelbar Betroffenen erst beginnt, wenn die Bremsspuren der Kollision längst verwischt sind.

Ob die dem Kind gegebene eigene Welt änderungsfähig ist, die *kindliche Welt*, die mit den momentan erfaßten subjektiven Wichtigkeiten erfüllt ist, weshalb das Kind auch nicht fähig ist, konkrete Sachverhalte zu erfassen und zweckmäßig zu handeln, ist nach wie vor von besonderer Bedeutung. Wir werden dazu von verschiedenen Experten etwas hören.

Weil alle Behandler in steigendem Umfang *kindliche Verletzungen* und *deren Folgen* behandeln müssen, habe ich verschiedene mir wichtig erscheinende Fragestellungen und Probleme besonderen Referenten übertragen. Um Kinder behandeln zu können, muß man die Verhältnisse beim Erwachsenen kennen — und dann nochmals für das Kind manches dazu lernen (EHALT).

In der *Versicherungsmedizin* werden verschiedene aktuelle Themen behandelt werden, ohne daß alles zur Sprache kommen kann, was auf diesem Gebiet gerade jetzt von Bedeutung ist.

Wir waren in unserer Gesellschaft schon immer der Meinung mit der *Deutschen Gesellschaft für Verkehrsmedizin* unter Aufrechterhaltung persönlicher Bewegungsfreiheit organisatorisch gemeinsam zu tagen oder sogar einmal beide Gesellschaften zusammenzuführen. Seit Jahren waren Vorsprechungen für eine *gemeinsame Tagung* erfolglos, bis es dieses Mal gelang. Bei den *Themen zur Verkehrsmedizin* werden wir also erstmals gemeinsam tagen. Es ist mir ein Bedürfnis, an dieser Stelle den zuständigen

Herren des Vorstandes der Deutschen Gesellschaft für Verkehrsmedizin für Ihre Bereitschaft zu danken. Möge dies ein guter Anfang für weiteres gemeinsames Vorgehen sein.

Der große Bereich der *Versorgungsmedizin* bemüht sich, den Verletzten, der durch Verletzungsfolgen leicht aus seiner Lebensordnung geraten kann, in den Zustand der Dehabilitation verfällt, rechtzeitig zu unterstützen und zu helfen. Die Versorgungsmedizin ist bestrebt, die fast wie eine Selbstbezichtigung klingende sprachliche Formulierung „ich bin amputiert oder ich bin Hirnverletzter" zugunsten der Formulierung „ich habe einen Armverlust", „ich habe eine Hirnverletzung" zu ändern. Das „ich bin" muß zu abträglicher Wirkung führen, erschwert die Rückkehr in die geordnete Gemeinschaft. Wir werden sehen wie bei bestimmten Fällen von *Gliedmaßenverlust an der oberen Extremität* durch moderne Technik und ärztliche Führung eine erfreuliche *Rehabilitation* zu erreichen ist.

Ich hoffe, daß ich Ihnen ein *interessantes Programm* zusammengestellt habe, was aber möglicherweise nicht jedem liegt. Wir tagen aber an einem schönen Ort, in einer höchst interessanten Stadt und ein jeder hat Gelegenheit, sich den Damen bei deren Rundgängen anzuschließen.

Wer wie ich das Glück hatte in seinem Tätigkeitsbereich ein stets freundschaftliches, auf gegenseitiger Achtung beruhendes Vertrauensverhältnis zu Kollegen der unterschiedlichen Fachrichtungen wie zu den verschiedenen sozialen und privaten Versicherungsträgern zu erreichen, wird verstehen, daß mir dieser Hinweis auf diese für alle Verletzten so bedeutsame, fruchtbare Zusammenarbeit besonders am Herzen liegt. Das alles wird einem nicht geschenkt, weshalb ich an dieser Stelle allen denen danken will, die mir in diesen meinen Bestrebungen gefolgt sind. Damit darf ich Sie bitten mit der gemeinsamen Arbeit zu beginnen.

Dr. W. Perret, München:

Meine Damen und Herren!

Vorstand und Beirat unserer Gesellschaft haben Herrn Professor Dr. med. Allgöwer, Basel, wegen seiner besonderen wissenschaftlichen Verdienste zum korrespondierenden Mitglied unserer Gesellschaft ernannt. Herr Professor Allgöwer ist Ihnen allen durch seine zahlreichen Arbeiten und Vorträge, auch auf unseren Tagungen, wohlbekannt. Leider können wir ihm diese Ehrung nicht persönlich überreichen, da er in Basel dienstlich unabkömmlich ist.

Vorstand und Beirat unserer Gesellschaft haben im weiteren beschlossen, wegen besonderer Verdienste um das weite Gebiet der Unfallheilkunde, Versicherungs-, Versorgungs- und Verkehrsmedizin langjährige Mitglieder zu unseren Ehrenmitgliedern zu ernennen. Es sind dies Herr Professor Mueller, Direktor des Institus für Gerichtliche Medizin in Heidelberg und Herr Professor Zukschwerdt, ehemaliger Direktor der

Chirurgischen Klinik in den Krankenanstalten Hamburg-Eppendorf. Darf ich die beiden Herren zu mir bitten, damit ich Ihnen die Urkunden überreiche.

Sehr geehrter Herr Professor MUELLER!

Es ist mir nicht möglich, in diesem Augenblick alle Ihre besonderen Verdienste im einzelnen zu würdigen. Erlauben Sie mir aber hervorzuheben, daß Ihr Standardwerk der gesamten gerichtlichen Medizin, auch wenn dieses und jenes nicht mehr ganz dem allerletzten Stand entspricht, nicht nur für mich, sondern für viele viele andere, nach wie vor das Nachschlagwerk ist und bleibt, kritisch und getragen von reicher Erfahrung der gesamten Grundlagen Ihres Faches. Auch damit haben Sie sich unserer Gesellschaft besonders verdient gemacht. Wir ehren Sie und haben Sie zum Ehrenmitglied unserer Gesellschaft ernannt. Ich darf Ihnen als Erster dazu gratulieren.

Sehr geehrter Herr Professor ZUKSCHWERDT!

Es war mir noch vergönnt vor über 30 Jahren, Ihren großen Lehrer KIRSCHNER persönlich zu erleben, der als Kliniker noch Zeit fand zwischen den anbahnenden Problemen der Verkehrsverletzungen der damaligen Jahre mit der Verkehrsmedizin sich intensiv zu befassen. Auch Sie haben als guter Schüler Ihres Chefs dieses wichtige Teilgebiet in all den Jahren nicht vernachlässigt und vieles zu dem beigetragen, was die heutige Unfallheilkunde umfaßt. Sie haben es aber auch an viele Ihrer Schüler weitergegeben und dafür müssen wir Ihnen ganz besonders danken. Die Ernennung zum Ehrenmitglied soll dieses ausdrücken; ich darf Ihnen als Erster dazu gratulieren.

Frau Bundesminister K. STROBEL, Bonn:

Herr Vorsitzender, hohe Ehrengäste, meine sehr verehrten Damen und Herren!

Ihr Herr Vorsitzender hat mich sehr freundlich gebeten, zur Eröffnung Ihrer diesjährigen Tagung zu kommen. Ich möchte Ihnen sehr herzlich dafür danken, daß Ihre Tagung in Nürnberg, meiner Heimatstadt und meinem Wohnort, stattfindet; das hat natürlich nicht unwesentlich dazu beigetragen, daß ich hier sein kann und Ihnen nicht nur meine persönlichen Grüße, sondern die Grüße und Wünsche meiner Mitarbeiter insbesondere derjenigen, die sich im Bundesgesundheitsministerium mit Fragen befassen, die auch Sie angehen, überbringe. Wir im Gesundheitsministerium, und ich glaube auch wir Staatsbürger alle, haben Ihnen zu danken, daß Sie sich auf echtem Gemeinsinn, würde ich sagen, und in dem Bestreben, den Verletzten zu helfen, dieser Aufgabe widmen. Daß Sie sich mit den medizinischen Fachgebieten beschäftigen, die, glaube ich, neben den übertragbaren Krankheiten seit jeher, das Interesse ganz besonders hervorgerufen haben. Ihr Herr Vorsitzender hat schon darauf hingewiesen, daß hier Grenzbereiche liegen, zwischen individueller und sozialer Gesundheitspflege zwischen Medizin, Recht, Verwaltung und Versicherung. Die Materie ist dadurch nicht weniger, sondern eher stärker kompliziert und hat es sicher mit sich gebracht, daß zwar ein großer Kreis von Fachleuten diese auch sozialpolitisch sehr wichtigen Probleme beherrscht, daß aber gemessen an der Aufgabe noch viel mehr Fachleute sich diesen Problemen und Aufgaben widmen sollten. Leider nimmt der Umfang dieser Probleme immer noch zu. Herr Vorsitzender, ich kann Ihnen sagen, daß wir im Gesundheitsministerium bemüht sind, im Rahmen der neuen Bestallungsordnung für Ärzte, diesem Teil im Medizinstudium mehr Gewicht zu geben. Sie haben darum gebeten, daß insbesondere ein Gremium von Fachleuten dazu herangezogen wird. Wir arbeiten ja die Studienreform in engster Gemeinschaft mit dem Fakultätentag, der Bundesärztekammer und den einschlägigen Organisationen aus. Wir sind im übrigen kurz vor dem Abschluß, so daß ich Sie sehr bitten würde, falls Sie den Eindruck haben, daß da noch etwas versäumt worden ist, daß Sie uns über den Fakultätentag oder über die Bundesärztekammer Ihre Anregungen noch geben. Ich muß nämlich ganz ehrlich sagen, wenn wir erneut anfangen an dem zu rütteln worüber wir uns mit dem Fakultätentag und der Bundesärztekammer geeinigt haben, da fürchte ich, dauert es noch sehr lange, bis wir mit der Approbationsordnung mit der Vorlage fertig werden und wir möchten sie jetzt natürlich endlich vornehmen. Das Bundesministerium für Gesundheitswesen, das im Grunde ja nicht das hier zuständige Ministerium ist, hat aber doch viele Beziehungen zu ihren Aufgaben. Wir haben ja insbesondere über die Vergabe von Forschungsaufträgen, über Themen der Verkehrs- und Rehabilitationsmedizin diese Beziehungen immer gepflegt.

Ich freue mich sehr, daß Sie heute nachmittag, einen ganzen Nachmittag, wenn ich das richtig verstanden habe, den Problemen der Kinderunfälle und ihren Folgen widmen, denn ich meine, daß, eben genau wie Ihr Herr Vorsitzender das eben sagte, die Problematik der kindlichen Unfälle und Behinderungen von besonderer Bedeutung sind. Ich habe eine andere Zahl, die nicht weniger deutlich macht, als die Ihres Herrn Vorsitzenden, was sich hinter diesen Verkehrsunfällen und Haus- und sonstigen Unfällen der Kinder an Leid versteckt. In der Bundesrepublik Deutschland werden täglich 5 Kinder im Straßenverkehr getötet, 65 schwer verletzt und 14 bleiben zeitlebens behindert. Es ist eine traurige Bilanz unserer Zivilisation und ich möchte daher auch von dieser Stelle aus an alle Autofahrer besonders eindringlich appellieren, im Straßenverkehr noch mehr als bisher besonders auf die Kinder zu achten. Aber auch den Eltern kann man nicht oft genug und eindringlich genug sagen, sie sollen ihre Kinder frühzeitig auf die Gefahren auf der Straße aufmerksam machen und sie zu einem verkehrsgemäßen Verhalten anhalten und erziehen. Dasselbe gilt auch hier den Erziehern und Lehrern in Kindergärten und Schulen. Wir meinen, und da stimmen wir sicher mit Ihnen überein, daß Verkehrsunterricht gleichzeitig vorbeugende Gesundheitspflege ist. Ich möchte vor allen Dingen auch die Gelegenheit benützen, dem Herrn Oberbürgermeister und der Nürnberger Polizei, dafür herzlich zu danken, daß sie durch ihre Verkehrserziehung, gerade bei Kindern, und Sie benützen ja viele Gelegenheiten dazu, eine sehr dankenswerte Aufgabe übernommen haben und erfüllen. Das Bundesgesundheitsministerium hat sich im besonderen Maße der Kinder angenommen, sei es der angeborenen oder auch eben leider der erworbenen Leiden. In diesen Monaten erarbeitete eine Gruppe von Studierenden einer Hochschule für Sonderschulpädagogik eine Analyse der Lebensbedingungen von hirnverletzten Kindern, dies geschieht insbesondere im Zusammenhang mit einem Forschungsauftrag an Professor Schomburg. Diese Untersuchung wird neue Gesichtspunkte für die bessere Versorgung der Unfallopfer erbringen, von denen eben die meisten Opfer im Straßenverkehr sind. Einer weitergehenden Untersuchung der Verkehrsunfälle sowie der experimentellen Verkehrsmedizin wird sich in den nächsten Jahren zunehmend die von mir neugegründete wissenschaftliche Abteilung beim Bundesgesundheitsamt widmen, deren Aufgabe die Erforschung von Umweltschäden und Zivilisationskrankheiten ist, und die sich eben auch mit den Problemen der Verkehrsmedizin und der Unfallmedizin beschäftigt. Das Bundesministerium für Gesundheitswesen hat also eine ganze Menge intensiver Berührungspunkte mit dem Anliegen Ihrer Gesellschaft und dieses Kongresses. Meine Mitarbeiter und ich sind wie in früheren Jahren an den Ergebnissen Ihrer Referate und Beratungen sehr interessiert. Wir wissen, daß Ihre Arbeit im besonderen Maße der Gesundheit und Leistungsfähigkeit unserer Bevölkerung und damit auch der Volkswirtschaft dient und fühlen uns Ihnen deshalb sehr verpflichtet. Deshalb bin ich gekommen. Ich wünsche Ihrer Tagung einen nützlichen Verlauf und jeder Einzelnen und jedem Einzelnen von Ihnen in ihrer Arbeit Erfolg, und was für uns alle eben besonders wichtig ist, auch Befriedigung.

Staatsminister Dr. Pirkl, München:

Herr Präsident, Frau Bundesminister, Herr Oberbürgermeister, Herr Regierungspräsident, meine sehr verehrten Damen und Herren!

Es ist mir eine ehrenvolle Aufgabe, Ihnen zur Eröffnung Ihrer Tagung die Grüße und die besten Wünsche der Bayerischen Staatsregierung, insgesamt vor allem aber des Herrn Ministerpräsidenten als dem Schirmherrn Ihrer Tagung, zu übermitteln. Herr Ministerpräsident bedauert sehr, daß er durch andere dringende wichtige Aufgaben abgehalten, heute nicht in Ihrer Mitte weilen kann, denn gerade im Vollzug einer Reihe von all den Anregungen, die wir auch Ihrer Gesellschaft verdanken, sind ja die Länder stets aufgefordert, nach den verschiedensten Seiten, sei es vom organisatorischen oder sei es auch vom gesetzgeberischen oder sei es vor allem vom finanziellen her. Diese Aufgabe, meine sehr verehrten Damen und Herren, Ihnen die Grüße zu übermitteln, des Ministerpräsidenten und der Bayerischen Staatsregierung, komme ich natürlich sehr gerne als ein, im Augenblick mit Ihrer Thematik mehrfach betroffenen, nach. Ich habe ja im Laufe der letzten Wochen und Monaten von den Ergebnissen der Unfallmedizin einiges persönlich an mir erfahren dürfen und ich bin sehr froh darüber, daß die Ergebnisse an mir so fruchtbar geworden sind, so daß ich vor 8 Tagen schon die Krücken gegen einen Stock nach einem Ski-unfall vertauschen konnte. Nun, meine sehr verehrten Damen und Herren, an einem solchen Unfall sieht man selber, wie unmittelbar jeder von uns in jedem Augenblick seines Lebens mit der Thematik Ihres Kongresses existentiell konfrontiert werden kann. Ich habe es trotz allen Unglücks als eine nicht unbeachtliche Erfahrung und Bereicherung erlebt, nun auch mal einige Wochen in einem Krankenhaus verbringen zu können und verbringen zu müssen, in dem mir sonst nur verwaltungs- und aufsicht-liche Aufgaben zufallen. Die Verflechtung also in ein Unfallgeschehen regt an zum Durchdenken und regt an zum Nachdenken der einer inner-ministeriellen Verantwortung übergebenen Pflichten. Mein Ministerium ist ja in verschiedensten Bereichen mit Ihren Aufgaben verflochten, sei es mit den vielfältigen Problemen der Versorgungsmedizin, der Ver-sicherungsmedizin und in einer ganzen Reihe von Fällen auch Fragen der Verkehrsmedizin, denn alle diese Bereiche stehen ja in einer engen Be-ziehung zur Arbeit und Berufswelt unserer Mitmenschen und zu jenen Tatbeständen unserer Gemeinschaftsordnung, wie sie in den Normen unserer sozialen Sicherung ihren Niederschlag gefunden haben. Es ist also die Arbeit Ihrer Vereinigung heute aktueller denn je. Unsere gewan-delten sozialgesellschaftspolitischen Anschauungen haben dem Begriff „Rehabilitation" einen neuen und erheblich anspruchsvolleren Rahmen gegeben, und daß gerade diese Problematik der Rehabilitation in Ihrem Kongreß, wie ich es außerdem aus dem Programm entnehmen konnte, einen so zentralen Raum einnimmt, ist für uns alle sehr wichtig und für uns alle sehr wesentlich, denn die Sozialpolitik und Sozialverwaltung ist heute zu einem wesentlichen Teil eben auch Rehabilitation, und wir er-warten von Ihren Beratungen weitere neue Anregungen, wie wir in Staat und Verwaltung unsere Aufgaben besser erfüllen können. Zugleich aber eröffnen die Ergebnisse medizinischer, biologischer und technischer Forschung einen wirkungsvollen Stand für die von Ihrer Gesellschaft präsentierten Bereiche, wie sie hier in diesem Ausmaße noch nie zuvor bestanden hat. Wenn ich etwa Bemühungen um die neuen bioelektrischen Prothesen im Bereiche Ihres Kongreßprogrammes eine akzentuierte Rolle einnehmen sehe, dann ist es gerade für den Bereich der Versorgungs-medizin und der Arbeitsmedizin ein ganz wesentlicher Aspekt, auf den und dessen Ergebnissen wir sehr achten, und ich würde mich sehr darüber freuen, wenn auch zwischen Ihrer Gesellschaft und der von uns in Bayern im letzten Jahr gegründeten Akademie für Arbeits- und Sozialmedizin ein sehr enger Kontakt hergestellt würde, denn die Arbeit unserer Aka-demie, die ja weit über Bayern hinaus schon ihren Ruf verbreiten und wirken konnte, wird von solchen modernsten wissenschaftlichen Ergeb-nissen ja in einem ganz besonderen Maße bestimmt und in ihrer Arbeitsrichtung beeinflußt werden. Es wurde vom Herrn Präsidenten und eben auch von Frau Bundesministerin STROBEL übrigens hervorgehoben, welche bedeutsame Rolle in Ihrem Kongreßprogramm die Bemühungen um den Kinderunfall und um das Kind überhaupt einnimmt. Daß Sie nicht nur an das Kind denken, sondern darüber hinaus den Kinderunfall eingebettet sehen in die sozialen Beziehungen des Kindes, also der Eltern, der übrigen Erzieher, ist für mich ein besonders interessanter Tatbestand. Denn gerade auch in der Sozialverwaltung sieht und erlebt man ja immer wieder, wie man sich neben dem von einen Unfall betroffenen selbst auch den 3 oder 4 oder 5 zuwenden muß, die um diesen Unfallgeschädigten herum von diesem Unfall mit betroffen sind und manchmal fällt es unseren Sozilapolitikern in einem besonderen Maße schwer, gerade den Unfallhorizont in der richtigen Weise zu bewältigen.

Meine sehr verehrten Damen und Herren, was den Bereich der Unfallmedizin betrifft, so sind wir von Ihren Beratungen gerade auch bei der seitens der tiefgeführten Überlegungen sehr abhängig, denn wir stellen zu einem nicht geringen Teil fest, wie die Frischversorgung von Unfällen zu nicht geringen Problemen im zunehmenden Maße werden, und nicht wenige von uns schauen etwa leiderfüllt auf das, was durch die Initiative von den hier anwesenden Altmeister Professor Dr. BÖHLER sich in der Unfallversorgung in unserem Nachbarlande Österreich entwickelt hat, und wenn hier weitere Überlegungen und konkrete Wege weisen, so danken wir Ihnen dafür sehr herzlich. In diesem Sinne, meine sehr verehrten Damen und Herren, darf ich Ihnen die Wünsche der Bayerischen Staatsregierung nochmals übermitteln und darf Ihnen versichern, daß die gesamten Ergebnisse Ihrer Beratungen auch von mir aufmerksam verfolgt werden.

Ich danke Ihnen.

Oberbürgermeister Dr. URSCHLÄCHTER, Nürnberg:

Sehr geehrter Herr Vorsitzender, sehr geehrte Frau Bundesminister, sehr geehrter Herr Staatsminister, Magnifizenz, sehr geehrter Herr Regierungspräsident, meine sehr verehrten Damen und Herren!

Sehr herzlich darf ich Ihnen als Oberbürgermeister der Stadt Nürnberg sowohl persönlich als auch im Namen des Rates und der Bürgerschaft den Willkommensgruß überbringen. Ich danke Ihnen dafür, daß Sie anläßlich Ihrer Jahrestagung 1969 nach Nürnberg gekommen sind. Meine Willkommensgrüße richten sich einer alten und ständig jungen Tradition dieser Stadt gemäß, vor allem an diejenigen Persönlichkeiten unter Ihnen, die aus dem Auslande unter uns weilen. Nürnberg steht den von Ihnen repräsentierten Staaten und Städten freundschaftlich gegenüber und ist stolz darauf, Sie in diesen Tagen in den Mauern Nürnbergs begrüßen zu können. Nürnberg von heute ist eine Stadt mit über 472000 Einwohnern der Mittelpunkt und damit das Herz des mittelfränkischen Großraumes, in dem über 1,2 Millionen Menschen leben. Nürnberg heute ist jedoch auch der industrielle Schwerpunkt Nordbayerns und die Metropole der Industrieregion Nürnbergs. Es ist über 900 Jahre alt, trifft in sich Tradition und Fortschritt, kulturelles Erbe und Verantwortungsbewußtsein für seine kulturpolitische Aufgabe in unserem Zeitalter der Technik. Nürnberg ist die Stadt ALBRECHT DÜRERs. Sie bereitet sich zur Zeit auf das Festjahr 1971, als einem Jahr ehrenden Gedenkens und weitreichender internationaler kultureller Begegnung, vor. Nürnberg liegt im Herzen Europas. Hier kreuzen sich die alten Handelslinien und Verkehrslinien Europas, von Süd nach Nord und von Ost nach West. In unserem modernen technischen Zeitalter üben diese Funktionen aus, das Schienennetz der Eisenbahn, die Autobahnen mit ihren 5 großen Verkehrsteilern im Nürnberger Raum und dazu die Luftfahrt mit dem Verkehrsflughafen und außerdem der Europakanal Rhein-Main-Donau, dessen Hafen Nürnberg im Bau ist und 1971/72 eröffnet werden wird. Wie andere zahlreiche Städte der Welt und Deutschlands wurde auch Nürnberg von den Auswirkungen des 2. Weltkrieges hart getroffen. Dank des Fleißes seiner freiheitlich gesinnten und rührigen Bürgerschaft ist es aus seinem zerschlagenen Gestern wieder erstanden und wieder Nürnberg geworden. Heute tritt Ihnen und uns Nürnberg 24 Jahre nach Kriegsende als eine Stadt des Wiederaufbaues, aber auch einer fortschrittlichen in die Zukunft gerichteten Stadtentwicklung, entgegen. Noch einmal, so möchte man's sagen, ist das Bild einer mittelalterlichen Stadt entstanden, in der sich Bürger und Gäste geborgen fühlen können, jedoch auch einer modernen Großstadt, die mit einem Motorisierungsgrad von 3,8 Einwohnern je Kraftfahrzeug mit ihren Stadtautobahnen, mit dem begonnenen U-Bahnbau, im lebendigen Rhythmus der gesamten Entwicklung des technischen Zeitalters lebt. Sie ist bemüht, die sich hieraus ergebenden Probleme des bürgerschaftlichen Zusammenlebens mit klarem Blick für Gegenwart und Zukunft zu meistern und den Bürgern das Wirken in Nürnberg lebenswert zu machen. Sie hat die Auffassung, meine sehr verehrten Damen und Herren, diese Stadt, daß sie nicht nur, wie sie dies zur Zeit tut, eine neue große Verkehrsunfallchirurgie praktisch baut in ihren Städtischen Krankenanstalten zu den bereits vorhandenen Einrichtungen, sondern daß auch im Straßenverkehr die Ordnung kommen muß, die notwendig ist, daß das Menschenleben nicht mehr so bedroht wird durch die Zunahme der Motorisierung, wie dieses noch zur Zeit der Fall ist. Man kann hier sehr viel tun, man muß die Verkehrsteilnehmer voneinander trennen nicht in böser Form, sondern man muß dem Fußgänger seine Zonen geben, Fußgängertunnels, Fußgängerüberführungen sollten Selbstverständlichkeit bei uns in der Republik sein. Man muß den Autos ihre Fahrbahnen zuweisen, notfalls ebenfalls mit Tunnels. Man muß den Massen an Verkehrsmitteln, der Straßenbahnen oder der Omnibusse, die neue Linie einer U-Bahn, die unterirdisch oder auf eigenen Wegen fährt, nunmehr endgültig geben. Das kostet in einer solchen Großstadt wie hier 1,3 Milliarden Deutsche Mark. Wir sind aber davon überzeugt, daß Parlament und Regierung hier aus dem, was der Kraftfahrer bezahlt, nämlich die Mineralölsteuer, die er ja mit jedem Liter Benzin und jedem Liter Öl, den er nunmehr hier für seinen Kraftwagen einkaufen muß, das Ihre aus der Steuerkraft zu tun hat, um diese Maßnahmen zu bewerkstelligen. Denn sonst ist manches, ich sage dieses jetzt nicht böse, was Sie auf Ihrem großen Kongreß heute erörtern, in all den Fragen der Beseitigung der Folgen am einzelnen Menschen nach Unfällen und vor allem nach Verkehrsunfällen zwar praktisch aber im Endergebnis in der weiten Sicht unseres Landes viel Theorie dabei. Denn man muß auch hier an den Kern der Dinge gehen und das ist eine ausgewogene Verkehrsplanung für jeden Bürger, und wenn es Milliarden DM kostet. Das zahlt ja dieser Bürger über sein Verkehrsaufkommen an den gesamten Steuerlasten. Auch die Parlamente und die Regierungen haben in unserer Zeit eine echte soziale Verantwortung im Verkehr. Es geht nicht nur darum, einen großen Leistungsbericht, und so verstehe ich auch die Aufassung unserer Regierung, die nicht nur einen Leistungsbericht sehen möchte wieviel km wieder geschaffen werden, sondern dahinter steht der absolute Wille und die Notwendigkeit, den Verkehrsteilnehmern nun Bahnen zuzuweisen, allen Verkehrsteilnehmern, auf denen sie sich sicher in ihren Städten und außerhalb ihrer Städte bewegen können. Unsere Bürgerschaft, die mitten hineingestellt ist in diese Aufgabenstellung und die sich bewußt dieser Aufgabenstellung ist, und die gerade in dieser Stadt auf dem Verkehrsaufbau mit Hilfe von Bund und Land, glaube ich, Vorbildliches tut, diese freut sich darüber, Sie meine sehr verehrten Damen und Herren, in diesen Tagen in Nürnberg willkommen heißen zu dürfen und Ihnen Nürnberg zu zeigen. Ich bin davon überzeugt, daß Ihre Jahrestagung in dieser Großstadt der Tradition und der Neugestaltung im Herzpunkt Europas im Schnittpunkt der kulturellen und wirtschaftlichen Bewegung der Europäischen Länder erfolgreich sein wird. In diesem Sinne herzlich willkommen.

Wissenschaftliches Programm

G. Hegemann, Prof. Dr., Direktor der Chirurgischen Klinik der Universität Erlangen-Nürnberg:

Wundinfektion. (Mit 2 Abb.)

Wundheilung und *Wundinfektion* sind *Elementarprobleme der Chirurgie.* Es gibt dazu alte Erfahrungen und manche neue Befunde, die für jeden Operateur bemerkenswert sind.

Die meisten unserer Patienten bieten beste Bedingungen für eine optimale *Wundheilung.* Und wenn wir uns fragen, warum Wunden gelegentlich nicht so ideal heilen, wie wir uns das wünschen, dann lassen sich die *Ursachen der Wundheilungsstörungen* selten auf Allgemeineinflüsse, viel häufiger auf *lokale Faktoren* zurückführen (s. Tabelle 1).

Tabelle 1

Lokale Faktoren	Allgemeine Einflüsse
Nekrose	Eiweißmangel
Fremdkörper	Anämie
Zirkulationsstörungen	Leukopenie (Alter)
Hohlräume	(Vit. C-Mangel)
Infektion	(hormonelle Einflüsse)

Aus Zeitmangel lasse ich heute alle Allgemeineinflüsse weg. *Lokale Faktoren* haben eine überragende Bedeutung für das Schicksal jeder Wunde. Wir wissen, daß eine ganze Reihe solcher Faktoren auf eine — im einzelnen meist unbekannte — Weise den *Wundheilverlauf verzögern* und zu *Wundinfektionsprozessen disponieren.*

An ihrer Spitze stehen *Nekrosen* (etwa nach Gewebsquetschung oder -verbrennung) und *Fremdkörper*, z. B. übersehene Tuchfetzen oder Holzsplitter oder dickes Nahtmaterial in Operationswunden. *Hohlräume* führen zu Exsudation und Blutansammlungen und sind dann *ideale Nährböden für Infektionserreger.* Alle *Zirkulationsstörungen* begünstigen *Wundheilstörungen:*

Die akute Durchtrennung wichtiger Arterien gefährdet deletär Dickdarm-Anastomosen und gestielte Hautlappen. Die chronische Angiopathia diabetica oder die Endarteriitis beim Strahlengeschwür führt zum nicht-heilenden Ulcus. Venöse Blutrücklaufstörungen verhindern die Abheilung des Ulcus varicosum. Störungen des Lymphabflusses, etwa beim postoperativen Ödem an der Hand, disponieren zu Wundheilungsstörungen. Infektionserreger zerstören durch ihre Toxine junge Zellen, thrombosieren Gefäße und verzögern die Kollagenbildung.

All das sind Binsenweisheiten! Aber all das führt auch zu Wundinfektionsprozessen. Dieser *Wundinfektionsprozeß* ist das eindrucksvollste *Dokument der Wundheilstörung.* Wir fragen: Wie groß ist in der Ätiologie des alles beherrschenden Wundinfektionsprozesses der Anteil des *Infektionserregers*, den wir unter dem Eindruck der Befunde der klassischen Bakteriologie vielleicht manchmal überschätzen? Welche Erreger sind

in der Chirurgie besonders gefährlich ? Wie groß ist die Wirkung zusätzlicher Faktoren, die bei Anwesenheit von Infektionserregern oft den Infektionsprozeß erst entscheidend herbeiführen ?

Sie wissen alle, daß sich in den letzten Jahrzehnten ein *Wandel* in der
Zusammensetzung *der Wundinfektionserreger* in unseren Kliniken ereignet
hat. Hier ein Vergleich zwischen BRUNNERs Beobachtungen 1898 und Befunden unserer Klinik (s. Abb. 1). In eiternden Wunden tritt der früher
am meisten verbreitete Erreger, der Streptococcus, kaum noch in Erscheinung; *Staphylokokken* finden sich ebenso oft, aber nicht häufiger als
früher [5]. Sie werden zunehmend *gegen Antibiotica resistent. Coli, Proteus*
und *Pyocyaneus* lassen sich in eiternden Wunden viel häufiger als vor
50 Jahren nachweisen.

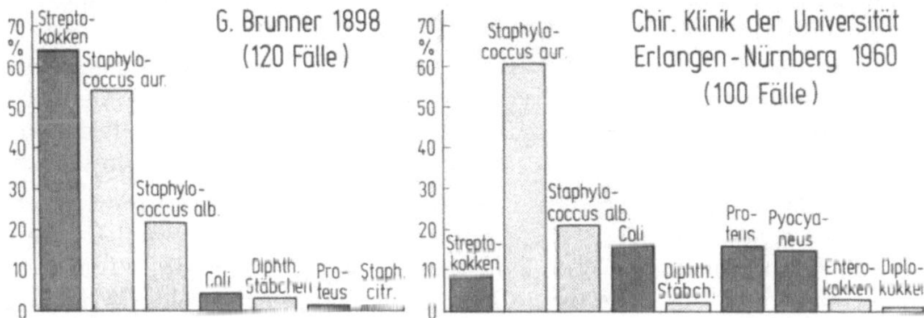

Abb. 1. Verschiebung der Wundflora in den letzten Jahrzehnten

Unter dem Schlagwort „*Hospitalismus*" wurde in den letzten Jahren
eine lebhafte, manchmal alarmierende Diskussion geführt, über die Zunahme eitriger Infektionen, speziell durch Staphylokokken und Gramnegative. Man machte förmlich Staphylokokkenjagd und züchtete sie auf
allen Personen und Geräten und Oberflächen des Krankenhauses. Bei
grundsätzlich kaum gebesserter allgemeiner Hospitalhygiene in den letzten
50 Jahren waren und sind Kreuzübertragungen dieser Erreger vielfach
unvermeidbar. *Wundinfektionserreger* finden sich *in den Hospitälern*
ubiquitär in der Luft, an den Wänden, am Fußboden usw. Die gleich-
bleibende Infektionsrate bei sauberen Operationswunden in den letzten
Jahrzehnten widerlegt die These von der Staphylokokkenpollution in
modernen Hospitälern als bedrohliche Erregerinvasion [5]. Virulenz und
Zahl der Erreger sind gleich geblieben, ihre Art hat aber gewechselt:
Zurücktreten der Streptococcen — dadurch relative Zunahme der Staphylokokken und Gramnegativen.

Durch *moderne bakteriologische Methoden* (Phagenlysotype usw.) läßt
sich die Verteilung bestimmter Staphylokokkenstämme und ihre Frequenz
im Krankenzimmer, im Operationsraum und in vereiternden Wunden
verfolgen. Es steht fest, daß die saubere *Operationswunde während des
chirurgischen Eingriffs* und nicht nach der Operation auf den Kranken-
zimmern *infiziert* wird [32]. Aber woher der betreffende Eitererreger, der
in sauberen Operationswunden zur Eiterung führt, im Einzelfall kommt,
bleibt häufig unklar [44].

Die *Infektion im Operationsraum* kann theoretisch durch Luftinfektion, durch Tröpfcheninfektion oder durch Kontaktinfektion erfolgen. Die Gefahr der Infektion der Operationswunde durch Luftkeime nimmt bei kurzer Operationszeit, guter Klimaanlage ab, und bei langdauernden Operationen mit vielen Besuchern und Bewegungen zu. Diese Luftkeime haben meistens keine entscheidende Bedeutung für die Häufigkeit von Wundinfektionen [3, 11, 8, 72].

Bei wiederholter Untersuchung zeigen 40 bis 80% des *Klinikpersonals Staphylokokken* im *Nasenrachenraum*, ohne Entzündungserscheinungen aufzuweisen [2, 5, 21]. Nasen-Rachenkeime des Operationspersonals wurden früher in ihrer pathogenen Wirkung wahrscheinlich überschätzt. Selten [65, 53] finden sich im Nasenrachen gesunden Operationspersonals die infizierten Wunden phagentypenmäßig feststellbaren Erreger, speziell die Phagenbildner 80/81 [64, 19, 17, 22, 42, 7, 6, 14, 70].

Wir beobachteten in unserer Klinik Staphylokokkenkeimträger selten beim Operationspersonal, häufig aber beim Personal der Krankenstationen [57, 30] und glauben, daß der Staphylokokkenbefund im Nasenrachenraum gewöhnlich Folge und nicht Ursache infizierter Operationswunden ist.

Die *Infektion der sauberen Operationswunde* erfolgt hauptsächlich *durch Übertragung von Keimen des Patienten* selbst (Haut, Nasen-Rachen [14] von Hauteiterungen, Wunden, Pickeln, Fisteln, von einer Tracheotomiewunde oder inkontienten infizierten Blase) oder durch *Erreger des vorher operierten Patienten* oder durch *Keime des Operationspersonals* selbst [64, 18, 72]. *Tote Oberflächen*, wie Geräte, Bettzeug, Matratzen, Schuhe, Wände [72, 32] sind dabei sehr selten die Fundstätten der in eiternden Wunden entstehenden virulenten Staphylokokken, z. B. des Phagenbildners 80/81.

Den *Hauteiterungen des Operationspersonals* haben wir früher nicht genügend Aufmerksamkeit geschenkt. Caswell [16] fand den für Wundinfektionen seiner Klinik entscheidenden Problemkeim (Staphylokokken-Phagenbildner „42 B/52/81") im Nasen-Rachen-Raum des Personals nur in 4,1%, in Hautabscessen der Patienten in 76%, in Hauteiterungen des Operationspersonals in 80%.

Die *Zahl und Virulenz der eingebrachten Infektionserreger* entscheidet wesentlich mit, ob eine Wunde vereitert oder nicht. Das beweist z. B. die Frequenz der Bauchdeckeninfektionen nach Appendektomie; bei Appendicitis perforata kommt es bei uns in 15%, ohne Perforation nur in 4% zur Eiterung der Bauchwunde. Wir müssen uns also größte Mühe geben, durch optimale Asepsis die Keimeinsaat in die Operationswunde möglichst klein zu halten (s. Tabelle 2).

Es gibt aber auch noch einen anderen Aspekt dieses Problems: Die *Bedingungen eines bakteriologischen Experiments*, bei dem eine bestimmte Infektionsdosis regelmäßig zu einem bestimmten Infektionsbild führt, sind bei Wundinfektionen des Menschen sehr selten gegeben. Am Ende der Operation ist praktisch jede, auch anscheinend saubere Wunde mehr oder minder mit 10—200 Bakterien, in 92% mit coagulase-positiven Staphylokokken [14] besetzt. Später, in vereiternden Wunden vorge-

Tabelle 2

Aseptik am Patienten

1. Keine nicht dringliche Operation bei Hauteiterung, Harninfektion oder pulmonaler Infektion des Patienten

2. Hautdesinfektion mit Äther, Alkohol, Chlorphenol (Kodan)

3. Bei Risikooperationen (Gelenk- o. Herzchirurgie) Haut abdecken mit angeklebter Folie oder Strumpf

---

Aseptik beim Operateur

1. Ausscheiden aus der Operationsabteilung bei eigener Hauteiterung

2. Noninfektion beim Verbinden eiternder Wunden

3. Händedesinfektion mit alkoholischer Lösung

4. Bei Operationen in infiziertem Terrain behandschuhte Hände wiederholt in Quecksilberboratlösung (Merfen) abspülen

5. Bakteriendichte Mundmaske über Mund und Nase

Aseptik im Operationssaal

1. Kein Bett oder Bettzeug der Krankenstationen in der Operationsabteilung

2. Zutritt zum OP-Trakt nur in besonderer OP-Kleidung, niemals in Arzt- oder Schwesternkittel von der Pflegestation

3. Kleinpacksystem, kein großer Vorratstisch für sterile Instrumente

4. Überdruck-Klimatisierung

---

fundene Erreger lassen sich aber beim Wundschluß nur in äußerst geringer Zahl nachweisen [20].

Der Chirurg GARRÉ fand schon 1885 beim Selbstversuch mit Staphylokokken von menschlichen Infektionsquellen, daß nicht jede Einreibung der Erreger in die Haut zu Eiterungen führte. Chirurgen wissen seit langem, daß *lokale Faktoren in den Wunden* (Traumatisierung des Gewebes, Nekrosen, Serome, dickes Nahtmaterial, Fremdkörper und Operationszeit) eine entscheidende Bedeutung dafür haben, ob ein Infektionserreger zur Wundinfektion führt. Diese alten Beobachtungen sind auch durch moderne experimentelle Untersuchungen bestätigt [23, 29, 71, 41], die zeigen, daß bei eitrigen Wundinfektionen zusätzliche, besonders lokale Faktoren oft eine viel größere Rolle spielen, als die Zahl der Erreger.

Für jeden Operateur sind die Untersuchungen des englischen Bakteriologen ELEK bei Freiwilligen von exemplarischer Bedeutung [25]. Er ermittelte als *Minimaldosis*, die nach Einspritzen *zur Abszeßbildung* führte, bei verschiedenen gesunden Personen Werte zwischen 2 und 8 Millionen Keimen). Mengen von über 4—8 Millionen geraten in die Operationswunden des Chirurgen nur schwer durch schwerste Asepsisfehler und niemals durch Tröpfchen- oder Staubinfektion. Die Minimaldosis zur Abszeßbildung wird aber dramatisch um das Zehntausendfache herabgesetzt, wenn die *Erreger in das Gebiet einer zugeknoteten Fadenschlinge* gespritzt werden. Hier genügen statt 4 Millionen Staphylokokken einhundert Keime (!), um eine starke Eiterung hervorzurufen.

2*

Miles und Burke [50, 51] zeigten in ähnlichen Experimenten, daß *im gesunden Organismus* 99,999% der *primär intracutan geimpften pathogenen Erreger* ohne größere entzündliche Reaktion *vernichtet* werden; *bei lokaler Ischämie* durch Adrenalinjektionen — das ist bemerkenswert — aber auch bei zusätzlichem allgemeinen *Kreislaufschock* wird die *Dosis*, die notwendig ist, *um einen Infektionsprozeß herbeizuführen, um das Tausendfache herabgesetzt.* Durch einen hämorrhagischen Schock konnten Frank u. Mitarb. im Experiment die Invasivität pathogener Erreger außerordentlich verstärken [26]. Um im Tierversuch durch Injektionen von Fraenkel-Bacillen einen Gasbrand zu erzeugen, benötigt man bei Anwesenheit von gequetschter Muskulatur nur $^1/_{1000}$, bei Anwesenheit von Nekrosen und Fremdkörpern nur $^1/_{100000}$ der Dosis, die sonst im gesunden Gewebe zum Angehen im gesunden Gewebe zum Angehen eines Gasbrandes eingespritzt werden muß [4].

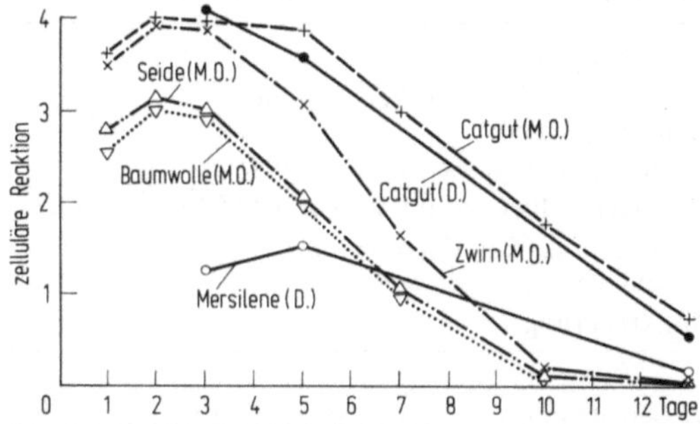

Abb. 2. Entzündliche celluläre Reaktion bei Catgut, Seide und Baumwolle stärker als bei Kunststoff-Fäden nach [Meade u. Ochsner (*M. O.*) 1940 u. Dittrich (*D*). 1968]

Aus all dem müssen wir die Konsequenz ziehen: Neben bester *Asepsis*, neben *Schockverhütung* durch Blutersatz und guter Narkose spielt die *Operationstechnik* eine hervorragende Rolle dafür, ob eine Wunde vereitert. Auch hier kann ich auf Einzelheiten nicht eingehen.

Zu den *Fremdkörpern* noch ein Wort: Wir sehen es als einen wesentlichen Fortschritt an, statt dicken, gewebsreizenden Nahtmaterials, heute fast ausschließlich *dünne, synthetische*, besonders *gut verträgliche Fäden* zu benutzen. In Abb. 2 meines Mitarbeiters Dittrich sieht man die starke, entzündliche Gewebsreaktion bei Kunststoff. Daneben von anderen Autoren [48] im Vergleich dazu die Werte von Seide und Zwirn. Die aseptische Entzündung um den gewebsreizenden Faden ist nachweisbar Schrittmacher einer infektiösen Entzündung [49].

Größere Fremdkörper aus Metall oder Kunststoff werden heute immer öfter in den Körper verpflanzt. Absolute Voraussetzungen für solche Implantationen: *Allerbeste Asepsis! Fremdkörper potenzieren die Infektionsgefahr* wirklich hunderttausendfach. Wo diese Asepsis im Operationsbetrieb nicht herzustellen ist, sind Fremdkörper strictissime verboten; kümmert man sich darum nicht, dann ist eine Anhäufung von

Tabelle 3. *Wirkung der Spüldrainage*

---

260 *Totalendoprothesen* → 1 *Infektion*
 nach alter Osteomyelitis, Prothese belassen
 Patient *nach Haus* mit blander Fistel

182 *Endoprothesen* → 1 *Infektion*
 bei akuter Bohrdrahtosteomyelitis, *amputiert*

214 *Dacrongefäßprothesen* → 2 *Infektionen*
 1 *Exitus* durch Sepsis
 1 infizierte Oberschenkelprothese entfernt, neue Prothese eingepflanzt, *geheilt*

148 *Schrittmacher* → 1 *Infektion*
 Not-OP während Pneumonie
 Patient lebt *zu Haus* mit Schrittmacher und *Fistel*

Katastrophen unvermeidlich. Bei richtiger Technik und Anwendung ist diese Gefahr aber beherrschbar (s. Tabelle 3).

Lassen Sie mich zum Schluß noch kurz eingehen auf die Frage, ob man die *infektiöse Entzündung von Operationswunden durch prophylaktische Gaben von Chemotherapie verhindern* kann. In vielen älteren Statistiken zu diesem Problem ist nach prophylaktischen Gaben von Antibiotica die Infektionsrate sauberer Wunden sogar höher, als ohne diese Mittel [37, 56, 31, 8, 68, 63, 67, 66, 45, 50]. Aber diese alte strittige Frage der prophylaktischen Chemotherapie muß mit der Entwicklung neuer Antibiotica und mit besseren Kenntnissen über die pathologische Physiologie der Wundinfektionen neu beantwortet werden.

Die *prophylaktische Chemotherapie in der Chirurgie* wurde bisher hauptsächlich *nach einer Operation* begonnen und fortgeführt. Durch verschiedene Experimente wurde in den letzten Jahren gezeigt [34, 12, 33, 50, 1, 13,] daß die Gewebsabwehr gegen Infektionserreger sich in den ersten 3 Std nach der Wundsetzung entwickelt und antibakterielle Faktoren, die später zugeführt werden, praktisch wirkungslos sind. Wichtig sind die Beobachtungen von BURKE [12], der feststellte, daß die verschiedenen Antibiotica, 1—2 Std vor intracutaner Verimpfung einer bestimmten Menge Eitererreger, gespritzt, kaum noch eine entzündliche Reaktion auftreten ließen. Diese Schutzwirkung war auch durch Antibiotica in den ersten 1—3 Std post infectionem möglich, aber nicht bei späterer Applikation.

Die theoretische Erklärung dieser Befunde ist noch unklar [33, 35, 43, 58]. Es scheint so zu sein, daß die Bakterien selbst durch ihre Agressionsmechanismen Zellnekrosen und Gefäßalterationen herbeiführen, die dann für sich allein den entscheidenden Faktor (— wie Adrenalin, Ischämie, Fadenverschlingung im Experiment —) hervorrufen, der auch bei wenigen Infektionserregern zum massiven Infektionsprozeß führt. Chemotherapie muß in der goldenen Periode eingreifen, in der diese bakterienbedingten Gewebsreaktionen noch nicht bestehen, d.h., während der Operation und in den ersten 2—3 Std nach dem Eingriff. BERNARD und COLE z.B. haben bei doppeltem Blindversuch in isotemporären alternierenden Reihen mit Antibiotica und Placebos gezeigt, daß dieses Gesetz über die Wirksamkeit prophylaktischer Chemotherapie nur wenige Stunden vor und wenige Stunden nach der Operation auch beim Menschen gilt und daß man beim Menschen die Frequenz postoperativer Wundinfektionen nach aseptischen und auch nach halbaseptischen Eingriffen (z.B. am Magen-Darm-Kanal) durch richtige Anwendung in dieser goldenen Zeit kurz vor und kurz nach der Operation radikal herabsetzen kann [48]. Diese Beobachtungen sind auch von anderen Autoren bestätigt [38, 61, 73, 15].

Auch die *lokale Chemotherapie* muß neu aufgerollt werden. Auch hier scheint die *Chemoprophylaxe in der Wunde* nur dann *wirksam*, wenn sie *bei oder in den ersten Stunden nach der Operation* einsetzt.

In den ersten Stunden nach der aseptischen Operation und nach dem Eintritt der Erreger, waren z. B. Marfanil und Streptomycin wirksam, später waren sie wirkungslos [34]. Auch diese Experimente wurden durch Beobachtungen am Menschen bestätigt [52, 54, 28, 69, 60].

Die *Wundversorgung von Gelegenheitswunden nach dem Prinzip der aufgehobenen Dringlichkeit* halte ich für einen *Irrweg*. Sie kommt nur als Notbehelf in Betracht, wenn kein sachkundiger Operateur zur sofortigen Wundversorgung bei einer diffizilen Aufgabe zur Verfügung steht. Die von FRIEDRICH 1889 [9, 27] aufgestellte Regel über die Verhütung einer Wundinfektion durch operative Wundsäuberung in den ersten Stunden hat nach wie vor Gültigkeit — ja, FRIEDRICHs Grundsätze haben durch BURKEs Beobachtungen über die Wirksamkeit einer antibiotischen Therapie nur in dieser Periode heute eine moderne Ausweitung und Bestätigung erhalten.

Eine *routinemäßige prophylaktische Chemotherapie aller Operationswunden ist scharf abzulehnen;* ihre Gefahren: Verschleierung operativer Wundinfektionen, Zunahme von Wundinfektionen bei falscher, erst nach der Operation begonnener Chemotherapie, Infektion mit resistenten Erregern in- und außerhalb des Operationsgebietes, Sensibilisierungen vieler Patienten gegen im Notfall wertvolle Heilmittel und nicht zuletzt Nachlässigkeiten in der Asepsis und in der chirurgischen Technik im Vertrauen auf die Antibiotica. Wir empfehlen eine prophylaktische Chemotherapie nur dann, wenn die Operationswunde massiv infiziert ist — etwa die Bauchwunde bei eitriger Peritonitis, wenn die Infektionsabwehr des Kranken allgemein geschwächt oder lokal reduziert ist und bei Risikooperationen, bei denen eine Infektion den Patienten tötet oder ihn zum Krüppel macht (s. Tabelle 4).

Antibiotica zur Prophylaxe einer Wundinfetion sollen möglichst *bactericid wirken* und den Erreger extra- und intracellulär vernichten und so hoch dosiert werden, daß sie Resistenzen überspielen. Hier stehen das alte Penicillin G — ergänzt durch halbsynthetische Penicilline — an erster Stelle. Das klassische Penicillin G ist atoxisch, erlaubt höchste Dosen — 10 bis 50 Mill. I.E. — ist wirksam gegen die meisten grampositiven und auch gegen gewisse gramnegativen Kokken, die keine Penicillinase bilden. Wichtige Ergänzung heute durch die halbsynthetischen Penicillin-Präparate, die penicillinase-festen Penicillin-Präparate Oxacillin und Methicillin bei Penicillinase bildenden Staphylokokken und das — auch gegen gramnegative Bazillen wirksame — Ampicillin, das aber nicht Staphylokokken-Penicillinase-fest ist und das nur $^1/_4$ der Wirksamkeit des Penicillin G gegenüber grampositiven Kokken hat.

Da *bei prophylaktischer Chemotherapie* die erwünschte *Identifikation bestimmter Erreger* und *ihrer Resistenzbestimmung nicht möglich* ist und

Tabelle 4

Risiko-Operationen	Massiv infiziert
Chirurgie des Herzens oder der Aorta	Perforierte Appendicitis, Divertikulitis, Cholecystitis
Pankreaskopfresektion	Eröffnung der Speiseröhre oder des Respirationstraktus
Hauttransplantate bei ausgedehnten infizierten Verbrennungen	Eröffnung eines anaziden Ca-Magens
Komplizierte Frakturen	Operation an infizierten Gallen- und Harnwegen
Eröffnung der Gelenke oder Liquorräume	Dickdarmresektion
Knochen-, Nerven- oder Sehnentransplantation	Schmutzige Gelegenheitswunden

Infektabwehr — reduziert durch Allgemeinerkrankung	Infektabwehr — reduziert durch lokale Einflüsse
Schock, Ileus, Diabetes, Lebercirrhose	Implantation von Fremdkörpern
Leukopenie, Leukämie, Agammaglobulinämie	Arterielle Durchblutungsstörung
Künstliche Immunosupression Strahlenerkrankung	Strahlenschädigung

man mit vielen Unbekannten rechnen muß, liegt es nahe, das Wirkungsspektrum durch *Kombination verschiedener Antibiotica* zu erweitern. Solche Kombinationen sind mit größter Skepsis zu betrachten: Wahrscheinlich sind die *meisten Kombinationen überflüssig*, sie führen leicht zu einem falschen Gefühl der Sicherheit und multiplizieren die Überempfindlichkeitsreaktionen des Patienten und Resistenzentwicklungen bestimmter Keime. JAVETZ [36, 24] und MANTEN [46] haben festgestellt, daß *bestimmte Kombinationen baktericider und bakteriostatischer Antibiotica*, speziell die Kombination von Penicillin und Chloramphenicol, *antagonistisch wirkt*. Ob dieser in vitro festgestellte Antagonismus aber beim Menschen klinische Bedeutung hat, scheint mir fragwürdig [55, 24, 62, 47, 40, 39, 59]. Bis diese Frage besser geklärt ist, sind Kombinationen innerhalb der bacterieiden Gruppe grundsätzlich vorzuziehen, ergänzt durch lokale, gegen gramnegative stark wirksame Präparate wie Neomycin, Bacitracin und Polymycin [69, 52].

Wenn überhaupt die *Indikation zur prophylaktischen Chemotherapie* vorliegt und Enterokokken wahrscheinlich keine Rolle spielen, etwa bei sauberen Operationen, z. B. Schrittmacherimplantation, bei Operationen von Herzfehlern, beschränken wir uns auf *hochdosiertes Penicillin G* (nicht penicillinasefest) und *Oxacillin* (penicillinasefest); bei Fremdkörperimplantation, z. B. Herzklappen, noch ergänzt durch lokale Anwendung von Nebacetin. Bei, *durch organisches Material verschmutzten, offenen Frakturen* oder *bei massiver Infektion der Bauchwand* nach Perforationen des Dickdarmes bevorzugen wir *Chloramphenicol*.

Daneben kommen hierfür in Betracht Ampicillin (nicht penicillinasefest, aber gegen Enterokokken wirksam) + Dichloxacillin (penicillinasefest) = „Totocillin ®". In jedem Falle einer massiven Einsaat von Darmerregern in die Bauchwand oder von organischem Schmutz in offenen Frakturen geben wir lokal zusätzlich ein Nebacetin.

Die *Chemoprophylaxe der Wundinfektion* ist für den Chirurgen eine große Versuchung, der er allzu leicht nachzugeben bereit ist. Um die Indikation zu dieser wichtigen Frage besser zu sichern, sind dringend mehr isotemporäre alternierende Reihen im doppelten Blindversuch mit Antibiotica und Placebos zu fordern, als sie heute vorliegen.

Jeder Operateur muß sich ein Leben lang mit der Prophylaxe der Wundinfektion kritisch, aber tatkräftig auseinandersetzen und täglich neu versuchen, in seiner Abteilung Asepsis und chirurgische Technik möglichst optimal zu bewältigen.

Literatur. 1. Alexander, J. W., and W. A. Altemeier: Surg. Gynec. Obstet. **120**, 243 (1965). — 2. Altemeier, W. A.: Ann. Surg. **150**, 774 (1959). — 3. Altemeier, W. A.: Surgery **54**, 419 (1963).— 4. Altemeier, W. A., and W. A. Furste: Surg. Gynec. Obstet **84**, 507 (1947). — 5. Altemeier, W. A. et al.: J. Amer. med. Ass. **157** 305 (1955). — 6. Artz, C. P., and P. E. Teschan: Amer. J. Surg. **93**, 647 (1957). — 7. Barber, M., and S. Warren: Lancet 1962 II, 374. — 8. Barker, W. F., W. A. Altemeier, et al. (Nation. Acad. of Sci.): Ann. Surg. **160**, Suppl. 2, 1 (1964). — 9. Bengmark, S., B. Rydberg, and B. Zederfeldt: Bull. Soc. int. Chir. **27**, 56 (1968). — 10. Bernard, H. R., and W. R. Cole: Surgery **56**, 151 (1964). — 11. Brockner, J., and C. Jessen: Acta chir. scand. **125**, 8 (1963). — 12. Burke, J. F.: Surgery **50**, 161 (1961). — 13. Burke, J. F.: Surg. Clin. N. Amer. **43**, 665 (1963). — 14. Burke, J. F.: Ann. Surg. **158**, 898 (1963). — 15. Carey, J. S., J. S. Goodman, and M. G. Koenig: New Engl. J. Med. **278**, 911 (1968). — 16. Caswell, H. T. et al.: Surg. Gynec. Obstet. **110**, 527 (1960). — 17. Cockroft, W., and F. R. C. Johnstone: Canad. med. Ass. J. **90**, 659 (1964). — 18. Cole, W.: Ann. Surg. **154**, 606 (1961). — 19. Cole, W. R., and H. R. Bernard: Arch. Surg. **89**, 215 (1964). — 20. Culbertson, W. R., W. A. Altemeier et al.: Ann. Surg. **154**, 599 (1961). — 21. Daranyi, J.: Arch. Hyg. (Basel) **139**, 3 (1955). — 22. Deutsche Beecham (Samm. Lit.): Beim Autor zu erfragen. — 23. Dineen, P., and CH. Pearce: Surg. Gynec. Obstet. **106**, 453 (1958). — 24. Dowling, H. F.: Amer. J. Med. **39**, 796 (1965). — 25. Elek, S. D., and P. E. Conen: Brit. J. exp. Path. **38**, 573 (1957). — 26. Frank, E. D., J. B. McDonald et al.: Proc. Soc. exp. Biol. (N. Y.) **106**, 394 (1961). — 27. Friedrich, P. L.: Langenbecks Arch. klin. Chir. **57**, 288 (1898). — 28. Gibson, M. R.: Brit. med. J. 1326 1958 I. — 29. Good, H.: SDr. Vortrag Arb.-Gem. f. Osteosynthese, Zürich 28. 11. 1963. — 30. Hegemann, G., H. Beck u. B. Wagner: Dtsch. med. Wschr. **68**, 593 (1961). — 31. Howard, F., and M. K. Duval jr.: Amer. Surg. **26**, 781 (1960). — 32. Howe, Ch. W., and A. T. Marston: Surg. Gynec. Obstet. **115**, 266 (1962). — 33. Howes, E. L.: Ann. Surg. **124**, 268 (1946). — 34. Howes, E. L.: Surg. Gynec. Obstet. **83**, 1 (1946). — 35. Howes, E. L., and C. Armitage: Surgery **40**, 247 (1956). — 36. Jawetz, E., J. B. Gunnison et al.: J. Bact. **64**, 29 (1952). — 37. Johnstone, F. R. C.: Surg. Gynec. Obstet. **116**, 1 (1963). — 38. Ketcham, A. S., J. Lieberman and J. T. West: Surg. Gynec. Obstet. **117**, 1 (1963). — 39. Lansing, A. M.: Canad. med. Ass. J. **89**, 583 (1963). — 40. Lillehei, R. C.: Ann. Surg. **160**, 682 (1964). — 41. Localio, S. A., J. L. Chassin, and J. W. Hinton: Surg. Gynec. Obstet. **86**, 107 (1948). — 42. Lowden, T. G., P. S. Vaithilingham, and J. B. Milne: Lancet **1962 II**, 752. — 43. Magoffen, R. L., and W. W. Spink: J. Lab. clin. Med. **37**, 924 (1951). — 44. McKittrick, J. S., and F. S. Wheelock, jr.: Surg. Gynec. Obstet. **99**, 376 (1954). — 45. Maitland, A. I. L.: Brit. J. Surg. **52**, 931 (1965). — 46. Manten, A., and M. J. Wisse: Nature (Lond.) **192**, 671 (1961). — 47. Martin, W. J., and M. C. McHenry: Med. Clin. N. Amer. **46**, 1073 (1962). — 48. Meade, W. H., and A. Ochsner: Surgery **7**, 485

(1940). — 49. Meleney, F. L.: Surg. Gynec. Obstet. **60**, 264 (1935). — 50. Miles, A. A., E. M. Miles, and J. Burke: Brit. J. exp. Path. **38**, 79 (1957). — 51. Miles, A. A., and J. S. F. Niven: Brit. J. exp. Path. **31**, 1 (1950). — 52. Nash, A. G., and T. B. Hugh: Brit. med. J. **1967** I, 471. — 53. Penikett, E. J. K., R. Knox, and J. Liddell: Brit. med. J. **1958** I, 812. — 54. Pulaski, E. J., J. R. Mincks, and G. L. Beatty: Antibiot. Med. **3**, 392 (1956). — 55. Reploh, H., u. W. Ritzerfeld: Dtsch. med. Wschr. **92**, 1319 (1967). — 56. Rocha, H.: Arch. Surg. **85**, 456 (1962). — 57. Rogers, L. S., J. P. Duffy, and Th. W. Mou: Arch. Surg. **90**, 294 (1965). — 58. Rogers, D. E., and R. Tompsett: J. exp. Med. **95**, 209 (1952). — 59. Ruedy, J., J. H. Dirks, and D. G. Cameron: Canad. med. Ass. J. **89**, 1059 (1963). — 60. Singleton, A. O., jr., D. Davis, and J. Julian: Surg. Gynec. Obstet. **108**, 389 (1959). — 61. Slonim, R.: Antimicrob. Agents chemother. **3**, 731 (1963). — 62. Spink, W. W.: Arch. intern. Med. **160**, 433 (1960). — 63. Schonholtz, G. J., Ch. A. Borgia, and J. D. Blair: J. Bone Jt. Surg. A **44**, 1948 (1962). — 64. Taylor, F. W.: Surg. Gynec. Obstet. **113**, 465 (1961). — 65. Walter, C. W., R. B. Kundsin, and M. M. Brubaker: J. Amer. med. Ass. **186**, 908 (1963). — 66. Weber, B. G.: Münch. med. Wschr. **108**, 520 (1966). — 67. Weinstein, L.: Amer. J. Surg. **107**, 704 (1964). — 68. Wilde, J., M. Schwanke u. E. G. Günther: Zbl. Chir. **1967**, 1091. — 69. Willenegger, H.: Chirurg **38**, 341 (1967). — 70. Williams, R. E. O., J. C. McDonald, and R. Blowers: Lancet **1960** II, 659. — 71. Wolff, W. J.: Ann. Surg. **131**, 534 (1950). — 72. Wypkema, W., and V. G. Alder: Lancet **1962** II, 1066. — 73. Wysocki, u. J. D. Gruss: Proc. 5. Int. Congr. Chemother., Wien I/2, 469 (1967).

H. Eufinger, Prof. Dr., Saarbrücken:

Die Behandlung der Wundinfektion.

Die *Infektion* stellt, das kann man wohl ohne zu übertreiben sagen, die *folgenschwerste Komplikation jeder Wunde* dar. Sie vermag einen geplanten Behandlungserfolg zunichte zu machen, sie verlängert auf jeden Fall die Krankheitsdauer und schließlich bedroht sie das Leben des betreffenden Kranken.

Deshalb muß es das *Ziel jeder Wundinfektionsbehandlung* sein, diese Wundkomplikation auf möglichst schnellstem Wege gut und sicher zu beseitigen.

Wenn es nun im folgenden meine Aufgabe sein wird, Ihnen den heutigen Stand und die zur Zeit gegebenen *Möglichkeiten einer optimalen Therapie der Wundinfektion* darzulegen, dann fällt mir ein Satz Bernhard von Langenbecks ein, den er 1842 in seiner Antrittsvorlesung bei der Übernahme seines ersten Ordinariats an der Christian-Albrechts-Universität Kiel gebrauchte:

„Die Aufgabe ist ebenso schwer, als mein Bestreben dies nach Kräften zu leisten, eifrig sein wird."

Nach Bürkle de la Camp besteht die *Behandlung der Wundinfektion* in erster Linie *in der Vorbeugung*, in der Prophylaxe, die ja Herr Professor Hegemann im einzelnen dargelegt hat.

Zur Abgrenzung meiner Aufgabe sei gesagt, daß ich zunächst von den *lokalen Manifestationen der Wundinfektionen* die *pyogenen Infektionen* besprechen möchte. Von den *putriden Infektionen* soll auf die *gasbildende Phlegmone* und den *Gasbrand* eingegangen werden. Von den *toxischen Infektionen* wird die Wunddiphtherie abgehandelt werden. Aus dem Gebiet der *spezifischen Infektionen* sollen das Erysipeloid, der Milzbrand, die

Aktinomykose, die Tuberkulose sowie Amoebeninfektionen erwähnt werden. Wichtig erscheint mir auch ein Eingehen auf die Behandlung von allgemeinen Folgen der Wundinfektion, nämlich der *bakteriellen Allgemeininfektion*, der Sepsis, sowie des septischen Schocks.

Bei der Behandlung der häufigsten Form der Wundinfektion, *der pyogenen Infektion*, sind (Tabelle 1) *obligatorische und fakultative Maßnahmen* zu unterscheiden.

Tabelle 1. *Behandlungsprinzipien bei der pyogenen Wundinfektion*

A. *Obligatorische Maßnahmen*
   1. Eröffnen der infizierten Wunde „ubi pus, ibi evacua"
   2. Ruhigstellung

B. *Fakultative Maßnahmen*
   1. Wundsäuberung
   2. Wunddesodorierung
   3. Wundsterilisation
   4. Wundverkleinerung

Obligatorisch ist es auf jeden Fall bei der pyogenen Wundinfektion nach dem uralten allgemein-chrirurgischen Grundsatz „ubi pus, ibi evacua" die Wunde zu eröffnen und für einen *guten Eiterabfluß* zu sorgen sowie eine *Ruhigstellung*, wenn noch nicht vorhanden, durchzuführen. *Fakultativ*, d. h. je nach Erfordernis, sind *Maßnahmen zur Wundsäuberung*, *Wunddesodorierung*, zur *Wundsterilisierung* und zur *Beschleunigung der Wundheilung* anwendbar.

Im einzelnen ist hierzu folgendes zu sagen:

Zeigt die *operativ versorgte und genähte Wunde Entzündungserscheinungen*, dann sind die Fäden zumindest teilweise zu entfernen. Jedoch wird man sich bei infizierten Gelegenheitswunden öfters zu einem vollständigen Entfernen der Fäden, im Gegensatz zur Operationswunde, entschließen. *Bei ganz oberflächlichen Infektionen* wirkt nach Bauer und Schmiederer auch ein feuchter Verband mit physiologischer Kochsalzlösung ohne wasserdichte Auflage. Jedoch ist bei dieser Maßnahme die Mahnung von Bljumin sowie von Wilson zu beherzigen, daß durch sie chirurgische Maßnahmen in der Regel nicht zu ersetzen sind. Wichtig ist auch das *Offenhalten der infizierten Wunde*. Dies soll jedoch nicht mit einer Tamponade geschehen, da diese letztlich nur verstopfend wirkt, sondern durch Drains. Die Redon-Drainage eignet sich naturgemäß hierzu nicht. Weiter ist die Ruhigstellung, die oft bis dahin ungenügend war, zu überprüfen. *Infizierte Extremitätenwunden* stellt man am besten im Gipsverband ruhig.

Bei *schmierig belegten oberflächlichen Wunden* kann man durch feuchte Kochsalz- oder 1%ige Rivanolverbände sowie durch Harnstoffpulver eine schnelle Wundsäuberung erreichen. *Ausgedehnte Nekrosen* lassen sich mit gutem Erfolg durch fermentative bzw. enzymatische Abdauung, auch

Nekrolyse genannt, durch Pankreas-, Blut- oder Gewebsfermente, respektive -enzyme beseitigen (GREUER und HESS, STUCKE, LINDHARDT, MORANI, MADDEN und RAVITS, MILLER, WHITE und LONG, WRIGHT, SMITH, ROTHMANN, METZGER und QUASH, CONNEL und ROUSSELOT, ULBRICH und ULBRICH, MARGULIS und BRUSH, ELFVING und TURUNEN, LOENNECKEN, HALSE und BRAUN, REISER, PATTON und ROETTIG, HAMELMANN und HESTERBERG, CREECH, de BAKEY, AMPSACHER und MANAFFEY, GAL, KUMPMANN, FISCHER und THIELMANN, SCHRAMM, WILL u. a.).

Zur *Desodorierung stinkender Wunden* haben sich HEGEMANN, RÖNICKE, HEINEN und HESSELER u. a. wäßrige Chlorophyll-Lösungen am besten bewährt. Auf die Wundheilung selbst hat Chlorophyll nach LAM und BRUSH keinen Einfluß. Eine Wunddesodorierung kann man jedoch auch mit feuchten Verbänden oder mit Kaliumpermanganat 1:500 erzielen.

Bei lokalisierten Wundinfektionen sind nach FUSS, HEGEMANN, REHN, VON REDWITZ, PROHASKA, KUNTZEN, HOLLE u. Mitarb. u. a. *chemotherapeutische und antibiotische Maßnahmen nicht notwendig.* Jedoch vertreten manche Autoren, wie z. B. CRONE-MÜNZEBROCK, MACK und CARTELL u. a. den Standpunkt, daß bei jeder infizierten Wunde eine *örtliche Antibioticabehandlung* zu rechtfertigen sei und zwar bis zu dem Zeitpunkt, an dem bakteriologisch im Wundabstrich keine Erreger mehr nachweisbar seien.

CRONE-MÜNZEBROCK benutzt reine Antibiotika, jedoch keine Puder, Salben u. a., da diese zwar zu einer Vernichtung der nachgewiesenen Keime führen, jedoch die Wundheilung empfindlich stören können (HELLNER, OESTERN u. a.), was auch für die altbekannten Wundantiseptika gilt (SCHMITT). Meiner Ansicht nach ist eine *antibakterielle*, im wesentlichen also eine *antibiotische Behandlung der pyogenen Wundinfektion bei folgenden Gegebenheiten angezeigt:* 1. bei Infektionen mit primär virulenten Erregern, d. h. bei Infektionen nach Berufsverletzungen von Personen, die mit infektiösem Material zu tun haben, wie Chirurgen, Pathologen, Abdecker, Kanalräumer u. a., 2. bei anhaltender bzw. fortschreitender Infektion trotz sachgemäßer chirurgischer Behandlung, 3. bei Infektionen in durchblutungsgestörten Gebieten, 4. bei Zeichen einer beginnenden Allgemeininfektion und 5. bei Zeichen eines beginnenden septischen Schocks.

In diesen Fällen sollten die *Antibiotica lokal und allgemein* verabfolgt werden.

Die *einfachste Form der lokalen Antibioticaverabfolgung* ist die *direkte Applikation des Medikamentes auf die Wunde.*

Eine weitere Form der lokalen Antibioticabehandlung der infizierten Wunde stellt die *Spüldrainage* nach WILLENEGGER und ROTH dar, deren Hauptanwendungsgebiete allerdings infizierte Frakturen, infizierte Weichteilverletzungen mit Knochenbeteiligung und Osteomyelitiden sowie Ostitiden sind.

Auch die Methoden der *intravasalen Antibioticaapplikationen* müssen in diesem Zusammenhang genannt werden, die intravenös oder intraarteriell vorgenommen werden können.

So empfahlen 1963 Sistek und Eliska zur Behandlung schwerer infizierter Extremitätenwunden die Anlage einer rumpfnahen Bierschen Stauung und distal davon die intravenöse Injektion von Penicillin und Neomycin in hoher Dosierung bei gleichzeitiger intravenöser Lokalanaesthesie.

Amann und Lorbeck 1961 und Volk und Mappes 1963 bewährte sich eine täglich 1—2malige intraarterielle Injektion des Tetrazyklinderivates Rolitetrazyklin, des Reverins, in einer Dosierung von 275 mg pro Injektion.

Statt wiederholter intraarterieller Injektionen verwandten Baker u. Mitarb. 1964 und Pietzsch und Hinze 1966 bei ähnlichen schweren Fällen die einmalige regionale Gliedmaßenperfusion mit Hilfe der extrakorporalen Zirkulation.

Bei jeder antibiotischen Therapie der Wundinfektion sollte eine Resistenzbestimmung der Erreger, also ein Antibiogramm, durchgeführt werden. Zwar sind die in den Testversuchen, d. h. in vitro gewonnenen Empfindlichkeitsergebnisse nicht so ohne weiteres auf in vivo-Verhältnisse zu übertragen. Die Ergebnisse der nach Testung, also gezielt durchgeführten antibakteriellen Therapie sind jedoch besser, als die nach Verabfolgung der Antibiotika nach allgemeinen Regeln. So konnten wir bereits 1950 berichten, daß wir bei 568 mit Penicillin ohne Testung, d. h. nach allgemeinen Regeln behandelten chirurgischen Infektionen, in 26% Mißerfolge gegenüber 5% Fehlschlägen bei 176 gezielt antibakteriell behandelten Fällen haben feststellen können.

Bis zum Erhalt des Antibioticums ist der *Erreger* möglichst *im Direktabstrich zu identifizieren* und dann nach allgemeinen Regeln, jedoch mit wirksamen Mitteln, zu behandeln.

Tabelle 2. *Allgemeine Indication der Antibiotika und Chemotherapeutica bei pyogenen Infektionen*

1. *Staphylokokken*: Erythromycin, Chloramphenicol, Fucidine, Vancomycin
2. *Streptokokken*: Penicillin, Chloramphenicol, Sulfonamide
3. *Bact. Coli*: Ampicillin, Chloramphenicol, Tetrazykline, Streptomycin, Kanamycin
4. *Bact. Proteus*: Kanamycin, Chloramphenicol
5. *Pseudomonas aeruginosa* (*Pyoceaneus*): Terramycin, Colistin, Neomycin, Bacitracin, Carbenecillin, Gentamycin

Als solche empfehlen sich (Tabelle 2) bei Staphylokokkeninfektionen Chloramphenicol, Erythromycin, Fucidine und Vancomycin, die eine geringe Resistenzquote aufweisen. Gegenüber Streptokokken sind Penicillin, Chloramphenicol sowie Sulfonamide anwendbar. Dies gilt auch für die intracutane Streptokokkeninfektion, das Erysipel (Oestern, Schembra). Zur Verminderung der hierbei zu beobachtenden Gewebsspannung empfiehlt sich das Auftragen einer idifferenten Salbe. — Bei der Streptokokkeninfektion des Wundscharlaches (Gruber), der oft mit einem allergischen Exanthem verwechselt wird, bei dem die sonst übliche Angina fehlt und der nicht unbedingt von der Wunde selbst auszugehen braucht, dessen Diagnose durch das Auslöschphänomen sicherzustellen ist, sind die Maßnahmen der üblichen Scharlachbehandlung, also eine

Penicillintherapie, einzuleiten und zu beachten. — Finden sich im Wundabstrich Erreger der Coligruppe, dann sollte man auf Chloramphenicol, Ampicillin, auf die Tetrazykline, Streptomycin oder auf Kanamycin zurückgreifen. Letzteres sowie Chloramphenicol stellen auch die Mittel der Wahl bei Proteusinfektionen dar.

Als ein besonderes therapeutisches Problem stellen sich zweifellos die *Pyoceaneusinfektionen* dar (STADE und LINTON, HOWE, MILLAN, PRICE, MACLAREN und SCOTT, KREITNER u. a.). Als Antibiotica kann man Terramycin (KREITNER), Chloramphenicol (KREITNER), Colistin (STADE und LINTON, McMILLAN, PRICE, MACLAREN und SCOTT), Neomycin und Bacitracin lokal (EUFINGER), Carbenicillin sowie Gentamycin (SCHMITT) anwenden.

Tabelle 3. *Behandlung der gasbildenden Phlegmone*

1. Breite Eröffnung des putride infizierten Gewebes
2. Ausräumung aller nekrotischen oder nekroseverdächtigen Gewebsanteile
3. Offene Wundbehandlung
4. Ausreichende Drainage
5. Exakte Ruhigstellung
6. Lokale und allgemeine Antibioticagaben

Eine *Verkürzung der Heilungszeit der Wundinfektion* kann einmal *durch eine Sekundärnaht* (VAS, RAWLS u. a.), zum anderen durch eine *Hauttransplantation* (THIELMANN u. a.) erreicht werden. Voraussetzung für beide Maßnahmen sind jedoch frische, saubere Granulationen und möglichst eine Keimfreiheit der Wunde.

Die *Behandlung der gasbildenden Phlegmone* (WHITE u. a.) (Tabelle 3) besteht in einer breiten Eröffnung des putride infizierten Gewebes, in einer Ausräumung aller nekrotischen oder nekroseverdächtigen Gewebsanteile, in ausreichender Drainage, in offener Wundbehandlung, in exakter Ruhigstellung sowie in lokalen und allgemeinen Antibioticagaben (WHITE, EUFINGER, SCHMITT u. a.).

Das *Behandlungsziel der putriden Wundinfektion* ist zunächst erreicht, wenn die Infektion nicht mehr fortschreitet, das Wundsekret seinen jauchigen Charakter verliert und eitrig wird, die Nekrosen durch Demarkation abgestoßen werden und überall saubere Granulationen die Wundfläche zu bedecken beginnen.

Tabelle 4

Herkömmlich
Amputation
Antibiotica
Gasbrandserum

Neuer Weg
Hyperbare Sauerstoffbehandlung
Antibiotica
danach Abtragen von Nekrosen
Hierdurch weitgehende Vermeidung
von Amputationen

Bei unaufhaltsamem *Fortschreiten einer putriden Phlegmone* ist zur Lebenserhaltung die *Amputation einer Gliedmaße* nicht immer zu umgehen.

Die *Behandlung* der Wahl *beim ausgebrochenen und bakteriologisch sichergestellten Gasödem* (Tabelle 4), dem Gasbrand, war bisher die Amputation, Gaben von Gasbranderreger-wirksamen Antibiotica, wie Chloramphenicol (Emminger, Sandrusky u.a.) und Tetrazykline (Altemeyer u. Mitarb.) sowie Gasbrandserum (Wagle und Sheth).

Ein neuer Weg der Behandlung der anaeroben Clostridieninfektion besteht in der Verbringung solcher Kranker in eine *Überdruckkammer*, wo sie einem auf 3 atü erhöhten Sauerstoffpartialdruck der Atemluft ausgesetzt werden (Boerema). Das muß am ersten Tag bis zu dreimal für je 2,5 Stunden, einschließlich der Ein- und Ausschleusung erfolgen, später seltener. Da der im Plasma physikalisch gelöste O_2-Anteil jetzt auf 6,6 Vol.-% ansteigt, der chemisch an Hämoglobin gebundene steigt nur unwesentlich an, gelingt eine Oxygenisierung des anaeroben Milieus der Clostridien, die bei einem pO_2 von 250 mm Hg temporär die Fähigkeit der Ektotoxinbildung für 6 Stunden verlieren. Bei einem pO_2 von 3 atü in der Atemluft läßt sich in infiziertem Gewebe ein pO_2 von 333 mm Hg erzeugen. Erst nach Abschluß der Behandlung mit hyperbarem Sauerstoff erfolgt dann die Abtragung von Nekrosen (Ney, Baffes u. Mitarb.). Amputationen können so weitgehend vermieden werden (Wallyn, Gumbiner, Goldfein und Pasquale, Brady und Reisdorf, Smart, Homi, Richard, Bobb und Wasmuth u.a.).

Von den *toxischen Wundinfektionen*, zu denen ja bekanntlich auch der Tetanus gehört, soll nur die *Wunddiphtherie* Erwähnung finden. Die Behandlung dieser Wundinfektion versucht durch Serumumschläge, Ultraviolettbestrahlungen und lokale Behandlung mit antiseptischen Mitteln, z.B. Chloramin (Chloramin 80 Heyden), Chinosol u.ä. die Diphtherieerreger aus der Wunde zu eliminieren. Wirkungsvoll sind auch lokale und allgemeine Gaben von Chloramphenicol. Thyrothricin, Tetrazyklin und Erythromycin, da die Diphtherieerreger hiergegen ausgesprochen empfindlich sind. Auf das Diphtherietoxin haben Antibiotica jedoch keinen Einfluß. Deshalb sollte von hohen intramuskulären Diphtherieserumgaben Gebrauch gemacht werden.

Die *spezifischen Infektionen* machen nur einen kleinen Anteil an den Wundinfektionen aus. Abgesehen vom *Erysipeloid* stellen *Anthrax*, *Aktinomykose, Tuberkulose* und *Amoebeninfektionen* ausgesprochene Raritäten dar. Aber, da sie wegen ihrer Seltenheit auch oft verkannt und deshalb nicht sachgemäß behandelt werden, sollen auch sie in unsere Betrachtungen mit einbezogen werden.

Die *Behandlung des Erysipeloids* besteht neben einer Ruhigstellung des erkrankten Gliedabschnittes auf Schiene (MacDougall u.a.), in hohen Penicillingaben (MacDougall, Schmitt, Zwicker). Rotlaufserum wird von den Behringwerken nicht mehr hergestellt und ist nach Zwicker auch ohne wesentlichen Wert.

Die *Behandlung des Hautmilzbrandes* hat stets konservativ zu sein. Sie besteht in Ruhe und Unterlassung jeglichen operativen Eingreifens, Verabfolgung von Milzbrandserum und ohne Gaben von Antibiotica, wie Chloramphenicol, Tetrazyklinen und Erythromycin. Die früher recht hohe Mortalität beim äußeren Milzbrand, also der Anthraxform, die nach Verletzungen zu beobachten ist, von 20% ist dadurch erheblich gesenkt worden (Schmitt).

Die sehr seltene *Wundinfektion durch den Aktinomykoseerreger* Wolff-Israel, von der seit 1950 in der Literatur 5 Fälle beschrieben worden sind

(CULLEN und SHARP) und die an dem dünnflüssigen Druseneiter erkennbar ist, ist mit hohen Penicillindosen und Röntgenstrahlen zu behandeln. Die tuberkulöse Infektion von Wunden spielt ebenfalls eine geringe Rolle und kommt eigentlich nur als Berufsinfektion dort vor, wo Ärzte, Pflegepersonal, Sektionsgehilfen und Schlächter dauernd mit tuberkulösem Material zu tun haben und sich gelegentlich kleinerer Verletzungen damit infizieren. Hier sind alle Prinzipien der Hauttuberkulosebehandlung einzuhalten.

Tabelle 5. *Behandlung der bakteriellen Allgemeininfektion*

1. Chirurgische Sanierung des Primärherdes
2. Gezielte antibakterielle Therapie
3. Gammaglobuline
4. Frischbluttransfusionen
5. Genaueste Kontrolle der Kreislauf- und Nierenfunktion
6. Überwachung des Elektrolythaushaltes

Bei nicht durch die übliche antibiotische Therapie beeinflußbaren Wundinfektionen sollte man auch einmal an eine *Infektion durch Amoeben* denken, eine Diagnose, die durch einen Wundabstrich im Methylenblaupräparat relativ einfach zu stellen ist und worüber FREEMAN berichtete. Therapeutisch kommen Emetin, Sulfonamide sowie Zinkperoxydverbände in Frage.

Die *von infizierten Wunden ausgehende bakterielle Allgemeininfektion*, die Sepsis, wird vorwiegend von Staphylokokken, seltener durch Streptokokken, Clostridien und Pyoceaneus verursacht. Eine gezielte antibakterielle Therapie steht hier an erster Stelle (Tabelle 5), obwohl die Antibiotica prinzipiell nur als ein Teil des gesamten Behandlungsplanes zu betrachten sind.

Hohe Dosen von Gammaglobulinen sind angezeigt. Empfohlen wird die einmalige oder wiederholte Gabe von 0,5—2 ml/kg Körpergewicht (BARANDUN, BARANDUN, KISTLER, JENNET und ISLIKER, SCHULZE und SCHWICK). Frischbluttransfusionen haben sich bewährt. Kreislauf- und Nierenfunktion sind zu überwachen.

Bei der *Behandlung des septischen Schocks* (MACLEAN u. Mitarb., SAEGESSER, ZANDER u. a.) (Tabelle 6), an dem man denken soll, wenn ein Kranker beim Schock Fieber hat, die Leukocytenzahl erhöht ist, eine andere Schockursache auszuschließen ist, und wenn beim hypovolämischen Schock eine Volumensubstitution keinen Erfolg zeigt, ist zunächst die Behebung der akuten Hypotension durch Kreislaufmittel, wie Noradrenalin und Hypertensin, anzustreben. Die bestehende akute Hypoxie kann durch Sauerstoffgaben beeinflußt werden. Die akute Nebenniereninsuffizienz erfordert Gaben von Cortison. Bei Beteiligung des Herzens ist dieses mit Herzmitteln, wie Strophanthin oder Digitalis zu stützen. Wichtig ist eine Infektionsbekämpfung mit gezielter antibakterieller Therapie. Die chirurgische Versorgung des Primärherdes ist ein unbedingtes Erfordernis. Zur Beseitigung der metabolischen Acidose

kommen Thris-Puffer, oder gefahrloser, Gaben von Natriumcarbonicum
in Frage. Der Elektrolythaushalt ist genau zu überwachen und durch entsprechende Infusionen zu regeln. Schließlich muß die Bekämpfung der
beim septischen Schock vorhandenen Pseudoagglutination und der Hyper-
coagulopathie in der Peripherie durch niedermolekulares Dextran,
Trasylol oder Heparin in Angriff genommen werden.

Tabelle 6. *Behandlungsprinzipien des septischen Schocks*

1. *Chirurgische Sanierung des Ausgangsherdes*
2. *Beseitigung der akuten Hypotension*
    Noradrenalin, Hypertensin
3. *Bekämpfung der akuten Hypoxie*
    Sauerstoffgaben
4. *Behandlung der akuten Nebennereninsuffizienz*
    Hydrocortison
5. *Stützung des Herzens*
    Strophanthin in kleinen Dosen Digitalis i.v.
6. *Infektionsbekämpfung*
    Antibiotica
7. *Beseitigung der metabolischen Acidose*
    Thris-Puffer, Natrium bicarbonicum
8. *Ausgleich des Elektrolyt-Defizits*
    Infusionen
9. *Bekämpfung der Pseudoagglutination und der Hyper-
    coagulopathie in der Peripherie*
    Niedermolekulares Dextran, Trasylol, Heparin

Ich habe versucht, aus der Fülle der Veröffentlichungen in der Literatur, aber auch aus eigener, nunmehr 23jähriger chirurgischer Erfahrung,
was natürlich einige subjektive Momente enthält, Ihnen einen *Überblick
über den heutigen Stand der Behandlung der Wundinfektion* zu geben und
Ihnen für Ihre tägliche Arbeit einige Anregungen und Hilfen zu vermitteln. Bei allem Für und Wider der einzelnen Behandlungsmethoden sollte
man sich eines Satzes des PROPERZ, des Umbriers aus Assisi, der von 56
vor bis 15 n. Chr. gelebt hat, erinnern:

„Omnia non pariter rerum sunt omnibus apta"

„Nicht alle Dinge schicken sich gleich für alle."

Literatur. AMANN, F., u. W. LORBECK: Wien. med. Wschr. **111**, 177 (1961). —
ALTEMEYER, W. A., and W. R. CULBERTSON: Arch. Surg. **55**, 668 (1947). — ALTE-
MEYER, W. A., and W. L. FURSTE: Surg. Gynec. Obstet. **84**, 507 (1947). — ALTE-
MEYER, W. A., J. A. MCMURRIN, and L. P. ALT: Surgery **28**, 621 (1950). — BAKER,
TH. J., P. S. MARTIN, TH. SAMARTINO, and R. C. DENVER: Plast. reconstr. Surg. **33**,
258 (1964). — BARANDUM, S.: Die Gammaglobulin-Therapie. Bibl. haemat. Fasc 17.
Basel u. New York: S. Karger 1964. — BARANDUN, S., P. KISTLER, F. JENNET u.
H. ISLIKER: Vox Sang. (Basel) **7**, 157 (1962). — BAUER, K. M., u. H. L. SCHMIE-
DERER: Medizinische **1955**, 1484. — BLJUMIN, I. S.: Chirurgia **1952**, 51. — BOEREMA,
I., u. W. H. BRUMMELKAMP: Ned. milit. geneesk. T. **104**, 2549 (1960). — BOEREMA,
L.: In: Wound healing. Lister Centenary Sympos. Glasgow. London: Churchill
1966. — BRADY, A. TH., and G. REISDORF: J. Indiana med. Ass. **58**, 25 (1965). —
BÜRKLE DE LA CAMP, H., u. H. HARTMANN: In: H. BÜRKLE DE LA CAMP u. P.

ROSTOCK, Handbuch der Unfallheilkunde. Stuttgart: Ferdinand Enke, 1955. — CONNELL, F., JR., and L. M. ROUSSELOT: Surgery **30**, 43 (1951). — CREECH, JR., O., M. E. DE BAKEY, AMPSACHER, and D. E. MAHAFFEY: Amer. Surg. **19**, 128 (1953). — CRONE-MÜNZEBROCK, A.: Dtsch. med. Wschr. **1954**, 47. — CULLEN, C. H., and M. E. SHARP: J. Bone Jt. Surg. B, **33**, 221 (1951). — ELFVING, G., u. M. TURUNEN: Am. chir. gynaec. fenn. **41**, 143 (1952). — EMMINGER, E.: Wehrmed. Mitt. **1963**, 81. — EUFINGER, H.: Chir. Praxis **1959**, 99; — In: DIEBOLD-JUNGHANS-ZUCKSCHWERDT, Klinische Chirurgie für die Praxis. Stuttgart: Georg Thieme 1959. — FARGEL, F.: Medizinische **1952**, 226. — FISCHER, S., u. P. THIELMANN: Chir. Praxis 7, 173 (1963). — FREEMAN, B. S.: Amer. Surg. **19**, 148 (1953). — FUSS, H.: Bruns Beitr. klin. Chir. **187**, 204 (1953). — Dtsch. med. Wschr. **1954**, 569, 636; — Langenbecks Arch. klin. Chir. **280**, 112 (1954); — Dtsch. med. J. **10**, 428 (1959). — GAL, K.: Orv. Hetil. **1953**, 1205. — GREUER, W., u. E. HESS: Arzneimittel-Forsch. **4**, 432 (1954). — GRUBER, I.: Langenbecks Arch. klin. Chir. **277**, 523 (1954). — HALSE, TH., u. P. BRAUN: Dtsch. med. Wschr. **1953**, 846, 851—852, 883—885. — HAMELMANN, H., u. R. HESTERBERG: Zbl. Chir. **90**, 321 (1965). — HEGEMANN, G.: In: KIRCHNER-ZENKER-GULECKE, Allgemeine und spezielle chirurgische Operationslehre, Bd. I. Berlin-Göttingen-Heidelberg: Springer 1958. — HEINEN, H., u. H. HESSELER: Medizinische **1953**. 324. — HOLLE, F., TH. DIMMLING, E. RIEFFERT u. E. VIERHEILIG: Schweiz. med. Wschr. **1950**, 84. — HOWE, CH.: Surgery **29**, 748 (1951). — KREITNER, H.: Wien, klin. Wschr. **1952**, 369. — KUMPMANN, V.: Bruns Beitr. klin. Chir. **211**, 93 (1965). — KUNTZEN, H. H.: Z. ärztl. Fortbild. **49**, 715 (1955). — LAM, C. R., and B. E. BRUSH: Amer. J. Surg. **80**, 204 (1950). — LANGENBECK, B. V.: Nach H. EUFINGER, Die Chirurgie, ihre Kliniken und Lehrer an der Christian-Albrechts-Universität zu Kiel im Wandel der Zeiten. Kiel: Ferdinand Hirt 1954. — LINDHARDT, H.: Ugeskr. Læg. **1954**, 1757. — LOENNECKEN, S. J.: Medizinische **1952**, 700. — LUNDSGAARD-HANSEN, P.: Antibiotika in der Chirurgie. Aktuelle Probleme in der Chirurgie, hrsg. von M. SAEGESSER, Bd. 9. Bern u. Stuttart: Hans Huber 1908. — MACDOUGALL, J. A.: Lancet **1951/I**, 1345. — MACK, R. M., and J. R. CANTRELL: Amer. Surg. **166**, 886 (1967). — MACLEAN, L. D., W. G. MULLIGAN, A. P. H. MCLEAN, and J. H. DUFT: Ann. Surg. **166**, 543 (1967). — MADDEN, J. F., H. G. RAVITS: J. Amer. med. Ass. **149**, 1617 (1962). — MARGULIS, R. R., and B. E. BRUSH: Arch. Surg. **65**, 511 (1952). — MCMILLAN, M., T. M. L. PRICE, D. M. MACLAREN, and G. W. SCOTT: Lancet **1962/II**, 737. — MILLER, J. M., B. H. WHITE, and P. LONG: Lancet **1953/I**, 220. — MORANI, A. D.: Plast. reconstr. Surg. **11**, 372 (1953). — OESTERN, F. W.: Chirurg **21**, 16 (1950). — OESTERN, H. F.: Bruns Beitr. klin. Chir. **182**, 498 (1951). — PIETSCH, P., u. M. HINZE: Chirurg **37**, 397 (1966). — PROHASKA, J. V.: Surg. Clin. N. Amer. **44**, 97 (1964). — RAWLS, G. H.: Amer. Surg. **23**, 1030 (1957). — REDWITZ, E. v.: Langenbecks Arch. klin. Chir **264**, 124 (1950). — REHN, J.: H. Unfallheilk. **78**, 273 (1964). — REISER, H. G., R. PATTON, and L. C. ROETIG: Arch. Surg. **63**, 568 (1951). — RÖNICKE, H. G.: Dtsch. Gesundh. **1953**, 1179. — SAEGESSER, M.: Allgemeine Chirurgie. Bern u. Stuttgart: Huber 1969. — SANDRUSKY, W. R., C. F. KEEBLE, WHARTON, and R. N. TAYLOR: Sugery **28**, 632 (1950). — SCHEMBRA, F. W.: Dtsch. med. Wschr. **80**, 1053 (1955). — SCHMITT, W.: Chirurgie der Infektionen. Leipzig: J. A. Barth 1968. — SCHRAMM, W.: Mschr. Unfallheilk. **67**, 269 (1964). — SCHULTZE, H. E., u. G. SCHWICK: Dtsch. med. Wschr. **87**, 1643 (1962). — SISTEK, V., u. O. ELISKA: Rozhl. Chir. **42**, 165 (1963). — SLADE, N., and K. B. LINTON: Brit. J. Urol. **37**, 73 (1965). — SMART, J. F., J. HOMI, J. RICHARD, R. BOBB, and C. E. WASMUTH: Cleveland Clin. Quart. **32**, 57 (1965). — STUCKE, K.: Chirurg **25**, 289 (1954). — ULBRICH, P., u. I. ULBRICH: Chirurg **33**, 289 (1962). — VAS, G.: Orv. Hetil. **1953**, 875. — VOLK, H., u. G. MAPPES: H. Unfallheilk. **78**, 101 (1964). — THIELMANN, P.: Chir. Praxis 7, 485 (1963). — WAGLE, M. B., and R. D. SHETH: Brit. J. plast. Surg. **16**, 391 (1963). — WALLYN, R. J., ST. H. GUMBINER, S. GOLDFEIN, and L. R. PASQUALE: Surg. Clin. N. Amer. **44**, 107 (1964). — WHITE, W. L.: Plast. reconstr. Surg. **11**, 1 (1953). — WILL, H.: Med. Klin. **1951**, 868. — WILLENEGGER, H.: Langenbecks Arch. klin. Chir. **304**, 670 (1963). — WILLENEGGER, H., u. W. ROTH: Dtsch. med. Wschr. **87**, 1485 (1962). — WRIGHT, L., D. SMITH, M. ROTTMANN, W. I. METZGER, and E. T. QUASH: J. int. Coll. Surg. **15**, 286, (1951). — ZANDER, J.: Septischer Abort und bakterieller Schock. Berlin-Heidelberg-New York: Springer 1968. — ZWICKER, M.: Zbl. Chir. **82**, 234 (1957).

Aussprache

Dr. HIERHOLZER, Bochum.

Wir haben die *Nebennierenrindenfunktion* beim Schock bei allen verschiedenen Möglichkeiten einer chirurgischen Erkrankung gemessen und haben in keinem Falle, das sind über 100 Patienten, Anzeichen für eine Insuffizienz der Nebennierenrinde gefunden. Es ergibt sich daraus keine Berechtigung, die Therapie mit Nebennierenrindenhormonen bei einem septischen Schock oder überhaupt beim Schock oder bei einer chirurgischen Erkrankung im Sinne der Substitution einzusetzen.

G. HIERHOLZER, Dr., Oberarzt der Chirurgischen Klinik und Poliklinik der Berufsgenossenschaftlichen Krankenanstalten „Bergmannsheil" Bochum:

Pathogenese und Grundlagen der Behandlung bakterieller Infektionen nach Osteosynthesen.

Mit der *Gegenwart krankmachender Keime* muß selbst bei der in der heutigen Form geübten *Osteosynthese* gerechnet werden. In der Literatur sind mehrfach die Bedingungen beschrieben, unter denen experimentell in gut durchblutetem Gewebe Weichteilinfektionen hervorgerufen werden können. Zur Abszeßbildung ist ein Inoculum von $2—8 \times 10^6$ Keimen erforderlich. *Unter regelrechten Operationsbedingungen* kann eine derartige *Keimbesiedelung* auch nicht annäherungsweise angenommen werden. Bei quantitativ geringerem Keimbefall sind deshalb *zur Auslösung einer bakteriellen Infektion nach einer Osteosynthese* zwei der pathogenetisch wichtigen Faktoren besonders zu betrachten:

1. *Die Gewebeschädigung.*
2. *Die Virulenzänderung pathogener Keime.*

Durch ein vorangegangenes Trauma oder durch einen operativen Eingriff wird der Weichteilmantel und das knöcherne Gewebe in unterschiedlichem Ausmaß geschädigt. Eine *lokale Ernährungsstörung* kann direkt durch die traumatische Einwirkung oder indirekt über eine Durchblutungsnot hervorgerufen werden. In nekrotischem Gewebe ist aber die *Heranführung bacterizider Substanzen* aus der Blutbahn und die celluläre Abwehr gestört, ohne daß sich die Ernährungsbedingungen für die pathogenen Keime zunächst verschlechtern. *Nach einer Osteosynthese* wird die Virulenz eingebrachter Keime dadurch indirekt verstärkt, daß *Abwehrvorgänge des Organismus* an umbelebten Fremdmaterial nicht wirksam werden können. Die pathogenen Keime erfahren also für ihr Wachstum einen gewissen Schutz. Der Beweis hierfür ist im Grundlagenexperiment erbracht worden. Wir setzen voraus, daß bei der Osteosynthese nur chemisch stabile und elektrogenetisch inaktive Metallimplantate verwendet werden und somit durch sie eine direkte und quantitativ bedeutsame Gewebeschädigung als Ursache für ein vermehrtes Keimwachstum weitgehend auszuschließen ist. CONTZEN hat hier ein ausgezeichnetes Schema gegeben, auf das verwiesen wird. Bei *zusätzlicher Verwendung polymerisierender Substanzen*, wie zum Beispiel Palacos, ist jedoch eine direkte chemische Gewebeschädigung durch Restpolymere sowie eine

Schädigung durch freiwerdende Wärme bei dem Polymerisationsvorgang durchaus zu diskutieren. Für den klinischen Verlauf *nach einer Osteosynthese* hat die *Traumatisierung im Operationsbereich* eine vorrangige Bedeutung. Wenn diese Schädigung klein gehalten werden kann, so muß ein massiver Keimbefall vorliegen, um die Wirksamkeit der Abwehrfunktionen zu übertreffen.

Von den bakteriellen Infektionen nach einer Osteosynthese sind *aseptische Entzündungen* grundsätzlich zu unterscheiden. Wir verstehen darunter die *Reizbeantwortung des Organismus nach der operativen Gewebedurchtrennung* und die *Fremdkörperreaktion*, die pathologisch-anatomisch

Tabelle 1. *Fremdkörperreaktion*

Beeinflussung des quantitativen Ablaufes durch		Pathologisch-anatomischer Ablauf der Reaktion
mechanische Gewebeschädigung, physikalische Eigenschaften des Implantates	→	exsudative Reaktion
		↓
physikalische und chemische Eigenschaften des Implantates, auf Implantat einwirkende mechanische Kraft	→	proliferative Phase

ebenfalls durch eine exsudative und eine proliferative Phase gekennzeichnet ist (Tabelle 1). Der Ablauf der Fremdkörperreaktion wird nicht nur durch die Eigenschaften des eingebrachten Materials beeinflußt, entscheidend ist auch die weitgehende Neutralisierung der auf das Implantat einwirkenden mechanischen Kräfte. Unter den obengenannten Bedingungen ist jedoch durch diese Reaktion eine Beeinflussung des Keimwachstums nicht zu erwarten. Klinisch kann sie allerdings nicht immer von einer beginnenden bakteriellen Infektion unterschieden werden. Unter einer Ruhigstellung und unspezifischen antiphlogistischen Therapie klingt sie in der Regel schnell ab, die klinische Überwachung ist jedoch sehr verantwortungsvoll.

Bei einer bakteriellen Infektion des Knochens nach einer Osteosynthese kann ein isolierter Befall der einzelnen Schichten, Periost, Knochengewebe, Markhöhle nicht angenommen werden. Es handelt sich primär um das *morphologische Bild einer Osteomyelitis.* Die oft verwendete Formulierung einer *Ostitis* wird der Ausdehnungsmöglichkeit der Entzündung am durchtrennten Knochengewebe nicht gerecht. Diese Formulierung ist vielmehr durch das Bedürfnis zu erklären, den klinischen Befund abzuschwächen. Hierdurch werden aber unter Umständen therapeutische Maßnahmen nicht rechtzeitig eingeleitet. Die *bakterielle Infektion* kann weiterhin *mit einer zeitlich ausgedehnten Latenz auftreten.* Eine Erklärung für dieses Phänomen besteht in der mikrobiologischen Beschreibung eines *Keimzustandes mit weitgehend ruhendem Stoffwechsel*, in dem die Bakterien lange Zeit verharren können. Eine *herabgesetzte Abwehr* oder *von außen erneut einsetzende Schädigungen* begünstigen dann die Manifestation der Entzündung. So müssen wir grundsätzlich bei einer Infektionsvorgeschichte am Knochengewebe mit klinisch nicht feststellbaren Mikroabszessen rechnen, von denen zum Beispiel nach Korrekturosteosynthesen unter den obengenannten Bedingungen Rezidive ihren Ausgang nehmen können.

Betrachten wir zunächst *Komplikationen nach Osteosynthesen*, die noch nicht gleichbedeutend sind mit einer knöchernen Infektion, von denen jedoch dauernd diese Infektionsgefahr ausgeht. Es handelt sich hauptsächlich um *infizierte Haematome* in den Weichteilen im Operationsbereich und dem *oberflächliche Wundheilungsstörungen*. Bekanntlich geht bei einem Haematom die Gefahr der bakteriellen Infektion von Fadenkanälchen aus, insbesondere bei nicht ausschließlich intracutan liegenden Hautnähten. Über diese Fadenkanäle besteht dann fortwährend eine Verbindung zwischen keimbesiedelter Hautoberfläche und Subcutangewebe. Wir vermeiden deshalb luftdichte Verbände, die eine feuchte Kammer an den Fadenkanälen ermöglichen. Auch die Entlastung bestehender Haematome ist nur unter aseptischen Bedingungen durchzuführen. *Oberflächliche, trockene Hautnekrosen* ohne Anhalt für darunter gelegene Eiteransammlungen sollten bis zur Ausbildung eines bindegewebigen Schutzwalles über dem knöchernen Operationsbereich belassen bleiben. Eine plastische Weichteildeckung darf insbesondere dann nicht erfolgen, wenn eine fistelnde Verbindung zum Knochengewebe vorliegt. Ein mangelnder Abfluß vergrößert die Gefahr der Infektionsausbreitung unter dem Transplantat. *Wundheilungsstörungen* und *klinisch feststellbare Entzündungen nach Osteosynthesen* erfordern eine *stationäre Überwachung* des Patienten und eine *Ruhigstellung der betroffenen Extremität*. Die *Gefahr der Exarzerbation der Entzündung* ist dann höher zu veranschlagen als die Funktionsminderung durch eine vorübergehende Ruhigstellung.

Der *chirurgische Eingriff bei der akuten Knocheninfektion nach einer Osteosynthese* ist dann angezeigt, wenn als Ausdruck einer Auseinandersetzung der pathogenen Keime mit der körpereigenen Abwehr *Eiteransammlungen* entstehen, die entsprechend den allgemeinchirurgischen Grundsätzen entlastet werden müssen. Ein fortlaufender Abtransport des nekrotischen Materials ist erforderlich. Methodisch steht uns hier die *Spüldrainage* zur Verfügung, auf die wohl im zweiten Referat näher eingegangen wird. Wir stellen allerdings das *mechanische Prinzip* ganz in den Vordergrund. Die Vorteile dieser Methode sind beim Vorliegen präformierter Höhlenbildungen, also zum Beispiel nach infizierten Marknagelungen, einleuchtend. Auch die infizierte Plattenosteosynthese kann durch den fortwährenden Abtransport so drainiert werden, daß Eiteransammlungen in der unmittelbaren Umgebung nicht entstehen. Der Einwand einer bindegewebigen Einscheidung des Spülschlauchse ist zwar theoretisch über die obengenannte Fremdkörperreaktion zu begründen, klinisch ist er jedoch bei regelrechter Handhabung der Methode nur bedingt zu machen. Nach der Seite zum Osteosynthesematerial findet eine derartige Ummauerung nicht statt, wenn der Schlauch dem Implantat anliegt. Allerdings vermeiden auch wir lange Schlauchwege durch die Weichteile.

Eine *bakterielle Infektion am Knochengewebe* nach einer Osteosynthese kann *bis zur Metallentfernung* nicht bleibend abklingen. Durch die *chirurgische* und noch zu besprechende *medikamentöse Therapie* ist jedoch in den meisten Fällen eine *stark abgeschwächte Entzündungsform* zu erreichen. Diese erlaubt dann das Osteosynthesematerial zu belassen. Wir haben die diesbezüglichen Überlegungen in einem Schema zusammengefaßt (Tabelle 2). Das *Osteosynthesematerial* wird also so lange *nicht entfernt*, wie es die *Stabilität im Bruchbereich gewährleistet*. Damit werden für die Bruchheilung bekannte mechanische Forderungen erfüllt.

Tabelle 2

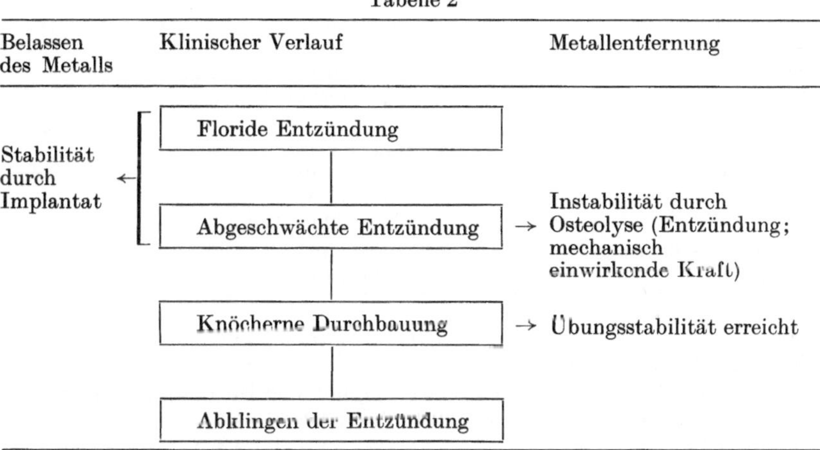

Aus der *Morphologie der Knochenentzündung* läßt sich die *Voraussetzung für eine knöcherne Durchbauung* im infizierten Bruchbereich ableiten. Die bei der floriden eitrigen Entzündung zu beobachtende *Osteolyse* ist *Ausdruck einer nekrotisierenden Entzündung* und keineswegs Folge einer sinnvollen Osteoklastentätigkeit. Dieser Vorgang ist zu unterscheiden von der *Knochenresorption im gelockertes Osteosynthesematerial*, also bei mechanischer Unruhe im Bereich der einwirkenden Kraft. Es kann jedoch eine gegenseitige Beeinflussung der beiden Vorgänge im Sinne eines Circulus vitiosus durchaus entstehen. Die sinnvolle Osteoklastentätigkeit im Entzündungsbereich als Vorbereitung für eine Zellproliferation und Differenzierung zum Knochengewebe ist an einen Rückgang der Entzündung gebunden. Auch die Einlagerung von Kristallen in das Gewebe findet bei dem sauren pH der floriden Entzündung nicht statt. *Für die knöcherne Durchbauung* muß also eine *abgeschwächte Entzündung* erzielt werden, es können dann die regenerativen über die degenerativen Vorgänge überwiegen. Devitalisiertes, kompaktes Knochengewebe sollte ebenso wie Schwielen und Fistelbildungen operativ entfernt werden, weil sie die Infektion zusätzlich unterhalten. Unter Hinweis auf die Morphologie ist deshalb auch die *knöcherne Transplantation* erst nach Erreichen einer abgeschwächten Entzündung sinnvoll.

Die *Indikation zur antibiotischen Therapie* einer Knocheninfektion nach Osteosynthesen hat zwei Probleme zu berücksichtigen:

1. Den *Wirkungsmechanismus* der zur Verfügung stehenden Substanzen und

2. Die *Morphologie* des zu behandelnden Substrates.

Für die medikamentöse Therapie stehen grundsätzlich folgende Möglichkeiten zur Verfügung: 1. Die *Beeinflussung der Synthese der Zellwandsubstanzen*, das entspricht der klassischen bakteriziden Penicillintherapie,

Tabelle 3. *Antibiotische Therapie*

Wirkungsmechanismus	Beispiele	Entzündungsform
Beeinflussung der Synthese von Zellwandsubstanzen	Penicilline Cephalosporine	akut
Hemmung der allgemeinen Proteinsynthese oder von Stoffwechselzwischenprodukten	Fusidinsäure Lincomycin Kanamycin Tetracycline Chloramphenicol	akut und chronisch
Permeabilitätsänderung der Cytoplasmamembran	Gramcidin Polymyxine	akut und chronisch

2. die *Hemmung der allgemeinen Proteinsynthese* oder *von Stoffwechselzwischenprodukten*, 3. die *direkte Auflösung der Cytoplasmamembran der Keime* (Tabelle 3). Die erste Möglichkeit eignet sich für die akute Entzündung in gut durchblutetem Substrat, in dem sich die Keime logarithmisch vermehren können. Bei der chronisch dahinschwelenden Infektion erlaubt das Nährsubstrat keine schnelle Keimvermehrung, es ist also hier die zweite Behandlungsmöglichkeit auszunutzen. Dabei wird ein aktiver Stoffwechsel der zu schädigenden Keime zwar vorausgesetzt, die schnelle Keimvermehrung ist jedoch keine Bedingung für die Wirksamkeit. Diese Überlegungen sollten berücksichtigt werden, da sonst Unterschiede zwischen der in vitro gemessenen Empfindlichkeit und der klinischen Wirkung zu beobachten sind. Die *Therapie* ist also *nicht nur von dem bakteriologischen Ergebnis abhängig*, es muß auch der *Zustand des zu behandelnden Substrates* berücksichtigt werden. Der letztgenannte Behandlungsweg ist für die Therapie über den Blutweg wegen der Toxicität der zur Verfügung stehenden Substanzen noch wenig gangbar.

Die *antibiotische Therapie der akuten Knochenentzündung* über den Blutweg ist allgemein anerkannt und über die Hyperämie des betroffenen Gewebes zu begründen. *Die chronische Knocheninfektion* ist morphologisch durch eine mesenchymale Abriegelung an der Grenze zum gesunden Gewebe und durch eine relative Durchblutungsnot gekennzeichnet. Der Gefäßnachweis ist jedoch auch bei dieser Entzündungsform für die betroffenen Schichten am Knochengewebe zu führen (Tabelle 4). Die immer wieder gezogene Analogie zur tuberkulösen Schwiele ist also nicht berechtigt. Auch die neutrophilen Granulocyten und die Makrophagen gelangen aus dem Blutgefäß-System und nicht direkt aus dem Knochenmark in die Entzündungsschichten. Sie weisen darauf hin, daß sich der *Organismus* auch *in diesem Entzündungsstadium zur Bereitstellung der cellulären Abwehr* durchaus *des Blutweges bedient.*

Tabelle 4. *Schematische Darstellung der Entzündungsschichten bei der chronischen posttraumatischen Osteomyelitis*

Knochen- *sklerose*	*Narben-* *gewebe*	*Granulations-* *gewebe*	*Nekrose*
Gefäße	Gefäße	reichlich Gefäße	

$\longrightarrow$
Absonderungsrichtung

Die Frage einer *ausreichenden Penetration von Antibiotica in chronisch entzündetes Knochengewebe* wird allgemein negativ beantwortet, obwohl zu diesem Problem nur wenige Grundlagenbefunde mitgeteilt sind. Wir haben in unserem Arbeitskreis mit Herrn Professor LINZENMEIER und

Tabelle 5. *Bakteriologisch wirksame Fusidinsäurekonzentration in chronisch entzündetem Knochengewebe*

Gruppe	Zahl der Patienten	g Fusidinsäure pro Tag (über mindestens 5 Tage)	Fusidinsäurekonzentration (μg/g Gewebe)	
			Meßbereich	Mittelwert
I	15	1,5	1,7—14,9	7,3
II	14	3,0	3,4—14,8	9,8

Herrn Professor KNOTHE entsprechende Untersuchungen für die Staphylokokkeninfektion durchgeführt und zeigen können, daß grundsätzlich eine *ausreichende Penetration antibiotisch wirkender Substanzen in chronisch entzündetes Knochengewebe über den Blutweg möglich* ist (Tabelle 5). Die gemessenen Titer liegen durchschnittlich um den Faktor 100 höher als die

Tabelle 6. *Bakteriologische Abstrichergebnisse bei 100 Patienten mit Staphylokokkeninfektionen nach Therapie mit Fusidinsäure*

Diagnose	Anzahl der Patienten	Steril	Übergang auf andere Keime
Chron. posttr. Osteomyelitis	72	54	18
Staph.-Infektion nach Verbrennung	2	2	—
Chron. eitrige Schleimbeutelentzündung	1	1	—
Sek. Wundinfektion	16	12	4
Chron. ulcus bei Durchblutungsnot	6	6	—
Karbunkel	3	2	1

Konzentration, bei der man in vitro mit einem Inoculum von 10^4 bis 10^5 Keimen 50%ige Wachstumshemmung beobachtet. In Übereinstimmung damit läßt sich nach Therapie über den Blutweg in einem hohen Prozentsatz im Abstrichmaterial Keimfreiheit erzielen (Tabelle 6). Die günstigen Ergebnisse beziehen sich allerdings nicht auf die Pyocyaneusinfektion. Beim Vorliegen von Abstrichmaterial ist eine Keim- und Resistenzbestimmung, also die Anfertigung eines Antibiogramm, unbedingt erforderlich. Diese Infektionen können nicht mit den Entzündungen verglichen werden, die hauptsächlich im Bereich der Inneren Medizin durch hämolisierende Streptokokken oder Pneumakokken hervorgerufen werden. Die Wirksamkeit zahlreicher Antibiotica gegenüber diesen Keimen ist bekannt. Beim Nachweis von Staphylokokken, Coli, Proteus oder Pyocyaneus muß jedoch mit einer hohen Resistenzquote gegenüber verschiedenen Antibiotica gerechnet werden. Die *chirurgische Behandlung* mit der Drainage, dem fortwährenden Abtransport nekrotischen Materials und der gegebenenfalls erforderlichen Ausmuldung kann *durch die antibiotische Therapie* nicht ersetzt, sondern *nur ergänzt* werden. Diese Auffassung begründet sich schon durch das mikrobiologische Phänomen der Persisterkeime.

Die *Anwendungsform der antibiotisch wirkenden Substanzen* kann nun bei der knöchernen Infektion aus der schematischen Darstellung der Morphologie abgeleitet werden. Insbesondere bei der subakut oder chronischen Verlaufsform ist die ausschließlich *lokale Anwendung antibiotischer Substanzen* in Form der Instillation weit verbreitet, diese Behandlung ist jedoch nicht nur *unwirksam*, sondern auch *gefährlich*. Das Behandlungsziel besteht ja nicht nur in der Entfernung der Keime aus dem Absceß oder Fistelbereich, dieses Problem ist ohnehin weitgehend mechanisch bzw. operativ zu lösen. Wichtiger ist die *Beeinflussung des Keimwachstums in den verschiedenen Schichten des entzündeten Knochengewebes*, insbesondere aber *an der Grenze nach dem gesunden Gewebe* zu. Nach ausschließlich lokaler Anwendung der Antibiotica kann über die bakteriologische Untersuchung des Abstrichmaterials eine Wirksamkeit dieser Substanzen in den verschiedenen Entzündungsschichten jedoch nicht abgeleitet werden. Unter Hinweis auf das Schema ist festzustellen, daß die Flüssigkeitsabsonderung und die celluläre Durchwanderung nach der Seite der Nekrose zu stattfindet. Der Versuch eine *Penetration von außen nach innen*, also *entgegen dieser Absonderungsrichtung* zu erzielen, läßt sich mit den morphologischen Befunden nicht begründen. Außerdem ist ein fortwährend hohes Konzentrationsgefälle von außen nach innen nicht zu erreichen. Die Wirksamkeit der ausschließlich lokal verabreichten Substanzen gegenüber den pathogenen Keimen ist dann insbesondere an den Schichten nicht gewährleistet, an denen die Auseinandersetzung mit der cellulären Abwehr stattfindet. Ungenügende Konzentrationen in diesem Bereich fördern vielmehr die Entstehung resistenter Keime durch Selektion und Mutation sowie die Ausbildung von Mikroabscessen in der weiteren Umgebung, die für die Rezidiventstehung von Bedeutung sind. Eine *therapeutische Wirkung* und eine *Abschirmung des Entzündungsbereiches* ist vielmehr *über den Blutweg* anzustreben. Entsprechende Überlegungen sind auch für die Spüldrainage anzustellen, die durch ihr mechanisches Prinzip bereits antibakteriell wirkt. Insbesondere ist der *Antibioticazusatz zur Spülflüssigkeit* ohne gleichzeitige Therapie über den Blutweg wegen der Gefahr der Ausbildung resistenter Keime in den genannten Schichten abzulehnen. Diese Substanzen stehen dann für eine Allgemeintherapie nicht mehr zur Verfügung. Ein ausschließlich lokaler Zusatz ist nur für nicht resorbierbare Substanzen diskutierbar. Klinisch ist allerdings auch durch solche Zusätze bei mechanisch insuffizienter Spüldrainage ein Aufflackern der Entzündung nicht zu verhindern.

Eine *allgemeine Antibioticaprophylaxe bei Osteosynthesen* ist abzulehnen. Es haben hier nach wie vor die gleichen Richtlinien Gültigkeit, die Herr Professor Bürkle de la Camp bei der Besprechung der Wundbehandlung auf der 15. Arbeitstagung dieser Gesellschaft anhand eines umfangreichen Krankengutes aus dem Bergmannsheil dargelegt hat. Unter Hinweis auf die erwähnten Mikroabscesse kann die allgemeine antibiotische Prophylaxe bei bestehender Infektionsvorgeschichte und erforderlicher Korrekturosteosynthese angezeigt sein.

H. Willenegger, Prof. Dr., Chefarzt der Chirurgischen Abteilung Kantonsspital Liestal und Dr. M. Ledermann:

Die operative Therapie der Infektion nach Osteosynthese. (Mit 3 Abb.)

Zur Zeit, als man in der Gegenüberstellung von operativer und konservativer Frakturenbehandlung noch eine echte Kontroverse erblickt hat, wiesen zahlreiche Verfechter der grundsätzlich unblutigen Behandlung immer wieder darauf hin, daß „die wirksamste Prophylaxe gegen allfällige Wundinfektion nach Osteosynthese die konservative Behandlung der Knochenbrüche sei". Auch wenn die *Wundinfektion* eine absolut *ernstzunehmende Gefahr* darstellt, so muß an dieser Stelle auch einmal ganz klar betont werden, daß sie nicht die einzige Gefahr von osteosynthesebedingten Fehlleistungen ist. Falsch durchgeführte Osteosynthesen spielen womöglich eine noch größere Rolle. Auf der anderen Seite gibt es eine ganze Anzahl von *Frakturen die operiert werden müssen*, weil sich nur auf dem Wege über die Osteosynthese *optimale funktionelle Heilergebnisse* erzielen lassen. Auch auf dem Gebiet der Orthopädie gibt es viele absolute Indikationen zur Osteosynthese. Zusammen mit der konservativen Behandlung ist die Osteosynthese auf allen Gebieten der Knochen- und Gelenkchirurgie eine nicht mehr wegzudenkende Behandlungsmethode von grundsätzlicher Bedeutung. Man darf sich aber nicht nur mit der *Indikationsstellung* allein begnügen; in noch viel höherem Maße sind wir aufgefordert, auch deren *Fehler und Gefahren* gründlich zu studieren und zu vermeiden.

Leider lassen sich auch unter den besten Bedingungen gelegentliche *postoperative Wundinfektionen* nicht vermeiden. Hinzu kommen Osteomyelitisfälle, die auf konservativ behandelte offene Frakturen zurückzuführen sind.

Die vorliegenden Ausführungen sollen zeigen, daß eine *postoperative Wundinfektion nach Osteosynthese* bei richtiger Beurteilung und Behandlung lange nicht immer zur Katastrophe führen muß, daß es bei zweckentsprechender initialer Behandlung sogar mit hoher Sicherheit gelingt, trotz der Wundinfektion gute funktionelle Heilergebnisse zu erzielen.

Es sind folgende *Stadien* zu unterscheiden:

  I. Infektionsverdacht oder *drohende Infektion,*
 II. *Manifeste Infektion,*
III. Spätfälle bzw. *chronische Osteomyelitis.*

I. Infektionsverdacht oder drohende Infektion

Die Erkennung dieses Stadiums ist wichtig, weil sich hier eine echte *Indikation für die allgemeine Applikation von Antibiotica* ergibt, vor allem beim Verzicht auf antibiotische Prophylaxe, woran wir zurzeit immer noch festhalten. Die *diagnostische Beurteilung* ist in erster Linie klinischer Art. Sie ist nicht immer einfach und erfordert das Urteil des Erfahrensten. Folgende *klinische Anzeichen* stehen zur Diskussion:

1. Ungenügende Rückbildung der reaktiven *Entzündung.* Solche Entzündungen sind pathophysiologisch, sowohl bei konservativer wie operativer Behandlung. Da mit der primären Osteosynthese das Hämatom zwangsläufig ausgeräumt wird, ist die reaktive Entzündung im allgemeinen gering. Stärker ausgeprägt ist sie hauptsächlich dann, wenn die operativ behandelte Fraktur mit Muskelverletzungen, z.B. mit blutiger Imbibition von gequetschter Muskulatur verbunden ist. Wann das Ausmaß einer reaktiven Entzündung nach Osteosynthese als drohende Infektion zu interpretieren ist, hängt u.a. von derartigen Überlegungen ab und beleuchtet die Schwierigkeiten in der Beurteilung.

2. Was die *Fieberkurve* anbelangt, so verläuft eine einwandfrei heilende Osteosynthese, auch eine ausgedehnte, schon nach wenigen Tagen afebril. Darum tut man gut, allen Temperatursteigerungen, die nach dem 3.—4. postoperativen Tag anhalten, mit äußerster Kritik zu begegnen, vor allem dann, wenn die Leukocytenwerte erhöht bleiben.

3. Auf Grund einer längjährigen Erfahrung sind wir zur Überzeugung gelangt, daß das *regelmäßige Auszählen der Leukocyten* ein wichtiges Kriterium darstellt. Selbst anspruchsvolle Osteosynthesen zeigen bei einwandfreier Heilung schon nach wenigen Tagen keine Leukocytose mehr. Schon geringe Anstiege, auch Schwankungen zwischen Normzahlen und wenig erhöhten Werten sind als verdächtig anzusehen. Aus diesem Grunde empfehlen wir die Leukocyten in den ersten Tagen nach Osteosynthese täglich, später zum mindesten alle 2—3 Tage, zu bestimmen.

Abb. 1 (S. 43). (Fä. W., 44jähr.) Osteosynthese eines Knöchelbruches Typus C mit Wiederherstellung des tibialen Gelenkplateau. Rasch auftretende Wundinfektion im lateralen Operationsgebiet (Staph. aur. haem., Koag. pos.). — Öffnung der Operationswunde 3 Tage nach dem Eingriff; Einrichtung einer Spüldrainage mit Polybactrin; das Instillationsdrain wird ins Gelenk und ein Aspirationsdrain vorn

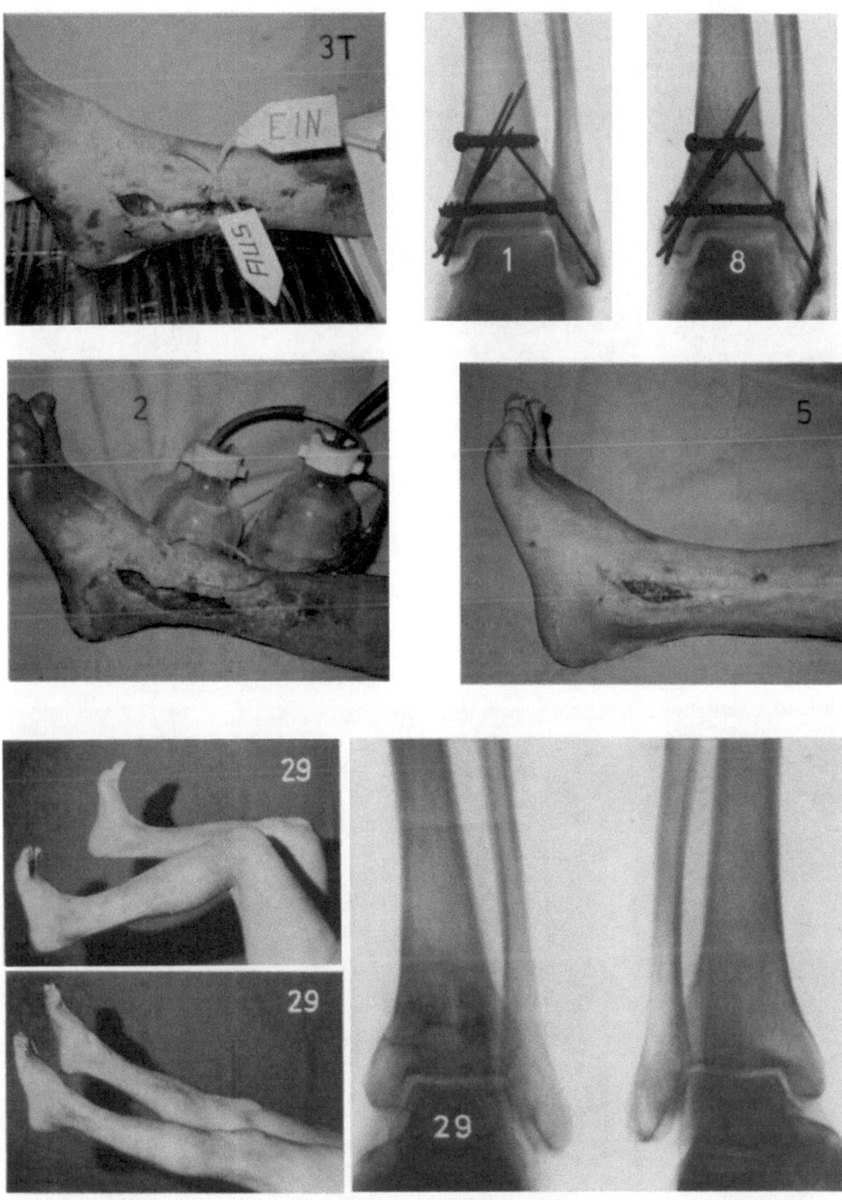

über das Gelenk nach medial gelegt; vorwiegend offene Spüldrainage; allgemein Chloromycetin 2 g/die. — Durchführung der kontinuierlichen Perfusionsdrainage während 10 Tagen, davon 5 Tage mit Polybactrin, 5 Tage mit Ringerlösung. — Anschließend Saugdrainage (Abbildung 2 Wochen). — Zustand nach 5 Wochen. — Zustand nach 29 Wochen Dauerheilung. *Fast alle frischen Wundinfekte nach Osteosynthese sind zu beherrschen, wenn die aktive Behandlung frühzeitig einsetzt*

H. Willenegger und M. Ledermann:

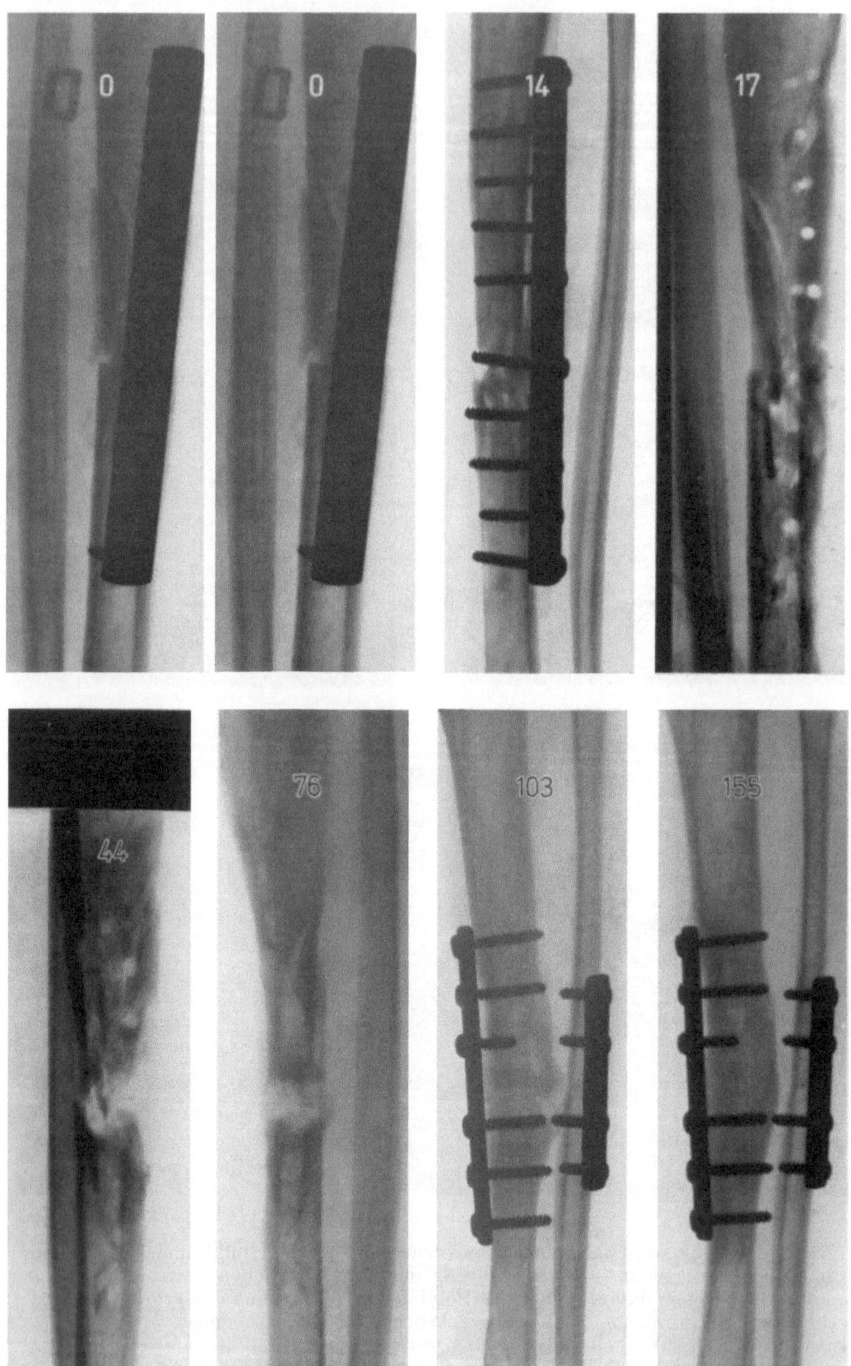

Abb. 2

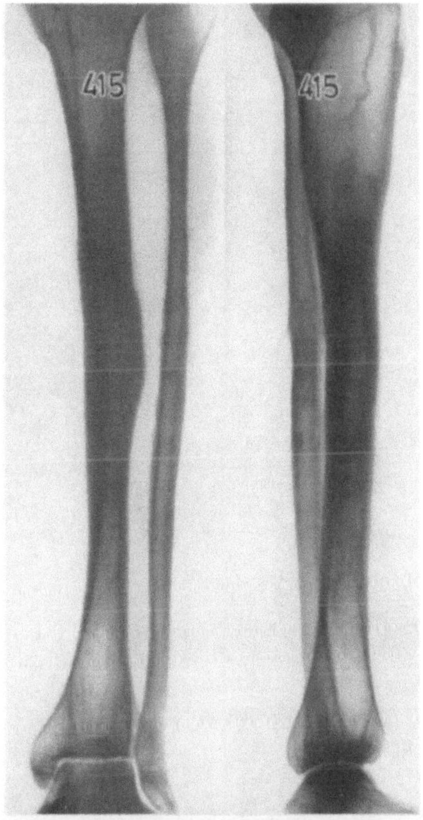

Abb. 2 (Br. W., 39jähr.). Marknagelung einer kurzen Schrägfraktur; Abbruch dieses Versuchs wegen Corticalisausbruch. Abschluß der Osteosynthese mit ungünstiger breiter Platte. Dadurch kam es sowohl endostal wie periostal zu schweren Ernährungsstörungen. Zusätzlich postoperative Wundinfektion (Stap. aur. haem. Koag. pos.) mit ausgedehnter Osteomyelitis und Knochennekrose. — Über Monate dauernde Behandlung mit Spüldrainage. Antibiotica wurden für 1—2 Wochen jeweils nur dann zugesetzt, wenn Exacerbationen auftraten, kleinere Sequester entfernt oder periostale Weichteilabscesse eröffnet werden mußten. Die Platte lag längere Zeit frei. Sie konnte bis zu einer gewissen fibrösen Fixierung belassen, dann mußte sie entfernt werden. — Mit Ausnahme des ursprünglichen Frakturbereichs wurde der Knochen ohne Sequesterbildung revitalisiert und reossifiziert. Im Bereich des ursprünglichen Schrägbruches wurde wiederholt nekrotischer Knochen entfernt und zweimal durch frische autologe Spongiosa ersetzt. 76 Wochen nach der Osteosynthese konnte der Patient entlassen werden. — 103 Wochen nach Osteosynthese

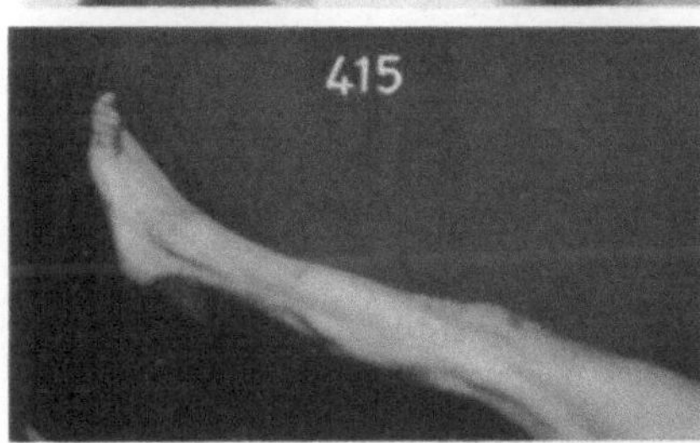
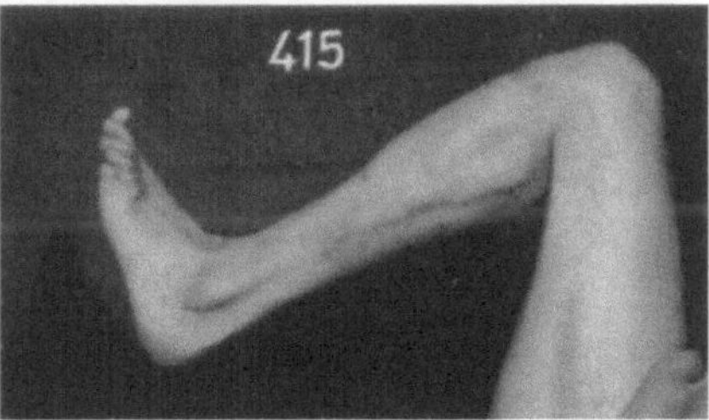

erfolgte bei nicht infizierter Pseudarthrose eine Druckosteosynthese mit Verkürzung. Dauerheilung. Zustand nach rund 8 Jahren (415 Wochen). — *Bei sehr schwierigen frischen Infektionsfällen bildet die Spüldrainage u. U. über sehr lange Zeit eine wirksame Behandlungsbasis*

4. *Bakteriologische Nachweisversuche* sind in diesen Stadien zum mindesten problematisch. Entsprechende Punktionen können sehr schmerzhaft sein. Ein negatives Färbepräparat ist nicht beweisend, ebensowenig eine negative Kultur, ganz abgesehen davon, daß man bei klinischem Verdacht mit dem Warten auf das kulturelle Ergebnis wertvolle Zeit verliert. Will man solche Punktionen versuchen, dann dürften sie u. E. nur so gemacht werden, daß man die Punktionsstelle mit einer kleinen cutanen Stichincision vorbereitet, um keine keimhaltigen Epithelpartikel in die Tiefe zu verschleppen.

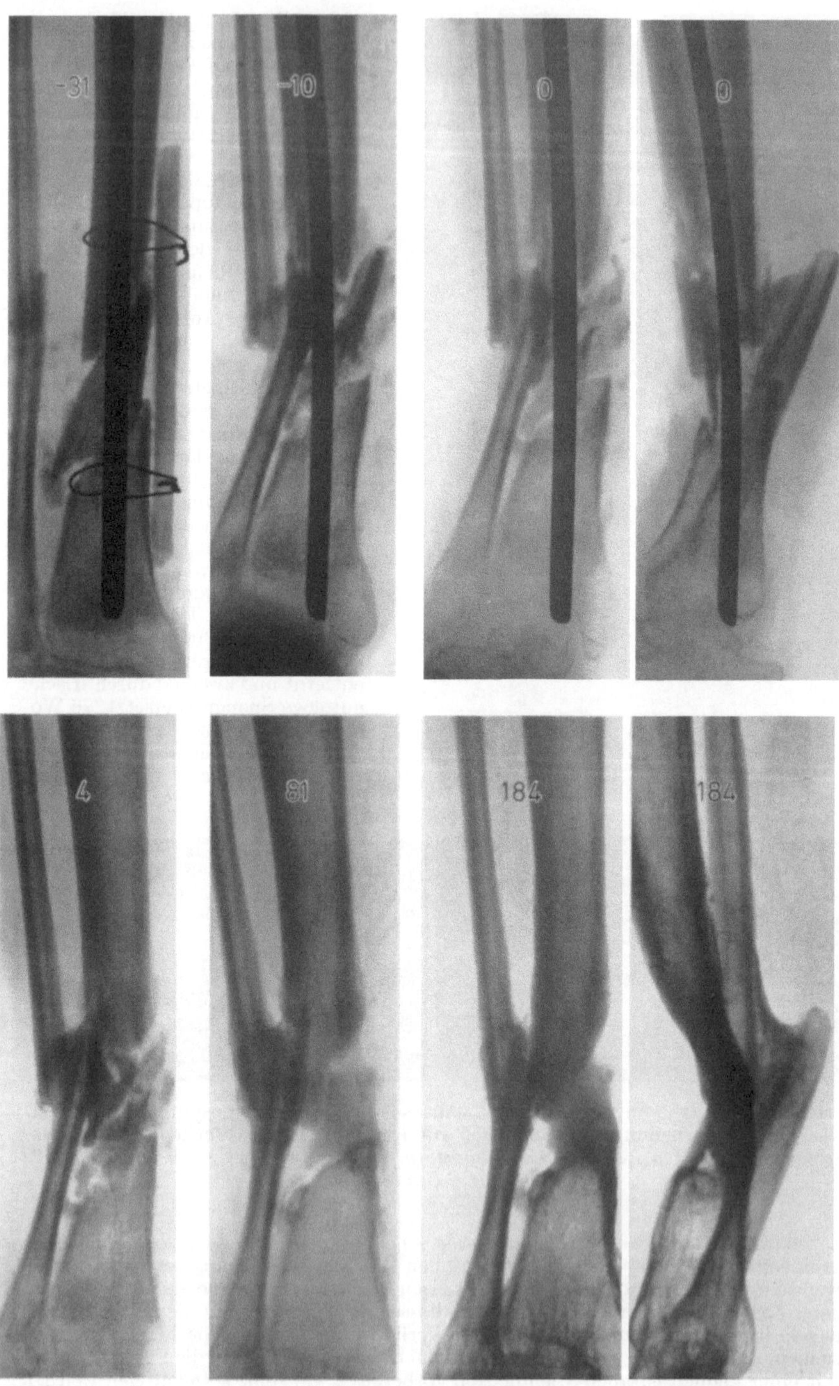

Abb. 3

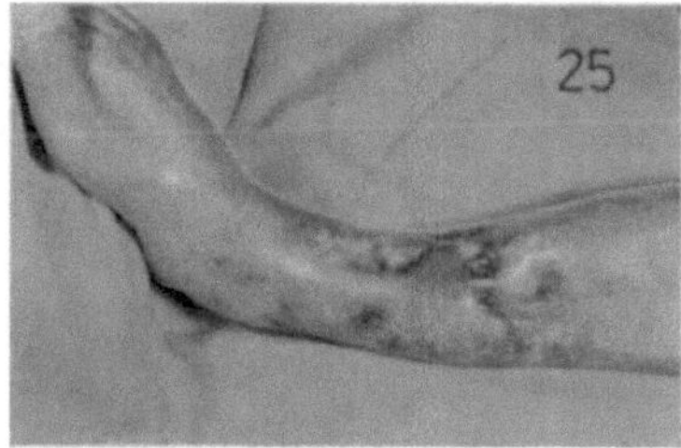
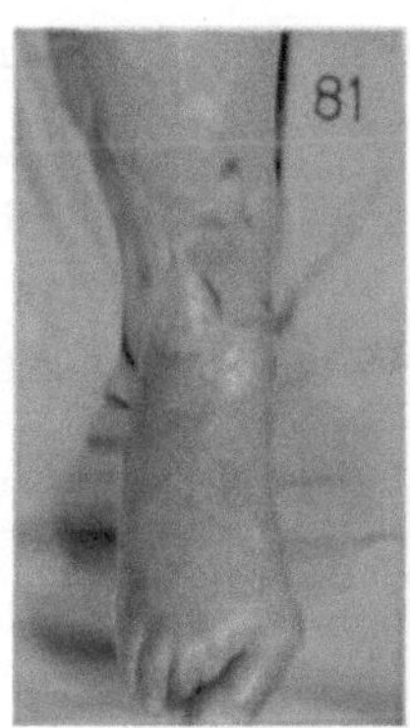
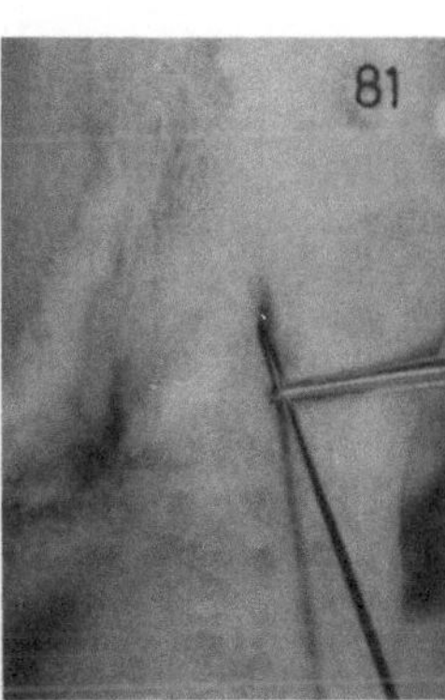
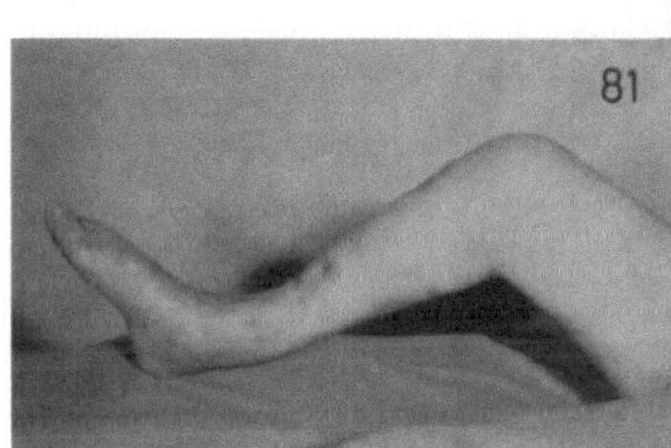
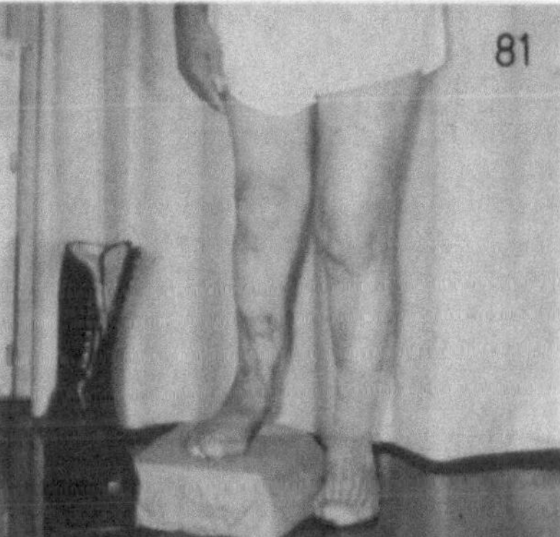

Abb. 3 (B. A., 66jähr.). Unstabile Osteosynthese mit Spananlagerung bei Tibiastückfraktur, auswärts durchgeführt. Schwere Wundinfektion mit ausgedehnter Osteomyelitis und erheblichen Weichteilschäden. — Übernahme der Behandlung 31 Wochen nach primärer Osteosynthese (auf der Abbildung ist der Eintrittsbefund mit 0 Wochen bezeichnet). Entfernung des instabilen Marknagels. Einrichtung einer offenen Spüldrainage. — Sukzessive Entfernung der freien Sequester. Bei den schlechten Weichteilen wurde von Spongiosaeinlagen abgesehen. Auf der Basis von belassenen, vermutlich mit Weichteilen verbundenen Fragmentstücken kam es zu einer tragfähigen spontanen Reossifikation. — Die ganze Behandlung dauerte 81 Wochen. Mit einer kleinen Restfistel wurde der Patient entlassen. — Die Nachkontrolle nach 3½ Jahren (184 Wochen) ergab spontane Heilung der Restfistel, gute Zirkulationsverhältnisse, wenig behinderte Gehfähigkeit mit erhöhtem Schuh. — *Auch bei verschleppten Infektionsfällen kann die Spüldrainage als Basisbehandlung hervorragende Dienste leisten, vor allem dann, wenn durch schwere Weichteilschäden keine osteoplastischen Operationen möglich sind*

Sind die Kriterien, welche den Verdacht auf eine vorläufig noch schleichende bzw. *drohende Wundinfektion* nahelegen, erfüllt, dann ist die Indikation zur sofortigen Einleitung einer *allgemeinen antibiotischen Therapie* gegeben. Gleichzeitig ist die ohnehin gültige Usanz, jede Extremität nach Osteosynthese hochzulagern, noch zu intensivieren. Bei den vermutlichen Infektionserregern sind in erster Linie die *Spitalkeime* in Betracht zu ziehen. Ihr Verhalten gegenüber den Antibiotica dürfte in den meisten Spitälern bekannt sein, so daß man im Verdachtsfall das vermutlich am besten geeignete Antibioticum wählen kann. In unserer

Hand hat die kombinierte Penicillin-(20—60 Mill.)-Streptomycin-(1 g)-
Sulfonamid-Medikation täglich i. v. immer noch eine Vorrangstellung, in
zweiter Linie das Chloramphenicol 2 g täglich i.v. Ferner sind die syn-
thetischen Penicilline in Betracht zu ziehen, deren Vorteile in der bacteri-
ciden Wirkung liegt.

Differentialdiagnostische Schwierigkeiten können u. U. *durch Hämatome*
entstehen.

Trotz der obligaten postoperativen Saugdrainage nach Jost-Redon kann
gelegentlich ein Hämaton auftreten, insbesondere bei prophylaktischer Hypo-
coagulation. Im taktischen Vorgehen gegenüber den Hämatomen soll man aktiv
sein, weil sie als Nährboden eine potentielle Gefahr bedeuten. Handelt es sich
um Hämatome bei subcutanen Osteosynthesen, z.B. über der Facies medialis
tibiae, so genügen in der Regel wiederholte Punktionen mittels einer sog.
Umwegspunktion, wobei wir die Vorbereitung der Punktionsstelle mittels Stichincision durch die Cutis für eine obligate Maßnahme halten. Die Punktionen sind
unter strengsten aseptischen Kautelen (aseptische Operationsabteilung) so oft zu
wiederholen, bis die Hautdecke auf der Unterlage an allen Stellen fest angelegt
ist. Während dieser Zeit sollten die Patienten hospitalisiert bleiben; ambulant
durchgeführte Punktionen halten wir für gefährlich. Statt der wiederholten Punktionen hat sich bei größeren Hämatomen dieser Art das Einsetzen einer geschlossenen Saugdrainage nach Jost-Redon bewährt. Die Führungsnadel wird dabei von
einer Stichincision aus, die man proximal vom Hämatom anlegt, durch den Blut-
ergußraum hindurch nach distal gestoßen und dort unter Berücksichtigung eines
möglichst langen Umwegskanales herausgezogen; Naht der Stichincision. — Coa-
gulierte Hämatome dieser Art müssen ausgeräumt werden. U.U. ist es zweckmäßig,
die Incision außerhalb des Operationsschnittes anzulegen, so z.B. bei Hämatomen
im Bereich der Facies medialis tibiae, wo es vorteilhaft ist, die Incision über der
medio-dorsalen Tibiakante bzw. nach dorsal zu anzulegen. Den Abschluß der Hämatomräumung bilden eine Saugdrainage nach Jost-Redon und dichte Hautnaht. —
Müssen Hämatome innerhalb eines größeren Weichteilmantels, z.B. nach Osteosynthesen am Oberschenkel oder im Hüftbereich beseitigt werden, genügt die
Punktion nicht. Hier führt nur die operative Räumung, selbstverständlich unter
optimalen aseptischen Operationsbedingungen, zum Ziel.

Es kann Fälle geben, die bei der Hämatomräumung bezüglich
Infektion unsicher sind. Für diese Fälle empfehlen wir eine *geschlossene
Perfusion* mit 1—2 Liter antibiotischer Lösung (s. später), welche unmittelbar an die Hämatomräumung noch im Operationssaal angeschlossen wird. Dabei wird das eine der eingesetzten Saugdrains nach
Jost-Redon für die rasch laufende Instillation bzw. Perfusion be-
nützt und nach Abschluß wie die übrigen Drains mit einer Saugflasche
versehen.

II. Manifeste Wundinfektion

Ist die *postoperative Wundinfektion manifest*, dann betrachten wir die
folgenden Maßnahmen als Standardverfahren: 1. *Belassen der Implantate*,
2. *Einrichten einer Spüldrainage*, 3. *allgemeine Applikation von Antibiotica*.

Das *Belassen der Implantate* ist von grundsätzlicher Bedeutung und
sollte nie unterlassen werden. Es gibt kein besseres Mittel, um die für die
Heilung der Infektion so wichtige Ruhigstellung zu gewährleisten. Ferner
sind die Aussichten einer Reossifikation von infiziertem Knochen bei
absoluter Stabilität sehr groß.

Vor der Einrichtung der *Spüldrainage* ist die Operationswunde gerade so weit zu öffnen, daß das topographische Ausmaß der Infektion zu beurteilen ist. Die Spüldrainage selber ist so einzurichten, daß das infizierte Gebiet zuverlässig bespült wird und daß die Perfusion von einer oder mehreren zentralen Stellen aus nach peripher erfolgt. Ist ein *Gelenk beteiligt*, so muß wenigstens das eine der Instillationsdrains in den Gelenkspalt zu liegen kommen. Jede Retention ist strikte zu verhindern. Darum wird man in der Praxis fast immer nur zur offenen oder halboffenen Spüldrainage greifen. Die Perfusionsflüssigkeit wird teils durch Drains abgesaugt, teils fließt sie frei in ein Auffangbecken ab.

Tabelle

Wirkung der Spüldrainage

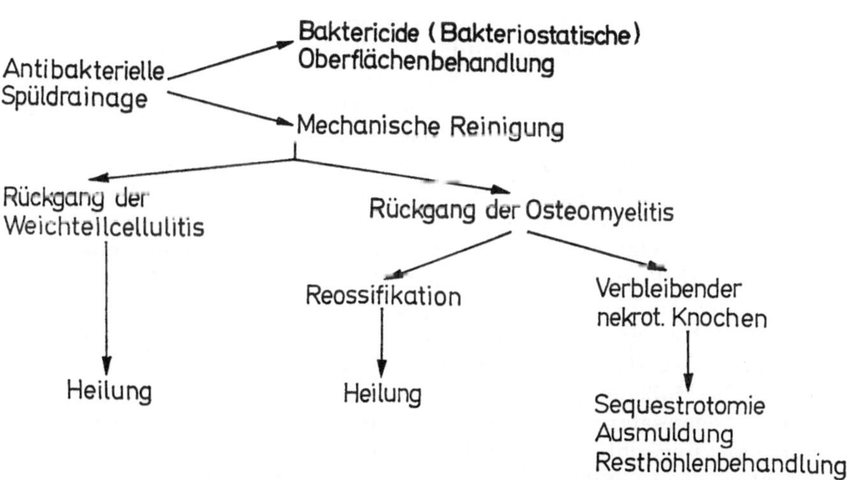

Das *Wesen der Spüldrainage* geht aus der Tabelle hervor. Es handelt sich im wesentlichen um eine *Oberflächenbehandlung*, wobei das Hauptziel darin liegt, eine virulent infizierte Oberfläche — gemeint sind sämtliche Logen, Buchten, Taschen bis zu den mikroskopischen Größenordnungen — in eine bland infizierte umzuwandeln. Sterilität zu erzielen, ist nach unseren Erfahrungen nicht unbedingt erforderlich und wird lange nicht immer erreicht. Das *mechanische Wirkungsmoment* steht weitaus im Vordergrund, und deshalb kann man nur von der kontinuierlichen Spüldrainage (Instillationsdrainage, Perfusionsdrainage) eine bestmögliche Wirkung erwarten. Wir haben das immer unterstrichen und gehen darin mit der Auffassung der Bochumer Klinik einig. Allerdings halten wir einen *anfänglichen Zusatz von Antibiotica* für begründet und halten daran fest. Auf Grund von laufenden bakteriologischen (ROTH) und experimentellen Untersuchungen an Gewebskulturen (KALLENBERGER,

Willenegger und Ledermann) benützen wir heute Kombinationslösungen aus Bacitracin/Neomycin/Polymyxin (Polybactrin „Calmic"; Citomyxin „Novo"). Die Konzentration wird so gewählt, daß die nach den Originalvorschriften hergestellte Lösung (Polybactrin soluble G.U.) mit Ringerlösung 1:100 verdünnt wird. Diese Lösungen wirken gegenüber den meisten in Frage stehenden Erregern (Staphylococcus aureus, Proteus, Coli, Pseudomonas) bactericid und sind in den entsprechenden Konzentrationen gewebe-atoxisch oder führen zu reversiblen Zellschädigungen.

Gleichzeitig mit dem Ansetzen der Spüldrainage ist eine *allgemeine antibiotische Therapie* einzuleiten. Aus bakteriologischer Sicht (O'Hara; Roth) kann mit der oben erwähnten Perfusionslösung jedes Antibioticum kombiniert werden.

Am einfachsten gestaltet sich die *Behandlung einer postoperativen Wundinfektion bei der Marknagelung* (s. bei Willenegger und Roth; Müller, Allgöwer und Willenegger). Inzwischen ist die Technik insofern abgewandelt worden, als die streng geschlossene Spüldrainage des Nagellumens aufgegeben wurde. Instillations- und Aspirationsdrain sollen durch die gespreizte und offen gelassene Nageleinschlagstelle geführt werden, so daß die Spüllösung je nach Bedarf auch frei abfließen kann (s. bei Willenegger). U.U. müssen parostale Infektionsherde des Weichteilmantels an Ort und Stelle eröffnet und in die Spüldrainage einbezogen werden, entweder so, daß die Spülflüssigkeit aus dem Markraum durch die Frakturstelle und den eröffneten Weichteilherd hindurch nach außen abfließt oder durch ein gesondert eingelegtes Instillationsdrain perfundiert wird. Im Prinzip werden *Spüldrainage und Marknagel so lange belassen bis der Knochen fest genug ist*. Mit der Entfernung des Marknagels wird die Spüldrainage neu eingesetzt. Dabei halten wir es für wichtig, daß das Aspirationsdrain durch ein gesondertes Bohrloch (oberhalb des Malleolus internus bzw. des Condylus femoris lateralis) in den Markraum eingesetzt wird. Dieses Drain dient dann später als sukzessive zu kürzendes und schließlich zu entfernendes Aspirationsrohr oder wird zur Aufrechterhaltung einer Restfistel so lange wie nötig belassen. Weiter haben die langjährigen Erfahrungen gezeigt, daß es bei der Markrauminfektion nicht so selten möglich ist, schon recht frühzeitig auf *intermittierende Spüldrainage* überzugehen, z.B. nur nachts, sogar ambulant in Abständen von wenigen bis mehreren Tagen. Bei stabiler Marknagelung sollen die Patienten so bald wie möglich belasten. Wird ausreichender Achsendruck durch die Fibula verhindert, soll man mit einer Fibulotomie nicht zurückhalten. In den meisten Fällen wird man die Markrauminfektion nach Osteosynthese nicht nur knöchern, sondern auch mit hervorragenden Funktionsergebnissen zur Heilung bringen können. Eine vorzeitige Entfernung des Marknagels und knochenplastische Eingriffe sind nach unseren Erfahrungen Ausnahmen, die es in einzelnen Fällen natürlich geben kann. Schwierige Behandlungsprobleme stellen sich vor allem dann, wenn der Marknagel infolge von Knochen- und Weichteildefekt freizuliegen kommt.

Bei einer *Wundinfektion nach Verschraubung oder Plattenosteosynthese*, z.B. am Vorderarm oder am Unterschenkel, liegen die Implantate ebenfalls im Infektionsgebiet. Durch frühzeitige Diagnose und sofortiges Einlegen der Spüldrainage, immer zusammen mit allgemeiner antibiotischer Therapie, läßt sich eine in Betracht fallende Osteomyelitis meistens vermeiden, vor allem dann, wenn die interfragmentäre Kompression optimal ist (s. Beispiele bei MÜLLER, ALLGÖWER und WILLENEGGER; WILLENEGGER).

Bei *hüftgelenksnahen Osteosynthesen* und bei *Endoprothesen* kann es vorkommen, daß eine postoperative Wundinfektion auf das Subcutangewebe beschränkt bleibt. Um ein Weitergreifen in die Tiefe nach Möglichkeit zu vermeiden, sollen derartige Infektionsfälle frühzeitig unter Operationsbedingungen eröffnet und topographisch genau beurteilt werden. Ist die Barriere der Fascia lata intakt, dann soll man sich auf eine offene Spüldrainage der subcutanen Loge beschränken. Gerade in diesen Fällen halten wir den antibiotischen Zusatz zur Spüllösung für besonders wichtig. Selbstverständlich darf auch in diesen Fällen die allgemeine Applikation von Antibiotica nicht unterlassen werden.

III. Spätfälle

Jede *ungenügend behandelte Wundinfektion nach Osteosynthese* oder nach konservativ behandelten offenen Frakturen führt zu einer *Osteomyelitis*. Wenn die Fälle zur Behandlung kommen, sind sie antibiotisch anbehandelt und fast immer mit besonders unangenehmen und *resistenten Keimen* wie Proteus und Pseudomonas behaftet. Bakteriologie, Ausmaß der Weichteil- und Knocheninfektion stellen uns nicht selten vor die schwierigsten aber doch noch zu lösenden Behandlungsprobleme, es sei denn, daß man mit einer vorzeitigen Amputation resignieren will.

Es ist nicht Aufgabe dieser Arbeit, auf die zahlreichen Behandlungsmaßnahmen solcher Fälle einzutreten. Es seien lediglich einige prinzipielle Gesichtspunkte kurz herausgegriffen.

Auf Grund langjähriger Erfahrung beginnen wir in allen diesen Fällen mit dem Einsetzen einer *Spüldrainage* und stellen diese als therapeutische Maßnahme in den Vordergrund, wenn die allgemeine Applikation von Antibiotica infolge Resistenzbildung keine Wirkung erwarten läßt. Wichtig ist ferner die *Förderung der allgemeinen Abwehrlage* mit allen notwendig erscheinenden Mitteln. Die Behandlung des Knochens erfolgt zunächst abwartend. *Sequester und intraossäre Reste abgebrochener Implantate* werden sukzessive entfernt. Stabile Implantate wie z.B. ein Marknagel werden möglichst lange belassen. Völlig *gelockerte Implantate* sind zu entfernen. *Mantel-, Senkungs- und andere Absceßbildungen* der Weichteile müssen, wo und wann sie immer auftreten, eröffnet, drainiert und meistens mit einer Spüldrainage versehen werden. Auf diese Weise lassen sich diejenigen infizierten und nekrotischen Knochenpartien, die nicht spontan ausheilen können, lokalisieren und als verbleibendes Behandlungsproblem angehen. Hier kommen die bekannten Behandlungsgrundsätze zur Anwendung, wie sie HELLNER in dem Satz zusammengefaßt hat, den „toten Knochen so radikal wie möglich zu entfernen".

4*

Zur direkten und indirekten Überbrückung und zur Ausfüllung der nachfolgenden Defekte ist die *frische autologe Spongiosa* allen anderen Medien mit 'großem Abstand überlegen. Wir betrachten sie in unserem Arbeitskreis (AO) als Methode der Wahl. Sie kann selbst dann erfolgreich eingesetzt werden, wenn die angegangenen Herde chronisch infiziert sind und Fisteln aufweisen (siehe bei E. M. MÜLLER und BOITZY, BURRI, ALLGÖWER u. Mitarb.). Zur Vorbereitung dieser fistelnden Herde empfehlen wir eine kurzfristige antibiotische Spüldrainage von wenigen Tagen. Oft genügt es, ein Steckdrain in die Fistel einzulegen und offen zu perfundieren.

Literatur. BURRI, C., R. FRIDRICH, R. SCHENK, and K. HELL: Autologous cancellous bone transplantation for treatment of osteomyelitis. Europ. Surg. Res. 1, 166 (1969). — BURRI, C., K. HELL, P. MATTER, TH. RUDI u. M. ALLGÖVER: Autologe Spongiosaplastik in der Behandlung der chronischen Osteitis. Arbeitstagung über Fragen der Pathophysiologie und Behandlung der posttraumatischen Osteitis. Bochum, Nov. 1969. — KALLENBERGER, A., H. WILLENEGGER, and M. LEDERMANN: The action of antibiotics on cultivated human fibroblasts as a criterium for the antibiotics instillation drainage. Europ. Surg. Res. 1, 174 (1969). — MÜLLER, M. E., M. ALLGÖWER u. H. WILLENEGGER: Technik der operativen Frakturenbehandlung. Berlin-Göttingen-Heidelberg: Springer 1963. — MÜLLER, M. E., et A. BOITZKY: Le traitement des pseudarthroses fistulisées de jambe. Rev. Chir. orthop. (Paris) 54, 139 (1968). — WILLENEGGER, H.: Therapeutische Möglichkeiten und Grenzen der antibakteriellen Spüldrainage bei chirurgischen Infektionen. Langenbecks Arch. klin. Chir. 304, 674 (1963); — Prevention and management of infection in osteosynthesis. Proc. Amer. Coll. Surg. Meeting 1968. Berlin-Heidelberg-New York: Springer 1968. — WILLENEGGER, H., u. W. ROTH: Die antibakterielle Spüldrainage als Behandlungsprinzip bei chirurgischen Infektionen. Dtsch. med. Wschr. 87, 1485 (1962).

Rundgespräch

Infektionen nach Osteosynthesen.

Teilnehmer: Als Leiter REHN, J., Prof. Dr., Chir. Klinik „Bergmannsheil" Bochum; ECKE, H., Doz. Dr., Chir. Univ. Gießen; HIERHOLZER, G., Dr., Chir. Klinik „Bergmannsheil" Bochum; KÖNN, G., Prof. Dr., Pathol. Institut „Bergmannsheil" Bochum; LINZENMEIER, G., Prof. Dr., Institut für Med. Mikrobiologie des Klinikums Essen der Ruhr-Universität Bochum; MITTELMEIER, H., Prof. Dr., Orthop. Univ.-Klinik und Poliklinik Homburg/Saar; NÖH, E., Dr., Orthop. Univ.-Klinik Gießen; SCHWEIBERER, L., Doz. Dr., Chir. Univ.-Klinik Homburg/Saar; WILLENEGGER, H., Prof. Dr., Chir. Abtlg. Kantonsspital Liestal/Schweiz.

Berichterstatter: J. REHN, Prof. Dr., Bochum.

Die Zunahme der offenen Knochenbrüche wie der operativen Frakturbehandlung hat zwangsläufig auch zu einem *Anstieg der posttraumatischen Osteomyelitis* geführt. Nur durch frühzeitige Erkennung und folgerichtige Behandlung läßt sich die „Katastrophe" durch solche Zwischenfälle in ihren Folgen mildern und ein gutes Endergebnis der Behandlung erreichen.

Vielfach wird der Begriff der Osteitis oder *Ostitis* für *Infektionen am Knochen* nach Osteosynthesen gebraucht. Von *pathologisch-anatomischem Standpunkt* ist durch die innige Verbindung vom Knochen zum Mark eine Abtrennung von einer *Osteomyelitis* nicht denkbar. Der Begriff „Ostitis" ist als eine sklerosierende Veränderung des Knochens, nicht im Sinne der Entzündung, definiert. Hierzu zählen Krankheitsbilder, wie z.B. die Ostitis deformans, der Morbus Paget. Auch vom klinischen Standpunkt wird eine Eiterung, die den Knochen oder zumeist den metallischen Fremdkörper erreicht, mit Sicherheit zu einer Osteomyelitis führen. Die Meinung aller Teilnehmer ist es, *anstelle einer Ostitis nur noch von einer Osteomyelitis zu sprechen.* Diese einheitliche Begriffsbestimmung wird die Vergleichbarkeit der verschiedenen therapeutischen Maßnahmen erleichtern.

Die *Infektionsgefährdung einer Osteosynthese* mit metallischen Fremdkörpern ist besonders hoch zu veranschlagen. Durch das Trauma und die bei der Operation erforderliche Freilegung des Knochens kommt es zu einer *teilweisen Devitalisierung des Knochens.* Hierdurch wie durch das Metall ist die örtliche Abwehrkraft gegen Infektionen herabgesetzt. Außerdem ist vom Bakteriologen aus, auf die *Möglichkeit der Infektion über das Operationspersonal* (Nasen-Rachenraum) wie über die *Luftinfektion im Krankenhaus* zu achten. Der *Patient* selbst ist durch die *auf der Haut vorhandenen Keime* oder bei einer offenen Fraktur durch die *in das Gewebe eingebrachten Erreger* als Keimträger zu betrachten. All diese Faktoren sind für die *Infektion,* vor allem aber für ihre *Verhütung,* zu berücksichtigen. Diese Tatsachen finden ihren Niederschlag darin, daß die früher im Vordergrund unserer Überlegungen stehende *akute hämatogene Osteomyelitis* gegenüber der *exogenen posttraumatischen Osteomyelitis* an Häufigkeit und Bedeutung in den Hintergrund getreten ist. Diesen Wandel konnte MITTELMEIER an exakten Zahlenunterlagen beweisen. Demnach fand er in seinem Krankengut in den letzten Jahren etwa $^1/_5$ hämatogene und $^4/_5$ posttraumatische Osteomyelitiden, deren überwiegender Anteil durch Osteosynthesen verursacht wurde. Die Schlußfolgerung kann nur sein, die Grundsätze der Asepsis und alle übrigen Vorsichtsmaßnahmen bei der Durchführung von Osteosynthesen auf das strengste zu beachten.

Eine besonders *hohe Infektionsgefährdung* weisen die *komplizierten Frakturen* auf. Einmal sind die Weichteile durch das Trauma infiziert, zum anderen ist die Frage der Durchblutungsschäden der Weichteile, wie auch des Knochens zu beurteilen. Wenn auch nach *konservativer Behandlung* eine *erhöhte Infektionsrate* festzustellen ist, so stellen die primär mit einer Osteosynthese versorgten komplizierten Frakturen einen Großteil der posttraumatischen Infektionen. *Derartige Eingriffe* sollten dem *Erfahrenen vorbehalten* bleiben, zumal das Verfahren der *Operation mit aufgeschobener Dringlichkeit* die Möglichkeit bietet, erst dann zu operieren, wenn einwandfreie Weichteilverhältnisse vorliegen. Außerdem ist bei den heute so häufigen schweren Mehrfachverletzungen der Verletzte so weit erholt, daß durch den Eingriff keine zusätzliche Gefährdung bei vorhandenem Schock, Schockbereitschaft oder ähnlichem mehr vorliegt.

Die *Infektion* muß *nicht in unmittelbaren Anschluß an den* Eingriff auftreten. Sie kann sich erst nach Monaten oder gar Jahren manifestieren. Die *Keime persistieren im Gewebe*, ohne daß es klinisch zur Erkrankung kommt. Dies ist besonders häufig bei prophylaktischer Antibioticagabe zu beobachten, wobei schleichende Infekte nur schwer zu erkennen sind. In Probeexcisionen findet der *Pathologe* in solchen Bereichen nur histologisch nachweisbare *Mikroabscesse*. Der Patient sollte *bei der Entlassung* aus der Klinik über die Möglichkeit und das Erscheinungsbild einer solchen Spätinfektion aufgeklärt werden. Außerdem sollte *bis zur Metallentfernung* eine *regelmäßige ambulante Überwachung* erfolgen. Die grundsätzliche prophylaktische Antibioticagabe ist abzulehnen.

Die *Erkennung einer Infektion* wird erleichtert durch die frühzeitige verbandlose Behandlung. Die Wunde kann mehrmals am Tage auf das Vorliegen von Entzündungserscheinungen untersucht werden. Die entscheidende klinische Diagnose kann durch die laufende Kontrolle von Temperatur, Leukocyten und Blutkörperchensenkungsgeschwindigkeit untermauert werden.

Für die *Behandlung der eingetretenen Infektion,* wie sie bereits in den Vorträgen erörtert wurde, müssen wir zwischen der *stabilen* und der *instabilen Osteosynthese* unterscheiden. Während wir bei der *instabilen Osteosynthese* die metallischen Fremdkörper entfernen, da sie ohne stabilisierenden Effekt die Eiterung unterhalten, werden wir bei der *stabilen Osteosynthese* das Metall belassen, da wir unter entsprechender Behandlung eine Ausheilung der Fraktur in guter Stellung und Funktion erzielen können. Gerade für den *stabilen Marknagel* gilt die *Spül-Saugdrainage* bei liegendem Nagel als Verfahren der Wahl. Gewährleistet der Nagel keine Stabilität oder muß er aus anderen Gründen entfernt werden, so kann auch bei anderen Osteosynthesen, bei denen nicht stabilisierende Fremdkörper herausgenommen wurden, der *fixateur externe* gute Dienste leisten. Die zur Fixation verwandten Steinmannägel werden fern der Infektionsquelle eingebracht. Durch Verkürzungsosteotomie der Fibula läßt sich eine Diastase der Tibia nach Resektion einer Osteomyelitis beseitigen und stabilisieren. Auf Durchblutungsstörungen ist hierbei allerdings besonders zu achten.

Bei noch florider Osteomyelitis sollten *keinesfalls erneute Osteosynthesen* durchgeführt werden. Durch das operative Trauma, den Eingriff am Knochen selbst wie die verbleibenden metallischen Fremdkörper wird die *Infektion gefördert* und es entwickelt sich zumeist wieder eine akute Exacerbation der Osteomyelitis. Besondere Ausnahmen, wie in der gesamten Medizin, werden auch mitunter dieses Vorgehen rechtfertigen.

Im Grundastz sollte eine *osteomyelitische Pseudarthrose* erst dann operativ angegangen werden, wenn ein klinisches Ruhestadium eingetreten ist. Je nach Ausdehnung des Prozesses und dem bisherigen Verlauf ist dann noch eine Wartezeit von $1/_2$ Jahr und länger einzuschalten.

Im *Beginn einer Infektion* wird nach den Grundsätzen der allgemeinen Chirurgie eine *absolute Ruhigstellung* durchgeführt. Nach Abklingen der Schmerzen und der akuten Entzündung kann die Übungsbehandlung wieder vorsichtig aufgenommen werden.

Eine besondere Problematik bietet sich nach Eintritt einer *Infektion bei Endo- oder Totalprothesen des Hüftgelenkes*. Derartige Eiterungen kommen erst zur Ausheilung, wenn die Metallprothese, Kunststoffpfanne und die zur Einmauerung verwandten Materialien, wie z.B. Palacos, entfernt sind. Die *funktionellen Spätresultate* nach einem solchen Eingriff sind schlecht. Bei alten Leuten werden die bestehenden Fisteln offen gehalten, so daß zumindest Geh- und Belastungsfähigkeit ohne Schmerzen — allerdings unter ständiger ärztlicher Betreuung — verbleibt. Die *Infektionsgefährdung* beim prothetischen Hüftkopf- und Pfannenersatz ist gegenüber den Osteosynthesen noch höher zu veranschlagen. Strengste Asepsis bei der Operation und alle übrigen Vorsichtsmaßnahmen sind daher hier besonders zu beachten.

Die *prophylaktische Antibioticagabe* ist auch hier, wie bei allen Osteosynthesen, *nicht sinnvoll*. Die Art der eventuellen Erreger ist nicht bekannt, so daß keine gezielte Therapie möglich ist. Es besteht die Gefahr der Ansammlung und Anreicherung resistenter Keime. Bisher konnte auch in der Klinik noch nicht der Beweis für die Sinnfälligkeit dieser Therapie erbracht werden. Das Gegenteil ist der Fall, die Zahl der Komplikationen hat eher zugenommen. Vielleicht bietet die Behandlung, gerade bei *komplizierten Frakturen*, allerdings mit strenger Indikationsstellung, mit der Gabe von Penicillin oder Kombinationen von Penicillin und Oxacillin, die selektiv gegen Staphylokokken wirksam sind, einen neuen Weg. Diese Antibiotica sind zudem nicht bakteriostatisch, sondern bactericid wirksam.

Wie auch die Verbrennungen zeigen die *Osteomyelitiden* in *zunehmendem Umfang Pyocyaneusinfektionen*. Gerade die länger liegenden Spül-Saugdrainagen sind fast immer mit diesen Erregern infiziert. Auch unter allgemeiner Gentamycin-Behandlung ließ sich keine Keimfreiheit des abfließenden Sekretes erzielen. Vielleicht ist die Penetration in den Knochenherd nicht so gut, wie dies für andere Antibiotica von Herrn HIERHOLZER nachgewiesen werden konnte. Nach neueren bakteriologischen Untersuchungen von Herrn LINZENMEIER läßt sich durch eine *Kombination von Gentamycin mit Carbenicillin* eine bessere Wirksamkeit, auch für die Klinik, erzielen. Das toxische Gentamycin, eben wie das sehr teure Carbenicillin, können in der Kombination in geringerer Dosierung, also weniger gefahrvoll und sparsamer, verabreicht werden.

Die *allgemeine Antibioticabehandlung* bedeutet nach wie vor nur eine Unterstützung der allgemeinen und operativen Behandlung der infizierten Osteosynthese. Der wesentliche Effekt der *Spüldrainage* beruht auf ihrer mechanischen Reinigung. Im Beginn kann ein Zusatz von Antibiotica durchgeführt werden, dessen Wirksamkeit allerdings von einigen Teilnehmern angezweifelt wird.

Durch die *Infektion einer Osteosynthese* werden die Aufenthaltszeiten im Krankenhaus verlängert und damit die *Kosten* erheblich erhöht. Die durchschnittlichen von Herrn Mittelmeier ermittelten Werte betrugen für die *stationäre Behandlung* nach Arbeitsunfällen 11, für Privatunfälle 8 Monate und demgegenüber für die akute hämatogene Osteomyelitis nur 4 Monate. Die *Krankheitsdauer* betrug um $4^1/_2$ Jahre, während die Arbeitsunfähigkeit etwa 2 Jahre andauerte. Die zahlreichen *Spätfolgen nach dieser Komplikation*, die bis zur Amputation reichen, ziehen hohe Renten nach sich.

Das Fazit des Podiumsgespräches sollte *keinesfalls eine Ablehnung der Osteosynthesen* sein. Vielmehr haben diese hervorragenden Verfahren ihre Berechtigung an einer großen Zahl von folgenlos wiederhergestellten Verletzten bewiesen. Jeder, der die Osteosynthese anwendet, sollte aber von der *Möglichkeit dieser* Komplikation wissen. Die Prophylaxe inform der genauen *Beachtung aller Verhütungsmaßnahmen einer Infektion* ist die beste Therapie. *Frühzeitige Diagnose der Zwischenfälle mit sofortiger folgerichtiger Behandlung* lassen zumeist noch ein gutes funktionelles Spätresultat ohne weitere Folgen erzielen.

Mit dem Dank des Leiters an alle Teilnehmer des Gespräches und der Hoffnung, daß durch diese Erörterung eine weitere Klärung der Diagnostik und Therapie dieser schwerwiegenden Komplikation erzielt wurde, schließt das Rundgespräch.

H. A. Thies, Prof. Dr., Chefarzt der Chirurgischen Klinik der Städt. Krankenanstalten Heilbronn/N.:

Die Antikoagulantien in der Traumatologie. (Mit 3 Abb.)

Ob *Antikoagulantien in der Traumatologie zur Prophylaxe und Therapie thromboembolischer Erkrankungen* sinnvoll sind, soll die Beantwortung folgender Fragen klären.

1. Gibt es überhaupt eine *posttraumatische Venenthrombose* und wie häufig ist sie?

Rudolf Virchow beschrieb 1846 als erster eine posttraumatische, durch Sektion gesicherte Venenthrombose und zwar nach einer Schenkelhalsfraktur. Zahlreiche Autoren berichteten seitdem über klinisch, röntgenologisch und autoptisch beobachtete unfallabhängige Thrombosen, die Frakturen und Weichteilverletzungen mit fast gleicher Frequenz folgten. — Bei Auswertung von 143 Sektionsbefunden und 230 Unfallakten traumatischer Thrombosen bzw. Embolien sah Moeschlin 1937 in Zürich, daß betreffs der Lokalisation in 77% die verletzte Extremität betroffen war, und daß Thrombosen nach Kontusionen mit 34% häufiger waren als nach Frakturen mit 29%. — Gunnar Bauer beobachtete 1942 in Schweden bei phlebographischen Untersuchungen von 182 Frakturen ausgedehnte Venenthrombosen in 8,8% der Fälle und 1944 bei Verunfallten mit Frakturen oder Weichteilverletzungen in 12% der Fälle. — 1950 analysierte Ochsner 600 tiefe Venenthrombosen und fand, daß 30,9% postoperativ, 16,3% postpartum, 12,2% spontan und 9,3% rein traumatisch entstanden waren. — Auf Grund von 42 klinischen und phlebographischen Untersuchungen bei Spätoedemen nach Frakturen der unteren Extremitäten wiesen Gumrich, Dortenmann und Kübler als Ursache Verlegungen der tiefen Venen nach, „die im wesentlichen auf thrombotische Verschlüsse beruhten". — Halse stellte in Freiburg bei einer Nachuntersuchung von 825 Unfallverletzten in 25% der Fälle typische postthrombotische Störungen fest und ist von dieser hohen Zahl posttraumatischer Thrombosen überzeugt. — Aurn-

HAMMER untersuchte in 2 Krankenhäusern Hamburgs die Thrombo-Embolie-Frequenz der während der Jahre 1950—1960 sezierten Patienten mit Oberschenkelfrakturen. Von 1700 mit Femurfrakturen eingelieferten Patienten verstarben 321. 169 kamen zur Autopsie. 94 hatten Thrombosen bzw. Embolien, das sind 55%.

Schon aus diesen wenigen ausgewählten Literaturstellen geht hervor, daß die *posttraumatische Thrombose der tiefen Beinvenen* viel *häufiger* ist, als man sie klinisch diagnostiziert.

2. Kann die *Frequenz der posttraumatischen thromboembolischen Komplikationen durch physikalische Maßnahmen oder nicht antikoagulierende Medikamente* wesentlich *vermindert* werden ?

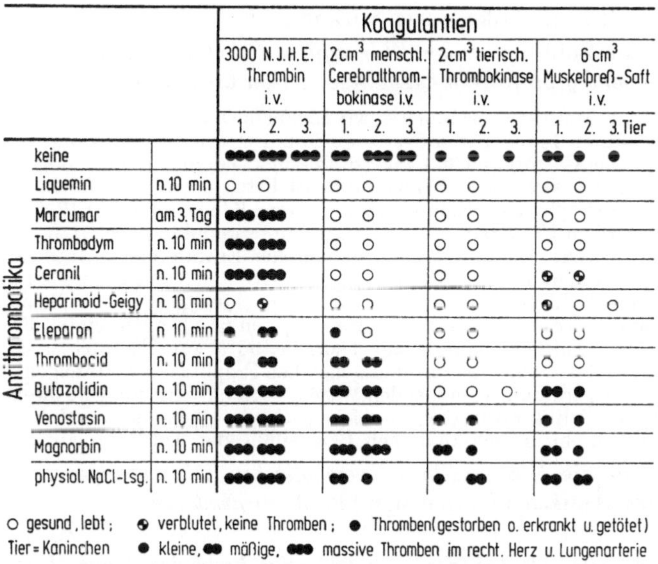

		Koagulantien											
		3000 N. J. H. E. Thrombin i. v.			$2\,cm^3$ menschl. Cerebralthrombokinase i. v.			$2\,cm^3$ tierisch. Thrombokinase i. v.			$6\,cm^3$ Muskelpreß-Saft i. v.		
		1.	2.	3.	1.	2.	3.	1.	2.	3.	1.	2.	3. Tier
keine		●●●	●●●	●●●	●●	●●●	●●	●	●	●	●●	●	●
Liquemin	n. 10 min	○	○		○	○		○	○		○	○	
Marcumar	am 3. Tag	●●●	●●●		○	○		○	○		○	○	
Thrombodym	n. 10 min	●●●	●●●		○	○		○	○		○	○	
Ceranil	n. 10 min	●●●	●●●		○	○		○	○		◑	◑	
Heparinoid-Geigy	n. 10 min	○	◑		◠	◠		◡	◡		◑	○	○
Eleparon	n. 10 min	●	●●		●	○		◡	◡		◡	◡	
Thrombocid	n. 10 min	●	●●		●●	●●		◡	◡		○	○	
Butazolidin	n. 10 min	●●●	●●●		●●	●●		○	○	○	●●	●	
Venostasin	n. 10 min	●●●	●●●		●●	●●		●	●		●	●	
Magnorbin	n. 10 min	●●●	●●●		●●●	●●●		●●	●		●●	●	
physiol. NaCl-Lsg.	n. 10 min	●●●	●●●		●●	●		●	●●		●●	●●	

Antithrombotika (row-group label, left margin)

○ gesund, lebt;   ◑ verblutet, keine Thromben;   ● Thromben (gestorben o. erkrankt u. getötet)
Tier = Kaninchen   ● kleine, ●● mäßige, ●●● massive Thromben im recht. Herz u. Lungenarterie

Abb. 1. Tierexperimentelle Untersuchungsergebnisse über die Beeinflussung von gerinnungsfördernden Mitteln durch Antithrombotica

STEINTHAL erklärt die *Genese der posttraumatischen Thrombose* mit der VIRCHOWSCHEN Lehre und führt als Ursachen an:
a) die *Gefäßwandschädigung durch* das Trauma,
b) die *Strömungsverlangsamung* durch Ruhigstellung und extravasale Abflußbehinderung,
c) die *veränderte Blutzusammensetzung* durch Einströmen aktiver Gewebsthrombokinase.

Traumatische Gefäßwandschäden lassen sich nicht beeinflussen. Es ist durchaus verständlich, daß in einem traumatisierten Bein die infolge extravasaler Hindernisse eingetretene Strömungsverlangsamung durch die üblichen postoperativen Maßnahmen kaum beschleunigt werden kann. Die extravasale Kompression muß zuerst beseitigt sein. Trotz Gymnastik, Wickeln der Beine, Erhöhung des Bettfußendes, Kreislaufmittel oder Infusionen sank die Thrombosefrequenz unserer Beinverletzten nur unbefriedigend. Über gleiche Erfahrungen berichteten die meisten Diskussionsteilnehmer des Deutschen Chirurgen-Kongresses im Jahre 1951 nach dem Vortrag von Rehn.

3. *Welche Mittel* können aber die einströmende aktive *Gewebsthrombokinase* neutralisieren ?

Bei jeder Operation und bei jedem Unfall wird thrombokinatisch-aktiver Gewebssaft frei. Wir prüften verschiedene sog. Antithrombotika im Tierexperiment (Abb. 1). Kaninchen, die eine bestimmte Menge Prokoagulantien erhielten, starben nach wenigen Sekunden an massiver Thrombenbildung. Wurden ihnen vorher Antikoagulantien verabfolgt, überlebten alle, welche thrombokinatisch-aktive Lösungen erhielten. Andere Antithrombotika waren wirkungslos.

4. Ist die Zahl der *in der Chirurgie mit Antikoagulantien behandelten Fälle genügend groß für ein endgültiges Urteil* über diese Medikamente ?

Seit dem 1. Mai 1948 verabfolgten wir an 20435 Operierten und Unfallverletzten Antikoagulantien. 14368 Patienten — wiederum Operierte und Unfallverletzte — erhielten in der Chirurgischen Universitätsklinik Tübingen gerinnungshemmende Mittel. Auch die Nissensche Klinik in Basel betrieb bei Verunfallten eine antikoagulierende Prophylaxe. Eine Umfrage unserer Klinik im Jahre 1966 ergab, daß alle chrirurgischen Universitätskliniken der Bundesrepublik, der DDR, Österreichs und der Schweiz zur Therapie thromboembolischer Erkrankungen Antikoagulantien anwenden. Fast alle führen außerdem eine selektive und 3 eine generelle Prophylaxe durch. — Die Zahl der von Lorenz befragten chirurgischen Krankenhäuser ist erheblich höher. Er stellte bei der Auswertung von 654 beantworteten Fragebögen fest, daß 50% Antikoagulantien zur Therapie, 35% zur Therapie und gezielten Prophylaxe und 3% zur Therapie und generellen Prophylaxe verabfolgen. Nur 12% benutzen keine gerinnungshemmenden Mittel. — Auch wenn man die diesbezügliche umfangreiche Weltliteratur nicht berücksichtigt, reichen die angeführten Daten zur endgültigen chirurgisch-klinischen Beurteilung der Antikoagulantien aus.

5. Wurde die *Frequenz thromboembolischer Erkrankungen* in der Chirurgie *durch Antikoagulantien* signifikant *vermindert?*

Tabelle 1. *Alternierende Reihe der Antikoagulantien-Prophylaxe* (Dick/Matis/Mayer)

Antikoagulantiengruppe: 5967 Patienten
   4 tödliche Embolien (= 0,07%)
   21 thromboembolische Komplikationen (= 0,36%)

Kontrollgruppe: 5872 Patienten
   24 tödliche Embolien (= 0,41%)
   123 thromboembolische Komplikationen (= 2,1%)

Dick, Matis und Mayer teilten 1961 (Tabelle 1) ihre Beobachtungen der alternierenden Reihe mit. In der Antikoagulantiengruppe mit 5867 Patienten sahen sie nur 4 tödliche Embolien (= 0,07%) und 21 thromboembolische Komplikationen (= 0,36%). Die gleich große Kontrollgruppe dieser Reihe mit 5872 Patienten dagegen wies 24 tödliche Embolien (= 0,41%) und 123 thromboembolische Komplikationen (= 2,1%), d.h. 6mal mehr tödliche Embolien und fast 6mal mehr thromboembolische Komplikationen auf. — Im Zeitraum von 1955—1960 wurden 560 Tote der Chirurgischen Universitätsklinik Hamburg seziert. 218 hatten Thrombosen und Embolien, 92 von ihnen schwere Embolien. Von den 218 Sezierten mit thromboembolischen Befunden erhielten 33 Antikoagulantien (Tabelle 2). Bei einem dieser 33 Sezierten lag der Quickwert 2 Tage vor dem Tode unter 30%. Er blutete und erhielt Vitamin-K. Bei 8 wurde ein ungenügender Quickwert von über 30% gemessen.

24 der 33 Sezierten mit Antikoagulantien waren nach Ende der Antikoagulantienbehandlung und zwar bei normalisierten Gerinnungsverhältnissen gestorben. Es handelte sich um 6 Unfallverletzte, 3 Patienten mit entzündlichen Erkrankungen und 15 Operierte.

Tabelle 2. *Sektionsbefunde: Thrombosen, Embolien während und nach Antikoagulantienanwendung 1955—1960*

1. Während der Antikoagulantienbehandlung
   a) beim Quickwert unter 30% : 1
   b) beim Quickwert über 30% : 8
2. Nach Ende der Antikoagulantienbehandlung : 24

6. Wie häufig sind in der Chirurgie trotz kunstgerechten Vorgehens *Komplikationen durch Antikoagulantien*, z.B. Blutungen, Wundheilungsstörungen und andere gröbere Nebenwirkungen?

In der Chirurgischen Universitätsklinik Hamburg betrug nach einer Zusammenstellung aus dem Jahre 1964 die Blutungsfrequenz während der Prophylaxe bei 12551 Patienten 0,4%, während der Therapie bei 1798 Patienten 0,35%. 3 Blutungen endeten letal. Die angeführten Prozentzahlen enthalten neben den großen Blutungen auch die verhältnismäßig viel häufigeren kleinen Hämatome im Wundgebiet. — BECKMANN (Tabelle 3) wertete 2 Patientengruppen nach Blutungen und Wundheilungsstörungen aus. Die erste Gruppe mit 3387 Patienten erhielt Marcumar, die zweite mit 3559 Patienten kein Antikoagulans. Blutungen traten in Gruppe I bei 0,89%, in Gruppe II bei 1,2%, Hämatome, Serome und Dehiszensen in Gruppe I bei 7,2%, in Gruppe II bei 6,4%, Wundinfektionen in Gruppe I bei 4,5%, in Gruppe II bei 4,1%, Platzbäuche in Gruppe I bei 0,77%, in Gruppe II bei 1,38% auf. Eine Signifikanz innerhalb der 3-Sigma-Grenze bestand weder bei den Blutungen, Wundhämatomen, Seromen, Dehiszensen, Wundinfektionen noch den Platzbäuchen. — Im Tierexperiment konnte MAYER in Tübingen betreffs der Wundheilung keine faßbaren Unterschiede zwischen der Tiergruppe ohne Marcumar und der mit Marcumar feststellen. — Eine andere Komplikation zu Beginn der Cumarin-Behandlung ist die Antikoagulantien-Nekrose. Wir sahen sie nur viermal unter 16000 Patienten, d.h. in 0,025% der Fälle.

Tabelle 3. *Blutungen und Wundheilungsstörungen unter Marcumar* (H. BECKMANN)
A = Antikoagulantiengruppe (3387 Patienten)
B = Kontrollgruppe (3559 Patienten)

	A (%)	B (%)
Blutungen	0,89	1,20
Hämatome, Serome, Dehiszenzen	7,20	6,40
Wundinfektionen	4,50	4,10
Platzbäuche	0,77	1,38

7. *Mit welchen Begründungen lehnen* die Gegner der *Antikoagulantien* diese Medikamente *in der Traumatologie ab?*

Es gibt Autoren mit der Meinung, „daß eine Thromboseprophylaxe mit Antikoagulantien wegen des spezifischen Krankengutes im Unfallkrankenhaus und der Art der besonderen Verletzungen in den weitaus meisten Fällen zwecklos oder kontraindiziert ist". Als *Kontraindikationen* führen sie an: „Alter des Verletzten über 60 Jahre, Hochdruck,

Blutschäden, Magengeschwüre, hämorrhagische oder exsudative Dia-
these, Krankheiten der Niere oder Leber, Gravidität, Allergie und unfallchirurgisch sub- oder epidurale Hämatome, die meisten schweren Wirbelbrüche, sub- oder retroperitoneale Blutungen, Milz- oder Lebertraumen,
Nierenverletzungen, Beckenbrüche mit vermutlichen Gefäßzerreißungen,
Extremitätenbrüche mit vermutlichen Gefäßschäden, schwer stillbare
Gewebs- oder Knochenblutungen, Verblutungsschock und anderes".
Betreffs des spezifischen Krankengutes und der Art der besonderen Verletzungen beschreiben sie mögliche ausgedehnte Hämatome durch Antikoagulantien bei fast allen Weichteil- und Knochenverletzungen, die
immer wieder zu punktieren und auszuräumen sind, bei denen das Blut
immer wieder zu substituieren ist und bei denen es oft zur Infektion kommt.

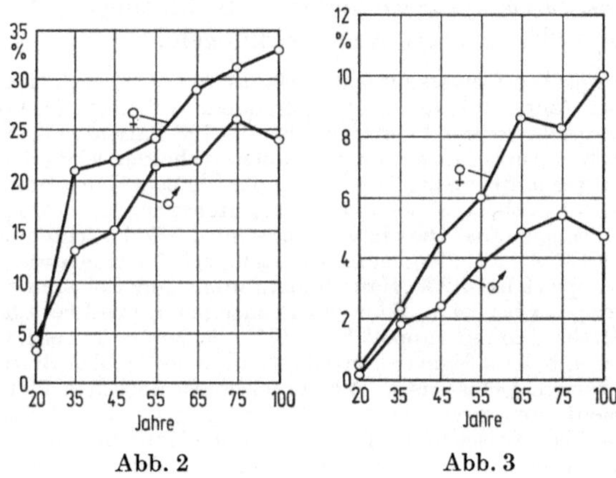

Abb. 2   Abb. 3

Abb. 2. Thrombosen und prozentuale Relation zu dem nach Altersgruppen unterteilten Sektions-Material. (Nach H. A. Thies). Pathol. Institut Universität Hamburg,
1935—1955 30493 Sektionen, Venöse Thrombosen = 4941 = 16,2%

Abb. 3. Tödliche Embolien und prozentuale Relation zu dem nach Altersgruppen
unterteilten Sektionsmaterial. (Nach H. A. Thies). Pathol. Institut Universität
Hamburg. 1935—1955 30493 Sektionen, Tödliche Embolien =1158 = 3,8%

Die abwechselnde Verabfolgung von Blut, Cumarinderivaten und ihren
Antidoten sei keine Seltenheit. Hinzu kommt noch eine nicht verläßliche
Kontrollbestimmung des Quickwertes. — Andere Autoren beschrieben
eine verzögernde Kallusbildung unter Antikoagulantien.

   8. Haben die Antikoagulantiengegner recht?

Gerinnungshemmende Mittel sind gefährlich, wenn man sie *nicht kunstgerecht anzuwenden* versteht. Eine *erfolgreiche und komplikationsarme
Antikoagulantienbehandlung* ist erst dann gewährleistet, wenn *ein Arzt*
vorhanden ist, der mit Begeisterung und wirklicher Erfahrung die *gesamte
Prophylaxe und Therapie thromboembolischer Erkrankungen zentral leitet.*
Das beweisen die schon angeführten Ergebnisse der Chirurgischen Universitätskliniken von Hamburg, Tübingen und Basel und die Mitteilungen

vieler anderer Krankenhäuser. Als *zu reichhaltig* ist die *Kontraindi-kationsliste der Antikoagulantiengegner* zu bezeichnen. Kontraindikationen in unserer Klinik sind lediglich schwere hämorrhagische Diathesen, Ulzera des Magen-Darmtraktes, bestimmte gröbere Leber- und Nieren-erkrankungen, stärkere Hypertonien, frische Traumen an Hirn und Rückenmark, makroskopisch blutiger Urin und ausgedehnte Gefäßzer-reißungen. Das Alter selbst mit seiner erhöhten Thrombose- und Embolie-gefahr ist keine Kontraindikation (Abb. 2 u. 3). Wohl aber lassen bestimmte latente und manifeste Erkrankungen des Alters keine Anti-koagulantienbehandlung zu. Diese sollten durch Erhebung der Anamnese und des Status gefunden werden. Sicher bleibt gelegentlich einmal eine Kontraindikation unbemerkt. So blutete einer unserer Verletzten schwer aus seinem bis dahin unbekannten Magencarcinom. Zu einer gleich starken Blutung aus dem Magen kam es bei einem anderen Verunfallten, der die Antikoagulantienprophylaxe abgelehnt hatte. Antikoagulantien-blutungen lassen sich nie ganz vermeiden. Man kann sie aber bei rich-tigem Vorgehen auf ein Minimum beschränken. Im allgemeinen ist die Beherrschung einer derartigen Blutung leichter als die einer Lungen-embolie. — Bei verzögerter Callusbildung fand WAHL in Hamburg mit und ohne Antikoagulantien fast immer einen stärkeren Mangel an Faktor XIII.

9. *Welches prophylaktische Vorgehen* hat sich in unserer Klinik bei Unfallverletzten bewährt ?

In der Zukschwerdtschen Klinik galt folgende Regelung:

Die *gesamte Prophylaxe und Therapie* liegt aus Gründen der Verant-wortung, Erfahrung und Sicherheit *in einer Hand. Alle Patienten über 21 Jahre erhalten Antikoagulantien. Patienten mit Kontraindikationen* sind vom Stationsarzt zu melden. Die *Prophylaxe* beginnt grundsätzlich am 4. postoperativen bzw. posttraumatischen Tag, bei makroskopisch blu-tigem Urin 3 Tage nach Ende der Blutung, bei Hirntraumen, Schädel-frakturen und Trepanationen 14 Tage nach dem Unfall bzw. der Ope-ration. Vornehmlich kommen *Cumarinderivate* zur Anwendung. Ein *Quickwert zwischen 20 und 30 %* gilt als ideal. *Zur Überwachung* desselben werden nur selbst hergestellte Cerebralthrombokinasen verwendet. Aus personellen Gründen und Gründen der Genauigkeit kommt eine Kranken-bettmethode zur Anwendung. Ein starres Dosierungsschema für Anti-koagulantien wird abgelehnt. Ausgangsquickwert, Allgemeinbefinden, Nebenmedikamente, Verletzung- und Operationsart entscheiden über die Anfangsdosis und die weitere Medikation. *Quickwertkontrollen* finden zunächst *jeden 2. Tag, nach Einstellung zweimal pro Woche* statt. Nur notwendige Nebenmedikamente werden verordnet. Konservative und operative Maßnahmen, die die Antikoagulantienmedikation stören und das Blutungsrisiko erhöhen, sind zu vermeiden. Laufende notwendige *Langzeitbehandlungen* werden im allgemeinen nur bei Hirn- und Rücken-marksverletzungen vorübergehend unterbrochen. Die *Prophylaxe* dauert *mindestens 8 Tage, nach Unfallverletzungen mit längerer Liegezeit wenig-stens 3 Wochen, bei adipösen, kachektischen, varikösen* und anamnestisch *thrombosebelasteten Verletzten bis zum* ausreichenden *Aufstehen.* Sie wird unterstützt durch Infusionen, Analeptika, Analgetika, Gymnastik, Wikkeln der Beine, Hochstellen des Bettfußendes, Frühaufstehen und Diät. — Die *Therapie* ähnelt der Prophylaxe. Sie beginnt mit Heparin, das 6stündlich in einer Dosis von 12500 E bis zur genügenden Marcumarwirkung verabfolgt wird. Nur nach Gefäßnähten ist die Heparindosis kleiner.

In der Heilbronner Klinik gilt die gleiche Regelung. Aus personellen Gründen verwenden wir allerdings im allgemeinen statt Marcumar *Heparin*. Die Kranken erhalten zur Prophylaxe morgens und abends 12500 E. Eine Überwachung ist nicht notwendig. Bei eventuellen Blutungen steht das sofort wirkende Protamin zur Verfügung. Bisher wurden 811 Patienten ohne Blutung und schwere thromboembolische Komplikationen behandelt. Zur Therapie werden alle 6 Std 12500 E Heparin intravenös injiziert.

Sowohl das Hamburger als auch das Heilbronner Vorgehen darf auf Grund der erzielten Erfolge an einem großen Patientengut als bewährt bezeichnet werden.

Rehn schloß sein Referat über die *Prophylaxe und Therapie* von *Thrombose und Embolie* mit gerinnungshemmenden Mitteln auf der 68. Tagung der Deutschen Gesellschaft für Chirurgie im Jahre 1951 mit folgenden Worten:

„Payr hat in den 30er Jahren auf unserem Kongreß die Beschäftigung mit der Thrombose und Embolie eine harte Schule der Erziehung zur Bescheidenheit genannt. Dies ist sie auch, doch hoffe ich, gezeigt zu haben, daß die Resignation an Berechtigung verloren hat".

Literatur. Aurnhammer, K.: Die Thrombose- und Emboliefrequenz bei Sezierten mit Oberschenkelfrakturen von 1950—1960. Diss. Hamburg 1965. — Bauer, G.: Acta chir. scand **86**, 74 (1942); **90**, 229 (1944). — Becker, H. M.: Die Lungenembolie. Häufigkeit und Vorbeugungsmaßnahmen an der Chir. Univ.-Klinik München. Münch. med. Wschr. **107**, 766 (1965). — Beckmann, H.: Die Frequenz von Wundheilungsstörungen und Blutungen während der postoperativen Thromboseprophylaxe mit Marcumar. Diss. Hamburg 1968. — Blum, E.: Beeinflussung der Kallusbildung durch Antikoagulantien bei Frakturen mit thromboembolischen Komplikationen. Bruns Beitr. klin. Chir. **208**, 377—395 (1964). — Börger, G.: 10 Jahre Chirurgie am mittleren Krankenhaus ohne medikamentöse Thromboseprophylaxe. Chirurg 8, 349—352 (1959). —Dick, W., P. Matis u. W. Mayer: Ergebnisse der alternierenden Antikoagulantien-Prophylaxe. Chirurg **10**, 443—446 (1961). — Dyckerhoff, H., u. N. Goossens: Z. ges. exp. Med. **106**, 181 (1939). — Gerger, M., I. Spenrath u. Wagner, E.: Wesen und Prophylaxe der Thromboembolie in der Unfallchirurgie. Chirurg 8, 366—368 (1968). — Gumrich, H., S. Dortenmann u. E. Kübler: Das klinische und röntgenologische Bild des posttraumatischen Spätödems. Dtsch. med. Wschr. 41, 1404—1411 (1953). — Halse, Th.: Das postthrombotische Syndrom. Darmstadt: Steinkoff 1954. — Lorenz, D.: Die Prophylaxe der Venenthrombosen in der Chirurgie. Med. Welt **1960**, 1308; — Ungelöste Probleme der Chirurgie. Thromboembolieprophylaxe in der Chirurgie. Stuttgart: Georg Thieme 1964. — Mayer, W.: Thromboembolie-Prophylaxe in der Chirurgie. Stuttgart: Schattauer 1967. — Moeschlin, S.: Die traumatische Thrombose und Lungenembolie. Diss. Zürich 1937. —Ochsner, A., M. De Bakey, P. De Camp, I. M. Richman, C. S. Ray, R. C. Llewellny, and D. Creech: Surgery **27**, 161 (1950). — Rehn, E.: Prophylaxe und Therapie von Thrombose und Embolie. Langenbecks Arch. klin. Chir. **270**, 2—30 (1951). — Steinthal, H.: Dtsch. Z. Chir.

227, 154 (1930). — Thies, H. A.: Menschliche und tierische Gewebsthrombokinasen. Stuttgart: Georg Thieme 1957; — Postoperative Blutungen durch Antikoagulantien. Chirurg **5**, 196 (1957); — Gerinnungsphysiologische Untersuchungen zur Wirkung verschiedener Antithrombotika. Arzneimittel-Forsch. **3**, 149 (1959); — Tierversuche zur Pathologie der Blutgerinnung. Arzneimittel-Forsch. **9**, 324 (1959); — Thrombose und Embolie bei Unfallverletzten. Mschr. Unfallheilk. **7**, 241—247 (1960); — Antikoagulantien in der Chirurgie. Basel: Schwabe 1960; — Thromboembolie im Rahmen der posttraumatischen Intensivpflege. Klin. Med. (Wien) **8**, 342—345 (1966). — Virchow, R.: Zit. bei H. Buess: Zur Geschichte des Embolie-Begriffs bis auf Virchow. Schweiz. med. Jb. Basel 1946. — Zukschwerdt, L.: Thrombose und Embolie. Langenbecks Arch. klin. Chir. **313**, 20—32 (1965); — Zukschwerdt, L. u. H. A. Thies: Nebenwirkungen und Blutungen bei Antikoagulantien und Fibrinolytika. Stuttgart: Schattauer 1965.

G. Schlag, Oberarzt Dr., Unfallkrankenhaus der AUVA Linz:

Die tödliche Pulmonalembolie in der Traumatologie. (Mit 2 Abb.)

Angeregt durch die Arbeiten von Sevitt u. Gallagher [3], Tubiana u. Mitarb. [4], Eskeland [2], Borgström u. Mitarb. [1] hatten wir im Rahmen einer *Nachuntersuchung unserer medialen Schenkelhalsbrüche* auch die *Todesursachen* eingehend studiert. Die *Pulmonalembolie* war mit 30% an der Gesamtletalität beteiligt. Wir entschlossen uns daher bereits ab 1. Juni 1966 eine gezielte Antikoagulantienprophylaxe einzuführen. Ab 1. Januar 1967 gingen wir zu einer generellen Prophylaxe mit Antikoagulantien über, in der alle Patienten ab einem Alter von über 40 Jahren und einer voraussichtlichen Bettlägrigkeit von über einer Woche eingeschlossen waren. Um einen Einblick in das thrombo-embolische Geschehen eines traumatologischen Krankengutes zu bekommen, untersuchten wir die Todesursachen bei 1208 Patienten, die von 75586 stationären Aufnahmen verstarben.

Ergebnisse

Unter den *1208 Todesfällen* konnten *88 Pulmonalembolien* und *28 Infarktpneumonien* als *Todesursache* festgestellt werden.

In der Altersverteilung lag der höchste Prozentsatz der *tödlichen Embolie* in der *Altersgruppe zwischen 70 und 79 Jahren.*

Der posttraumatische *Zeitpunkt des Auftretens* der Embolie ist mit seiner höchsten Frequenz in der 2. Woche zu beobachten gewesen.

In dem Zeitabschnitt *vor der Antikoagulantienprophylaxe* war die *Thromboembolie mit 9,82%* an den *Todesursachen* beteiligt. Sie lag damit an der 4. Stelle. Am häufigsten war der Hirntod, gefolgt vom hypovolämisch-traumatischen Schock und der Pneumonie. Todeinlieferungen waren nicht mitinbegriffen.

Um ein klares Bild von den posttraumatischen Todesursachen zu erlangen, schieden wir die in den ersten 24 Std Verstorbenen aus. Dies waren 42%. In der Gruppe der *Todesfälle*, die sich *nach den ersten 24 Std* ereigneten, kam es zu einer deutlichen Verschiebung der Ursachen. Die *Thromboembolie* war nun mit 16,6% daran beteiligt und lag *an der 3. Stelle* (Abb. 1).

In dem Zeitraum der *prophylaktischen Antikoagulation* übersehen wir rund 10000 stationär Behandelte. Nach den ersten 24 Std verstarben 87 Verletzte. Die *Thromboembolie* ist *mit 9,20% an den Todesursachen*

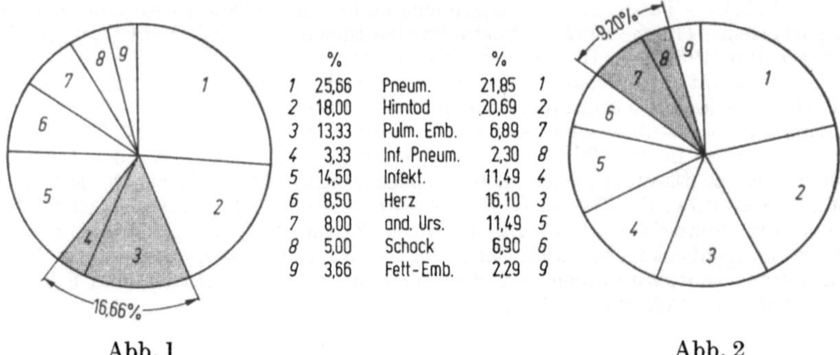

Abb. 1   Abb. 2

beteiligt und ist an die 7. Stelle gerückt. Der Effekt der prophylaktischen Antikoagulation ist daran eindeutig zu erkennen (Abb. 2).

Durchführung der Antikoagulation

Prophylaktische AK-Behandlung mit Sintrom (Dicumarolanalog)

Mit der *Antikoagulationsprophylaxe* wird am 1. posttraumatischen Tag begonnen. Bei ausgewählten Operationen, wobei der Patient noch nicht bettlägerig ist, wird bereits 1—2 Tage präoperativ antikoaguliert.

Tabelle

Beginn der AK-Behandlung	präop.			postop.
Quick:	> 100	100	< 90	
Initialdosis (mg) 1. Tag:	20	16	12	12
2. Tag:	8—10	8	4—6	4—6
Erhaltene Dosis (mg):	4—6	3	1—2	1—3
Quick OP-Tag:	30—40%			
RZ:	180—200 sec			
AK-Dosis OP-Tag (mg):	1—2			
AK-Dosis 1. postop. Tag:	nach Quick			

Bei Notfalloperationen wird am 1. postoperativen Tag die Prophylaxe durchgeführt. Voraussetzung für die Antikoagulation ist, daß keine der bekannten Kontraindikationen vorliegt. In der Traumatologie sind hier vor allem Schädel-Hirntraumen und Wirbelbrüche miteinbezogen, die erst nach 10 Tagen prophylaktisch antikoaguliert werden.

Die Initialdosis richtet sich nach dem ermittelten Quickwert. Als Normalwert betrachten wir einen Quickwert von 100%. Bei Quickwerten unter 90% beginnen wir mit einer erniedrigten, bei einem Quickwert über 100% mit einer erhöhten Initialdosis. Der Quickwert wird am Operationstag zwischen 30—40% eingestellt. Ausschlaggebend ist die Rekalzifizierungszeit, die zwischen 180 und 200 sec liegen soll. Auch am Operationstag, wird nach Stabilisierung des Vegetativums, das Antikoagulans verabreicht. Die Dosierung muß aber entsprechend nieder gehalten werden. Am 1. postoperativen Tag wird wieder ein Quickwert bestimmt und danach die Dosierung ermittelt.

Komplikationen

1.	Thrombose	0,35%
2.	Lungeninfarkt	1,70%
3.	Blutung	10,00%
4.	Erbrechen	0,35%
5.	Diarrhoen	1,05%
6.	Schwindel	0,17%
7.	Kopfschmerz	0,17%

An *Komplikationen* der Antikoagulation beobachteten wir vorwiegend Blutungen. Ursprünglich hatten wir 16% Blutungskomplikationen und liegen z.Z. bei 10%, wobei der Hauptanteil in der Wunde lokalisiert war. Als Nebenwirkung der Dicumarolanaloge ist der verzögernde Effekt auf die Kallusbildung zu erwähnen. Wir beobachteten bei Schaftfrakturen alter Patienten, die infolge von Mehrfragmentfrakturen in Extensionsbehandlung standen, eine verlangsamte Kallusbildung.

Abschließend kann gesagt werden, daß *thromboembolische Komplikationen nach einem Unfall* nicht zu unterschätzen sind. In unserem Boobachtungsgut fanden wir 15 Todesfälle auf 10000 stationär Behandelte, die durch eine Thromboembolie verursacht wurden. Durch die prophylaktische Antikoagulation konnten wir die Zahl der Todesfälle auf 8 pro 10000 verringern. Die prophylaktische Antikoagulation ist zwar nicht imstande einen emboliefreien Krankheitsverlauf in der Traumatologie zu bewirken, konnte aber eine deutliche Senkung der Letalität erreichen.

Literatur: 1. Borgström, S., T. Greitz, W. van der Linden. J. Molin, and I. Rudics: Acta chir, scand. **129**, 500 (1965). — 2. Eskeland, G.: Lancet **1962 I**, 1035. — 3. Sevitt, S., and N. G. Gallagher: Lancet **1959 II**, 981. — 4. Tubiana, R., and J. Duparc: J. Bone Jt Surg. B **43**, 7 (1961).

Aussprache

W. Mayer, Priv.-Doz. Dr., Calw:

Zunächst kann ich meine Herren Vorredner vollinhaltlich unterstützen. Wir haben an der Tübinger Klinik unter Dick reichlich Erfahrungen über die *Anwendung der Antikoagulantien in der Traumatologie* sammeln können, und sind in großem Maße dazu übergegangen, die Frakturen unter gesenktem Quick-Wert operativ zu versorgen. Von 1965—1969 haben wir bei 46 Patienten bei pertrochanteren Schenkelhalsbrüchen 44 Y-Nägel und 2 Trochanternägel zur Osteosynthese verwendet (Durchschnittsalter 60,2 Jahre von 20—97 Jahren, 52% waren über 60 Jahre, 45% über 70 Jahre, postoperativ sind 5 = 10,9% verstorben, das Durchschnittsalter der Verstorbenen war 85 Jahre. Todesursache Herz- und Kreislaufversagen. Keine tödliche Lungenembolie, alle 46 wurden unter Antikoagulation operiert.

Wir mußten keine ernstliche *Blutungskomplikation* in Kauf nehmen. Im Durchschnitt wurden die Verletzten 8 Tage nach dem Unfall operiert. Bis dahin wurde der Quick-Wert auf unter 30% eingestellt. Wir legen Wert darauf, daß der Quick-Wert zum Zeitpunkt der Operation eine ansteigende Tendenz hat.

Da uns das Risiko der Antikoagulantienprophylaxe bekannt ist, haben wir in den letzten Jahren zunehmend mehr *Trasylol* (Dosierung 500000—1000000 Einheiten) angewendet, wobei wir als Wirkungsspektrum angeben möchten

> 1. schockwirksam
> 2. vasoprotektiv
> 3. Rückflußbeschleunigung

Darüberhinaus konnten wir beim Trasylol einen günstigen Einfluß auf die Fettembolie nachweisen.

Als Hypothese für die Wirksamkeit möchten wir annehmen

> wiederum die Schockbekämpfung

und einen proteinprotektiven Einfluß des Trasylols auf die Haptogenmembranen der Fettkügelchen, sowie einen lipämiesenkenden Effekt.

W. J. Ewerwahn, Priv.-Doz. Dr.; Hamburg:

Von 690 *Patienten mit hüftgelenknahen Frakturen* (pertrochantere und Schenkelhalsfrakturen), 1950—1965 beobachtet, verstarben 133 (19,27%). 121 Verstorbene mit einem Durchschnittsalter von 78 Jahren wurden seziert. Von diesen Obduzierten waren 61 mit und 60 ohne Marcumar behandelt.

28 nachgewiesene Thrombosen ohne tödliche Folgen verteilten sich mit je 14 auf beide Gruppen, Marcumar-Therapie/keine Marcumar-Therapie. 10 *tödliche Embolien bei der Marcumar-Therapie* stehen *12 tödliche Embolien ohne Thromboseprophylaxe* gegenüber.

Dieses Verhältnis erfährt eine andere Beurteilung, wenn die beobachteten *8 tödlichen Marcumar bedingten Blutungen* gewürdigt werden. Die selektive, Kontraindikationen berücksichtigende, *routinemäßige Marcumar-Thromboseprophylaxe des alten Menschen über 75 Jahre* mit einer hüftgelenknahen Fraktur erscheint anhand dieser Ergebnisse sehr zweifelhaft.

Wir führen diese Behandlung nicht mehr durch und geben bei klinisch erfaßten Thrombosen der Heparinbehandlung den Vorzug.

C.-H. Schweikert, Doz. Dr.; Dr. G. Heymer u. Dr. R. Rahmanzadeh, Mainz:

Wir haben in Mainz *Patienten*, die *besonders emboliegefährdet* sind, *im Alter von über 65 Jahren* mit Veränderungen am Hüftgelenkt ausgewählt. (Tabelle).

Im Einzelnen handelt es sich um die Versorgung von Hüftluxationen mit und ohne Pfannendachabsprengung, Schenkelhalsfrakturen, prothetischen Hüftgelenkersatz und Arthrodesen am Hüftgelenk.

Tödliche Embolierate bei therapeutischen Maßnahmen am Hüftgelenk.

Praeoperativ wurde besonders intensiv in den letzten Jahren Wert auf eine eingehende Untersuchung bei Klinik-Aufnahme, Atemgymnastik, Inhalations-

Tabelle

Anzahl der Patienten > 65 Jahre	444	Zeitraum 1. 4. 65 bis 31. 3. 69	
Konservativ Behandelte	68	Todesfälle 4	
	376	(1965 3/1966 1)	
Operativ Behandelte	376	Todesfälle 8	
Operation innerhalb der ersten 48 Std		Todesfälle 3	
Operation nach 8 Tagen und später		Todesfälle 4	
bei Mehrfachverletzten		Todesfälle 1	
		Todesfälle insgesamt 12	
Mortalität 2,7%			

therapie, suffiziente Infusionstherapie und einen möglichst frühen Operationstermin bis maximal zum 3. Tag gelegt; intra operationem: schonende, gut geführte Narkose; postoperativ: ebenso Atemgymnastik, mindestens 2 mal am Tag Inhalationen, kontrollierter Volumenersatz und Frühmobilisierung.

Nach unseren Erfahrungen hat sich ergeben, daß die *physikalischen Maßnahmen* die *beste Thrombo-Embolieprophylaxe* darstellen. An der Chirurgischen Klinik, Mainz, wurde bis jetzt noch keine medikamentöse Antikoagulantienprophylaxe durchgeführt.

G. OSTAPOWICZ, Prof. Dr., Salzgitter-Lebenstedt:

Darf ich zunächst als Bemerkung zu dem Vortrag von Herrn THIES eine Frage an das Auditorium richten: Wieviel Herren führen in Ihrer Klinik, die von Herrn THIES vorgeschlagene generelle Prophylaxe der Thromboembolie durch? Durch Handerhebung haben 6 Herren bestätigt, daß in Ihrer Klinik eine *generelle Prophylaxe mit Antikoagulation* vorgenommen wird.

Obwohl BLOCK vor rund 20 Jahren anhand großer Untersuchungsreihen die Entstehung der Lungenembolie in Abhängigkeit von klimatischen Verhältnissen, lokalen Bedingungen, Alter und Geschlecht verneinte, wissen wir, daß die tödliche Lungenembolie in manchen Gegenden gehäuft vorkommt. Bei uns in Salzgitter entfallen auf 2500 chirurgische Patienten pro Jahr etwa 2 tödliche, massive Lungenembolien. Das sind, übertragen auf 5000 Patienten wie bei Herrn THIES, ebenfalls 4 tödliche Embolien.

Wir selbst führen keine generelle, sondern eine *gezielte Prophylaxe der Thromboembolie* durch. Das von Herrn THIES vorgeschlagene Schema der Prophylaxe ist weder pekuniär, noch praktisch durchführbar, weil es zu aufwendig ist, und beim Vergleich mit unserer Patientenzahl aus Salzgitter keine Herabsenkung der Mortalität aufweist.

Wir haben im vergangenen Jahr eine Patientin am 1. postoperativen Tage nach Gallenblasenoperation verloren. Ein anderer Patient, ein 32jähriger Mann, starb ein Vierteljahr nach Quetschung des rechten Unterschenkels, der im Gipsverband ruhiggestellt war, an einer massiven Embolie, obwohl er noch nicht mit der Belastung des Beines begonnen hatte.

Die Frage an Herrn THIES lautet: Wie kann man mit einer Prophylaxe, die am 4. postoperativen Tage beginnt, diese Frühfälle der massiven Lungenembolie erfassen? Diese rhetorische Frage soll ergänzt werden durch die Feststellung, daß wir eine generelle Prophylaxe der Thromboembolie in Form von Mobilisierung des Kreislaufs, der Weichteile und der Muskulatur sowie in Form von Frühaufstehen, durchführen. *Die Therapie der eingetretenen Thromboembolien* erfolgt bei uns mit Streptase und anschließend mit Liquemin.

Die hier gewonnenen Erkenntnisse sollen den praktizierenden Chirurgen und Klinikern als Richtlinien dienen, daher sollten unsere Vorschläge für die Praxis geeignet sein.

H. A. THIES, Prof. Dr., Heilbronn, u. W. J. EWERWAHN, Doz. Dr., Hamburg:

Der Vortrag von THIES und die Diskussionsmitteilung EWERWAHNS schienen differente Angaben aus einer Klinik zu enthalten. In der späteren Aussprache stellte sich jedoch heraus, daß diese Differenzen tatsächlich nicht bestehen. Die Daten EWERWAHNS decken sich mit denen von THIES, wenn man nur die *Komplikationen*, die sich *unter Antikoagulantien* ereigneten, aufzählt. Herr EWERWAHN rechnete aber zu den „thromboembolischen Komplikationen trotz gerinnungshemmender Mittel" auch die, welche sich während der Klinikzeit nach Absetzen der Antikoagulantien und nach Normalisierung der Blutgerinnung ereigneten. Herr THIES führte die Häufigkeit der Komplikationen unter und nach der Antikoagulatienmedikation getrennt in seinem Vortrag an. Diese Daten besagen, daß Antikoagulantien nur so lange Antithrombotika sind, wie sie eine genügende Gerinnungshemmung entfalten, und daß ihre Medikation keine Impfung darstellt.

G. v. d. Oelsnitz, Dr. Dr., Oberarzt der Kinderchirurgischen Klinik der Städt. Krankenanstalten Bremen:

Die für das Kind typischen traumatischen Schäden des Skeletsystems.

In den letzten Jahrzehnten hat die *Unfallheilkunde im Kindesalter* erheblich an Bedeutung gewonnen. Das ist angesichts der ständig wachsenden Unfallziffern verständlich. Man rechnet in der Bundesrepublik mit täglich 34000 *Kinderunfällen*, wovon etwa die *Hälfte das Skeletsystem* betreffen. Vorrangig frakturieren beim Kinde die langen Röhrenknochen des Beines, es folgen Ober- und Unterarm, Schädel und Schultergürtel. Andere Lokalisationen sind seltener.

Die *Behandlung dieser Frakturen* erfodert eine gewisse Erfahrung und setzt Kenntnisse über die Eigenarten des Skeletwachstums voraus. Jede kindliche Fraktur führt zu einem *Wachstumsreiz*, der eine wesentliche aber nicht immer gesetzmäßige und daher nicht von vornherein bestimmbare Rolle spielt. Der Wachstumsreiz wird stärker, je länger der Frakturspalt, je größer die Dislokation und je eingreifender das Repositionsmanöver, kurzum je umfangreicher die vom Körper zu bewältigende Heilungsaufgabe ist. Dabei bleiben die Wachstumsimpulse nicht auf die gebrochenen Knochen beschränkt, sondern greifen auf benachbarte über. Nach Oberschenkelfrakturen bewegt sich die Beinverlängerung zwischen 0,5 und 2 cm, im Mittel um 1 cm.

Was *das Kind durch das überschießende Wachstum korrigiert* oder korrigieren kann, braucht man nicht durch wiederholte Repositionsversuche oder gar operativ zu erzwingen. Man kann sich meist *auf das Notdürftigste beschränken*. Das therapeutische Vorgehen wird sich darum in mancher Hinsicht von der Frakturbehandlung des Erwachsenen unterscheiden. Richtlinien, die hier verbindlich sind, werden fürs Kind keine oder nur eine begrenzte Gültigkeit haben. Man darf nicht zu großzügig werden und muß sich andererseits davor hüten, die Maßstäbe der Erwachsenen anzulegen. Zwischen diesen beiden Polen das Richtige zu finden, ist nicht immer leicht.

Schwierig wird die *Behandlung kindlicher Frakturen* dann, wenn die *Epiphysenfuge mit betroffen* ist. Die Epiphysenfuge ist ein Schwachpunkt des kindlichen Skelets und ist leicht verletzbar. Bestimmte Verletzungsmechanismen können unter Umständen zu schweren Fehlstellungen der Extremitäten führen. Wird die *Epiphysenfuge* mit ihrem Wachstumsknorpel durch ein schweres, *axial einwirkendes Trauma in toto zerstört*, ein Fall der sehr selten vorkommt, so entsteht eine Verödung der Wachstumszone und schließlich eine erhebliche Verkürzung des entsprechenden Knochens. Wirkt dagegen die *axiale Gewalt* lokal, *begrenzt auf die Fuge*, entweder seitlich oder zentral ein, so geht im nicht betroffenen Bezirk das Wachstum evtl. in verstärktem Maße weiter. Deformierungen des Knochenendes sind die Folgen. Solche Deformierungen kann man grundsätzlich überall, praktisch besonders am distalen Unterschenkelende und am Ellenbogen beobachten. Schräg auftreffende Kräfte *scheren den Epiphysenkern partiell oder total ab*. Wie die Erfahrung lehrt, wird danach das Wachstum kaum je gestört, denn der Abschub erfolgt nicht im Bereich der Wachstumszellen der Epiphysenfuge selbst, sondern in der Zone des neugebildeten Knochens. Die Wachstumszellen bleiben in der Regel unversehrt an der Basis der Epiphyse erhalten.

Alle *Epiphysenlösungen* und *epiphysennahe Frakturen, Operationen und Infektionen* gehen mit einem *direkten Wachstumsreiz* wechselnder Intensität einher. Bei der chronischen Osteomyelitis können wir die gleichen Beobachtungen machen. Als Ausnahme erwähnen LEHNER und DUBAS die Epiphysenlösungen bei Jugendlichen kurz vor Abschluß des Wachstums. Sie fanden auch bei gut reponierten Formen eine vorzeitige Fugenverknöcherung mit resultierender Gliedmaßenverkürzung.

Bei der *Behandlung der Epiphysenverletzungen* sind von Bedeutung:

1. das Alter des Kindes,
2. der Zeitpunkt des Traumas,
3. der funktionelle Wert der Epiphyse und
4. der Grad der Dislokation.

Grundsätzlich soll *konservativ vorgegangen* werden. Nur dort, wo eine Reposition total- oder teilgelöster Epiphysen nicht gelingt, kommt eine Operation in Frage, heute vorrangig am distalen Oberarm und Hüftkopf, seltener am Radiusköpfchen, Fußinnenknöchel, Oberarmkopf und unteren Speichenende.

Unsere Erfahrungen werden anhand einiger Frakturen erläutert. Aus der Fülle der kindlichen Frakturen greifen wir 3 heraus, die *Fraktur des Condylus radialis humeri*, die *Schenkelhalsfraktur* und die *hohe Oberschenkelschaftfraktur*. Alle drei haben für das Kind eine besondere Bedeutung.

Die *Fraktur des Condylus radialis humeri* steht nach BLOUNT und SIMON unter den Ellenbogenfrakturen an zweithäufigster Stelle. Die Frakturlinie ist typisch. Sie verläuft von radial nach medial quer durch die Epiphysenfuge und trennt das Capitulum humeri und häufig noch einen Teil der Trochlea vom Humerus. Die ansetzende Unterarmstreckmuskulatur reißt das Fragment ab und disloziert es in beiden Ebenen. Röntgenologisch wird in den ersten 12 Lebensmonaten das Fragment nicht sichtbar. Zwischen erstem und achtem Lebensjahr dagegen treten der Kern des Oberarmköpfchens und ein schmaler Saum der Metaphyse in Erscheinung. Jenseits der Achtjahresgrenze kommt dann der Trochleakern hinzu.

Die *Behandlung* erfolgt in der Regel *operativ*. Selten genügen einfache Reposition und Gipsverband. Bleiben aber Fragmentverschiebungen bestehen, so muß, wie Nachuntersuchungen von MCDONELL beweisen, mit Fehlergebnissen von über 50% gerechnet werden. Heute wird das Fragment fast immer operativ reponiert und mit Nähten, feinen Schrauben, Nägeln oder Stiften in exakter Stellung fixiert. Wir bevorzugen die Spickung mit kleinen Kirschner-Drähten, die parallel oder gekreuzt eingebohrt werden. Das von DAHL-IVERSEN beschriebene völlige Herauslösen und Wiedereinsetzen des Fragmentes ist unnötig. Nur bei Frakturen, die erst nach mehreren Wochen zur Behandlung kommen, kann man dazu genötigt sein.

Postoperative Komplikationen in Form von bleibenden Bewegungseinschränkungen oder Pseudarthrosen sind bei schonendem Vorgehen und bei genauer Reposition im Kindesalter selten. Gelegentlich ist ein erheblicher Wachstumsschub zu beobachten. Fraktur und Operation haben dann zu einem Reiz auf die Epiphysen der radialen Hälfte des Ellenbogengelenkes geführt, erstaunlicherweise auch auf die unberührte Radiusköpfchenepiphyse. Es resultiert ein radiales Mehrwachstum mit Devalgisierung, in extremen Fällen ein Cubitus varus. Der Cubitus hypervalgus entsteht bei nicht oder nur unvollständig reponiertem Condylus radialis. Das Mehrwachstum hat sich auf die ulnare Seite verlagert.

An der Bremer Kinderchirurgie wurden in einem Zeitraum von 13 Jahren 47 entsprechende Fälle behandelt, 8 konservativ und 39 operativ. 42 kamen zur Nachuntersuchung.

Tabelle 1. *Frakturen des Condylus radialis humeri 1956—1968*

Insgesamt	47
Nachuntersucht	42
Behandlung konservativ	8
Behandlung operativ	39
Ergebnis	
Beugung/Streckung normal	30
Pronation/Supination normal	40
Physiologischer Valgus	30
Devalgisierung	4
Varus bis 5°	2
Varus bis 10°	2
Varus bis 15°	2
Varus bis 25°	2

Die *Behandlungsergebnisse*, wie aus Tabelle 1 ersichtlich, entsprechen denen anderer Autoren. Auffallend ist die geringe Zahl der konservativ behandelten Frakturen, Frakturen die sich ausnahmslos leicht reponieren ließen und gut heilten. 83% aller Fälle wurden operiert. Ein ausgeprägter Cubitus varus kam zweimal vor. Zu den funktionellen Mißerfolgen zählen Kinder, die entgegen unseren Anweisungen krankengymnastisch nachbehandelt wurden. Es wurden Mobilisierungsmaßnahmen zum Teil über mehrere Monate verordnet. Sie hatten besonders bei den verspätet operierten Kindern verheerende Folgen. Leider sind, obwohl auf die Gefahr immer wieder hingewiesen wird, derartige Methoden immer noch sehr beliebt. Es ist viel zu wenig bekannt, wie sehr man damit dem kindlichen Ellenbogengelenk schadet.

Die *Schenkelhalsfraktur* kommt im Kindesalter selten vor. Nach Ratliff kommt auf 130 Schenkelhalsfrakturen Erwachsener eine kindliche Fraktur. Selbst große Kliniken verfügen über kaum mehr als 20 eigene Fälle. Wir behandelten innerhalb von 18 Jahren 11 Fälle, wobei die pathologischen Schenkelhalsfrakturen und die Epiphysenlösungen des Femurkopfes nicht berücksichtigt wurden. Die 11 Schenkelhalsfrakturen unterteilten sich in 3 mediale, 4 laterale und 4 pertrochantere. In Übereinstimmung mit Veröffentlichungen von EHALT, BÖHLER und in neuester Zeit von JUNGBLUTH war auch bei uns die mediale Form in der Minderzahl. Das zur Fraktur führende Trauma war wie immer eine besonders schwere Gewalteinwirkung. Der Autounfall, der Sturz von Mauer, Baum, Tisch, Erntewagen, Rad oder Roller, der Sport- und Spielunfall. Das jüngste Kind war $1^1/_2$ Jahre alt.

Häufig wird als *Behandlung* die Extension nach vorausgegangener Reposition empfohlen. BÖHLER, EHALT, FLACH u. a. erzielten damit befriedigende Ergebnisse. Zwei unserer Fälle kamen mit einer Drahtextension in guter Position zur Heilung. Dreimal war der Draht durch das distale Oberschenkelende gebohrt und im Beckengips verankert worden. Heute neigt man dazu, doch irgendeine Form der *Fragmentfixation* zusätzlich anzuwenden. Die einfachste und wohl auch schonendste Fixation erreicht man bei kleineren Kindern mit transcutan eingebohrten *Kirschner-Drähten*. Ein zusätzlicher Gipsverband für mehrere Wochen ist zweckmäßig.

Ziel jeder Behandlung, ob Extension, Gipsverband oder Operation, muß auch beim Kinde die Wiederherstellung des normalen Schenkelhalswinkels sein. Nur so kann ein physiologisches Weiterwachsen bei normaler Artikulation im Hüftgelenk garantiert werden. Eine spontane Korrektur durch Wachstumsvorgänge ist kaum möglich.

Auch beim Kinde kommt es immer wieder zu *Komplikationen* in Form von *Hüftkopfnekrosen*, seltener zu Pseudarthrosen, Varusfehlstellungen und Beinverkürzungen. Die Hüftkopfnekrose nach INGRAHAM und BACHYNSKI häufigste Komplikation der medialen, nach DURBIN auch der lateralen kindlichen Schenkelhalsfraktur, ist hauptsächlich Folge der gestörten Blutversorgung des Hüftkopfes. Fest steht, daß *Kinder und Jugendliche* noch *gefährdeter* sind *als Erwachsene*. Der Grund liegt in der *Besonderheit der Gefäßversorgung* und in der vermehrten Anfälligkeit des kindlichen Hüftkopfes auf schwere Traumen. Eine lege artis durchgeführte Operation kommt als Nekroseursache kaum in Frage, vorausgesetzt man verwendet glatte, dünne Nägel, Bohrdrähte oder dünne Schrauben, die die Epiphysenfuge gar nicht oder nur senkrecht kreuzen und möglichst frühzeitig wieder entfernt werden. Wir bevorzugen die Schraube oder Laschenschraube und befürworten jenseits des 12. Lebensjahres den Dreilamellennagel nach JEWETT. Vom 12. Lebensjahr an kommen namentlich bei akzelerierten Kindern die Verhältnisse denen des Erwachsenen so nahe, daß man etwa von da ab nach den gleichen Prinzipien vorgehen kann.

Von ganz wesentlicher Bedeutung ist, daß die Kinder *nach Abschluß der Frakturheilung* zur Verhütung eines perthesartigen Kopfeinbruches *für 6 Monate eine entlastende Thomasschiene* tragen. Wir haben bei einem 12jährigen Knaben, bei dem das nicht beachtet worden war, noch Monate nach Abschluß der Heilung eine schwere Kopfdeformierung gesehen. Wichtig ist auch, daß der Übergang von der Entlastung durch die Schiene bis zur Freigabe der Belastung allmählich und schrittweise erfolgt.

Tabelle 2. *Behandlung und Ergebnis von 7 Schenkelhals- und 4 pertrochanteren Oberschenkelfrakturen 1958—1968*

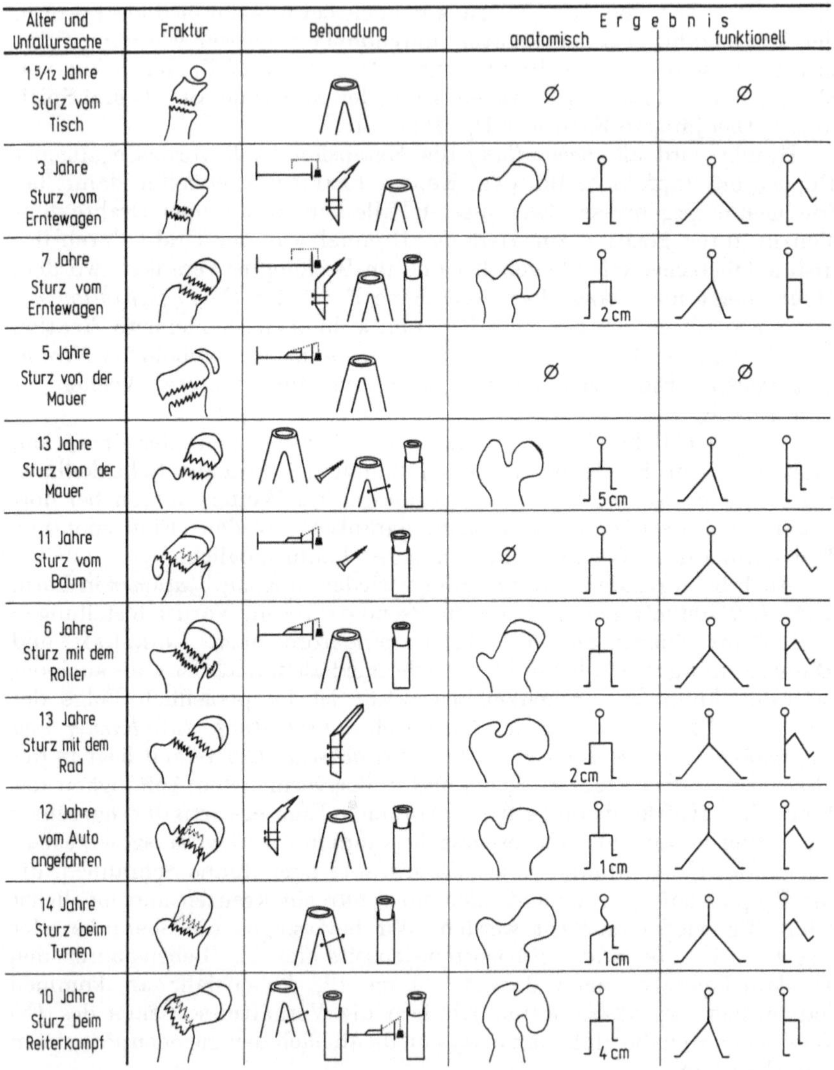

Alter und Unfallursache	Fraktur	Behandlung	Ergebnis	
			anatomisch	funktionell
1 5/12 Jahre Sturz vom Tisch			∅	∅
3 Jahre Sturz vom Erntewagen				
7 Jahre Sturz vom Erntewagen			2 cm	
5 Jahre Sturz von der Mauer			∅	∅
13 Jahre Sturz von der Mauer			5 cm	
11 Jahre Sturz vom Baum			∅	
6 Jahre Sturz mit dem Roller				
13 Jahre Sturz mit dem Rad			2 cm	
12 Jahre vom Auto angefahren			1 cm	
14 Jahre Sturz beim Turnen			1 cm	
10 Jahre Sturz beim Reiterkampf			4 cm	

Fall 8. Operiert von Herrn Prof. Dr. E. SIEBER, Leiter der Unfallchirurgischen Klinik der Städt. Krankenanstalten Bremen.

Einmal beobachteten wir eine drohende Pseudarthrose. Eine erneute Ruhigstellung im Extensionsgips mit anschließender Thomasschiene führte schließlich zum Ziele. Tabelle 2 gibt Auskunft über Ursache, Therapie und Nachuntersuchungsbefunde unserer 11 Schenkelhalsfrakturen. Coxa vara und Beinverkürzungen traten unter 9 Nachuntersuchungen dreimal auf. Eine Beinverkürzung ging zu Lasten eines schweren Perthes, eine zu Lasten eines Beckenschiefstandes bei hochgradiger Skoliose. Die extreme Verkürzung von 5 cm resultierte aus einem zu kleinen Schenkelhalswinkel und aus einer zusätzlichen, ungünstig verheilten distalen Oberschenkelfraktur. Funktionell boten die 9 Kinder gute Ergebnisse. Lediglich in 3 Fällen fand sich eine leichte Behinderung bei Rotation und Abduktion.

Für das Kind ebenfalls typisch und in der Behandlung genauso problematisch wie die Ellenbogen- und Schenkelhalsfrakturen sind die *Brüche des Oberschenkelschaftes*. Herausgegriffen seien in diesem Zusammenhang die *subtrochanteren* und die *hohen Schaftfrakturen*. Diese Formen bieten zweifellos hinsichtlich einer guten Reposition, die man ja in dieser Region unbedingt fordern muß, besondere Schwierigkeiten. Unter unseren 504 Oberschenkelfrakturen, die in einem Zeitraum von 18 Jahren zur Behandlung kamen, gehören 47 Fälle, also etwas weniger als 10%, in diese Gruppe. Sie verteilen sich laut Tabelle 3 nach Alter, Geschlecht und Lokalisation folgendermaßen:

Tabelle 3. *Verteilung von 9 subtrochanteren und 39 proximalen Oberschenkelschaftfrakturen aus den Jahren 1951—1968*

	Geschlecht		Lokalisation		Alter (in Jahren)					
	♂	♀	rechts	links	1—3	3—5	5—7	7—9	9—11	11—13
Subtrochantere Oberschenkelschaftfrakturen	7	2	5	4	3	5				1
Proximale Oberschenkelschaftfrakturen	22	17	17	22	9	5	9	8	3	5

Es *dominieren die Knaben* und das Alter zwischen 3 und 7 Jahren. Als Unfallursache steht der *Verkehrsunfall* mit 55% an erster Stelle. Die Behandlung richtet sich nach den zu erwartenden Komplikationen. Während man beim Kinde Frakturverschiebungen im Sinne einer Dislocatio ad latus vernachlässigen kann, müssen Achsenknickungen nach JONASCH schon ab 10° und alle Drehfehler korrigiert werden. Sie sind sonst Ursache von Varus- und Valgusstellung, Ante- und Rekurvation, nach WEBER auch von späteren Arthrosen in Hüfte, Knie und unterem Sprunggelenk.

Diese Forderungen gelten besonders für die *subtrochanteren Frakturen* und sind bei dem schwer beeinflußbaren proximalen Fragment in der Regel nur operativ zu erfüllen. Aus unseren eigenen Beobachtungen geht hervor, daß die konservative Behandlung solcher Frakturen nur in den ersten Lebensjahren Erfolg verspricht. Etwa vom 4. Lebensjahr an sind die *operative Reposition und Osteosynthese* vorzuziehen. Ist das Trochanterfragment groß genug, verwenden wir dazu einen dünnen Küntscher-Nagel, sonst die bewährte Laschenschraube.

74   G. v. d. Oelsnitz:

Hohe Schaftfrakturen bekommen bei uns bis zum 5. oder 6. Lebensjahr für 14 Tage eine vertikale *Heftpflasterextension* nach Bryant, anschließend für 3 Wochen einen Beckengips. Verkürzungen bis zu 2 cm nehmen wir dabei in Kauf. Jenseits des 6. Lebensjahres bevorzugen wir die *Marknagelung*. Bei *langen Schrägfrakturen* hat sich auch die percutane *Bohrdrahtfixation* im Verein mit Gipsverband bewährt. Der Eingriff ist klein, die Fixation nahezu ideal und der schnellen Entlassung steht nichts im Wege. In der Frage der operativen Osteosynthese hoher kindlicher Schaftfrakturen gehen die Meinungen noch sehr auseinander. Viele bevorzugen die rein konservative Methode und führen als Argument u. a. die vermehrte Infektionsneigung und erhöhte Wachstumsbeschleunigung kindlicher Frakturen nach Operationen ins Feld. Das ist nur zum Teil berechtigt. Ohne Frage haben Drahtcerclage oder Plattenfixationen bei der kindlichen Oberschenkelfraktur keine Berechtigung. Der *dünne Marknagel* aber leistet in ausgewählten Fällen beste Dienste. Es wird mit ihm keine stabile Osteosynthese angestrebt, sondern er stellt lediglich eine Maßnahme dar, die eine achsengerechte Frakturstellung garantiert und den Drehfehler beherrschen läßt. Ein zusätzlicher Gipsverband, der ja beim Kinde im Gegensatz zum Erwachsenen kaum Probleme birgt, macht zudem eine stabile Osteosynthese unnötig. Die *Infektionsgefahr*, auch bei offener Nagelung, ist unbedeutend, der Wachstumsreiz nicht stärker als bei rein konservativer Behandlung.

Unsere *Behandlungsergebnisse* subtrochanterer und hoher Schaftfrakturen verdeutlicht die Tabelle 4. 30 von 47 Frakturen wurden nach einem Zeitraum von 1–17 Jahren nachuntersucht. Sie verteilten sich auf 6 subtrochantere und 24 proximale Oberschenkelschaftfrakturen. 28 Kinder waren beschwerdefrei, nur 2 klagten nach längerem Laufen

Tabelle 4. *Behandlungsergebnisse von 6 subtrochanteren und 24 proximalen Oberschenkelschaftfrakturen aus der Zeit von 1953—1968*

Therapie	Beschwerden		Beinbeweglichkeit		Beinlänge		
	nein	ja	frei	behindert	Verlängerung	ohne Differenz	Verkürzung
Gips	2		2			2	
Extension, Gips	4	1	4	1		3	2
Laschenschraube und Gips	2		1	1	1	1	
Bohrdrahtfixation und Gips	1/1		1/1			1/1	
Küntscher-Nagelung und Gips	3/11	1	1/11	2/1	1/4	2/7	1
Extension, Küntscher-Nagelung	3		3			3	
Extension, Küntscher-Nagelung und Gips	1		1			1	
Insgesamt	28	2	25	5	6	21	3

über Schmerzen im Bruchbereich. Bewegungseinschränkungen fanden sich fünfmal, viermal eine behinderte Innenrotation und einmal eine Abduktionssperre. Die Beinverlängerung betrug 1—2 cm. Dreimal bestand eine Beinverkürzung, die sich im gleichen Rahmen bewegte. Zwei von diesen Fällen waren primär mit einer Verkürzung verheilt, die offensichtlich durch das überschießende Wachstum nicht mehr vollständig ausgeglichen werden konnte. Eine Verkürzung geht zu Lasten einer gleichseitigen, komplizierten Unterschenkelfraktur.

Ein fast vierjähriges Kind kam nach einem Verkehrsunfall in unsere stationäre Behandlung. Es bestand eine schwere Hirntusion und eine subtrochantere Querfraktur links. Aufgrund des lebensbedrohlichen Allgemeinzustandes konnte der Oberschenkel erst 17 Tage später mit einem Küntscher-Nagel versorgt werden. Dabei überraschte uns ein großer Absceß im Operationsgebiet. Eine örtlich begrenzte Osteomyelitis war die Folge. Doppeldrainage und Antibiotica führten zur Ausheilung. Heute, 1 Jahr nach Entfernung des Nagels, findet man lediglich eine Verkürzung des linken Beines um 2 cm und eine leichte Behinderung der Innenrotation im Hüftgelenk.

Zum Schluß sei noch einmal hervorgehoben, daß über *Frakturen* berichtet wurde, bei denen man *operativ oder mit percutaner Fixation* vorgehen kann bzw. vorgehen soll. Das sind jedoch nur *Ausnahmen*. In der Regel wird man bei kindlichen Frakturen konservativ vorgehen können. Nur da, wo es auf besonders exakte Reposition ankommt, also im Bereiche des Condylus radialis humeri und bei Frakturen im Bereiche der Trochanterregion sind operative Maßnahmen eine gute Hilfe. Oberstes Prinzip bei der Durchführung dieser Eingriffe ist, die *Operation so klein wie möglich* zu gestalten und nicht mehr Reiz als unvermeidbar ist, zu setzen. Wenn man sich an diese Richtschnur und an diese Einschränkung hält, ist gegen eine gut geplante und schonend durchgeführte operative Fixation kaum etwas einzuwenden.

Zusammenfassung

Anhand des Krankengutes der Kinderchirurgischen Klinik in Bremen wird zu den *Problemen*, die die *Verletzungen des kindlichen Skeletes* mit sich bringen, Stellung genommen.

Die einzelnen Fälle betreffen typische *Frakturen im Bereiche der Epiphysenfugen*, des *Ellenbogengelenkes* und des *Oberschenkels*. An Schwerpunkten herausgestellt werden der Abriß des Condylus radialis humeri und die Frakturen des Schenkelhalses, der Trochanterregion und des proximalen Schaftdrittels.

Verletzungen des Condylus radialis kamen 47mal vor. 83% wurden operiert. Die Behandlungsergebnisse sind in den Fällen gut, wo eine krankengymnastische Nachbehandlung nicht durchgeführt wurde.

Schenkelhals- und Trochanterfrakturen (11mal traumatisch bedingt) fordern eine ideale Reposition und exakte Fixierung. Das wurde durch Extension, Gipsverband oder operative Osteosynthese erreicht. Komplikationen in Form der Hüftkopfnekrose, Pseudarthrose, Varusfehlstellung und Beinverkürzung lassen sich nicht immer vermeiden. Prophylaktisch sind dabei das Tragen einer Thomasschiene und die ganz allmähliche Wiederbelastung von großer Bedeutung.

Die *Nachuntersuchungen* von 30 subtrochanteren und proximalen Oberschenkelschaftfrakturen lassen erkennen, daß das vorgeschlagene Behandlungsschema ausreichend ist. Der Marknagel leistet dabei beste Dienste. Seine Infektionsgefahr ist unbedeutend, sein Wachstumsreiz gering und kurzfristig.

Literatur. Blount, W. P.: Knochenbrüche bei Kindern. Stuttgart: Georg Thieme 1957. — Dahl-Iversen, F.: Frakturen des Epicondylus humeri medialis. Lyon chir. **33**, 234 (1936). — Durbin, F. C.: Fracture of the femoral neck in children. J. Bone Jt Surg. B **43**, 174 (1961). — Ehalt, W.: Verletzungen bei Kindern und Jugendlichen. Stuttgart: Ferdinand Enke 1961. — Engler, I.: Die Unfälle im Kindesalter. Z. Kinderchir. **4**, 48—58 (1967). — Flach, A., H. Geisbe u. H. Fendel: Wachstumsveränderungen nach Frakturen der Extremitäten im Kindesalter. Z. Kinderchir. **4**, 58—71 (1967). — Flach, A., u. H. Kudlich: Schenkelkopfnekrosen nach traumatischen Hüftluxationen und Schenkelhalsfrakturen Jugendlicher. Zbl. Chir. **87**, 860—871 (1962). — Gerhard, K.: Hergang und Ursache kindlicher Unfälle. Diss. med. Bonn 1966. — Ingraham, A. J., and B. Bachynski: Fractures of the hip in children. J. Bone Jt Surg. A **35**, 867 (1953). — Jonasch, E.: Die geschlossenen Brüche des Oberschenkels bei Kindern. Chir. Praxis **3**, 421 (1959). — Jungbluth, K.-H., R. Daum u. E. Metzger: Schenkelhalsfrakturen im Kindesalter. Z. Kinderchir. **6**, 392—400 (1968). — Lehner, A., u. J. Dubas: Sekundäre Deformierungen nach Epiphysenlösungen und epiphysenliniennahen Frakturen. Helv. chir. Acta **21**, 147 (1959). — McDonnell, D. P., and J. C. Wilson: Fractures of the lower end of the humerus in children. J. Bone Jt Surg A **30**, 347—358 (1948). — Ratliff, A. H. C.: Fractures of femoral neck in children. J. Bone Jt Surg. B **43**, 174 (1961); — Fractures of the neck of the femur in children. J. Bone Jt Surg. B **44**, 528 (1962). — Rehbein, F., u. S. Hofmann: Knochenverletzungen im Kindesalter. Langenbecks Arch. klin. Chir. **304**, 539, 562 (1963). — Rettig, H.: Frakturen im Kindesalter. München: J. F. Bergmann: 1957. — Schweiber, L., G. Hofmeier u. W. Faust: Oberschenkelschaftbrüche im Kindesalter. Z. Kinderchir. **5**, 435—450 (1968). — Streicher, H.-J.: Berichte über 1500 kindliche und jugendliche Frakturen. H. Unfallheilk. **55**, 129—134 (1956). — Weber, B. G.: Zur Behandlung kindlicher Femurschaftbrüche. Arch. orthop. Unfall-Chir. **54**, 713—723 (1963).

G. Fuchs, Prof. Dr., Oberarzt der Chir. Univ.-Klinik, Göttingen:

Diagnostik und Therapie von Spontanfrakturen im Kindes- und Adoleszentenalter. (Mit 2 Abb.)

Spontanfrakturen sind Ausdruck einer ungenügenden Adaptation der Belastungsfähigkeit eines Knochens. Sie können auftreten bei *Knochentumoren*, bei *geschwulstmäßigen* und *entzündlichen Affektionen des Skeletes* sowie bei *Skeletsystemerkrankungen*.

Im Rahmen des Themas möchte ich aus der Vielzahl dieser Erkrankungen nur einige Krankheitsbilder abhandeln, die in der Praxis nicht selten im Röntgenbild differentialdiagnostische Schwierigkeiten bereiten oder für den Chirurgen bezüglich rekonstruktiver Maßnahmen von Bedeutung sind.

Aus der Gruppe der *cystischen Knochenaffektionen* spielt im Kindes- und Adoleszentenalter die *solitäre Knochencyste* die führende Rolle. Sie findet sich vornehmlich *in den Metaphysen der langen Röhrenknochen,* wobei *Humerus und Femur* mit einer Manifestationshäufigkeit von 75% den Prädilektionsort darstellen (Dia). Röntgenologisch ist sie an der glattwandigen, gelegentlich mit randständigen Trabekeln versteiften Knochenhöhle und ihrer papierdünnen Corticalis zu erkennen, wodurch nicht selten Mehrkammerigkeit vorgetäuscht wird (Dia).

Wegen der folgenschweren therapeutischen Konsequenzen sei die solitäre Knochencyste zunächst dem *eosinophilen Knochengranulom* und dem Riesenzelltumor gegenübergestellt, da diese 3 Krankheitsbilder eine grundsätzlich *unterschiedliche Behandlung* erfordern (Abb. 1).

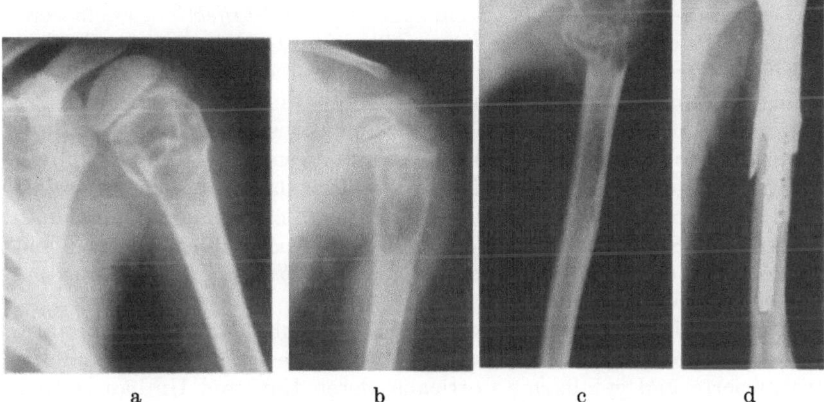

a   b   c   d

Abb. 1. a Solitäre Knochencyste, b eosinophiles Knochengranulom; c u. d Riesenzelltumor vor und nach Kontinuitätsresektion und Überbrückung des Defektes mit einer Endoprothese (Kontrollierter Verlauf über 5 Jahre. Vgl. Chir. Praxis FUCHS, **10**, 69 (1966)

Beim Befall der langen Röhrenknochen finden sich die *runden bis ovalen Aufhellungsherde des eosinophilen Granuloms* vorzugsweise an den proximalen Metaphysen und haben somit ihre Topik mit der solitären Knochencyste gemeinsam. Das Röntgenbild ist bei den im akuten Stadium fehlenden periostalen oder endostalen Randsklerosen der solitären Knochencyste so ähnlich, daß eine sichere *Diagnose* in einer Reihe von Fällen nur erst *durch eine histologische Untersuchung* ermöglicht wird. *Spontanfrakturen beim eosinophilen Granulom* erlauben eine *konservative Behandlung im Gipsverband,* da die osteolytischen Herde spontan oder besonders schnell mit einer *Röntgenbestrahlung* zur Ausheilung gebracht werden können, so daß operative Maßnahmen überflüssig sind.

Da sich histologisch in den Randgebieten der solitären Knochencyste nicht selten auch riesenzellhaltige Gewebsformationen finden, sind *Verwechslungen mit der echten Riesenzellgeschwulst* (Ostitis fibrosa localisata, solitäres Osteoblastom, brauner Tumor) vorgekommen. Sitz des Prozesses und Alter des Erkrankten ermöglichen hier die differentialdiagnostische Abklärung.

Die *solitäre Knochencyste* ist *vornehmlich metaphysär, gelegentlich auch in der Diaphyse* lokalisiert, jedoch werden *niemals die Epiphysen* befallen. Der Prädilektionsort der Riesenzellgeschwulst dagegen ist der epi-metaphysäre Abschnitt der langen Röhrenknochen mit betonter Lokalisation in der Epiphyse. Der *Riesenzelltumor* tritt im allgemeinen im Gegensatz zur Knochencyste erst im frühen Erwachsenenalter auf und ist als *potentiell maligne* anzusehen. Bei einer Excochleation kann schon von kleinen Resten zurückgelassenen Geschwulstgewebes das Rezidiv ausgehen und maligne entarten. Eine *Kontinuitätsresektion weit im Gesunden* und Überbrückung des Defektes mit einer Endoprothese ist bei dem Riesenzelltumor daher die beste Therapie, um den Patienten ein für allemal von seinem Geschwulstleiden zu befreien.

Die *solitäre Knochencyste* ist eine *gutartige Skeletaffektion*, auch wenn sie in dem Randsaum reichlich riesenzellhaltiges Gewebe enthält. In dem Göttinger Geschwulstregister ist kein einziger Fall einer malignen Entartung bekannt. Radikal-chirurgische Maßnahmen in Form von Resektionen sind daher nicht nötig. Mit einer konservativen Behandlung ist eine Konsolidierung der Fraktur zwar zu erreichen, da die Aufsplitterung des Knochens einen kallusfördernden Reiz darstellt, die Cyste selbst rezidiviert danach aber sehr häufig. Nach HELLNER behandeln wir grundsätzlich alle *Spontanfrakturen bei solitären Knochencysten operativ* mit *Excochleation der Cyste* und *formschlüssiger Auffüllung* des *Defektes mit spongiösem Knochenmaterial*.

Die Spongiosa ist auf Grund ihrer Oberflächenbeschaffenheit und ihrer guten Durchblutung als Füllmaterial besser geeignet als die lamellär strukturierte und gefäßarme Corticalis, deren Ein- und Umbau zeitlich deutlich hinter dem der Spongiosa zurückbleibt. Auf Grund der Ergebnisse in der Knochentransplantationsforschung dürfte als erwiesen gelten, daß der *eigene Knochen* nach wie vor das *beste Transplantationsmaterial* ist. Spongiosaplomben mit homologen Tiefkühlspänen oder mit heterologem Knochenmaterial haben sich in der Klinik jedoch ebenfalls bewährt, wobei dem Einbau dieses Fremdknochens die regeneratorische Potenz des wachsenden Skelets sehr zu Hilfe kommt.

Bei exzentrischer Lage der Knochencysten und insbesondere dann, wenn auch nach sorgfältiger Ausfräsung des Herdes von der eingebrochenen Corticalis noch soviel belassen werden kann, daß eine gewisse Reststabilität besteht, ist eine zusätzliche intramedulläre Schienung mit einem Marknagel *nicht* nötig (Dia). Auch bei größeren Defekten versuchen wir immer, ohne Metallimplantate auszukommen (Dia).

Differentialdiagnostisch ist die solitäre Knochencyste weiter von dem *nicht-ossifizierenden Knochenfibrom* zu trennen, das JAFFÉ und LICHTENSTEIN 1942 beschrieben haben und das heute allgemein den „geschwulstähnlichen Knochenaffektionen" (tumor-like conditions) zugerechnet wird. Dabei wird auf seine spontane Rückbildungsfähigkeit hingewiesen, die bei einer echten Geschwulst unbekannt ist. Nach HATCHER, MAUDSLEY und STRANSFIELD entstehen die fibrösen Felder durch eng umschriebene Störungen der enchondralen Ossifikation in der Epiphysenfuge. Mit zunehmendem Längenwachstum entfernen sich die Knochendefekte von der Epiphysenscheibe und wandern unter dem Einfluß der modellierenden Reduktionszone von Epiphysen- auf Schaftbreite als fibröses Störfeld metaphysär exzentrisch aus. Sie sind also nur in Ausnahmefällen chirurgisch zu behandeln.

Die Topik des nicht-ossifizierenden Fibroms ergibt sich aus einer Zusammenstellung von POPPE mit 146 Beobachtungen, von denen 68 dem Göttinger Knochengeschwulstregister entnommen sind (Dia). Danach sind die Prädilektionsorte die metaphysären Abschnitte von Femur, Tibia, Fibula und Humerus.

Röntgenologisch zeigt das Fibrom ein ungewöhnlich pathognomonisches Bild (Dia). Man findet in der Metaphyse mehr diaphysenwärts und subcortical gelegene rundliche, nicht selten traubenförmige Defekte, die gegen den umgebenden Knochen mit einem sklerotischen Randsaum scharf abgesetzt sind. Die Frakturlinien gehen meist an dem Defekt vorbei oder berühren ihn nur tangential. Da sich im feingeweblichen Bild zellreiche Areale mit Fibroblasten und vielkernigen Riesenzellen finden, darf sich der Histologe nicht zur Diagnose eines Fibrosarkoms oder eines Riesenzelltumors verleiten lassen. Für beide Geschwülste ist das Alter des Trägers eines nicht-ossifizierenden Fibroms mit 5—20 Jahren nicht charakteristisch. Darüber hinaus sind beim Fibrom polytope Affektionen mit Befall der gleichen Gliedmaße wie auch des contralateralen Skeletabschnittes bekannt, die bei einem nicht ganz typischen Röntgenbefund die Diagnose sichern können.

Bei kleineren randständigen Defekten kann man sich mit einer konservativen Behandlung begnügen, die Frakturheilung ist nicht gestört. Ein Übergang zur malignen Entartung ist auch in größeren Beobachtungsreihen nie beschrieben worden (Dia).

Die seltene „Riesenzellvariante der Knochencyste", die von JAFFÉ-LICHTENSTEIN als *„aneurysmatische Knochencyste"* bezeichnete geschwulstähnliche Skeletaffektion hat ihr Prädilektionsalter im 2. Lebensjahrzehnt.

Die Bezeichnung „aneurysmatische Knochencyste" ist rein deskriptiv, ihre Ätiologie bis heute nicht geklärt, vaskuläre Fehlbildungen werden diskutiert. Die hauptsächlichen Manifestationsorte sind die Metaphysen der langen Röhrenknochen und die Wirbelkörper. Im Röntgenbild ist die Compacta uhrglasförmig vorgewölbt und eierschalenartig verdünnt, eine sklerotische Randzone als Begrenzung zum normalen Knochen fehlt (Dia). Wie bei der solitären Knochencyste und beim nicht ossifizierenden Knochenfibrom besteht auch hier keine Gefahr zur malignen Entartung. Wegen der häufig großblasigen Auftreibung und der dadurch verursachten mechanischen Insuffizienz des Knochens besteht die Therapie der Spontanfraktur bei Sitz des Herdes im langen Röhrenknochen in Curettage und konsekutiver Plombierung mit Spongiosa. Bei der starken Vaskularisation ist bei der Operation auf eine sorgfältige Blutstillung größter Wert zu legen. In diesem Fall bot sich die Teilresektion des Wadenbeines an (Dia).

Eine weitere geschwulstähnliche Knochenaffektion des Adoleszentenalters mit der Möglichkeit von Spontanfrakturen ist die von ÜHLINGER

(1940) als „Osteofibrosis deformans juvenilis" und von Jaffé-Lichtenstein (1942) als „*fibröse Dysplasie*" bezeichnete Erkrankung. Die Kno-
chenveränderungen können monotop, aber auch polytop bis generali-
siert, uni- und bilateral auftreten. Nach Ühlinger liegt dieser Erkrankung eine primäre Fehlentwicklung des Knochenmarkes mit temporären
hormonellen Störungen zugrunde. Pathologisch-anatomisch handelt es
sich um einen Ersatz des Knochenmarkes durch ein „fibröses Gewebe",

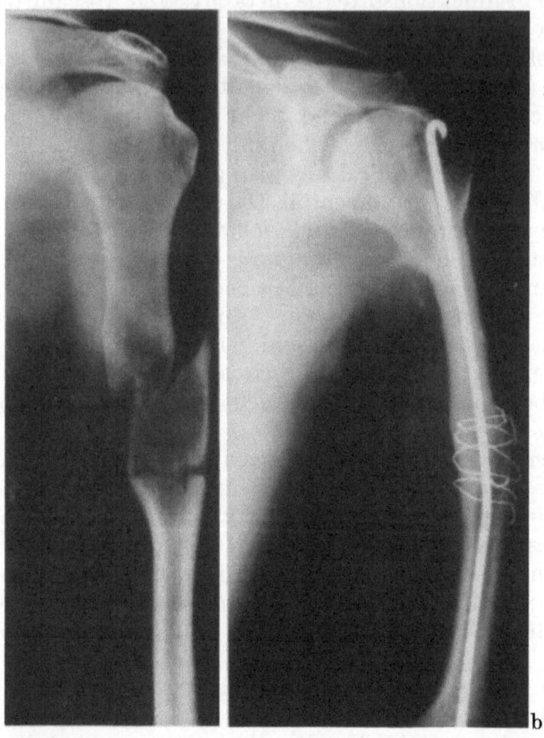

Abb. 2. a Spontanfraktur bei fibröser Dysplasie; b behandelt mit Kontinuitätsresektion und Überbrückung des Defektes mit der Fibula

dessen Ausbreitung zu einer Zerstörung der Struktur und zur Auftreibung des Knochens führt. Während die schweren Formen insbesondere
beim Befall statisch belasteter Gliedmaßenabschnitte an ihrer Verformung leicht zu erkennen sind, können kleinere monostotische Herde zu
röntgenologischen Fehlinterpretationen führen.

Die Röntgensymptomatik ist charakterisiert durch eine pseudo-
cystische Ausweitung des Markraumes, wodurch der Knochen spindel-
förmig aufgetrieben wird (Abb. 2a). Die Corticalis ist stark verdünnt,
bleibt aber in Form einer feinen Lamelle als Zeichen der Gutartigkeit
immer erhalten. Im Regelfall ist die Spontanfraktur bei der fibrösen
Dysplasie durch einfache Immobilisation im Gipsverband zu behandeln.

Bei den häufig zu beobachtenden Ermüdungsbrüchen an den unteren Gliedmaßen sind entlastende Apparate angezeigt. Bei diesem ausgedehnten monostotischen Herd haben wir eine subperiostale Kontinuitätsresektion mit Überbrückung des Defektes durch die Fibula vorgenommen (Abb. 2b). Nach den Grundregeln der Knochentransplantation ist dabei eine breitflächige Verankerung des Transplantates mit dem ortsständigen Knochen herzustellen. Proximal ist das geschehen durch die Einbolzung der Fibula in den spongiösen Oberarmkopf, distal — an der Kontaktstelle beider corticaler Knochen zur Verbesserung der osteogenetischen Potenz der nicht so regenerationsfreudigen Corticalis — durch zusätzliche zirkuläre Anlagerung stäbchenförmiger Beckenspongiosa. Die Gliedmaße ließ sich so wieder voll funktionstüchtig rekonstruieren.

Von der fibrösen Dysplasie abzugrenzen ist das *desmoplastische Fibrom des Knochens*, das sich von der fibrösen Dysplasie in morphologischer Hinsicht durch fehlende Knochenbildung im fibrösen Gewebe unterscheidet. Es ist ein sehr seltener, gutartiger Tumor, der im feingeweblichen Bild stellenweise auch Anklänge an ein Fibrosarkom hoher Gewebsreife zeigt und mit ihm wegen der folgenschweren therapeutischen Konsequenzen nicht verwechselt werden darf.

Die Behandlung besteht in Curettage des Prozesses mit anschließender Plombierung, um die mechanische Festigkeit des Knochens wieder herzustellen. Als stabilisierendes Element wurde ein heterologer Corticalisspan proximal in die Markhöhle und distal in den Femurcondylus eingebolzt (Dia).

Radikalchirurgische Maßnahmen sind *stets* indiziert bei der Therapie von Spontanfrakturen auf dem Boden eines *Chondroms der langen Röhrenknochen* (Dia).

Chondrome entstehen durch Störungen der enchondralen Ossifikation, haben ihren Prädilektionsort in den Phalangen der Hände und Füße und sind hier immer *gutartig*. Bei dieser Lokalisation ist die Therapie der Wahl die Excochleation mit konsekutiver Plombierung. Bei Befall des *Beckens* und der *langen Röhrenknochen* dagegen besteht immer der *Verdacht auf eine sarkomatöse Entartung*, so daß eine radikale Entfernung der Geschwulst mitsamt dem Periost durch Resektion im Gesunden vorzunehmen ist. Auch hier wurde der Resektionsdefekt mit einer implantierten Fibula und angelagerten Spongiosa in der bereits vorher beschriebenen Technik überbrückt.

Die *Behandlung von Spontanfrakturen im Kindes- und Adoleszentenalter* stellt an den Chirurgen hohe Anforderungen besonders im Hinblick auf die *richtige Indikation*.

Um unseren jungen Patienten überflüssige Eingriffe zu ersparen oder um sie durch zweckentsprechende Operationen ein für allemal von ihrer Erkrankung zu befreien, ist sowohl für die Diagnostik als auch für die Therapie die enge Zusammenarbeit zwischen Chirurgen, Radiologen und Pathologen unabdingbar. Ich bin glücklich, durch meine Zusammenarbeit im Rahmen des Knochengeschwulstregisters Göttingen mit den Herren HELLNER, POPPE und SCHÖN mit meinen Ausführungen auch zugleich deren Stellungnahme zu diesen Problemen konkretisiert zu haben.

E. Jonasch, Dr., Oberarzt des Unfallkrankenhauses Wien, Webergasse:

Epiphysenlösungen am unteren Speichenende bei Kindern.

Unter den *traumatischen Epiphysenlösungen* sind die *am unteren Speichenende* mit ungefähr 40% die häufigsten. Das Durchschnittsalter der Kinder beträgt 11 Jahre.

Nach der *Größe der Verschiebung der Epiphyse* können klinisch und röntgenologisch *verschiedene Schweregrade* unterschieden werden.

Bei unseren Untersuchungen an 500 Verletzten mit einer Epiphysenlösung am unteren Speichenende — 15 bis 30 Jahre nach der Verletzung — wollten wir die Frage klären, wann mit einer *unfallbedingten Wachstumsstörung der Speiche* zu rechnen ist und wann nicht.

Im Bereiche der Epiphysenfuge lassen sich 2 Zonen unterscheiden, nämlich das der Epiphyse anliegende *Stratum Germinativum*, der eigentlichen Wachstumsschichte und der der Metaphyse zugewendeten *Verkalkungs-* oder *Ossifikationszone*.

Nach den Angaben in der Literatur erfolgen die meisten Epiphysenlösungen in der Ossifikationszone und führen daher zu keinen Wachstumsstörungen. Kommt es jedoch zu einer Verletzung des *Stratum Germinativum*, so ist mit einer solchen zu rechnen.

Wachstumsstörungen und somit eine Verkürzung der Speiche konnten wir bei unseren Fällen finden:

1. wenn die Speichenepiphyse selbst gebrochen war,

2. wenn nach einer offenen Epiphysenlösung eine längerdauernde Infektion auftrat,

3. wenn eine geschlossene Epiphysenlösung des unteren Speichenendes operativ eingerichtet und die Epiphyse mit metallischem Material festgehalten wurde.

Als letzte aber *häufigste Ursache für eine Wachstumsstörung* fanden wir die *Quetschung der Wachstumszone*, zu der es kommt, wenn die Gewalteinwirkung die Wachstumszone senkrecht trifft. Es sind dies die Fälle, bei denen die Epiphyse nicht oder nur wenig verschoben ist als Zeichen dafür, daß die Epiphyse der einwirkenden Gewalt nicht ausweichen konnte.

Dies besagt, daß *je größer* die *primäre Verschiebung der Epiphyse* gegenüber der Metaphyse ist, um so *weniger* ist mit einer *späteren Wachstumsstörung* zu rechnen.

Nun einige Worte zur *Behandlung:*

Die Einrichtung einer Epiphysenlösung am unteren Speichenende soll so bald als möglich durchgeführt werden. Die konservative Einrichtung gelingt in den ersten Tagen leicht, wobei die Einrichtung in schonender Weise erfolgen soll, um nicht die Wachstumszone zu verletzen.

Gelingt eine verspätete Einrichtung nicht so ist es nach unseren Erfahrungen besser, die *Fehlstellung zu belassen*, als diese operativ zu beseitigen, da man *nie* voraussagen kann, in welchem Ausmaß sich die Fehlstellung von selbst ausgleicht.

Korrigierende Operationen sollen erst nach abgeschlossenem Wachstum durchgeführt werden.

S. Weller, Prof. Dr., Chefarzt des Unfallkrankenhauses Tübingen:

Die absolute Indikation zu operativem Vorgehen bei kindlichen Frakturen.

In einer Zeit, die erfüllt ist von den Möglichkeiten und den Erfolgen einer *operativen Behandlung von Knochenbrüchen*, wird der unfallchirurgisch tätige Arzt zwangsläufig — nicht selten auch von Seiten der Angehörigen — vor die Frage gestellt werden, ob man nicht diesen oder jenen *kindlichen und jugendlichen Knochenbruch* ebenfalls einer operativen Behandlung mittels stabiler Osteosynthese unterziehen soll.

Hierzu darf gleich vorwegnehmend gesagt werden, daß im Gegensatz zu den Frakturen Erwachsener die *Indikation zur Osteosynthese bei Kindern und Jugendlichen relativ selten* ist. Von diesem Blickwinkel aus könnte man sich daher mit Recht an meinem Thema stören, welches von der *absoluten Indikation zu operativem Vorgehen* spricht.

Unter nahezu tausend *kindlichen und jugendlichen Frakturen* der letzten vier Jahre wurden im Krankengut unserer Abteilung rund 8% *operativ* und mit *einer Osteosynthese versorgt*. Wenn man berücksichtigt, daß die Osteosynthesequote bei unsern Erwachsenen-Frakturen zwischen 60 und 70% liegt, dann wird deutlich wie *streng* wir die *Indikation zur operativen Behandlung bei kindlichen und jugendlichen Frakturen* stellen. Der noch im *Wachstum begriffene kindliche Knochen* ist erfahrungsgemäß *bestens durchblutet* und die *Reparationsfähigkeit* besonders *gut*. So läuft auch die Heilung einer Fraktur beschleunigt d. h. in kürzerer Zeit ab und die Gefahr von bleibenden Schäden infolge Ruhigstellung im Gipsverband etc. scheidet weitgehend aus.

Obgleich das kindliche und jugendliche Skelet, durch diese Vorzüge ausgestattet, in der Lage ist, selbst starke *Achsenfehlstellungen und Dislokationen auszugleichen*, sollte die Behandlung einer solchen Fraktur nicht unter dieser stillen Rückendeckung von Seiten der Natur durchgeführt werden. Die Erfahrung hat gelehrt, daß eine *großzügige Handhabung* z. B. der kindlichen Gelenkbrüche, immer wieder einmal nach Monaten oder Jahren zu höchst bedauerlichen *irreversiblen Veränderungen* führt. In der Mehrzahl dieser unglücklichen Spätergebnisse handelt es sich um *Deformitäten von Gelenkanteilen* und *Gelenkflächen* infolge Fehlwachstums nach Verletzung der Wachstumszonen und nach unzureichender Reposition.

Im Vordergrund der Gelenkbrüche bei Kindern und Jugendlichen stehen die *Epiphysenluxationen* oder die *Epiphysenluxationsfrakturen*. Jeder einzelnen Verletzung sollte man eine sorgfältige und optimale Therapie angedeihen lassen.

So gibt es trotz dieser beachtenswerten Tatsachen eben einige wenige Situationen, in denen auch *bei kindlichen Knochenbrüchen* ein *blutiges Vorgehen mit anschließender Osteosynthese* notwendig wird. Allerdings handelt es sich hierbei niemals darum, eine stabile Osteosynthese zu erzielen, sondern lediglich um eine *Retention der Bruchstücke bis zur ausreichenden Heilung*. Eine *zusätzliche Ruhigstellung im Gipsverband* oder anderen Verbänden kann ohne Nachteile in Kauf genommen werden. Man darf also feststellen, daß der stabilen Osteosynthese bei der

Behandlung von kindlichen und jugendlichen Frakturen ganz im Gegensatz zu den Erwachsenen keinerlei wesentliche Bedeutung zukommt.

Sie sog. *absoluten Indikationen* lassen sich in sechs verschiedene Gruppen unterteilen:

1. *Gelenkfrakturen* und *Frakturen im Bereich von Wachstumszonen*, die nicht exakt eingerichtet werden können.
2. *Schenkelhals- und subtrochantere Oberschenkelbrüche.*
3. *Defektbrüche.*
4. *Frakturen mit absolutem Repositionshindernis.*
5. *Bei mutiplen Frakturen und Verletzungen zur besseren Pflegefähigkeit* (Bewußtlose mit Schädelhirntraumen!).
6. *Pseudarthrosen* und in *Fehlstellung abgeheilte Frakturen.*

In der Kürze der mir zur Verfügung stehenden Zeit ist es lediglich möglich, Ihnen an Hand je eines Beispieles die Notwendigkeit und den Vorteil eines operativen Vorgehens zu erläutern. Obgleich der Tenor bei der Behandlung kindlicher und jugendlicher Frakturen bei konservativem Vorgehen liegen muß, werden Sie erkennen, daß ähnlich wie bei den Erwachsenen auch hier jeweils individuell unter Berücksichtigung aller für den speziellen Fall wichtigen Gesichtspunkte entschieden werden muß (Dia).

Lassen Sie mich zusammenfassend sagen: Obgleich bei den kindlichen und jugendlichen Frakturen die *konservative Behandlung der Knochenbrüche* im Vordergrund steht, ist es dringend notwendig, die *Möglichkeiten* und damit *die Indikation zum operativen Vorgehen* zu kennen. Der wiederholte Hinweis auf eine strenge Beschränkung auf diese dringenden Ausnahmen sollte respektiert werden.

F. Wolf, Dr., Chefarzt der Chirurgischen Klinik „Bergmannsheil", Gelsenkirchen-Buer:

Verletzungen bei Kindern.

Welche Frakturen bei Kindern sollen grundsätzlich stationär behandelt werden?

Manches Mal legt man sich als Kliniker die Frage vor: „Welche Überlegungen haben den erstbehandelnden Kollegen veranlaßt, diese oder jene Fraktur im Kindesalter nicht einer klinischen Behandlung zugeführt zu haben?" Es war wohl einer der Gründe, die den Herrn Präsidenten veranlaßten, mir die Frage vorzulegen: „Welche Frakturen bei Kindern sollen grundsätzlich stationär behandelt werden?"

Bei der Bearbeitung dieses Themas wurde mir bewußt, daß meine Ausführungen bei den in der freien Praxis tätigen Ärzten sicher auf Kritik stoßen wird. Ich will versuchen, sowohl von klinischer Seite aus als auch in Kenntnis der Schwierigkeiten, die dem außerhalb eines Krankenhauses arbeitenden Chirurgen erwachsen, die mir gestellte Frage zu beantworten unter Berücksichtigung der internationalen Altersformel.

Meinen Ausführungen liegen einmal die *Ergebnisse einer Rundfrage* bei einer Anzahl anerkannter Unfallchirurgen[1] zugrunde, die hier anwesend sind und denen

---

[1] Für die liebenswürdige Unterstützung bei der Bearbeitung des Themas danke ich den Chefärzten Herrn Prof. Junghanns, Herrn Prof. Rehn, Herrn Dr. Arens, Herrn Dr. Jantke, Herrn Dr. Küppermann, Herrn Dr. Probst.

ich von dieser Stelle aus meinen herzlichen Dank für ihre Bereitschaft sage, zum andern sind diesbezügliche Mitteilungen aus dem pädiatrischen Schrifttum berücksichtigt, und nicht zuletzt berufe ich mich auf eine langjährige persönliche Erfahrung bei der Behandlung von 1700 Frakturen im Kindesalter, die wir an unserer Klinik versorgt haben. Ich glaube, daß diese „Trias" uns berechtigt, mit entsprechender Selbstkritik zu dieser Frage Stellung zu nehmen.

Ein *Bruch im Kindesalter* ist nicht immer leicht zu diagnostizieren. In Vielem unterscheidet er sich zum Teil ganz wesentlich von den Frakturen eines Erwachsenen. Die *Differentialdiagnose* ist schwieriger, denn zum Beispiel Epiphysenaufhellungen, Wachstumslinien, kongenitale Frakturen, pathologische Frakturen, ja der Verlauf von Blutgefäßen können bei der Beurteilung eines Röntgenbildes zu Fehldiagnosen führen. Allgemein ist die Auffassung verbreitet, zum Teil auch berechtigt, daß die Mehrzahl der Brüche im Kindesalter selbst bei oberflächlicher Behandlung ohne wesentliche Schäden zu hinterlassen, ausheilt. Wir erleben jedoch immer wieder, daß *Frakturen nicht erkannt* und häufig *unzulänglich behandelt* werden. Drehfehler oder Fehlstellungen bei Gelenkfrakturen sind dann das Ergebnis einer solchen Behandlung, die vielleicht durch einen operativen Eingriff noch zu beseitigen sind, wenn es nicht schon zu irreversiblen Schäden gekommen ist, die sich, und das muß offen gesagt werden, nicht allein auf die berufliche Zukunft eines Kindes ganz wesentlich auswirken können. Solche Endergebnisse, die man auch bei bestmöglicher klinischer Behandlung erlebt — wir wollen gar keinen Hehl daraus machen — sollten aber auf ein Minimum beschränkt bleiben.

Die Beobachtung, daß in schlechter Stellung verheilte Brüche doch noch zu einem relativ guten funktionellen Ergebnis führen können, ließ uns bisher kindliche Frakturen meist konservativ behandeln. In jüngster Zeit jedoch finden sowohl von unfallchirurgischer Seite als auch in der Pädiatrie die *osteosynthetischen Verfahren* immer mehr Anhänger. Es gibt keinen Zweifel, daß eine achsengerechte dislokationsfreie Stellung der Fragmente, besonders bei gelenknahen Frakturen zu besseren Dauerergebnissen führt. Abgesehen von den bekannten Vorteilen einer Osteosynthese ist die Pflege, auch im Hinblick auf den Schwesternmangel, wesentlich leichter durchzuführen. Spätergebnisse sprechen für diese aktive Einstellung der Frakturbehandlung im Kindesalter, wie wir uns nicht nur selbst haben überzeugen können, sondern wie auch aus einer größeren Zusammenstellung der kinderchirurgischen Abteilung der chirurgischen Universitätsklinik Heidelberg hervorgeht.

Bevor ich nun die mir gestellte Frage beantworte, möchte ich ausdrücklich betonen, daß die Auffassungen der von mir mit gezielten Fragen angeschriebenen Kollegen im wesentlichen übereinstimmen. Die *Ergebnisse der Umfrage* sind auf diesem Diapositiv zusammengestellt.

Demnach sollten *folgende Frakturen einer stationären Behandlung zugeführt* werden:

1. Schädelfrakturen mit und ohne Hirnbeteiligung,
2. Frakturen des Thorax, des Beckens und der Wirbelsäule,
3. offene Frakturen,
4. Schaftfrakturen der Gliedmaßen,

5. Gelenknahe Frakturen und besonders solche mit einer Epiphysenlösung,

6. Brüche der Hand- und Fußknochen mit Weichteilbeteiligung,

7. pathologische Frakturen.

Sicher gibt es unter den aufgezählten Frakturen Brüche, bei denen
man über die Notwendigkeit einer stationären Aufnahme geteilter Meinung sein kann. Kinder mit solchen Frakturen nehmen wir aber trotzdem
für die Dauer von zwei bis drei Tagen in die Klinik auf, besonders in
solchen Fällen, wo wir gezwungen waren, in Narkose zu reponieren, einen
Gips anzulegen, und bei all den Kindern, wo die häuslichen Verhältnisse
keine ordnungsgemäße Überwachung erwarten lassen.

Kopfverletzungen mit und ohne Beteiligung des knöchernen Schädels
sollte man zumindest kurzfristig bis zur völligen Klärung des Schadens
aufnehmen. Zu oft fehlen gerade bei Kleinkindern commotionelle Symptome oder röntgenologische Zeichen einer Fraktur trotz schwerer lokaler
Schädigung.

Gliedmaßenfrakturen im Säuglings- und Kleinkindalter können leicht
übersehen werden und erst die Lähmung des Plexus brachialis zum Beispiel weist auf einen solchen Schaden hin. Solche Frakturen sollte man
stationär behandeln. Eine exakt angelegte Verbandsordnung, wie z. B.
die Ihnen allen bekannte Schedesche Vertikalsuspension bei der Versorgung einer Oberschenkelfraktur, erleichtert die Pflege, die zu Hause
nur sehr schwer durchführbar ist, zumal eine solche Fraktur in den ersten
Tagen regelmäßig kontrolliert werden sollte. Aus Erfahrung ist mir bekannt — wir arbeiten eng mit der Städtischen Kinderklinik Gelsenkirchen-Buer zusammen — daß es oft nicht leicht ist, Eltern von der Wichtigkeit einer stationären Behandlung zu überzeugen. Es gehört manches-
mal viel Geduld und Überredungskunst dazu, sich durchzusetzen.

Wirbelfrakturen sind äußerst selten, da die kindliche Wirbelsäule noch
sehr flexibel ist. Sie werden häufig übersehen, besonders dann, wenn
andere Verletzungen im Vordergrund stehen. Wir haben in unseren
großen Krankengut nur 3mal eine solche Fraktur gesehen. Sind Wirbelfrakturen mit Nervenschäden verbunden, ist eine stationäre Behandlung
nicht zu umgehen; darüber wird uns Herr Meinecke noch berichten.

Frakturen des Schultergürtels einschließlich der *Clavicelfrakturen* bedürfen im allgemeinen keiner stationären Aufnahme.

Solange nicht sicher geklärt ist, daß keine Verletzungen der inneren
Organe vorliegen, sollte man grundsätzlich *Frakturen des knöchernen
Thorax und Beckens* zur stationären Behandlung einweisen, denn nicht
selten werden gerade im Kindesalter zusätzliche Organverletzungen nicht
rechtzeitig erkannt, wie wir es mehrfach erlebt haben.

Bei der Versorgung der *Gliedmaßenfrakturen*, die die überwiegende
Mehrzahl der kindlichen Brüche ausmachen, vertreten wir nun folgenden
Standpunkt: Grundsätzlich sollte jede *Schaftfraktur* und jeder *gelenknahe
Bruch*, insbesondere wenn eine mehr oder weniger starke *Verschiebung
der Epiphyse* vorliegt, stationär behandelt werden. Gelingt es nach exak-
ter Reposition, die Stellung der Fragmente im Gipsverband zu halten, so

bleiben diese Kinder trotzdem noch einige Tage in stationärer Behandlung, da man immer wieder erlebt, daß gerade gelenknahe Frakturen dazu neigen, abzurutschen. Wir entscheiden von Fall zu Fall, ob man nun den *konservativen Weg* einschlägt oder einem *operativen Verfahren* den Vorzug gibt. Über das operative Vorgehen wird uns Herr WELLER berichten. Man kann auf jeden Fall sagen, daß nach einer z.B. exakt durchgeführten Drahtspickung eine Fraktur kaum abrutscht, wie wir es früher häufig gesehen haben. Diese „Panne" ist besonders unangenehm, wenn man die Kinder zu frühzeitig in eine hausärztliche Überwachung entläßt, ganz abgesehen von den Ihnen bekannten Gefahren und Folgen eines schnürenden Verbandes, auf die ich besonders hinweisen möchte. Ich glaube, wir sind einer Meinung, daß man Luxationen des Ellenbogengelenkes, Schaftbrüche, die mehr oder weniger verschoben sind, insbesondere Unterarmschaftbrüche, auch geknickte Grünholzfrakturen älterer Kinder bei Dislokation der Fragmente einer klinischen Behandlung zuführen sollte, um einem Dauerschaden vorzubeugen.

Besondere Beachtung fordern die seltenen *Hüftgelenksluxationsfrakturen* und *Schenkelhalsbrüche*, die möglichst umgehend der stationären Behandlung bedürfen.

Diese Aufnahmen zeigen Ihnen das Schicksal einer *Schenkelhalsluxationsfraktur*, wobei der abgescherte Schenkelkopf durch die zerrissene Kapsel getreten war und hinter der Hüftgelenkspfanne lag. Der Junge war auf dem Schulweg von einem Pkw angefahren worden und wurde zehn Tage lang zu Hause wegen einer Hüftprellung behandelt. Die Serie zeigt Ihnen nun den Weg, den wir eingeschlagen haben, und das bisherige erzielte Ergebnis nach sieben Jahren. Ein Dauerschaden ist zwangsläufig die Folge.

Besonderer Beachtung bedarf die *Fehlstellung einer Schenkelhalsfraktur*, die beseitigt werden sollte. Bleibt die Knickung des Schenkelhalswinkels gegenüber dem Schaft bestehen, kommt es zu einer Coxa vara, die auf die Dauer nicht ohne nachteilige Folgen bleiben wird.

Bei der Behandlung der *Oberschenkelschaftbrüche* wenden wir uns immer mehr der geschlossenen *Küntschernagelung* zu und haben bisher keine Nachteile beobachtet.

Unterschenkelfrakturen sollte man, bis auf wenige Ausnahmen, kurzfristig stationär aufnehmen, da es während der ambulanten Überwachung trotz anfänglich guter Stellung zu Drehfehlern mit den Ihnen bekannten Folgeerscheinungen kommen kann.

Noch ein Wort zu den *Frakturen des Hand- und Fußskeletes*. Wenn man daran denkt, daß gerade bei den knöchernen Handverletzungen sehr leicht zusätzliche Schädigungen, insbesondere bei Kleinkindern, nicht erkannt werden, sollte man sich im Hinblick auf die guten Ergebnisse der Handchirurgie zu einer frühzeitigen stationären Behandlung entschließen. Das gleiche gilt sinngemäß für die Verletzungen des Fußes.

Abschließend noch ein paar Worte zur *Nachbehandlung*, die meines Erachtens auch zum Teil zu der Beantwortung der mir gestellten Frage gehört. Die Nachbehandlung sollte auf die Eigenart der Kinder spielerisch abgestimmt werden. Wir nehmen grundsätzlich, wenn irgend möglich, bei gelenknahen Frakturen, bei Frakturen der Gliedmaßen schon während des Klinikaufenthaltes unter Anleitung besonders geschulter Krankengymnastinnen eine einleitende Nachbehandlung vor, die nach der Klinikentlassung ambulant fortgesetzt werden sollte, wie Ihnen diese beiden Bilder aus unserer Nachbehandlungsabteilung zeigen.

Ich komme zum Schluß und fasse zusammen: Von einer *stationären Behandlung kindlicher Frakturen* ist mehr als bisher Gebrauch zu machen, um bei möglichst geringem Risiko das bestmögliche Ergebnis für unsere Kinder zu erzielen. Die Wege, die dazu führen, habe ich versucht, Ihnen aufzuzeichnen.

K. Walcher, Dr., Oberarzt an der Orthop. Klinik, München:

Indikation und Technik der operativen Behandlung kindlicher Spontanfrakturen. (Mit 4 Abb.)

Spontanfrakturen bei Kindern werden nach Möglichkeit *konservativ behandelt*.

Bei den Geschwülsten, die zur Spontanfraktur geführt haben, ist meist die *operative Behandlung* mit dem Ziel der *totalen Entfernung* angezeigt. Die *Probeexcision*, ob im Zentrum oder der Peripherie entnommen, stellt immer nur einen örtlichen Ausschnitt dar und ist daher oftmals als problematisch zu betrachten. Daher empfiehlt sich die Gewinnung des gesamten Tumors, der dann in Serienschnitten durchmustert weden kann.

Allgemein betrachtet, operieren wir dann, wenn eine Ausheilung der Fraktur angesichts des *Grundleidens* nicht oder auf konservativem Wege verspätet zu erwarten ist,

wenn durch eine *Stabilisierung* der Fraktur die Möglichkeit *frühzeitiger Mobilisierung* der vielfach vorgeschädigten Patienten gegeben ist,

wenn *größere Defekte* entstanden sind und überbrückt werden müssen,

oder wenn bei *weiterem Geschwulstwachstum* schlechtere operative Voraussetzungen und Komplikationen, insbesondere die *Refraktur* zu erwarten sind.

Die Behandlung von Spontanfrakturen auf dem Boden von *malignen Tumoren* mit Vor- und Nachbestrahlung sowie radikaler chirurgischer Therapie ist heute weitgehend einheitlich. Nur vereinzelt sind Tumorresektionen gerechtfertigt.

Operationstechnisch haben wir bei der Behandlung kindlicher Spontanfrakturen bei *benignen Prozessen* folgende Möglichkeiten:

Bei *gutartigen Knochengeschwülsten, besonders bei den juvenilen Knochencysten*, bleiben wir zunächst *konservativ*, stellen im Gipsverband ruhig und operieren nach *Resorption des Bruchhämatoms*. Die Gefahr, Tumorpartien bei der sofortigen Ausräumung zurückzulassen, ist wegen der mangelhaften Übersicht groß.

Die Wiederherstellung der *Kontinuität* des Knochens abzuwarten, bedeutet auf der anderen Seite zusätzlichen Zeitverlust, mit der *Ausheilung der Cyste durch die Fraktur* ist nur in einem Teil der Fälle zu rechnen. Wegen der *erheblichen Recidivneigung* auch gutartiger Knochengeschwülste wird der Tumor mit der umgebenden *Wandauskleidung*, einer dünnen gelblich-weißen Gewebsschicht entfernt, um Anschluß an gesundes Knochengewebe zu bekommen. Diese Wandauskleidung besitzt keine osteogenetischen Qualitäten, ihre Entfernung verbessert die zu erwartende Qualität des Spanlagers. Deshalb wird nach der Tumorexcochleation zusätzlich die entstandene Höhle mit verschieden *gestalteten Fräsen* kürettiert, wichtig sind dabei jedoch niedrige Drehzahlen zur Vermeidung einer Hitzeschädigung. Der entstandene Defekt wird mit *autoplastischer Spongiosa* aufgefüllt. Der Einbau des Fremdmaterials ist gegenüber dem Eigenknochen verzögert, auch die *Recidivquote* scheint bei körperfremdem Material größer. Zudem liegt bei frakturierten Cysten

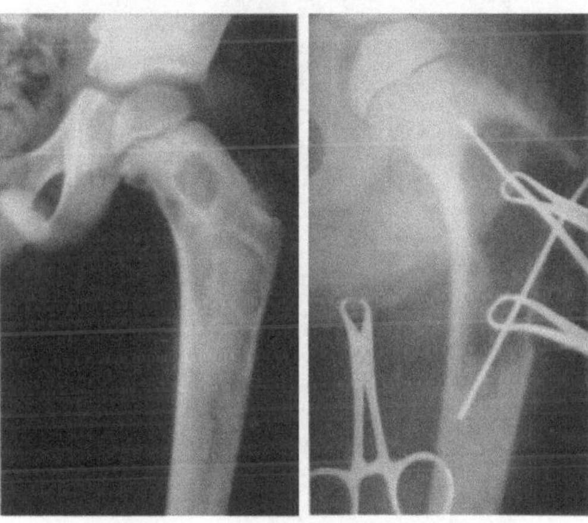

Abb. 1

kein mechanisch ruhiges Lager vor, das somit nur bedingt günstige Lager erfordert jedoch in jedem Falle die autoplastischen Knocheneinbringung.

Bei kleineren Kindern stößt auf der anderen Seite die Gewinnung von ausreichend autoplastischer Spongiosa auf Schwierigkeiten. Hier wird die Höhle mit autoplastischer Spongiosa austapeziert, um die Lagerqualitäten für die zusätzlich einzubringende Kieler Spongiosa zu verbessern.

Entscheidend ist das vollständige Erfassen des Tumors. Bewährt haben sich intraoperative Röntgenaufnahmen mit eingelegten Sonden, die die Vollständigkeit der Ausräumung und die Distanz zu den Wachstumsfugen zeigen (Abb. 1).

Ausgedehnte cystische Prozesse und Tumoren müssen subperiostal reseziert werden. Der entstandene Defekt wird mit *zimmermannsmäßig eingefalzten autoplastischen Spänen* überbrückt.

Beim *Zuwarten* oder nach Teilresektion von Cysten und Tumoren kann durch *metaphysäres Knochenwachstum* der Prozeß von der Wachstumsfuge abrücken und so die totale Resektion ohne Irritation der Wachstumsfuge ermöglichen. Gleichzeitig treten Cysten vom aktiven in das latente Stadium, damit sinkt die Recidivquote. Ein Zuwarten birgt aber immer die Gefahr der *Refraktur* in sich.

Bei entsprechender Ausdehnung muß die *Resektion bis zur Epiphysen-fuge* erfolgen, diese wird jedoch belassen, um eine gewisse *Wachstums-tendenz* zu erhalten.

In die Mitte des Humeruskopfes wird eine Nute und in das distale Humerusfragment ein Lexersches Spanlager eingemeißelt. Der periost-tragende Tibiaspan zur Überbrückung des Defekts wird in das distale Fragment eingefalzt und in den Humeruskopf eingebolzt. Es ist erstaun-lich, wie im weiteren Verlauf die Morphologie des ursprünglichen Kno-chens wiederhergestellt wird.

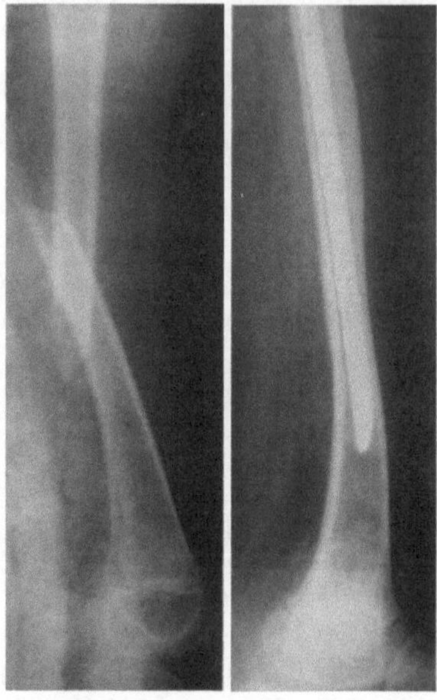

Abb. 2

Bei *Recidiven jugendlicher Knochencysten* bzw. bei im Kindesalter seltenen Riesenzelltumoren muß auf jeden Fall reseziert werden, unab-hängig davon, ob es sich um eine Refraktur handelt oder nicht. Nach HELLNER sind recidivierende gutartige Knochentumoren als bösartig zu betrachten.

Bei fehlendem oder kleinem Defekt können auch kindliche Spontan-frakturen mit den Methoden der stabilen Osteosynthese behandelt wer-den. Vereinzelt stabilisieren wir Frakturen im Verlauf von generalisierten Knochenerkrankungen oder bei *Inaktivitätsatrophien nach Polio* und der-gleichen, um die vorgeschädigten Patienten frühzeitig mobilisieren zu können. Hier eine Oberschenkelfraktur nach Polio, stabile Osteosyn-these mit Marknagel und frühzeitige Belastung (Abb. 2).

Auch die *Druckplattenverschraubung* ist vereinzelt angezeigt.

Das ist eine verzögerte Frakturheilung nach Oberarmspontanfraktur bei Dysmeliesyndrom. Vielfach besteht jedoch bei diesen vorgeschädigten

Extremitäten eine *starke Porose* der Knochen, so daß es zur *Auslockerung* der Schrauben kommen kann.

Man hilft sich durch *überlanges Osteosynthesematerial* unter gleichzeitiger Verwendung von *Kontermuttern* wie hier bei einer subtrochanteren Spontanfraktur eines jetzt 18jährigen mit einer ungeklärten Osteomalacie.

Bei nicht zu langer Vorschädigung können jedoch durchaus übungs- und bei Kindern auch *frühzeitig belastungsstabile Osteosynthesen* erreicht werden. Hier eine solitäre juvenile Cyste im Diaphysenbereich des Femur, Resektion und Plattenverschraubung.

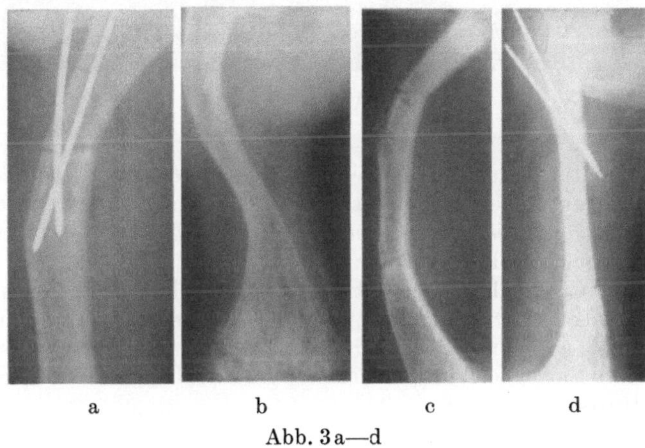

a   b   c   d

Abb. 3a—d

Eine Beobachtung besonderer Art machten wir am vergangenen Freitag: Oberschenkelfraktur bei 8jährigem Mädchen mit *Querschnittssyndrom* bei Meningo-Myelocele. Extension und Gipsverband sind beim Querschnitt wegen der Gefahr der Druckschädigung nicht möglich, daher Plattenverschraubung.

Nach Tumorresektion kann es auch einmal zur *Pseudarthrose* kommen, dann ist in besonderem Maße die stabile Osteosynthese angezeigt.

Bei Kindern mit ihrer schnellen Verknöcherungstendenz ist auf der anderen Seite auch einmal eine *Adaptationsosteosynthese mit perkutanen Kirschnerdrähten* möglich. Das ist eine Osteogenesis imperfecta, diese Spontanfraktur drohte im Gips in Varusfehlstellung abzugleiten (Abb. 3).

Die stabile Nagel- oder Plattenosteosynthese kann mit einer Spantransplantation besonders zur Überbrückung größerer Defekte auch bei Kindern kombiniert werden.

Bei diesem Kind mußte bis zur Epiphysenfuge reseziert werden, der große Defekt wurde mit einem Küntschernagel überbrückt und Transplantate aus der Tibia röhrenförmig angelagert.

Hier war eine Spontanfraktur bei Osteogenesis imperfecta über ein Jahr konservativ behandelt worden. Küntschernagelung und gleichzeitig autoplastische Spananlagerung brachten prompt den Durchbau.

Bei kleineren Kindern muß auch einmal *atypisch* vorgegangen werden. Bei diesem 7jährigen Buben entstand eine Spontanfraktur bei einer aneurysmatischen Knochencyste. Zur Fixation der mobilen Fragmente wurden zwei Steinmann-Nägel transarticulär eingeschlagen und für 4 Wochen belassen (Abb. 4).

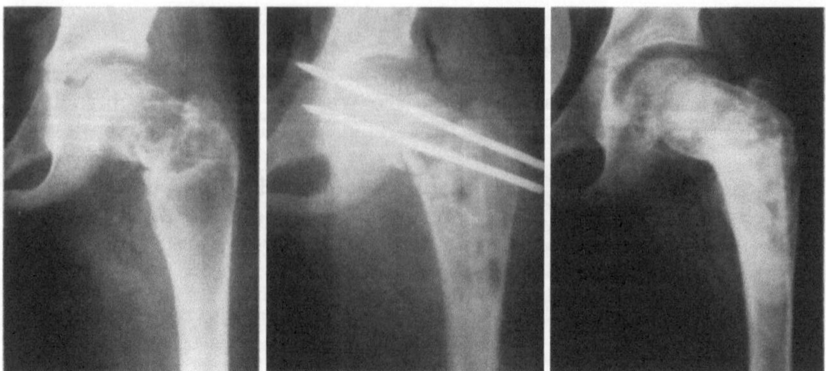

Abb. 4

Wir operieren heute auch, wenn es bei *angeborenen Veränderungen*
zur Spontanfraktur gekommen ist oder noch kommen muß. Hierher gehört das *Crus varum congenitum.* Früher stabilisierten wir mit dem
Küntschernagel von der Fußsohle her.

Die absolut stabile Osteosynthese hat auch hier eine Verbesserung
gebracht. Die Korrektur-Osteotomie und Druckverschraubung mit einer
5-Loch-Platte aus dem Kleinstfragment-Instrumentarium verhinderte
die sonst mit Sicherheit eingetretene Spontanfraktur mit nachfolgender
Pseudoarthrose.

Aussprache

J. Böhler, jr., Prof. Dr., Linz/Donau:

Ich habe eine Frage an Herrn v. d. Oelsnitz, und zwar hat er einen Fall gezeigt
mit einer Kondylus-radialis-Fraktur des Humerus, bei dem es zu einem Cubitus
varus gekommen ist. Ich möchte fragen, ob er zufällig die Röntgenbilder dieser
beiden Fälle hier hat. Wir operieren seit über 20 Jahren die Kondylus-radialis-
Frakturen, haben aber diese Komplikationen noch nie gesehen.

v. d. Oelsnitz, Dr., Bremen:

Dieser Fall ist ein auswärtiger Fall gewesen, der uns nur zur Begutachtung vorgestellt worden ist. In welcher Form dieser Fall vorher behandelt worden ist. war
nicht mehr herauszubekommen. Wir haben auch keine Röntgenbilder bei uns gehabt.

Böhler, Prof. Dr., Linz/Donau:

Es besteht also auch die Möglichkeit, daß eine andere Ursache des überschie-
ßenden Wachstums vorlag, demnach.

Noch ein zweites. Ich bin erstaunt, mit welcher Großzügigkeit die *Marknagelung
der Oberschenkelbrüche bei Kindern* empfohlen wurde, und zwar von 3 Herren. Ich
glaube doch, daß man nicht so großzügig dabei vorgehen sollte. Wenn man den
Marknagel etwas lateral einschlägt, so stört man die Epiphysenfuge des Trochanters.

Wenn man medial eingeht, so kann man die Epiphysenfuge des Kopfes stören, wie es auf einem Röntgenbild von Herrn Walcher zu sehen war. Wenn man in der Fossa trochanterica eingeht, so kann man die Arteria circum-flexa, bzw. die Verbindung der vorderen und der hinteren Arteria circum-flexa zerstören und es kommt zur Kopfnekrose. Ich kenne 3 solcher Fälle. Das ist ein teuerer Preis für die wenigen Wochen des Krankenlagers, die man sich dabei erspart, wenn man konservativ behandeln würde, stattdessen.

Walcher, Dr., München:

Ich glaube, daß man bei der *Behandlung von Spontanfrakturen* von anderen Voraussetzungen ausgehen muß. Es bestehen andere Indikationen. Die Patienten sind vorgeschädigt. Ein weiteres konservatives Krankenlager würde die Patienten weiterhin schädigen. Deswegen scheinen mir die Komplikationsmöglichkeiten, die angedeutet worden sind, doch immerhin erträglich zu sein.

S. Weller, Doz. Dr., Tübingen:

Ich hatte gehofft, daß ich mich in meinen Ausführungen deutlich ausgedrückt habe und nur in Ausnahmefällen für die operative Behandlung kindlicher Oberschenkelbrüche eingetreten bin.

Mit der Heidelberger Schule, die bis zu 40% der kindlichen Oberschenkelbrüche mit dem Marknagel versorgt, sind wir nicht einverstanden.

J. Böhler, jr., Prof. Dr., Linz/Donau:

Ich bin dafür nicht zuständig Herr Weller, empfohlen haben es Herr v. d. Oelsnitz, Herr Wolf und Herr Walcher. Ich habe es nur zitiert.

L. Koslowski, Prof. Dr., Direktor der Chirurgischen Universitäts-Klinik Tübingen, H. Kleinert, Dr., u. Ch. Stolz, Dr., Zentralinstitut für Anaesthesiologie der Universität Tübingen:

Schockbehandlung und Bluttransfusion bei Kindern. (Mit 2 Abb.)

Es ist noch wenig bekannt, daß gerade die *Entwicklung eines traumatischen Schocks beim Kind* anders abläuft als beim Erwachsenen.

Beginnen wir mit der *Definition* und *Diagnose des Schocks:* Die *Cannonsche Notfallreaktion* verläuft bei Kleinkindern wesentlich weniger ausgeprägt als beim Erwachsenen. Man versteht darunter ja einen Kompensationsmechanismus mit maximalem Sympathikotonus, Ausschüttung von Katecholaminen und Kortikoiden. Er führt zu einer Vasokonstriktion mit blasser, kalter, schweißbedeckter Haut bei normalen und leicht erniedrigten Blutdruckwerten, kleiner Blutdruckamplitude, gesteigerter Herzfrequenz, beschleunigter Atmung und verringertem Harnvolumen. Auch der von Allgöwer und Burri angegebene Schockindex kann bei Kleinkindern, insbesondere bei Säuglingen, nicht zur Beurteilung von Schockzuständen herangezogen werden. Er ergibt sich bekanntlich aus dem Quotienten Pulsfrequenz/systolischer Blutdruck, und beträgt beim Erwachsenen normalerweise 0,5, ist bei drohendem Schock auf 1,0 erhöht und steigt beim manifesten Schock auf 1,5 und darüber. Bei Säuglingen mit ihrer hohen Pulsfrequenz würde dieser Index also schon unter physiologischen Bedingungen meist über 1 liegen.

Auch auf eine *Einteilung in Schockstadien* und auf eine Anwendung des Begriffes „*irreversibler Schock*" wird besser verzichtet, da aus der therapeutischen Perspektive jeder noch nicht zum Exitus gelangte Schock als reversibel anzusehen ist — eine Mahnung, die Herr Rehn ja schon vor Jahren ausgesprochen hat.

Bei Kindern sind also andere *Kriterien zur Diagnose des Schocks* heranzuziehen:

1. Die *Messung des zentralen Venendrucks* der sich wie beim Erwachsenen in der Norm um 15 cm H_2O über dem Herzniveau hält.

2. Die *Messung der Atemfrequenz.*

3. Die *Differenz zwischen Körperoberflächen- und Körperkerntemperatur.* Zweckmäßigerweise wird die Temperatur der Körperoberfläche an mehreren Stellen mit Thermoelementen, die Körperkerntemperatur durch sorgfältige rektale oder oesophageale Messung bestimmt. Bei normaler Durchblutung beträgt die Temperaturdifferenz etwa 4 bis 6° C. Sie steigt bei gestörter peripherer Durchblutung, also bei Vasokonstriktion, auf 10° und mehr an.

4. *Haemoglobin-* und *Haematokritwerte.*

5. *Harnzeitvolumen.*

Als Mindestmenge gelten 20 ml pro kg Körpergewicht in 24 Std.

6. *Blutgasanalyse.*

Besondere Beachtung erfordert bei Kleinkindern und Säuglingen der *Flüssigkeits- und Elektrolythaushalt.* Die Wasserverdunstung beim Kind ist viel größer als beim Erwachsenen; denn beim Kind ist die Relation von Körperoberfläche zu Körpergewicht viel stärker zugunsten der Körperoberfläche verschoben.

Anders ist bei Kindern auch die *chemische Zusammensetzung* und die *Verteilung der Körperflüssigkeiten.* Der extrazelluläre Raum umfaßt beim Säugling 47 % des gesamten Flüssigkeitsvolumens, er ist reicher an Natrium und Chlor, aber ärmer an Kalium. Trockensubstanz und intrazellulärer Flüssigkeitsraum sind gegenüber Erwachsenen vermindert. Daher spricht man auch von der „relativen Wasserlabilität" des Säuglings. Der Wasserumsatz erfolgt 3 bis 4mal rascher als beim Erwachsenen. Der *Stoffwechsel* — d.h. sowohl der Kalorienbedarf als auch die Produktion saurer Stoffwechselprodukte — ist viel intensiver. Zur Aufrechterhaltung des Stoffwechselgleichgewichts müssen also vom kindlichen Organismus größere Leistungen erbracht werden.

Bei pathologischen Situationen besteht demnach nur ein *knapper Kompensationsspielraum.* Die Reserven an Puffersystemen wie Haemoglobin, Kohlensäure-Bikarbonat und Phosphat sind viel geringer. So kommt es in den ersten drei Lebensjahren eher zu *azidotischen Zuständen.*

Wenden wir uns nun der *Schocktherapie beim Kind* zu. Bekanntlich kommt es bei der Entwicklung eines Schocks zu erheblichen *Störungen des Säure-Basen-Haushaltes* durch Anstieg der Milch- und Brenztraubensäure als Folge der Gewebshypoxie. Blut-PH, Standard-Bikarbonat und Basenüberschuß fallen ab. Es entwickelt sich eine *metabolische Acidose.*

Im Säuglings- und Kleinkindesalter treten diese Veränderungen viel unvermittelter in Erscheinung. Deshalb ist die *antiazidotische Behandlung* bei Kindern so wichtig. Durch die Verabreichung von *Blutkonserven* kann die metabolische Acidose noch erheblich verstärkt werden. Wie Sie wissen, wird bei Verwendung des üblichen ACD-Stabilisators das pH des Konservenblutes in Abhängigkeit vom Alter der Konserve auf Werte von 7,0 bis 6,8 verschoben.

Nach den Untersuchungen unseres Tübinger Anaesthesiologen SCHORER ist zur Prophylaxe der sog. *Transfusionsacidose* die Gabe von 60 ml einer 0,3 molaren Lösung vom *THAM* also Tris-Puffer pro 500 ml Konservenblut erforderlich. Exakte Anhaltspunkte ergeben sich aber nur aus der Blutgasanalyse und dem dabei ermittelten Basenüberschuß. Ist er bekannt, so läßt sich die Behandlung nach einer für *THAM* modifizierten Formel von MELLEMGAARD und ASTRUP errechnen:

$$\text{ml THAM}_{0,3\,\text{molar}} = \text{negat. Base-Exzeß}_{\text{Blut}} \text{ mal kg KG.}$$

Die Transfusionsacidose läßt sich also bei bekanntem Basenüberschuß und bekannter Transfusionsblutmenge gut kompensieren. Dabei sollten von dem 0,3 molaren *THAM* zur Vermeidung einer Atemstörung nicht mehr als 0,3 ml/kg/Min. gegeben werden.

Grundsätzlich sind jedoch gegenüber *Bluttransfusionen bei Kindern* erhebliche Vorbehalte angebracht. Bei allen nicht durch Blutung bedingten Schockzuständen, z.B. bei Verbrennungen, sollte man schon wegen der *Hepatitisgefahr* auf Transfusionen verzichten. Vorteilhafter ist es, nur die jeweils fehlenden Elemente zu ersetzen. Die Viskositätserhöhung des Blutes im Schock, die sich in einem Anstieg der zelligen Anteile, der Thrombozyten und der Globuline ausdrückt, führt ja zur Stase, schließlich zur Thrombosierung im Bereich der capillaren Strombahn. Dabei diffundieren Albumine, Wasser und Natrium durch die geschädigte Capillarmembran ins Interstitium. Es kommt also darauf an, vor allem diese Substanzen zu ersetzen. Nur *bei erheblichen Blutverlusten* müssen die fehlenden Erythrocyten ergänzt werden. Durch Transfusion von Konservenblut, das immer reich an Erythrocytenaggregaten ist, wird aber der Viscositätszunahme des zirkulierenden Blutes nicht wirksam begegnet, zumal auch wieder die größermolekularen Globuline im Überschuß zugeführt werden.

In solchen Fällen ist es daher viel günstiger, neben Albuminen *Konzentrate von gewaschenen Erythrocyten* zu geben. Dieses Vorgehen belastet Herz und Kreislauf des Kindes viel weniger. Es empfiehlt sich auch in solchen Fällen, in denen das schockauslösende traumatische Ereignis zu *fortschreitender Haemolyse* führt, in einer Situation also, in der man früher gern einen Blutaustausch durchführte, z.B. bei Starkstromunfällen.

Bei schweren Schockzuständen gelingt es aber manchmal nicht, durch eine differenzierte Substitution von einzelnen Blutbestandteilen den Circulus vitiosus von peripherer Stase, Acidosezunahme, Capillarschädigung und Abdiffusion von Albumin und kochsalzreichem Wasser zu durchbrechen. Besonders bei Verbrennungen größerer Flächen muß den *Folgen des hohen Plasmaverlustes* so früh wie möglich durch onkotisch maximal wirksame Substanzen, z.B. 10%ige Dextranlösungen begegnet werden. Möglichst gleichzeitig damit muß die *Behandlung der Azidose* sowie eine

Kalorienzufuhr am besten in Form von Glukose, und eine *Elektrolyt-substitution* einsetzen.

In Anlehnung an ein Schema der Universitäts-Kinderklinik Tübingen empfehlen wir folgendes Vorgehen: Sofort werden folgende *Laborwerte* ermittelt: Haemoglobin, Haematokrit, Gesamteiweiß, Ionogramm und Blutgasanalyse. Auch eine Elektrophorese ist wichtig als Ausgangswert.

Ein Venenkatheter wird eingelegt, der Ausgangswert des zentralen Venendrucks bestimmt und ein folgendermaßen zusammengesetztes Gemisch von Lösungen infundiert:

a) 10%ige kleinmolekulare Dextranlösung mit 5% Sorbit in einer Gesamtmenge von 4 ml pro kg Körpergewicht,

b) Natriumbikarbonat und *THAM* im Molaritätsverhältnis 1:1. Dabei wird $NaHCO_3$ 1-molarig in einer Menge von 1,5 ml pro kg und *THAM* in einer Menge von 5 ml pro kg zugesetzt.

c) Dieser Lösung wird das gleiche Volumen einer 10%igen Glukoselösung zugefügt.

Zentraler Venendruck, Hb, HK, Blutgasanalyse und Ionogramm werden spätestens *nach 45 Min kontrolliert*, damit man den Erfolg der inzwischen getroffenen Maßnahmen beurteilen kann.

Bei sehr ausgeprägten Schockzuständen kann eine zusätzliche Anwendung von *Heparin* in einer Maximaldosierung von 10000 Einheiten pro m^2 Körperoberfläche in 24 Std zur rascheren Eröffnung der Kreislaufperipherie gute Dienste leisten.

Sympathikolytika kommen nur beim kompensierten Schock oder als abschließende Maßnahme nach reichhaltiger Substitution aller erforderlichen Substanzen in Frage. Dabei ist der Blutdruck sorgfältig zu überwachen, damit nicht über das Ziel einer zusätzlichen Erweiterung capillarer Strombereiche hinausgeschossen und ein erneuter Schock verursacht wird. Zuvor sollte man sicher sein, daß der Vasokonstriktorenmechanismus noch oder wieder funktioniert. Sobald der Kreislauf sich gebessert hat, werden die Plasmaexpandergemische abgesetzt und durch Infusionen von Albuminlösungen, Wasser, Kochsalz, evtl. noch von gewaschenen Erythrocyten abgelöst.

Tabelle. *Durchschnittliche Harnausscheidung*

Alter	Stündliche Harnmenge (ml)
1.—12. Lebensmonat	5— 20
2.— 5. Lebensjahr	20— 25
6.—10. Lebensjahr	25— 30
11.—14. Lebensjahr	20—30— 50
über 14. Lebensjahr	30—50—100

In die Blase wird sofort ein *Dauerkatheter* eingelegt. Die Ausscheidungsmenge wird sorgfältig kontrolliert. Das folgende Schema (Tabelle) gibt eine Orientierung über die zu fordernden Harnmengen:

Die *Blutgasanalyse* ist nicht nur zur Azidosetherapie erforderlich, sondern sie erlaubt auch durch gleichzeitige Bestimmung des arteriellen Sauerstoffdruckes und der Sauerstoffsättigung sowie der Kohlensäurespannung eine Beurteilung der Frage, ob u. a. eine Behandlung mit einem Respirator notwendig ist.

Ein Absinken des Sauerstoffpartialdruckes im arteriellen Blut auf Werte unter 50 bis 60 mm Hg ist als kritisch anzusehen. Bei schlechtem Allgemeinzustand muß aber schon früher mit der Beatmung begonnen werden.

Initial darf vorübergehend mit *reinem Sauerstoff* beatmet werden, um der *allgemeinen Hypoxie* möglichst energisch entgegenzuwirken. Doch muß möglichst bald wieder auf ein *der atmosphärischen Luft entsprechendes Gasgemisch* übergegangen werden. Andernfalls kann es bei Anwendung von reinem Sauerstoff über einen Zeitraum von 54 bis 60 Std zu Störungen im Bereich des oberflächenaktiven Films in den Lungenalveolen kommen. Das führt zur Beeinträchtigung der Alveolarmechanik und zur Entstehung von Atelekstasen.

Die *bei Verbrennungen gebräuchliche Neunerregel* zur Schätzung der verbrannten Fläche im Verhältnis zur Körperoberfläche bedarf bei Kinder). einer sorgfältigen Modifikation in Abhängigkeit vom Lebensalter (Abb. 1n Den Zeitplan der Infusionstherapie bei Verbrennungen zeigt Abb. 2b.

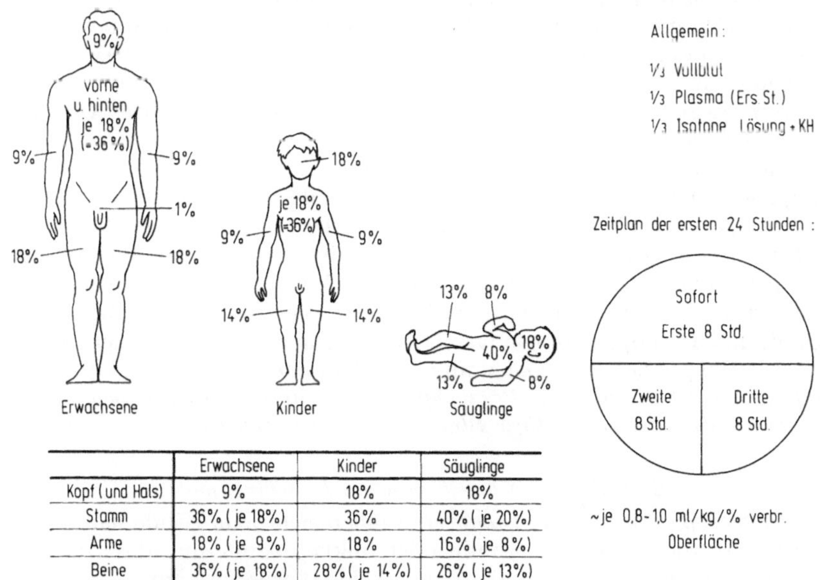

	Erwachsene	Kinder	Säuglinge
Kopf (und Hals)	9%	18%	18%
Stamm	36% (je 18%)	36%	40% (je 20%)
Arme	18% (je 9%)	18%	16% (je 8%)
Beine	36% (je 18%)	28% (je 14%)	26% (je 13%)

Abb. 1   Abb. 2

Abb. 1. Ausdehnung (%) von Verbrennungen in verschiedenen Lebensaltern (sog. „Neunerregel"). (Aus REISSIGL, Praxis der Flüssigkeitstherapie, 2. Aufl. Urban & Schwarzenberg 1968)

Abb. 2. Prinzip der Verbrennungsbehandlung in den ersten 24 Std und Aufteilung der Infusionsmengen. (Aus REISSIGL, Praxis der Flüssigkeitstherapie, 2. Aufl. Urban & Schwarzenberg 1968)

Zusammenfassung

Die *Schockbehandlung bei Kindern* muß die *Andersartigkeit in der Verteilung und Zusammensetzung der Körperflüssigkeiten* berücksichtigen, ferner den *hohen Stoffwechsel* des Kindes. Der *Zustand des peripheren Kreislaufes*, der *Wasserhaushalt* und die *Stoffwechsellage* sind daher sorgfältig zu überwachen. Der Ausgleich von Stoffwechselentgleisungen wie auch der Ersatz von Körperflüssigkeiten erfordert eine genaue Differenzierung nach Alter, Gewicht und Körperoberfläche des Kindes.

Die *Behandlung von Schockzuständen bei Kindern* ist eine *Intensivtherapie* besonderer Art, die man dem Erfahrenen überlassen sollte.

A. Schärli, Dr., Oberarzt der Chirurgischen Abteilung der Kinderklinik Bern/Schweiz:

Zur Klinik und Behandlung des stumpfen Bauchtraumas im Kindesalter.
(Mit 6 Abb.)

Der *Unfall* ist die *häufigste Todesursache des Kindesalters*. Sein Anteil liegt in den westeuropäischen Ländern und in den USA zwischen 30—40%. Die *moderne Technisierung*, der *zunehmende Verkehr* und der *besondere Aktivitätsdrang der Kinder* sind zusammen mit einer oft *ungenügenden Betreuung die Hauptursachen* dieser betrüblichen Statistik.

Unter der Vielzahl der Verletzungen machen die *stumpfen Bauchtraumen* zwar nur *2—5%* aus, doch davon wird jedes achte Kind an seiner Gesundheitsschädigung sterben.

Die vorliegende Arbeit verfolgt den Zweck, die allgemeinen *Grundsymptome der Bauchverletzung* beim Kind darzulegen und das *diagnostische und therapeutische Vorgehen* zu skizzieren. Die Kenntnis der *Besonderheiten des kindlichen Bauchtraumas* ist daher von großer Bedeutung, weil jeder Arzt — unverhofft — sich dieser Problematik gegenüber sehen kann. Die Gefahren, die eine abdominelle Verletzung umgeben, ihre Klinik und Pathophysiologie lassen sich in einem Satz charakterisieren:

Das *stumpfe Bauchtrauma* kann *innert Minuten an Schock* und *Massenblutung, innert Stunden* an *Parenchymblutung* und *innert wenigen Tagen an Peritonitis oder zweizeitiger Blutung zum Tode führen.*

Besonderheiten des kindlichen Bauchtraumas

Schwierigkeiten für eine Diagnose ergeben sich beim Kinde häufig dadurch, daß die Anamnese stumm oder unklar bleibt, und das Ausmaß der Gewalteinwirkung nicht sicher abgeschätzt werden kann.

Die *äußere Gewalt* sagt *über Art und Schwere der Verletzung* nichts Sicheres aus. So erlebten wir Kinder, die nach Stürzen von über 10 m Höhe unverletzt blieben, während bei anderen das Ausgleiten auf einem Teppich oder der Fall aus einer Säuglingswaage zu einer Organruptur führten.

Die *größere Elastizität der kindlichen Gewebe* erträgt im allgemeinen eine momentane Spannung besser. Der verformbare Thorax schützt die darunterliegenden Organe vor Abschleuderungs- und Contrecoupverletzungen.

Das *Kind drückt seine Verletzungssymptome schlecht aus*, verschleiert
sie aber nicht. Eine subtile Suche von Symptomen und die Synthese aller
klinischen Zeiten werden schließlich zur Diagnose und Indikationsstellung gelangen lassen.

Eine *vorübergehende Besserung* bedeutet oft *falsche Sicherheit*. Ein
freies Intervall zwischen traumatischem und hämorrhagischem Schock
kommt besonders bei Milz- und Leberrupturen vor und macht einen Eingriff dringlich.

Während beim Erwachsenen die *Leberverletzung* am meisten beschrieben wird, machen im Kindesalter Nieren- und Milzverletzungen über $^2/_3$
aller Bauchtraumen aus. Perforationen des Magen-Darmtrakts, Schädigungen des Pankreas und Risse großer Gefäße gehören zu den seltenen
Vorkommnissen.

Diagnostik an stumpfen Bauchtraumas

Das Bild der Kinder mit Abdominaltrauma wird von drei Symptomengruppen geprägt:

von *allgemein-körperlichen Symptomen,*
von *abdominellen Symptomen,*
von *organspezifischen Symptomen.*

I. Allgemein-körperliche Symptome

Zu den wichtigsten Zeichen gehören zunächst jene, die sich aus der
Schocksituation ableiten: Wächserne Gesichtsblässe und fahle Konjunktiven gemahnen an Blutung. Trotz rascher Infusionsbehandlung bleibt
ein heftiger Durst. Kalte Akren, kollabierte periphere Venen, Schweiß im
Gesicht, eine Pulsfrequenz bis 200/min zusammen mit einem Blutdruckabfall ergänzen das Bild des initialen Schocks und lassen die Bedrohlichkeit der Lage abschätzen. Selbst bei leichten Schocksymptomen ist den
Kindern eine verzweifelte *Angst* im Gesicht zu lesen. Bei zunehmender
Schwere wird der Ausdruck indifferent oder gleichgültig, schließlich tritt
Bewußtlosigkeit ein.

Erbrechen kann von sämtlichen Bauch-Contusionen gefolgt sein. Blutbeimengungen sind zwar verdächtig auf Magenverletzungen, wegen häufig vorliegenden Zungen- oder Schädelbasisverletzungen ist der Befund
mit Vorsicht abzuwägen.

Ein frühzeitiger *Fieberanstieg* (38—39°) gilt bei Parenchymrissen als
verläßliches Zeichen, während Perforationen von Hohlorganen oft erst
später eine Temperaturerhöhung verursachen.

II. Abdominelle Symptome

Die Beurteilung ist erschwert, wenn oberflächliche Verletzungsspuren
(Schürfungen), (Hämatome fehlen oder der Patient infolge einer Hirnverletzung bewußtlos ist. Besonders bei Verkehrsunfällen muß immer an

ein Bauchtrauma gedacht werden. Die Diagnose aber ist fast ausschließlich durch die abdominelle Symptomatik bestimmt:

a) *Der Schmerz* kann spontan sein. Meist muß seine *Hauptlokalisation durch wiederholte Palpation* gesucht werden. Er ist charakterisiert durch seinen Sitz (linker Oberbauch — Milz, umbilical — Magen-Darm, Blasengegend — Niere). Ausstrahlende Schmerzen treten durch Phrenicusreizung bei Leberverletzten in der rechten Schulter, bei Milzverletzungen in der linken auf (Kehr'sches Zeichen). Schmerzäußerung nach Kompression des Phrenicus-Verlaufs am Halse deutet auf abdominelle Blutung der entsprechenden Seite (Saegesser). *Blutungen in den Peritonalraum* führen sehr rasch zu reflektorischer Abwehrspannung und zu Entlastungsschmerz. Diese peritonitischen Zeichen treten ebenso rasch auf, wie bei Perforationen von Hohlorganen. Eine von Stunde zu Stunde zunehmende Bauchdeckenspannung macht daher einen Eingriff dringlich.

Perkutorisch ist es schwierig, *freie Flüssigkeit in der Bauchhöhle* zu erfassen. Eine Flankendämpfung ist nicht immer nachweisbar. Ein schmerzhafter Douglas ist beim Kinde noch kritischer zu beurteilen als beim Erwachsenen.

Besonders im amerikanischen Schrifttum wird die *Probepunktion des Abdomens* in verschiedenen Quadranten empfohlen. Diagnostische Sicherheit wird mit 60—95% angegeben. Diese Methode ist besonders im Kindesalter nicht ungefährlich und kann falsche Ergebnisse durch Punktion von Gefäßen oder Hohlorganen zeitigen. Die genaue Erfassung der klinischen Zeichen macht diese Maßnahme meist überflüssig.

Laboruntersuchungen

Die Bestimmungen des Hämoglobins und des Hämatokrit ergeben selten einen sicheren Hinweis. Ein massiver Anstieg der Leukocyten (bis 25000) ist auf innere Blutung verdächtig und wurde bei uns besonders bei Milzrupturen beobachtet.

Schramm hat bei Leberverletzungen in 10% einen frühen Anstieg der Serumtransaminasen beschrieben. In der Notfallsituation kommt diese Bestimmung aber nur wenig Bedeutung zu.

Erhöhte Serum- und Urinamylasen können auf eine Pancreasverletzung hinweisen. Die Anfangswerte sind nach unserer Erfahrung mit Vorsicht zu beurteilen, da jede Stress-Situation eine vorübergehende Erhöhung bewirken kann.

Röntgenuntersuchungen

Röntgenaufnahmen des Abdomens sind für die Diagnostik wichtig. Ihr Aussagevermögen darf aber nicht überschätzt werden, da selbst bei schweren Abdominalblutungen das Röntgenbild unauffällig bleiben kann. Zur Darstellung freier Luft und Flüssigkeit sind Aufnahmen im horizontalen Strahlengang bei stehenden oder hängenden Patienten vorzunehmen. Gute Hinweise gibt beim Schockierten auch die Aufnahme mit transversalem Strahlengang im Liegen.

Röntgenologische Hinweise

1. *Luftsicheln unter dem Zwerchfell* sind für Perforationen des Magen-Darm-Trakts charakteristisch, aber nicht obligat.

2. Ein *Zwerchfellhochstand* oder *-Stillstand* weist auf einen subphrenischen Bluterguß hin.

3. Für Blutung spricht auch „*das Schwimmen*" *luftgefüllter Darmschlingen auf der tieferliegenden Flüssigkeit*, die als homogener Schatten erscheint (Abb. 1), sowie die „Septenbildung" zwischen Darmschlingen.

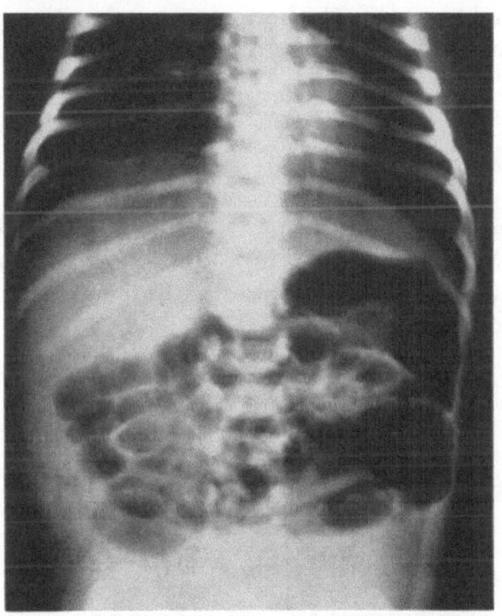

Abb. 1. „Schwimmen" luftgefüllter Därme über einem Flüssigkeitsspiegel bei einem Kind mit Leberruptur

4. Organspezifische Befunde sind selten oder wenig verläßlich. Eine Verschiebung der Magenblase, eine homogene Verschattung des linken Oberbauches oder eine vermehrte Haustrierung des Colons sprechen für Milzruptur, verwischte Psoaskonturen werden bei perirenalen Blutungen gesehen.

5. *Verdrängungen im Bereiche des Magen-Darm-Trakts* lassen sich *durch Kontrastmittelfüllungen* besser lokalisieren. Diese Untersuchungen dürfen nur durchgeführt werden, wenn eine Darmperforation ausgeschlossen ist und keine unmittelbare Dringlichkeit für eine Operation besteht.

6. Bei *Verdacht auf Nierenverletzung* haben wir der *notfallmäßigen Durchführung eines IVP* keine Bedenken entgegenzusetzen. Es wäre ein Kunstfehler, eine verletzte Niere zu entfernen, ohne die Funktion der anderen zu kennen. Hinweise aus dem Urogramm für Nierenverletzungen bestehen in der Verlagerung einer Niere, in Füllungsdefekten des Nierenbeckens, ferner in Kontrastmittelaustritten in umliegende Gewebe.

7. *Arteriographie.* Hat das IVP eine schwere Nierenverletzung nachgewiesen, oder ist infolge reflektorischer Anurie keine Ausscheidung zustande gekommen, so muß ein Angiogramm vorgenommen werden. Das Ausmaß und die Art der Organruptur, eine Verengung der Arteria renalis und das Vorhandensein einer gegenseitigen Niere lassen sich aufdecken. Die Angiographie ist heute zur richtungsbestimmenden Untersuchung bei Nieren- und zum Teil auch Leberverletzungen geworden.

8. *Szintigraphie.* Die Bedeutung der Isotopen-Szintigraphie für den Nachweis von Leber-, Milz- oder Nierenverletzungen wird unterschiedlich beurteilt. Wir haben die Methode nur vereinzelt angewandt, da ihr Aussagewert gegenüber der Angiographie erheblich zurücksteht.

Behandlung

Sehr oft wird der *Allgemeinzustand des Patienten* nicht gestatten, detaillierte, organspezifische Abklärungen vorzunehmen. Aus der Dringlichkei tin der klinischen Beurteilung des stumpfen Bauchtraumas ergibt sich aber die Notwendigkeit, sich ein klares *Programm für Therapie und Diagnostik* vor Augen zu legen. Dieses läßt sich nach dem folgenden Schema am besten verwirklichen.

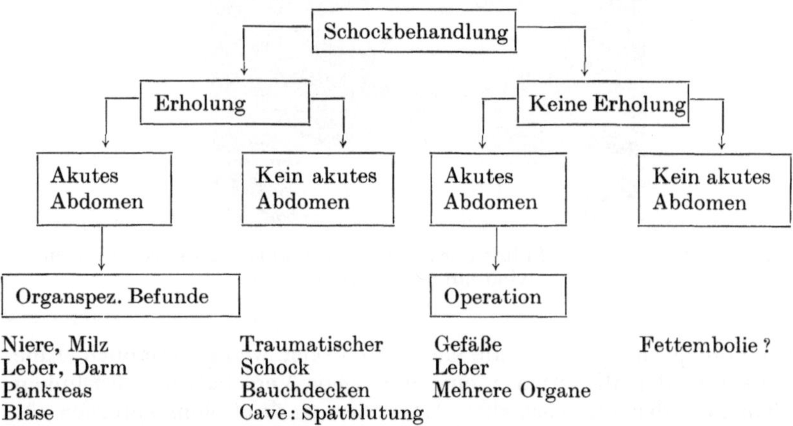

Die *therapeutische Sofortmaßnahme* besteht in der *Schockbehandlung und -Prophylaxe.* Zur raschen Behebung der Hypovolämie eignen sich zunächst Elektrolyt- und Plasmalösungen und so rasch als möglich auch Blut.

Läßt sich die Hypovolämie bei akuter Bauchsymptomatik nicht rasch beherrschen, wird eine *Operation im Schock* dringlich. Die *operative Blutstillung* ist hier *wesentlicher Bestandteil der Schocktherapie.* Stellt sich nach Erstuntersuchung und Schockbehandlung *nicht die Indikation für einen Eingriff,* muß der Patient *dauernd überwacht,* Puls, Blutdruck und Atmung laufend registriert und klinische und Laboruntersuchungen häufig wiederholt werden. Diese Zeit ist für die röntgenologische Abklärung organspezifischer Befunde zu nutzen.

III. Organspezifische Befunde

Wichtige Besonderheiten beim stumpfen Bauchtrauma ergeben sich für die einzelnen Organe.

1. Verletzungen der Milz. Die *subcutanen Verletzungen der Milz* im Kindesalter sind die *häufigsten Folgen eines Bauchtraumas.* Meist bestehen keine Rippenfrakturen, andere Körperteile sind aber in 20—50% der Fälle betroffen.

Eine *zweizeitige Ruptur* ist zwar für alle Organe möglich, wird aber vorwiegend für die Milz beschrieben (10%). Das Trauma bewirkt vorerst einen Parenchymriß mit subkapsulärer Blutung. Wird die Kapsel über ihre Dehnungsgrenze gespannt, so reißt sie nach Stunden oder Tagen ein. Die rasch zunehmende Blässe und progrediente Schocksymptomatik nach einem freien Intervall lassen auf dieses Ereignis schließen.

Die *Therapie der Wahl bei Milzverletzung* besteht in der *Entfernung des Organs.* Eine Milznaht ist wegen der Brüchigkeit des Gewebes kaum möglich. Wir haben postoperativ bei unseren Patienten keine nachteiligen Folgen beobachtet.

Regelmäßig *steigen nach Splenectomie die Thromboycten an* und bleiben während drei bis vier Wochen hoch. Höchstwerte sind zwischen dem 8.—18. Tage zu erwarten.

Entgegen der Ansicht der meisten Autoren leiten wir vorübergehend eine *Antikoagulantien Therapie* ein, wenn die Plättchenzahl eine Million erreicht hat. Das Erleben einer Mesenterial-Venenthrombose mit Darminfarkt hat uns von dieser Maßnahme überzeugt.

Eine *besondere Infektanfälligkeit nach Milzentfernung* haben wir nicht beobachtet. Diese Gefahr besteht vorwiegend bei sehr jungen Patienten (weniger als 2 Jahre) und dürfte auf das ungenügende Vermögen einer Antikörperbildung zurückzuführen sein.

Verschleppung abgerissenen Milzgewebes bewirkt eine Splenosis, die sich klinisch durch Adhäsionsbeschwerden äußern. Eine gründliche Entfernung sämtlichen rupturierten Milzgewebes läßt diese Komplikation vermeiden.

2. Verletzungen der Leber. Die *Blutung aus der Leber* ist meist *profus.* Schocksymptome folgen rasch. Klinisch besteht ein Palpationsschmerz des rechten Oberbauches und ab und zu ein Schulterschmerz rechts.

Durch *Einfluß von Galle in die Blutbahn* entsteht eine Intoxikation, die als hepatorenales Syndrom beschrieben ist und sich im Anstieg des Blut-Harnstoffs, in Oligurie und Anurie äußert.

Die *Therapie einer Leberruptur* hängt von der Größe und Lokalisation der Verletzung ab. Kapselrisse werden mit Matratzennähten geschlossen. Blutstillende resorbable Gazen sollten wenn möglich vermieden werden. Sie bedeuten eine zusätzliche Infektionsgefahr. Nach ihrer Resorption kann die Leberwunde wieder klaffen. Bei einem Patienten bewirkte die austretende Galle eine Galleperitonitis und machte eine sekundäre Operation notwendig.

Schwere Gewebszertrümmerungen bedingen eine partielle Hepatektomie, Lobektomie oder die Ligatur einer Leberarterie. Derartige Verletzungen sollten immer drainiert werden.

Die *Erholungsfähigkeit des Kindes* auch *nach Teilentfernungen der Leber* ist *gut* und ein Versagen des Restorgans kaum bekannt. Zu den hauptsächlichen Komplikationen gehören jedoch *lokale und generalisierte Infektionen, Galleperitonitis* und *Sequestration von devitalisiertem Lebergewebe.*

Wiederholt wurde in den letzten Jahren auf ein neuerkanntes Krankheitsbild aufmerksam gemacht: *Die Hämobilie.*

Nach einer zentralen Leberruptur entsteht eine *intrahepatische Kaverne* in der sich *Koagula, flüssiges Blut, Galle* und *nekrotische Gewebetrümmer* befinden. Nach Tagen oder Wochen setzt eine Autolyse dieses Höhleninhaltes ein, das sich unter Schmerzen schubweise über das mitverletzte Gallengangsystem in den Magen-Darm-Trakt entleert. Die Krankheit ist charakterisiert durch die Trias von Lebertrauma, Oberbauchkoliken, Meläna oder Hämatemesis. Eine schubweise verlaufende Anämie oder plötzliche Schocksymptome, bisweilen ein Icterus ergänzen das Bild. Wird die Diagnose nicht rechtzeitig gestellt, gehen die Patienten nach mehreren Schüben und meist wiederholten Laparatomien im Schockzustand zugrunde.

In der Abklärung helfen die Magen-Darm-Passage, das Leberszintigramm und die Leberangiographie weiter.

Die *Therapie* besteht zunächst in der Drainage, Curettage und Blutstillung der intrahepatischen Kaverne, evtl. zusätzlich in der Ligatur einer Leberarterie. Lobektomien bleiben für jene Fälle vorbehalten, bei denen die Hämobilie trotz Drainage anhält. Einen $2^1/_2$jährigen Patienten konnten wir durch Curettage und Drainage der Blutungshöhle heilen, während bei einem 4jährigen die definitive Diagnose erst nach verschiedenen Interventionen gestellt wurde. Dieser entwickelte schließlich eine Gerinnungsstörung und kam am Blutungsschock ad exitum.

3. Verletzungen des Pancreas. Wegen der *gleichzeitigen Reizung des Ganglion coeliacum* ist der *Schock* meist ausgeprägt. Fieber, peritoneale Reizerscheinungen und Rückenschmerzen sind die Regel. Durch *Einfluß von Pancreassaft in die Blutbahn* entsteht ein flüchtiger Rush und paroxymale Blutdruckveränderungen. Die *erhöhten Amylasewerte in Blut und Urin* helfen in der Diagnostik weiter. Beweisend sind aber nur deutlich erhöhte und über lange Zeit anhaltende Werte.

Die *Therapie* ist immer eine *chirurgische.* Der jeweilige Befund wird entscheiden, ob ein zerrissener Pankreasteil mit Nähten versorgt werden kann oder eine Resektion des Pankreasschwanzes erfolgen muß. Nekrotisches Gewebe ist stets zu entfernen und die Bursa omentalis zu drainieren.

Wird die Diagnose versäumt, kann der Tod infolge Pankreasnekrose eintreten. In glücklicheren Fällen bewirkt der Ausfluß des Pankreassaftes eine chronische Entzündung mit Bildung von Granulationsgewebe und dem Entstehen einer Pseudocyste (Abb. 2). Diese Komplikation ist beim Kinde sehr selten und gelangte bei uns nur zweimal zur Beobachtung.

Als Therapie befürworten die meisten Autoren eine *innere Drainage*, die durch Anastomose mit dem Magen-Darm-Trakt in Form einer Y-Anastomose nach Roux hergestellt wird. Sicher hat diese Methode gute

Resultate gezeigt. Da die Pankreaspseudocyste aber eine abgekapselte
Peritonitis der Bursa omentalis darstellt, scheint uns die Verbindung
dieser Peritonitishöhle mit dem Darmlumen nicht die erste Maßnahme
der Wahl zu sein. Bei unseren Fällen wurde daher die Cystenwand mit
Catgutnähten gerafft und eine *äußere Drainage* angelegt. Nach 3—5
Wochen versiegte der Sekretafluß, die Amylasewerte im Serum und Urin
normalisierten sich und es trat eine Dauerheilung ein (Abb. 3). Hätte aber
eine Pankreasfistel persistiert, so wäre eine innere Drainage mit der
Pankreasfistel direkt noch immer durchführbar gewesen.

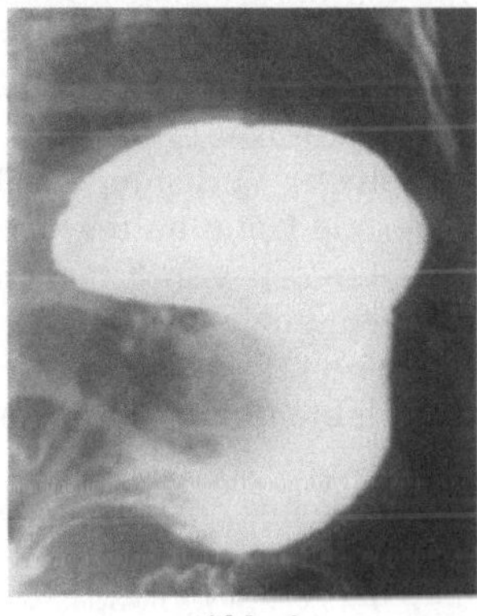 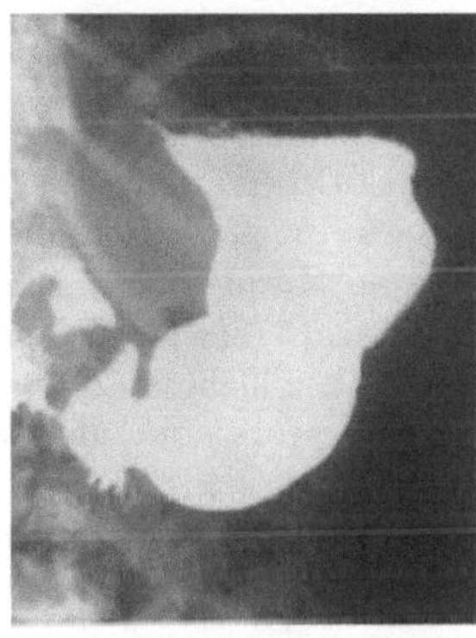

Abb. 2   Abb. 3

Abb. 2. Traumatische Pancreaspseudocyste: Verlagerung des Magens nach vorne
und links

Abb. 3. Normalisierung des Röntgenbefundes nach Heilung der Pancreaspseudocyste durch äußere Dränage

4. Verletzungen der Hohlorgane. Darmverletzungen werden erzeugt
durch plötzliche, sehr heftige Gewalt auf das Abdomen oder durch
Quetschen gegen die Wirbelsäule.

Prädilektionsorte sind daher *fixierte Stellen des Darmabschnittes* (Duo-
denum, Flexura duodeno-jejunalis, unteres Ileum, Colon). Nicht immer
ist die Darmwandverletzung durchgehend. Eine intakte Schleimhaut
kann noch über Tage die Passage gewährleisten, bis sie nekrotisch wird
und eine zweite Perforation stattfindet oder aber narbig abheilt und zu
einer Stenose führt. Die seltenen Perforationsverletzungen des Rectums
rühren meist von eingeführten Fremdkörpern her (Fiebermesser, Klistier-
spritzen).

Die *Symptomatik* wird bei *der Verletzung von Hohlorganen* weniger von
der Blutung und vom Schock beherrscht sein als von den *peritonitischen
Zeichen*. Erbrechen, intensive Bauchdeckenspannung. Facies abdominalis
Puls und Temperaturanstieg und ein druckdolenter und gefüllter Douglas umschreiben das Bild. Röntgenologisch ist die freie Luft im Abdomen für eine Perforation beweisend. Luftansammlung in der Gegend
der rechten Niere spricht für Duodenumperforation. Eine Sonderstellung
nimmt die retroperitoneale Ruptur des Duodenums ein. Der Darminhalt,

Pankreassaft und Galle treten allmählich in den retroperitonealen Raum aus und es entsteht eine Phlegmone, die sich von der Mesenterialwurzel bis gegen das rechte Nierenlager und entlang dem Colon ascendens ausbreitet. Durch Resorption toxischer Substanzen erfolgt der Tod meist innerhalb von 48 Std.

Bei der *Operation wegen Darmruptur* muß stets der gesamte Magen-Darm-Trakt genauestens untersucht werden, da einmal auch mehrfache Verletzungen bestehen können. Eine Übernährung oder Direktanastomose wird stets anstrebenswert sein. Ausgedehnte Dickdarmschädigungen mit Peritonitis rechtfertigen aber eine temporäre Colostomie.

5. Gefäßverletzungen. Drei Gefäße sind hauptsächlich *gefährdet*: Die *Arteria mesenterica cranialis*, die *Aorta abdominalis* und die *Vena cava*. Der *Abriß der Mesenterialwurzel* führt zur profusen Blutung und zur Infarzierung des Dünndarmes. Wegen frühzeitiger Verlegung des Lumens distal des Risses durch Thromben ist meist jede Gefäßnaht zu spät.

Die *Ruptur der Aorta* ist innerhalb kürzerster Zeit von Exsanguination und Herzstillstand gefolgt. Werden lediglich einzelne Wandschichten geschädigt, so bildet sich ein *Aneurysma spurium*. Dieses birgt die Gefahr einer späteren Perforation oder wie wir erlebten eine Thrombose der distalen Blutbahn in sich.

Eine *Verletzung der Vena cava* wird meist im Zusammenhang mit einer Leberruptur gesehen und ist von einer schlechten Prognose begleitet.

6. Verletzungen der Niere. Symptome und Therapie hängen von der Art und Lokalisation der Verletzung ab. Daher ist eine Einteilung der Verletzungsformen notwendig. Eine Unterscheidung in 5 Gruppen erscheint uns zweckmäßig (Abb. 4):

1. Bei der *Contusio renis* handelt es sich um eine lokalisierte Quetschung der Niere mit Austritt von Blut ins geschädigte Gewebe und in die Harnwege. Das Pyelogramm ist unauffällig oder zeigt eine etwas verzögerte Ausscheidung.

2. Bei einem *Riß der fibrösen Kapsel* entsteht ein perirenales Hämatom. Die retroperitoneale Blutung führt zu Meteorismus und paralytischem Ileus. Röntgenologisch ist die Psoaskontur verwaschen, das IVP fällt normal aus.

3. Bei *Parenchymrissen ohne Beteiligung des Nierenbeckens* wird ein keilförmiges Stück der Nierenrinde herausgelöst. Das Hämatom ist noch ausgeprägter und die Hämaturie obligat. Eine Heilung kann unter Vernarbung eintreten. Das Urogramm gleicht den vorigen Gruppen.

4. Bei *der durchgehenden Zerreißung von Nierenparenchym und -becken* ist die Blutung massiv. Urin sickert ins Gewebe aus. Radiologisch ist die Niere stumm oder das Kontrastmittel fließt ins Nierenlager aus. Das Nierenbecken zeigt Füllungsdefekte.

5. Eine *isolierte Verletzung des Nierenbeckens oder Ureters* ist sehr selten. Urinaustritt ins Gewebe, Infektion und cystische Abkapselung des Urins stehen im Vordergrund. Eine Hämaturie kann fehlen.

Nebst der Anamnese interessiert die klassische Trias von *Lokalschmerz,* *„Tumor" der Flanke* und *Hämaturie.*

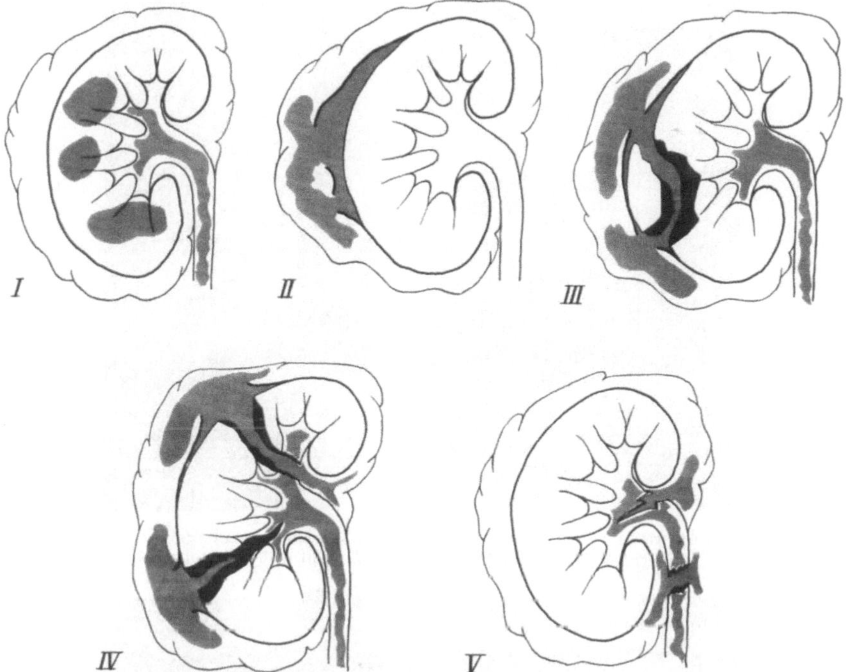

Abb. 4. Formen der Nierenverletzungen: I. Contusio renis; II Risse der Fettkapsel
und der fibrösen Kapsel; III Parenchymrisse mit Eröffnung des Nierenbeckens;
IV Parenchymrisse mit Eröffnung des Nierenbeckens; V. Isolierte Verletzungen
des Nierenbeckens, Ureters oder der Arteria renalis

Sind Abdomen — Leerbild und IVP auf schwere Nierenverletzung
verdächtig, ist ein Arteriogramm durchzuführen (Abb. 5).

Dank dieser Untersuchung war es bei all unseren Patienten möglich,
eine *differenzierte Indikation für die Behandlung* zu stellen (Abb. 6).

Nach unserer bisherigen Erfahrung lassen sich die folgenden Richtlinien festlegen:

a) *Eine notfallmäßige Freilegung der Niere* ist sehr *selten indiziert*. Sie
wird aber erforderlich:

wenn trotz Elektrolytinfusionen und Bluttransfusionen die akute
Blutungsgefahr fortbesteht oder nicht dauernd beherrscht werden kann.
Dies ist besonders bei Totalzertrümmerungen und Abrissen der Niere
vom Gefäßstiel der Fall,

wenn Kombinationsverletzungen der Bauchorgane den Zustand rasch
verschlimmern (Leber-, Milz-, Darmverletzungen).

b) *Eingriff mit Latenz*. Die Indikation ist gegeben:

wenn im Angiogramm eine *Abtrennung eines Nierenteils*, eine *Ver-
engerung oder Verlegung der Arteria renalis* nachgewiesen ist,

wenn eine *isolierte Nierenbecken- oder Ureterverletzung* angenommen
werden muß.

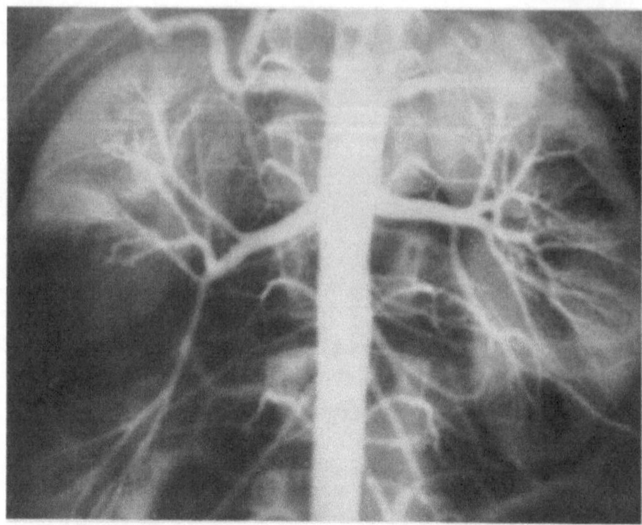

Abb. 5. Arteriogramm: 13jähriges Mädchen, Hämaturie nach Sturz. Abriß der unteren Nierenhälfte rechts. Normale linke Niere

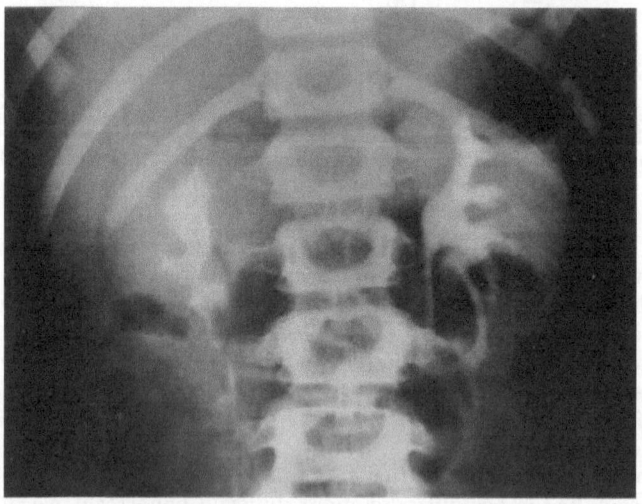

Abb. 6. Intravenöses Pyelogramm: 6 Monate nach Heminephrectomie. Heilung

wenn *septische Temperaturen*, und eine vermehrte *Druckdolenz* eine *Urinphlegmone* wahrscheinlich machen.

c) *Ein Späteingriff wird vorgenommen:*

wenn trotz anfänglicher Funktion der verletzten Niere diese mit der Zeit stumm wird,

wenn Nierenteile einer sekundären Schrumpfung anheimfallen, eine traumatische Hydronephrose oder intrarenale Cyste sich bildet, wenn sich eine renale Hypertension einstellt,

wenn Nierenteile verkalken oder Steine gebildet werden.

In den meisten Fällen ist eine *konservative Therapie* aber angezeigt, zumal es sich am häufigsten um reine *Nierenkontusionen* und *Zerreissungen der Nierenkapsel* handelt.

Mit der richtigen Beurteilung der Verletzung und zweckmäßigen Wahl des Eingriffs lassen sich schlimme *Spätfolgen* vermeiden, wie sie als posttraumatische Hydronephrose, Pyonephrose, paranephritischer Abszeß, Verkalkungen, Steinbildungen, nephrogener Hochdruck bekannt sind.

Schlußfolgerungen

Es gibt kaum einen Krankheitskomplex bei dem der Arzt mehr auf *Klinik und Anamnese* angewiesen ist, wie beim *stumpfen Bauchtrauma*. Die *rasche Synthese der Symptome zum Bild der Krankheit* und damit *zum Ziel direkten Handelns* bildet die *Grundlage für eine erfolgreiche Therapie*.

Die Erweiterung diagnostischer Möglichkeiten hat besonders in der Behandlung der Nieren- und Leberverletzungen neue Richtlinien ergeben.

Literatur: Baker, R. J., R. F. Bass, and R. Zajtchuk: Arch. Surg. **95**, 556 (1967). — Bettex, M., F. Küffer u. A. Schärli: Schweiz. med. Wschr. **96**, 342 (1966). — Eidg. Stat. Amt: Unfallzusammenstellungen für die Schweiz. — Flach, A., u. H. Kudlich: Chir. Praxis **9**, 219 (1965). — Frey, C. F., C. Ernst, and S. M. Lindenauer: Amer. J. Surg. **113**, 137 (1967). — Gädeke, R.: Der Unfall im Kindesalter. Stuttgart: Georg Thieme 1962. — Little, J. M., J. McRae, and J. C. Morris: Surg. Gynec. Obstet. **125** 725 (1967). — Madding, G. F., and P. A. Kennedy: Trauma to the liver. Philadelphia: W. B. Saunders Co. 1965. — Morton, J. R., and G. L. Jordan: J. Trauma **8**, 127 (1968). — Schärli, A.: Tägl. Prax. **8**, 567 (1967). — Schärli, A., and M. Bettex: Paediat. Prax. **6**, 65 (1967); — Schärli, A., u. H. Stirnemann: Z. Kinderchir. **4**, 33 (1967). — Tank, E. S., A. J. Eraklis, and R. E. Gross: J. Trauma **8**, 439 (1968). — Touloukiain, R. J.: Surg. Gynec. Obstet. **127**, 561 (1968). — Upadhyaya, P., and J. S. Simpson: Surg. Gynec. Obstet. **126**, 781 (1968). — Waddell, W. R.: Surg. Clin. N. Amer. **43**, No 2 (1963).

J. Wawersik, Doz. Dr.; Abteilung für Anaesthesiologie an der Chirurg. Universitätsklinik Heidelberg:

Narkosen bei ambulanter Behandlung von Kindern. (Mit 2 Abb.)

Der Wunsch, kleinere, insbesondere *ambulante Eingriffe in Allgemeinanaesthesie* durchzuführen, ist *bei Kindern* besonders groß, weil motorische Unruhe und Abwehrbewegungen die Operation unter Lokalanaesthesie stark behindern können. Einer großzügigen Indikation steht nichts im Wege, sofern die *Narkoseführung in der Hand eines entsprechend ausgebildeten Arztes* liegt und bei der Narkosetechnik die besonderen kinderanaesthesiologischen Belange beachtet werden.

Dem steht entgegen, daß vielerorts gerade auch ambulante *Narkosen* nach wie vor *vom operierenden Arzt* in Zusammenarbeit mit mehr oder weniger qualifiziertem nichtärztlichen Hilfspersonal durchgeführt werden. Dabei trifft man immer noch auf die Meinung, ambulante Narkosen seien ihrer Kürze wegen relativ ungefährlich und unterliegt so der Gefahr, die einfachsten Sicherheitsvorkehrungen außer acht zu lassen.

Nach einer Untersuchung von Smith (1956), die noch heute Gültigkeit hat, ist die besonders *hohe Letalität in der Kinderanaestesie* im wesentlichen auf 4 Faktoren zurückzuführen:

1. Fehlendes Spezialinstrumentarium für Narkose und Wiederbelebung.

2. Fehleinschätzung präoperativer Risikofaktoren.

3. Unzureichende Überwachung bzw. falsche Beurteilung des Allgemeinzustandes während der Narkose.

4. Aspiration von Mageninhalt.

Es sei noch einmal betont, daß *Narkosen bei Kindern* jeder Altersklasse unter der Voraussetzung einer sachgerechten Technik an sich *kein größeres Risiko* haben als bei Erwachsenen. Das gilt uneingeschränkt auch für ambulante Eingriffe. Ebenso unterscheidet sich die Narkosetechnik zwischen Kindern und Erwachsenen nicht, wenn auch der Inhalationsnarkose im Kindesalter aus naheliegenden Gründen die größere praktische Bedeutung zukommt, während bei Erwachsenen die intervenöse Narkose überwiegt.

Unter den zahlreichen *Inhalationsnarkotika* scheiden Äthylen und Zyklopropan in anbetracht der hohen Explosionsgefahr aus. Die Verwendung von Chloroform und Chloräthyl muß heute wegen der schwierigen Dosierbarkeit sowie dem hohen Risiko verhängnisvoller Nebenwirkungen auf Herz, Kreislauf oder parenchymatöse Organe als *Kunstfehler* angesehen werden. Gegen Chloräthyl ist speziell geltend zu machen, daß gerade Kinder dazu neigen, während der Narkoseeinleitung die Atmung für längere Zeit zu unterbrechen. Einer solchen Periode folgt dann ein tiefer Atemzug, wobei die hohe Chloräthylkonzentration momentan zum Herzstillstand führen kann. Demgegenüber ist Divinyl-Äther gleichfalls relativ rasch wirksam, ohne die Nachteile von Diäthyl-Äther oder die Gefährlichkeit von Chloräthyl zu besitzen. Trichloräthylen ist allenfalls als Ergänzung einer Lachgasanalgesie nach Barbiturateinleitung diskutabel. All diese Mittel treten jedoch aus der Sicht des Anaesthesisten gegenüber den neuen Fluor-substituierten Verbindungen in den Hintergrund, wobei in der Praxis inzwischen *Halothane* die größte Bedeutung hat. Bei Anwendung im halbgeschlossenen oder halboffenen Narkosesystem und exakter, quantitativer Dosierung mittels spezieller Verdampfer besitzt es bei genügender Sicherheitsbreite alle Vorteile, die bei ambulanten Eingriffen und insbesondere bei Kindern angestrebt werden: Schnelle Einleitung ohne Exitation, gute Muskelentspannung, ebenso rasche Abflutung, in der Regel keine subjektiven Nachwirkungen. Halothan darf jedoch nicht durch offene Tropfnarkose appliziert werden.

Barbiturate haben den Nachteil, daß es bei Kindern in der Abflutungsphase und damit meist noch vor Beendigung der Operation zu einer ausgeprägten Exitation kommt. Nachinjektionen führen zu einer unverhältnismäßig starken Verlängerung des Nachschlafs, so daß die Narkose auch bei kurzen Eingriffen durch eine Maskennarkose ergänzt werden muß. Hier mögen sich durch die Einführung von *Propanidid* neue

Aspekte eröffnen. Fest steht jedenfalls, daß auch dieses Medikament die spezifischen Gefahren einer Allgemeinnarkose nicht aufhebt. Unabhängig davon, ob in Zukunft die intravenöse Narkose bei der ambulanten Versorgung von Kindern größere Bedeutung finden wird, bleibt die Forderung nach der *Bereitstellung* einer *minimalen instrumentellen Spezialausrüstung* bestehen. Hierzu gehört ein Narkoseapparat zur quantitativen Applikation von Lachgas und Sauerstoff, eine wirksame Absaugung,

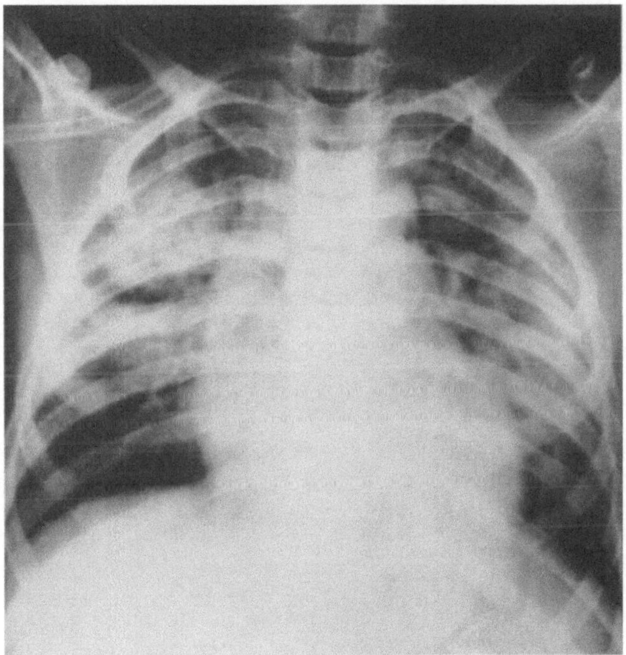

Abb. 1. Aspirationspneumonie bei einem 11jährigen Jungen (Krbl.-Nr. 3/9510/68)

ein Intubationsbesteck nebst Endotrachealkathetern entsprechender Charrière-Größen sowie spezielle Narkoseventile zur Narkose im halboffenen System bei Kindern bis zum 3. Lebensjahr. Die *offene Tropfnarkose*, wenngleich gerade bei ambulanten Narkosen im Kinderalter immer noch sehr verbreitet, sollte unbedingt durch die *Apparatnarkose* ersetzt werden. Auch *Intubationsnarkosen* sind bei ambulanten Eingriffen durchaus möglich. Diese Forderung ist deshalb so dringlich, weil nur durch den Einsatz *moderner Narkosetechnik im Routinebetrieb* jener Grad von Sicherheit der Funktion und Schnelligkeit der Handhabung erreicht wird, der dann im Ernstfall für die Beherrschung einer Komplikation entscheidend sein kann.

Natürlich gibt es gegen *Komplikationen während einer Narkose* keine absolute Sicherheit. Dabei bedeuten Erbrechen und Aspiration von Mageninhalt zweifellos die größte Gefahr.

Bezeichnend hierfür ist der Verlauf eines 11jährigen Jungen, der wegen einer Unterschenkelfraktur in den frühen Nachmittagsstunden zur Behandlung kam. Da er gegessen hatte, wurde die Reposition hinausgeschoben. Es lagen schließlich 7 Std zwischen Mahlzeit und Narkosebeginn. Trotzdem kam es in der Abflutungsphase zur massiven Entleerung von Mageninhalt und zur Aspiration. Zwar konnte eine Aspirationspneumonie nicht verhindert werden (Abb. 1), sofortige Intubation, O_3-Beatmung, 2malige Bronchoskopie, 3stündige Beatmung und entsprechende medikamentöse Therapie (Abb. 2) verhinderten jedoch einen deletären Ausgang. Das Kind konnte 8 Tage später unter dem Aspekt der Aspirationspneumonie geheilt entlassen werden.

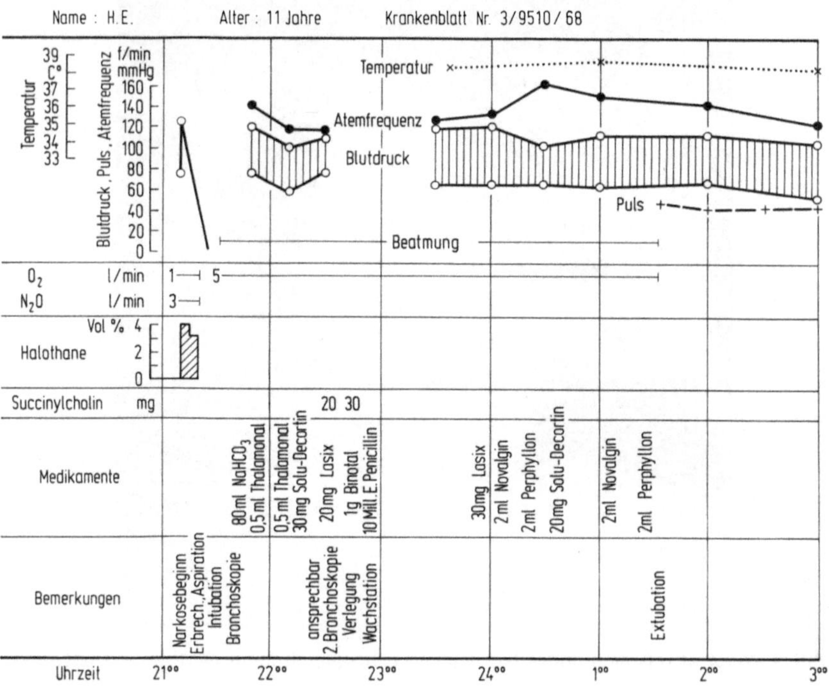

Abb. 2. Narkose zur Reposition einer Unterschenkelfraktur, in deren Verlauf es zur Aspiration von Mageninhalt und daraus folgender hypoxämisch bedingter Kreislaufdepression kam. Trotz unmittelbarer zweimaliger bronchoskopischer Absaugung entwickelte sich eine Aspirationspneumonie (Abb. 1), die innerhalb von 8 Tagen ausheilte

Ein solch glimpflicher Verlauf ist nur möglich, wenn alle Beteiligten von vornherein und bei *jeder* Narkose auf einen Zwischenfall eingestellt sind und Medikamente und Instrumentarium einsatzbereit verfügbar sind. Unwägbar bleibt dabei freilich die Gefahr mangelnder *Übung der behandelnden Ärzte.* Es nützt wenig, wenn Narkoseapparat und Intubationsbesteck zwar bereitstehen, aber vielleicht einmal im Jahr gebraucht werden. Im Einzelfall entscheidet sehr oft allein die Schnelligkeit. Gibt es diesbezüglich Bedenken, dann müssen präoperativ Risikofaktoren (Tabelle 1) besonders sorgfältig geprüft werden, um zu entscheiden, inwieweit in Abhängigkeit von den örtlichen apparativen und personellen Verhältnissen ein Aufschub der Operation oder eine Überweisung infrage kommen.

Tabelle. *Präoperative Risikofaktoren*

Zweifelhafte Nüchternheit	Krankheiten der Niere
Krankheiten bzw. Verletzungen	Anämie, protrahierte
des Zentralnervensystems	Ernährungsstörung, Anhydrämie
Krankheiten bzw. Verletzungen	Sepsis, Verbrennung,
des Thorax-Lungen-Systems	hohes Fieber
Krankheiten bzw. Verletzungen	Diabetes mellitus
des Herzens	
Krankheiten der Leber	Rachitis
Behinderung des Kehlkopfzuganges	Ileus bzw. Peritonitis
	hämorrhagischer Schock

Literatur: Harrfeldt, H. P.: Die derzeit gebräuchlichsten intravenösen Kurznarkotika. Z. prakt. Anästh. Wiederbeleb. **3**, 201 (1968). — Hutschenreuter, K., u. A. Heyden: Narkoseprobleme bei urologischen Eingriffen im Kindes- und Kleinkindesalter. Urologe **2**, 277 (1963). — Smith, R. M.: Some reasons for the high mortality in pediatric anesthesia. N. Y. St. J. Med. **56**, 2212 (1956). — Wawersik, J.: Aktuelle Narkoseprobleme bei Säuglingen und Kleinkindern. Anaesthesist **13**, 228 (1964); — Narkose bei ambulanten Eingriffen. Fortschr. Med. **85**, 228 (1967); — H. W. Strüwing: Intubationsnarkose bei Säuglingen und Kleinkindern. Z. prakt. Anästh. Wiederbeleb. **1**, 215 (1966)).

H. P. Harrfeldt, Dr., Bochum, Chefarzt der Anästesieabteilung der Berufsgenossenschaftlichen Krankenanstalten „Bergmannsheil":

Die Epontolnarkose als Kurz- und Einleitungsnarkotikum bei ambulanter Behandlung von Kindern.

Die Arbeitstagung der Deutschen Gesellschaft für Anästhesie und Wiederbelebung hat zur Einführung der *Propanididnarkose* im Januar 1964 als eine Kontraindikation deren Anwendung bei Kindern unter 4 Jahren aufgeführt, weil noch nicht genügend Erfahrungen vorlagen. In der Zwischenzeit wurden bei Kindern genügend Kurz- und Einleitungsnarkosen mit Epontol, auch im Rahmen ambulanter Behandlung durchgeführt. Sie haben sich ebenso bewährt wie bei älteren Kindern und Erwachsenen. Eichler, zur Nieden, Klütz, Goldman, Gröninger, Lücke, Körner und Sankawa haben zu diesem Thema berichtet. Ich übersehe aus den letzten 5 Jahren 2334 Narkosen bei Kindern bis zu 10 Jahren, von denen 1398 ambulant durchgeführt wurden, in 433 Fällen bei Kindern bis zum 4. Lebensjahr und in 965 Fällen bei Kindern zwischen dem 4. und 10. Lebensjahr. Das jüngste Kind war 9 Monate alt, Lebensalter wie sie auch aus den USA von von Leigh nach Zindler erwähnt sind.

Die *Epontol-Kurz- und Einleitungsnarkose* und neuerdings auch eine länger wirkende 0,25%ige Epontoltropfnarkose, wie sie Angiolillo und Peru, Carboncini, Florio und Mancini für die Geburtshilfe beschrieben haben, hat sich bei uns *für Kindernarkosen* bewährt. Eine schnelle Anflutung stellt eine schonende Narkose dar. Die Injektion kann bei psychischer Führung der Kinder schmerzarm vorgenommen werden, wenn der Injektionsarm durch Pflegepersonal gesichert, aber nicht festgeschnallt ist, um wiederholtes Einstechen zu vermeiden. Gelingt es, diese einzige Schwierigkeit des Verfahrens, den *intravenösen Zugang* sicherzustellen, zu überwinden, ist das Epontol zur Kurz- und Einleitungs-narkose eine ideale Substanz. Erforderliche *Atropingaben* lassen sich der Epontolmenge gut beimischen, wenn eine rechtzeitige vagolytische Prä-medikation nicht möglich war. Auf Psychopharmaka oder Sedativa ver-zichten wir, um der postnarkotischen Vorzüge des Epontols nicht ver-lustig zu gehen. Rechtzeitig gegebene Antiemetika verhindern bei Ein-leitungsnarkosen postnarkotisches Erbrechen. Selten, aber nie bei Kin-dern unter 4 Jahren können kleinste i.v. Dolantindosen erforderlich werden, rektal applizierte morphinfreie Analgetika reichen sonst aus.

Die *Epontolnarkose* verläuft bei Kindern wie bei Erwachsenen mit *schlagartigem Bewußtseinsverlust initialer Hyperventilation, nachfolgender Hypoventilation* mit gelegentlicher Apnoe und ruhigem Erwachen ohne Wiedereinschlafneigung. Je jünger die Kinder sind, desto kürzer ist die chirurgisch nutzbare Zeit, die aber ausreicht, den Übergang auf eine Kombinationsnarkose, z.B. mit Lachgas-Sauerstoff und Halothan, auch in Verbindung mit kurzwirkenden Relaxantien zu finden.

Wie Gröninger u.a. *dosieren wir Epontol* als Kurz- oder Einleitungs-narkotikum bei Kindern nach Lebensalter und Allgemeinzustand. Es ist nicht möglich, alle Patienten, die im Rahmen ambulanter Behandlung narkotisiert werden sollen, vorher unbekleidet zu wiegen. Gewichts-schätzungen enthalten sicher so viel Unsicherheitsmomente, daß man sich bei Dosierungsüberlegungen auf Alter und Allgemeinzustand stützen kann. Vergleicht man Ausgaben von Zindler, Podlesch, Eichler und Gröninger mit den von uns verwandten Epontoldosierungen, ist man überrascht, wie ähnlich die verbrauchten Mengen sind.

Wir verwenden *2,5 und 5%iges Epontol* bei gleich guter örtlicher und allgemeiner Verträglichkeit. Entgegen Beobachtungen bei Erwachsenen sahen wir *bei keinem Kind Venenwandreizungen* was Klütz bestätigt, so daß wir der Auffassung sind, daß eine Verdünnung der 5%igen Epontol-lösung nicht notwendig ist, wenn eine einwandfreier intravenöser Zugang besteht. Anaphylaktische Reaktionen sahen wir nie.

Die *komplikationslose Anwendung von Epontol* als Kurz- und Ein-leitungsnarkotikum, nicht zuletzt die kurze postnarkotische Phase ohne Nach- und Wiedereinschlafneigungen wie sie unter anderem von Doe-nicke bei anderen narkotisch-wirksamen Substanzen beschrieben wurde, sichert nunmehr nach ausreichender Erfahrung dessen Verwendbarkeit bei Kindern auch unter 4 Jahren. Daß an bestimmten Kliniken auf das Epontol generell verzichtet wird, ist bei Kenntnis der Zusammenhänge verständlich. Die Entscheidung, welche narkotisch wirksame Substanz zur Anwendung kommt, bleibt Ermessensfrage. Nur sollte man die Vor-züge gerade des Epontols bei der ambulanten Anästhesie nicht übersehen.

Auf ausdrücklichen Wunsch des Herrn Vorsitzenden und Absprache mit meinem Vorredner bin ich bewußt auf die Grundregeln ambulanter Anästhesien, ihre Indi-kation und Technik, personelle und gerätemäßige Voraussetzungen sowie die Ver-meidung und Behandlung von Komplikationen nicht eingegangen.

Es scheint mir jedoch erwähnenswert, daß bei *1398 ambulanten Kindernarkosen* vonseiten des Epontols als Kurz- und Einleitungs-narkotikum *keine Komplikationen* zur Beobachtung gekommen sind.

A. Schmidt Dr., Oberlandesgerichtsrat, Nürnberg:

Zur Einwilligung bei Behandlung Minderjähriger.

Das zu behandelnde Thema ist Gegenstand einer fast unüberschaubar gewordenen Literatur. In 15 Minuten kann ich nur Grundzüge darlegen. Das *Problem der Einwilligung* spielt in all den Fällen *keine Rolle*, in denen ein *sofortiges ärztliches Eingreifen zur Rettung aus Lebensgefahr* dringend geboten ist und deshalb für das Erholen der Einwilligung keine Zeit bleibt.

Das Strafgesetz fordert in § 330c die sofortige Hilfe in Unglücksfällen. Im Sinne dieser Bestimmung gilt auch ein Selbstmordversuch oder die plötzliche Verschlimmerung einer Krankheit als Unglücksfall.

Diese Bestimmung kann deshalb auch die Pflicht des Arztes zur sofortigen Operation begründen. Einer Einwilligung bedarf es in diesen Fällen nicht.

I. Aber in allen Fällen, in denen noch *hinreichend Zeit* verbleibt, die *Einwilligung zu erholen*, muß sie — von wenigen Ausnahmefällen abgesehen — erholt werden.

Ich will nunmehr kurz darlegen, warum und von wem sie zu erholen ist und was die Voraussetzung einer wirksamen Einwilligung ist. Die *Einwilligung zur Behandlung Minderjähriger* ist *nicht nur von Bedeutung wegen zivilrechtlicher Haftungsansprüche* und *strafrechtlicher Folgen*. Sie ist zuerst auch *von Bedeutung für das Entstehen des ärztlichen Honoraranspruches*.

a) In aller Regel entsteht dieser Honoraranspruch nur durch einen wirksamen Behandlungsvertrag.

Ein Minderjähriger kann aber grundsätzlich keinen wirksamen Vertrag abschließen. Ein solcher Vertrag wäre entweder unwirksam oder — vom siebenten Lebensjahr an — schwebend unwirksam bis zur Einwilligung des gesetzlichen Vertreters.

Volljährig wird man nur *mit Erreichen des 21. Lebensjahres* oder durch gerichtliche Volljährigkeitserklärung.

Nicht aber durch Eheschließung, Wehrdienst oder Abschluß eines Arbeitsverhältnisses.

Minderjährige Ehemänner stehen allerdings *einem Volljährigen gleich*, weil sie zur Eheschließung der Volljährigkeitserklärung bedürfen, *nicht aber minderjährige Ehefrauen*, da sie auch ohne Volljährigkeitserklärung heiraten können.

Gesetzliche Vertreter sind beide Eltern. Nach Scheidung oder bei dauerndem Getrenntleben ist es der Elternteil, dem das Gericht die elterliche Gewalt übertragen hat. Der Vater ist dann allein gesetzlicher Vertreter des ehelichen Kindes, wenn die Mutter selbst noch minderjährig ist (§§ 1673, 1678 BGB).

Bei unehelichen Kindern ist *gesetzlicher Vertreter der Vormund, meist das Jugendamt* als Amtsvormund.

Da *gesetzliche Vertreter in der Regel beide Eltern* sind, müssen in der Regel *beide Eltern in die Behandlung des Kindes einwilligen*.

8*

b) Die Einwilligung ist auch deshalb wichtig, weil der ärztliche Eingriff in die Unversehrtheit des Körpers ohne Einwilligung als rechtswidrig gilt mit der Folge einer Haftung des Arztes auch für unvermeidbare Folgeschäden. Nur eine wirksame Einwilligung würde die Haftung ausschließen, wenn die Behandlung kunstgerecht geschieht.

Das im Art. 2 Abs. 2 GG statuierte *Recht auf körperliche Unversehrtheit* gilt auch *im Verhältnis zwischen Patient und Arzt.* Die Widerrechtlichkeit des Eingriffs wird durch die Einwilligung beseitigt, aber nur soweit als die Einwilligung reicht. So deckt die Einwilligung zur Operation nicht auch die Strahlenbehandlung, die etwa an Stelle der Operation durchgeführt wird. Die Einwilligung zur Excision zwecks histologischer Untersuchung, ob Brustkrebs vorliegt, deckt nicht die an Stelle der Excision vorgenommene Totaloperation.

c) Die *Einwilligung* ist auch *unter strafrechtlichem Aspekt* von Wichtigkeit, denn der ärztliche Eingriff wird, auch wenn er zu Heilzwecken, kunstgerecht, mit Erfolg und ohne Folgeschäden vorgenommen wird, tatbestandsmäßig als Körperverletzung angesehen. Ein solcher *ohne Einwilligung vorgenommener Eingriff* könnte zur *Bestrafung wegen Körperverletzung* führen.

II. *Von wem und in welcher Form* ist die *Einwilligung zu erholen?* Die Einwilligung kann formlos, mündlich oder stillschweigend durch schlüssiges Verhalten erteilt werden. Aus Beweisgründen ist jedoch Schriftform dringend zu empfehlen.

Da der eine Elternteil sich durch den andern vertreten lassen kann, darf sich der Arzt in der Regel mit der *Einwilligung des einen Elternteils* begnügen, es sei denn, ihm ist die Verweigerung des andern Teils bekannt. In solchen Fällen, in denen die Eltern sich nicht einigen, ist das Vormundschaftsgericht anzurufen, das die Einwilligung ersetzen kann.

Entscheidend ist also die *Einwilligung des gesetzlichen Vertreters, nicht die des Minderjährigen.* Dies gilt insbesondere für die Frage der Rechtswirksamkeit des Behandlungsvertrages.

Eine Ausnahme hat die Rechtssprechung (BGH 29, 33 ff.) für die Frage der Strafbarkeit und der Haftung für unvermeidbare Folgeschäden zugelassen: Es ist entschieden worden, daß die *Einwilligung eines Minderjährigen* die Rechtswidrigkeit des ärztl. Eingriffs dann ausschließt, wenn der Minderjährige nach seiner *geistigen Reife fähig* ist, die *Erheblichkeit und möglichen Folgen des Eingriffs zu ermessen.* Diese Voraussetzung wird in der Regel zu bejahen sein, wenn der Patient vor der Vollendung des 21. Lebensjahres steht. Gleichwohl ist zu empfehlen, wenn möglich auch dann die Einwilligung des gesetzl. Vertreters zu erholen, da die Beurteilung der geistigen Reife des Patienten nicht ohne weiteres und zuverlässig möglich sein wird.

Ein besonderes Problem bietet die *Verweigerung des ärztlichen Eingriffs durch unvernünftige Eltern,* wenn der *Eingriff zur Rettung aus Lebensgefahr* geboten erscheint.

Ist hinreichend *Zeit vorhanden,* dann ist das *Vormundschaftsgericht* anzurufen, das nach § 1666 BGB von Amtswegen die Einwilligung erteilen kann. Ist hierzu *keine Zeit mehr,* dann steht der *Arzt vor der Ent-*

scheidung, ob er sich der *Unvernunft der Eltern beugen* oder das *Kind gegen den Willen der Eltern zu retten versuchen* soll.

Die Lösung dieses Konflikts ist umstritten. Es sind im wesentlichen zwei rechtliche Überlegungen, die abgesehen von den Forderungen des gesunden Menschenverstandes ein Handeln des Arztes gegen den Willen der unvernünftigen Eltern rechtfertigen oder zumindest einen Schuldvorwurf ausräumen:

1. Das Gesetz gäbe in § 679 BGB dem Arzt einen Honoraranspruch gegen die Eltern, wenn er deren Kind gegen ihren Willen zu retten versucht, weil der entgegenstehende Wille nicht in Betracht kommt, wenn ohne das Handeln des Arztes die Unterhaltspflicht der Eltern nicht erfüllt würde. Die Heilbehandlung gehört zur Unterhaltspflicht der Eltern. Absurd wäre es, das Handeln des Arztes als rechtswidrig zu werten, wenn das Gesetz — wie unstreitig ist — dem Arzt dennoch einen Honoraranspruch gewährt.

2. Wenn das Gesetz in § 330 c StGB vom Arzt, wie von jedem anderen, die Rettung des Selbstmörders auch gegen dessen Willen fordert, dann kann die Rechtsordnung nicht verlangen, daß sich der Arzt dem geradezu mörderischen Willen der Eltern beugt und sich durch Unterlassen mitschuldig macht.

III. Zum Schluß noch einige Überlegungen zur *Wirksamkeit der Einwilligung:* Die Wirksamkeit der Einwilligung setzt voraus, daß der *gesetzliche Vertreter*, falls er nicht darauf verzichtet, über *Befund, Art des Eingriffs* und dessen *typische oder doch nicht ungewöhnliche Folgen in den wesentlichen Punkten unterrichtet* wird. Der BGH (Bd. 29, 46 ff. u. S. 176) hat über den Umfang der Aufklärungspflicht eingehende Ausführungen gemacht und sich dabei mit allen in der ärztl. Fachliteratur erhobenen Einwänden sorgfältig auseinandergesetzt. Wegen der Einzelheiten muß ich auf diese Entscheidung verweisen.

Die *Aufklärung* dient vor allem auch dazu, dem *Arzt einen Teil der Verantwortung abzunehmen*. Das ist nur dann möglich, wenn der *Aufzuklärende* — hier der gesetzliche Vertreter — *über das Risiko Bescheid weiß. Nicht erforderlich* ist es, daß er *über alle nur denkbaren Folgen unterrichtet* wird.

Die Aufklärungspflicht darf nicht als eine rein formelle Angelegenheit betrachtet werden. Sie muß so erfüllt werden, daß der gesetzliche Vertreter als Laie die Aufklärung auch versteht und in die Lage versetzt wird, das Für und Wider abzuwägen. Eine Aufklärung mit einer dem Laien unverständlichen Fachsprache wäre keine Aufklärung. Der *Laie muß Art, Zweck und Folgen der Behandlung in den einem Nichtfachmann gesetzten Grenzen beurteilen können*.

In vielen Fällen werden die Eltern ihr Kind dem Arzt anvertrauen, ohne auf eine besondere Aufklärung Wert zu legen, weil sie die Autorität des Fachmannes der Not und Last eigenen Nachdenkens und Entscheidens, eigener Verantwortung entheben soll. Die Eltern werden deshalb oft stillschweigend mit allen erforderlichen ärztlichen Eingriffen und Behandlungsmethoden einverstanden sein.

Dennoch empfiehlt es sich auch in solchen Fällen eine *entsprechende Erklärung des gesetzlichen Vertreters schriftlich fixieren* zu lassen, schon um späteren Beweisschwierigkeiten zu begegnen. Dabei sollte der ausdrückliche Verzicht auf Aufklärung zum Ausdruck kommen.

Aussprache

W. PERRET, Dr., München:

Herr Dr. SCHMIDT, ich danke Ihnen sehr für Ihre klare Ausführung zu einem Bereich, in welchem wir täglich uns befinden und gar nicht beachten, daß wir sehr oft eigentlich gegen das Gesetz verstoßen. Sie alle wissen, daß stillschweigend die *Einwilligung* in den meisten Fällen gegeben ist und es keine rechtlichen Konsequenten hat. Die tägliche Praxis lehrt aber, daß es auch, wie Sie selbst sagten, unvernünftige Eltern gibt und meinten, daß die schriftliche Einwilligung doch im Vordergrund stehen sollte, trotz aller Bedenken. Darf ich Sie vielleicht ganz kurz bitten, um etwas aus der Diskussion hervorzuheben. In welcher Form Sie die schriftliche Einwilligung formulieren würden und was Ihrer Erfahrung nach evtl. bei schriftlichen Einwilligungen, die eingeholt sind, nicht ausreichend wäre. Darf ich Sie bitten, vielleicht dazu etwas zu sagen.

A. SCHMIDT, Dr. jur., Nürnberg:

Ich würde vorschlagen, etwa wie folgt, die *schriftliche Einwilligungserklärung* zu formulieren: Ich bin, nachdem ich über den Zweck der Behandlung und das Risiko der Behandlung aufgeklärt worden bin, mit den vom behandelnden Arzt erforderlichen Behandlungsmethoden einverstanden.

Ich habe das nicht vorbereitet, ich kann das jetzt nur aus der Hand in etwa formulieren.

Dr. PERRET: Ich entnehme aus Ihren Worten, daß Sie also eine Kurzfassung für möglich und ausreichend halten.

Dr. jur. SCHMIDT: Eine Kurzfassung in einem Satz genügt durchaus, wobei aber in diesem Satz mit enthalten sein sollte, quasi die Bestätigung, daß die *Aufklärung* erfolgt ist. Damit man alles in einem hat, nicht nur die Einwilligung als formelle Erklärung, sondern auch die Voraussetzung der Wirksamkeit der Einwilligung, nämlich diese Aufklärung mit bestätigt wird.

H. ELBEL, Prof. Dr., Bonn:

Es erscheint unlogisch, daß bei *Einwilligung Minderjähriger* mit notwendiger Einsichtsfähigkeit zwar die strafrechtlichen Konsequenzen hinsichtlich der Körperverletzung entfallen, nicht aber die zivilrechtlichen einschließlich des Honoraranspruches. Die mögliche Einwilligung eines Minderjährigen macht sie doch zu einem gültigen Rechtsgeschäft.

A. SCHMIDT, Dr. jur., Nürnberg:

Die Frage ist in der Literatur sehr umstritten, und ich kann unmöglich auf die rechtsdogmatischen Hintergründe dieser etwas merkwürdig anmutenden Entscheidung eingehen. Ich kann nur sagen, der BDH hat tatsächlich diesen Unterschied gemacht, daß die *Einwilligung des Minderjährigen* kaum für die strafrechtlichen Folgen von Bedeutung ist, und für die Frage der Haftung für unvermeidbare Folgeschäden, hat aber gesagt, daß für den Verhandlungsvertrag selbst für die Wirksamkeit des Behandlungsvertrages diese Einwilligung des Minderjährigen nicht genügt. Nun ist das allerdings eine rein theoretische Streitfrage, weil, wie ich vorhin schon angedeutet habe, auch auf dem Umwege über die Geschäftsführung ohne Auftrag der ärztliche Honoraranspruch zustande kommt. Also ist das lediglich eine juristische Haarspalterei, die in der Praxis kaum irgendwie von Bedeutung sein wird.

F.-W. Meinecke, Dr., Bochum:

Wie soll der Arzt sich verhalten, wenn der minderjährige Patient die Aufklärung der Eltern über den Gesundheitszustand nicht zuläßt?

A. Schmidt., Dr. jur., Nürnberg:

Wie der Konflikt zu lösen sei zwischen der *ärztlichen Schweigepflicht* auf der einen Seite und der *Aufklärungspflicht* gegenüber des gesetzlichen Vertreters, dazu kann ich ganz kurz sagen, die Aufklärungspflicht gegenüber dem gesetzlichen Vertreter geht vor, es sei denn, es seien ganz besondere Umstände, die eine solche Aufklärung verbieten würden, weil etwa das Leben des minderjährigen Patienten auf dem Spiele stünde.

H. Rettig, Prof. Dr., Gießen:

Gilt in einem Ärzteteam die Einwilligung zu einem Eingriff für alle Ärzte, oder muß die Einwilligungserklärung für einen bestimmten Arzt abgegeben werden? Beauftragung eines bestimmten Operateurs z.B. durch einen Kliniksleiter.

A. Schmidt, Dr. jur., Nürnberg:

Diese Frage taucht natürlich auch dann auf, wenn ein *Ärzteteam* am Werke ist, bei einer Operation meinetwegen. Aber *verantwortlich* ist eben der für das Team verantwortliche Arzt, so war es bisher und er trägt die Verantwortung auch gegenüber dem Aufzuklärenden. Der verantwortliche Arzt bei einem Team, der verantwortliche Arzt bei der Behandlung des Kindes, der Klinikchef oder wer auch immer, eben derjenige, der nach außen hin als der Verantwortliche in Erscheinung tritt. Er hat die Pflicht aufzuklären und dem gegenüber wird auch diese Einwilligung dann erklärt.

K. Reim, Dr., Bad Hersfeld:

Genügt die Einwilligung der Oberin eines Krankenhauses für dringend notwendige Operationen bei Vorschülerinnen, Schwesternschülerinnen und weiteren minderjährigen Hausangestellten im Pflegeverhältnis?

A. Schmidt, Dr. jur., Nürnberg:

Die Einwilligung hat der gesetzliche Vertreter zu erteilen. Die Oberin ist nicht gesetzliche Vertreterin.

K. Menzel, Prof. Dr., Chefarzt der Kinderklinik des Reinhard-Nieter-Krankenhauses, Wilhelmshaven:

Elternführung als Bestandteil der Therapie bei Kindern.

Aus der Vielschichtigkeit der Problematik von Kinderunfällen, ihren Voraussetzungen, Begleitumständen und Folgen habe ich mich mit einem kleinen Bereich zu befassen, der eigentlich keiner besonderen Betonung bedürfen sollte: der *Elternführung als Bestandteil der Therapie bei Kindern*. Indessen zeigt die Erfahrung, daß dieser Punkt oft zu kurz kommt und zwar einfach deshalb, weil es nicht immer auf der Hand liegt, in welchem Ausmaß der Arzt echte, dem Sinne nach *psychotherapeutische Führungsaufgaben an den Eltern seines Patienten* in dessen unmittelbaren Interesse wahrzunehmen hat. Ich möchte hierzu drei Beispiele anführen.

Beispiel 1. Ein $2^1/_4$jähriges, „schwieriges", neuropathisches Kleinkind auf der Höhe seiner ersten Trotzphase erkletterte mit Hilfe seines Stühlchens die Fensterbank des Wohnzimmers, um auf die Straße hinabzuschauen. Es wagte sich zu weit vor, verlor das Gleichgewicht und stürzte vom 2. Stock hinab in den Vorgarten. Kaum zu fassen war es, daß dieses Kleinkind nicht nur am Leben blieb, sondern mit relativ geringfügigen Verletzungen davonkam: Commotio, Mediastinalemphysem und Prellungen. Soweit der Tatbestand. Analysieren wir aber die Umstände im Vorfeld der eigentlichen Unfallsituation und setzen diese in Beziehung zum Verhalten der Mutter danach, so ergibt sich folgendes Bild:

Das $2^1/_4$jährige Mädchen war „schon immer" ein schwieriges Kind gewesen. Es hielt seine Mutter über Tage pausenlos in Atem, weil es sich an allen Schränken und Schubladen zu schaffen machte, trotz häufiger Verbote mit dem Abfalleimer in der Wohnung herumschleppte, ihn ausleerte, Schlüssel abbrach und noch viele andere Untaten mehr verübte. Dauernd mußte es ermahnt und zur Ordnung gerufen werden, und nicht selten wußte die ratlose Mutter sich nicht anders zu helfen, als das widerborstige Kind handgreiflich zu strafen. Aber auch diese Maßnahmen fruchteten im Prinzip nichts, und in der letzten Zeit hatte sich die Mutter gelegentlich bei dem Gedanken ertappt, daß es vielleicht besser sei, überhaupt kein Kind zu haben, als ein solches.

Diese *ambivalente Einstellung* kam auch sehr deutlich in ihrem *Gesamtverhalten während der stationären Behandlung der kleinen Patientin* zum Ausdruck, ja, noch während der Anamneseerhebung — also noch unter dem unmittelbaren Eindruck des schrecklichen Ereignisses — äußerte sie halb verzweifelt, halb anklagend, daß es „ja einmal so kommen mußte", weil das ganze Handeln ihres Kindes schon seit jeher darauf angelegt schien, sie um ihren Verstand zu bringen. Auf der anderen Seite treffe sie natürlich selbst die eigentliche Schuld, weil sie nicht vorausgesehen hatte, welche Unfallgefahren einem so lebhaften, agitierten und eigenwilligen Kind in der Wohnung drohen können.

Es fiel auf, daß die Mutter von der angebotenen Möglichkeit ihr Kind regelmäßig zu besuchen und allmählich an seiner Versorgung teilzunehmen, keinen Gebrauch machte. Sie beschränkte sich lediglich auf Telefonkontakte zur Stationsschwester und es war nicht klar genug zu ersehen, ob die Äußerungen der Genugtuung über die Genesungsfortschritte ihres Kindes tatsächlich aus der Tiefe eines von Angst befreiten Herzens getan wurden, oder ob hier nicht vielmehr die anerzogene Einstellung eine Rolle spielte, daß, gemessen an der Gesamtsituation, sich derartige Äußerungen einfach „gehörten" oder vom Telefonpartner, also der Schwester, erwartet wurden. Die Mutter wurde daraufhin zu einem *klärenden Gespräch* einbestellt, in dessen Verlauf sich die ganze *Zwiespältigkeit ihrer Einstellung*, wie sie voranstehend bereits angedeutet worden ist, in vollem Umfang bestätigte. Es hatte sich sogar schon ein *zweiter Circulus vitiosus* konzentrisch um den ersten gelegt: daß sie nämlich ihr Kind noch nicht besucht hatte, brachte ihr bereits mißbilligende Äußerungen der Nachbarn ein; wie sie aber sagte, könne sie ihrem Kind einfach nicht in die Augen sehen, es sei ihr dann, „wie eine einzige Anklage".

Hier handelte es sich offenbar um eine *pathologische Verarbeitung der Schuld*, und zwar nicht nur auf den Unfall bezogen, sondern ganz allgemein: die Schuld, die der Mutter aus ihrer ablehnenden Haltung dem eigenen Kind gegenüber erwachsen war.

Es konnte ihr, die sie selbst sehr labil erschien, die *eigene Situation* nicht zuletzt *unter Zuhilfenahme des Oberbegriffes der Überforderung* interpretiert und bewußt gemacht werden. Sie akzeptierte es schließlich, daß die *permanente Einschränkung ihrer Toleranz* und *psychischen Leistungsfähigkeit kindfeindliche Strömungen* hatte entstehen lassen, die sich *bis zur temporären Ablehnung* steigern konnten, ohne daß sie sich dadurch zwangsläufig an ihrem Kind versündigt hatte, ja, daß viele Mütter in vergleichbaren Umständen genau so empfinden und sich anschließend genau so zerrissen und schuldig fühlen, wie sie selbst. Indessen wurde ja aber in diesem Fall nicht das Kind als Teil ihrer selbst oder als existentielles Ganzes, sondern lediglich sein *permanent herausforderndes Verhalten abgelehnt*, welches die unsichere Mutter noch zusätzlich überbewertete, so daß sich *zwischen ihr und dem Kinde* eine *Fülle von Reibungspunkten* ständig die Waage halten konnten. Die *Frucht dieser Aussprache* zeigte sich bald: die Mutter gewann allmählich wieder Boden unter den Füßen, indem sie zu sich selbst, aber auch zu ihrem Kinde neues Vertrauen faßte. Es muß noch eingefügt werden, daß sich der *Ehemann bezüglich der Probleme seiner Frau* als geradezu *sträflich unwissend* erwies. Er wurde daher bald in weitere Besprechungen einbezogen. Die Mutter konnte stufenweise in die Versorgung ihres Kindes eingeschleust werden, bis sie es nach Hause mitnahm. In einem späteren Brief äußerte sie, daß ihr das *Kind jetzt: „wie neu geschenkt"* sei. Von Erziehungsschwierigkeiten war nicht mehr die Rede. Fassen wir die Krankengeschichte zusammen, so können wir feststellen, daß nur zwei relativ *unbedeutend erscheinende Randphaenomene* die *schweren Störungen der Sozialbeziehung zwischen Mutter und Kind* erahnen ließen, in welche der Unfall zeitlich eingebettet war:

1. die mehr oder weniger deutliche *Vorwurfshaltung gegenüber dem Kind*, welches, wie schon zu unzähligen vorausgegangenen Malen, wieder einmal ein Gebot der Mutter übertreten, sich selbst in eine lebensgefährliche Situation gebracht und die Mutter beinahe für ihr ganzes Leben unglücklich gemacht hatte;

2. der *Verzicht auf die Besuchszeit*, welchem die *Tendenz der Vermeidung einer Konfrontation mit dem Opfer eigener Schuld und Insuffizienz* zugrunde lag.

Völlig anders lagen die Verhältnisse im zweiten Fall. Hier handelte es sich eher um eine *übermäßige Zuwendung der Mutter zu ihrem 3jährigen Mädchen*, das sich wegen traumatisch bedingter Querschnittslähmung in unserer stationären Behandlung befunden hat. Eine *unangemessene Intensivierung des Mutter-Kind-Verhältnisses* führte die kleine Patientin in kurzer Zeit auf die *Stufe frühkindlicher Verhaltensweisen* zurück, die in einem Maße auf die Person der Mutter zentriert waren, daß eine vertretungsweise Versorgung durch Schwestern und die bald notwendig werdenden krankengymnastischen Maßnahmen in Frage gestellt waren. Die an sich sehr vernünftige Mutter sah das wohl, vermochte ihr Verhalten aber nicht zu steuern, weil ihr anfangs nicht bewußt war, daß in dieser „Overprotection" eine *Überkompensation* enthalten war. Zu dem Unfall war es nämlich gekommen, als das zeitweise bei den Großeltern weilende Kind unbeaufsichtigt draußen gespielt hatte (das vor dem großelterlichen Haus liegende Straßenstück galt als „sicher"). So sehr es der Mutter an sich willkommen war, das lebhafte Kind nicht immerzu um sich haben zu müssen, so hatte sie doch kein gutes Gefühl, wenn sie es zuweilen aus der Hand gab, weil es gerade für sie „praktisch" war. In der *aufopferungsfreudigen Haltung am Krankenbett* war nun eine Art *Ausgleich für Versäumtes* enthalten, das sich in Wirklichkeit aber zum Schaden des Kindes auswirkte, weil es diesem einen gegenüber gesunden Tagen unschätzbaren Krankheitsgewinn eintrug. Passivität oder *Abwehr gegenüber Leistungsforderungen* sowie die *Regression in frühkindliche Verhaltensweisen* ließen die kleine Patientin untauglich werden, sich einer Therapie aufzuschließen, die Mitarbeit von ihr verlangte. Die *Fehlhaltung der Mutter* konnte *stufenweise abgebaut* werden; parallel hierzu ging eine erfreuliche *Aufwärtsentwicklung des Kindes*, nachdem die diffusen emotionalen Bindungen zur Mutter behutsam in eine verständnisvolle, schutzgewährende, aber auch zumutbare Leistungen fordernde Partnerschaft überführt werden konnten. —

Beispiel 3. Nach dem Verlassen ihrer Wohnung blieb eine Mutter, welche ihren 1 Jahr 2 Monate alten Sohn auf dem Arm trug, mit ihrem Schuhabsatz an dem etwas herausragenden Nagelkopf einer ausgetretenen Stufe hängen, knickte nach vorn unten ab und stürzte die Treppe hinunter. Während des Fallens entglitt ihr das Kind und schlug senkrecht mit der Scheitelbeingegend auf den Treppenabsatz. Es resultierte eine Impressionsfraktur sowie ein doppelseitiges subdurales Haematom. Das Kind konnte unter vielen Mühen zwar am Leben erhalten werden, trug aber eine spastische Diplegie sowie ein Krampfleiden davon.

Was das Verhalten der Eltern anbelangt, so werden wir auch in diesem Beispiel einer *tiefgreifenden Störung der Sozialbeziehung* begegnen, wenn auch in völlig anderer Form, als in den vorhergegangenen Krankengeschichten. Parallel zu dem ohnehin schon äußerst schwierigen Behandlungsverlauf dieses folgenschweren Unfalles liefen nämlich *Schadenersatzansprüche* an den Hauseigentümer, der für die Unfallursache indirekt verantwortlich war. Einzelheiten mögen an dieser Stelle entfallen, doch sei so viel gesagt, daß die Erwartungen der Eltern (Schmerzensgeld, Behandlungskosten, finanzielle Sicherung ihres Kindes für die Zukunft) in verschiedenen, äußerst unerfreulichen prozessualen Begegnungen ganz erheblich eingeschränkt wurden. Während dieser Zeit begann sich die *Einstellung der Eltern zu Schwestern und Ärzten der Klinik* allmählich zu verändern. Von anfangs *einsichtiger Haltung* wandelte es sich *über wachsendes Mißtrauen* bis zur *offenen Feindseligkeit*. Von der Versorgung, der Unterbringung bis zur fachgerechten Behandlung des Patienten wurde zuletzt alles in Zweifel gezogen. Die von den Eltern besorgte *Einbeziehung der Laienpresse* mit dem Ziel, ihrem Kinde nur alle erdenkliche Hilfe zu erschließen, stiftete ungeheure Unruhe und brachte ernste Verstimmungen auf allen nur denkbaren Ebenen. Ihren *Kulminationspunkt* erreichte die *Verwirrung der Gemüter* als dieses Kind zusätzlich auch noch an einer Pneumonie erkrankte, was für die Eltern letzte Gewißheit dafür brachte, daß ihr *Kind* in unserer Klinik *nicht fachgerecht behandelt* werde und deshalb nicht gesund werden könne. Eine Diskussion war in dieser Situation nicht mehr möglich. Bei den Eltern war im Laufe der Zeit — und man kann es ihnen nicht einmal übel nehmen — das eingetreten, was ANNA FREUD schon vor Jahrzehnten eine „*Identifikation mit dem Angreifer*" genannt hat. Die zu jener Zeit ebenso erfolglose, wie beeinträchtigende, um nicht zu sagen *diskriminierende Begegnung mit dem eigentlichen Schuldträger* ließ die Eltern allmählich ganz ähnliche, *aggressive Verhaltensweisen* annehmen, als die es waren, denen sie sich selbst ausgesetzt sahen. Eine schon früher angebotene, in der augenblicklichen Situation aber nutzlose Rückverlegung in die vorausbehandelnde Neurochirurgische Universitätsklinik wurde nunmehr nachdrücklich gefordert und natürlich auch gewährt. Der Ausgang der Geschichte ist Ihnen bekannt, einen neuen Gesichtspunkt hat die andernorts fortgeführte Behandlung nicht ergeben. Immerhin haben aber die Eltern für alle Zeit eine Art *emotionales Regulans* indem sie mit Fingern auf unser Haus weisen können, wo ihr Kind, nach ihrer Meinung, „versaut" worden war.

Ich habe diesen Fall, der in jeder Beziehung so maßlos unerfreulich verlaufen ist, vorgetragen, weil ich ihn für besonders beispielhaft halte. Bekanntlich gibt es ja nicht wenige Menschen, die ihre *eigenen Lebensprobleme* nur dann einigermaßen *in der Balance halten* können, wenn sie *einen Teil* davon auf einen anderen, *auf eine Gruppe* oder *auf eine Institution projizieren* können und sich damit um den gleichen Betrag selbst erleichtern. Aber das ist nur ein Teilaspekt meiner Darstellung. Die weit wichtigere Konsequenz besteht darin, zu erkennen, daß *derartige Menschen nur* dann *zu ertragen* und *vor törichten Schritten zu bewahren*, d. h. zu führen sind, wenn man das *Motiv ihrer aggressiven Haltung ermittelt* und *verstehen* lernt. Es ist für unsere Betrachtung ohne Belang, daß wir an der Aufgabe, diese Eltern im Rahmen zu halten, gescheitert sind; ich könnte Beispiele daneben stellen, in denen das gelungen ist. Mir war vielmehr daran gelegen, aufzuzeigen, daß *im Hinblick auf das Wohl und Wehe des unfallverletzten* wie überhaupt *eines jeden behandlungsbedürftigen, kranken Kindes Einflüsse auf die Eltern* geltend zu machen sind, welche dazu dienen sollen, eine *Störung der Sozialbeziehungen zu ihrem Kind, zur Umwelt* oder auch in beiden Richtungen zu *erkennen* und *sanieren* zu helfen.

Der *Unfall eines Kindes* bedeutet stets einen *akuten Einbruch in die Sicherheit und Geborgenheit der Gruppe*, die wir *Familie* nennen. Unausweichlich kommt es zu einer nachhaltigen *Erschütterung und Verunsicherung aller Beteiligten* speziell aber derjenigen, die für das Wohl des Kindes verantwortlich sind. *Unfall und Schuld* sind *untrennbare Kausalverflechtungen*, nicht nur auf der Straße, sondern auch im häuslichen Milieu, das sich speziell für das Kleinkind immer wieder als außerordentlich gefahrenträchtig erweist. Sei es nun, daß es Medikamente erhascht, die eigentlich an einem sicheren Ort hätten verwahrt werden müssen,

sei es, daß es sich kochendes Wasser über den Körper gießt, während die
Mutter zum klingelnden Telefon eilt, sei es, daß es unbeaufsichtigt mit
Feuer spielend zu Schaden kommt, wie es ja schon Paulinchen im
Struwwelpeter tat (und Sie wissen es ja: auch damals hatte es der Vater
— erfolglos — verboten) stets treten *mit dem Unfallopfer* gemeinsam die
mitbetroffenen mitleidenden mitschuldigen Eltern ein, denen wir uns widmen müssen, weil wir damit zugleich dem Patienten selbst dienen.

Fassen Sie daher meine Ausführungen auch als einen *Beitrag zur Humanisierung* oder, wenn wir die versachlichende, technisierte Gedrängt-
heit klinischer Funktionsabläufe in Rechnung stellen wollen: zur *Re-
Humanisierung des Krankenhauses* auf.

Literatur: CZERMAK, H.: Pädiat. Pädol. **3**, 273 (1967). — GÄDEKE, R.: Pädiat.
Pädol. **3**, 275 (1967); — Mschr. Kinderheilk. **116**, 556 (1968). — HARNACK, G.-A. v.:
Mschr. Kinderheilk. **116**, 489 (1968). — HELWIG, H.: Med. Welt (N. F.) **20**, 447
(1969). — MENZEL, K.: Münch. med. Wschr. **109**, 2433 (1967); — Kinderärztl. Prax.
35, 232 (1967). — SCHUCH, P.: Landarzt **23**, 1094 (1967).

Fr. STEINWACHS, Prof. Dr., Direktor des Instituts für Psychologie der
T. H. Aachen:

Psychologische Unfallursachen und Unfallfolgen im Kindesalter. (Mit
6 Abb.)

Das *Ausmaß der Unfälle*, insbesondere *im Verkehrssektor*, hat zu einer
akuten *Krise des Sicherheitsgefühls des modernen Menschen* geführt und ist
zu einer lebensbedrohlichen, permanenten *Gefahr* geworden. Die gesamten
Verkehrsunfallschäden in Deutschland werden für 1964 auf etwa 9 Milliarden DM geschätzt, so daß erhebliche volkswirtschaftliche und vor allem
menschliche, körperlich-seelisch-geistige Schäden entstehen, insbesondere
durch den hohen Anteil der Hirnverletzten mit Veränderungen des Per-
sönlichkeits- und Leistungsbildes sowie des sozialen Status.

Das *Unfallgeschehen in der Öffentlichkeit* ist durch zwei fundamentale
irrtümliche Auffassungen gekennzeichnet: 1. Durch die *einseitige Akzent-
verlagerung auf die Phase nach dem Unfall*, d.h. auf die körperlichen und
materiellen Schäden. Das Bemühen der Öffentlichkeit ist verständlicherweise darauf gerichtet, durch spezielle Transportmittel, fahrbare Kliniken ärztlicherseits möglichst rasch und wirksam zu helfen. Dieser Kongreß läßt wiederum eindrucksvoll erkennen, daß die Überlebenschance
durch schnelle ärztliche Hilfe noch wesentlich mehr intensiviert werden
muß. Diese Aktionen richten sich sämtlich auf die Phase nach dem Unfall und amerikanische Beobachter bezeugen, daß wir in Europa eine
hervorragende Organisation der Unfallhilfe nach Eintritt des Unfalls
haben. Im Gegensatz dazu aber seien die *wichtigen Maßnahmen der
Unfallverhütung* in Deutschland völlig unzureichend entwickelt.

Die zweite Akzentverschiebung der Optik des *Unfallgeschehens* in der
Öffentlichkeit ist durch die fast ausschließliche Orientierung *an sichtbaren, technischen Mängeln* bedingt, d.h. regelmäßige Fahrzeugfunktions-
kontrollen, moderne technische Diagnosezentren geben Kunde von der

hohen Bewertung technischer Unfallursachen, obgleich ihr Anteil unterhalb der 5%-Grenze, sowohl bei Betriebs-, Luftfahrt- als auch Straßenverkehrsunfällen, liegt.

Die *fundamentale Bedeutung des Faktors Mensch im Unfallgeschehen* ist bisher in Deutschland weitgehend verkannt worden. Die Denkschablonen der Verkehrssachbearbeiter sind vorwiegend technisch und juristisch geprägt, und Unfallursachen werden noch im Computerzeitalter als Zufallsgeschehen betrachtet.

Das *Unfallgeschehen im Kindesalter* läßt sich nach GÄDEKE definieren als ein körper- oder sachschädigendes Ereignis, das durch zeitlich und örtlich begrenztes Zusammenwirken spezieller Ursachen mit besonderen Persönlichkeitseigenschaften und Umweltfaktoren erlitten oder ausgelöst wird.

Das heutige Bild eines schichtgebundenen, integrierten Funktionszusammenspiels im Persönlichkeitsaufbau und menschlichen Handeln unter Einbeziehung persönlicher Motivationen verhalf der angewandten Psychologie in den letzten Jahrzehnten zum erfolgreichen Ausbau der Unfall-, Wirtschafts-, Betriebs- und Eignungspsychologie sowie zur fruchtbaren medizinisch-psychologischen Teamarbeit auf den Gebieten der klinischen Psychologie, Verkehrs- und Luftfahrtpsychologie.

Betriebs-, Straßen-, Luftfahrt- und Verkehrsunfälle zeigen in den internationalen Statistiken weitgehende Übereinstimmung bezüglich der Anteiligkeit der Ursachen:

1. Infolge hochentwickelter Technik und präzis ausgebauter Kontrollfunktionen sowie maschineller Unfallschutzeinrichtungen und ihrer Überwachung konnten die rein *technischen und maschinellen Unfallursachen* auf 2—5% reduziert werden.

2. Dank ärztlicher Kunst und regelmäßiger medizinischer Nachuntersuchungen belaufen sich die rein *körperlich bedingten Unfälle* auf 2—8%.

3. Demgegenüber sind *menschliche Fehlhandlungen* in allen internationalen Statistiken zu 70—90% bei Erwachsenen und Kindern als Unfallursache festgestellt worden. Demnach liegt der *Schwerpunkt der Unfallursachen auf psychologischem Sektor*, so daß dies die Grundorientierung der Unfallursachenforschung zukünftig darstellen sollte.

Gegenüber dem eindrucksvollen *Absinken der Kindersterblichkeit* in den europäischen Ländern und den Vereinigten Staaten von 1900—1958 haben wir gleichzeitig einen starken *Anstieg der Unfalltodesursachen* zu beklagen. Vergleicht man die prozentuale Anteiligkeit der tödlichen Unfälle Jugendlicher bis zu 19 Jahren an der Gesamtsterblichkeit in den verschiedenen europäischen Ländern, so ergibt sich die eindrucksvolle Vergleichstatsache, daß tödliche Unfälle Jugendlicher in Italien nur 13%, in Frankreich nur 19%, in England 25% und in der Bundesrepublik 33,7% betragen. Nach eingehenden Erhebungen von GÄDEKE ergibt sich nachstehendes Verteilungsbild der häufigsten Ursachen tödlicher Unfälle bei Kindern und Jugendlichen bis zum 14. Lebensjahr in den USA (1958) sowie in Hamburg und Freiburg i. Br. (1951—1959) mit entsprechender Altersgliederung (vgl. Abb. 1).

1. *Knaben* erleiden doppelt soviel Unfälle (69%) wie Mädchen (31%). Das *3. Lebensjahr*, Trotzperiode, ist bei beiden Geschlechtern am meisten belastet.

2. Unfallspitzen ergeben sich *für die Mädchen* im 2. Lebensjahr und im Einschulungsalter. *Bei Knaben* liegt das Unfallmaximum in der Pubertät.

3. Bei *Vier- bis Siebenjährigen* haben wir eine Steigerung der kindlichen Fußgängerunfälle und vom *12.—14. Jahr* einen äußerst steilen Anstieg bei Fahrrad- und Rollerunfällen zu verzeichnen.

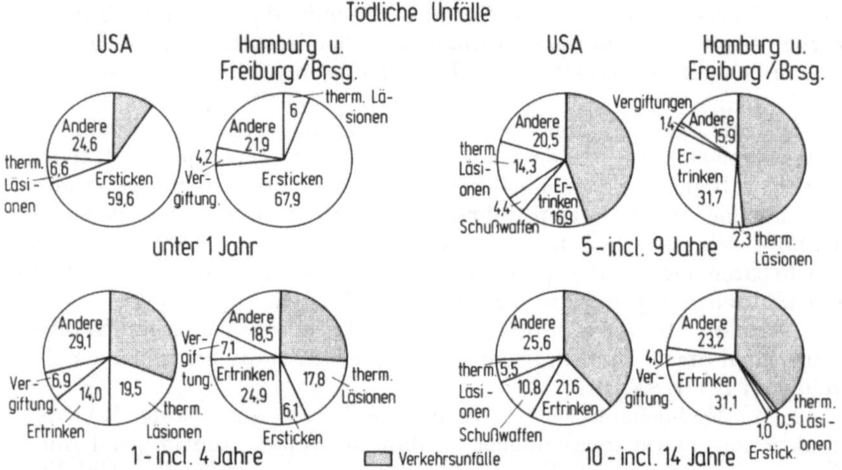

Abb. 1. Häufigste Ursachen tödlicher Unfälle bei Kindern und Jugendlichen bis incl. 14 Jahren in den USA (1958) sowie in Hamburg und Freiburg i. Br. (1951—1959), gegliedert nach Altersgruppen nach einer Zusammenstellung von Gädeke

Die *tageszeitliche Verteilung* der Kinderunfälle läßt Unfallspitzen für Fußgänger auf dem Schulhinweg, insbesondere aber auf dem Schulheimweg von 12.00 bis 14.00 Uhr sowie am späten Nachmittag von 16.00 bis 18.00 Uhr erkennen.

Abb. 2 gibt einen Überblick über die Verteilung der *Tätigkeiten*, welchen Kinder zum Zeitpunkt eines Verkehrsunfalles nachgingen (Ermittlungen im Stadtbezirk und Landkreis Freiburg von 1955—1959 bei 0—14jährigen nach Gädeke).

In den europäischen Ländern beträgt der *Anteil der Unfalltodesursache* bei Kindern 33—50%, so daß sie die häufigste Todesursache im Kindesalter darstellt.

Aufgrund der Erhebungen des Statistischen Bundesamtes von 1965 beträgt der Anteil der Kinder unter 15 Jahren 10,2% der Verkehrstoten (1612 von 15752 aus allen Altersklassen) und 12,1% ist der Anteil der Verkehrsverletzten bei Kindern bis zum 14. Lebensjahr (52859 von 433418 Verletzten aller Altersstufen).

Die zeitlich begrenzte, jährliche schwere *Unfallmorbidität* der 0—14jährigen wird von Gädeke mit 2,5—5% eingeschätzt. Hiervon begeben sich ca. 1% in klinische Behandlung. Demgegenüber beträgt die *jährliche Gesamtunfallmorbidität der Kinder* bis zum 14. Lebensjahr, einschließlich der Bagatell-Unfälle, *ca. 25%*, so daß jedes 4. Kind jährlich einen Unfall erleidet.

Die experimentell empirisch orientierte Entwicklungspsychophysiologie hat sich eingehend mit den *Wechselbeziehungen zwischen den körperlichen Umbruchsphasen und den seelisch-geistigen Entwicklungsvollzügen* befaßt. *Phasen besonderer Gefährdung des affektiven Gleichgewichts* sind insbesondere die endokrin-psychischen Durchbruchs- und Umstellungsphasen, wie es das erste Trotzalter, der erste Gestaltwandel sowie Längen- und Breitenwachstumsschübe, insbesondere aber die Umstellung in der

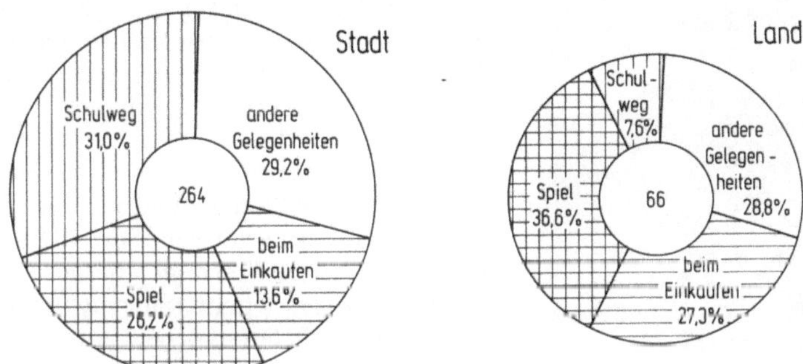

Abb. 2. Verteilung der Tätigkeiten, welchen Kinder zum Zeitpunkt eines Verkehrsunfalles nachgingen. (Ermittlungen bei 264 Kindern im Stadtbezirk und 66 Kindern im Landkreis Freiburg i. Br.; zugrunde liegen Verkehrsunfälle 0—14jähriger der Jahre 1955—1959). Untersuchungen nach GÄDEKE, Freiburg

Pubertät, mit sich bringen. Die *Labilität im Antriebs- und Steuerungsbereich* ist durch ein Gegeneinanderwirken von Triebhaftigkeit und bewußten Intensionen gekennzeichnet; Phasen aktiver Außenweltzuwendung werden abgelöst durch Phasen passiver Zurückgezogenheit und schizothymer Isoliertheit. Ferner haben wir in der späten Kindheit einen Aufbruch der Erlebnisfähigkeit mit Dysregulationen, Übersteigerungsformen und Gefühlsergriffenheit sowie rauschhafter Begeisterung zu verzeichnen. Das Kind erlebt in dieser Phase spannungsvolle Situationen, die Gefahr und Risiko in sich bergen, sucht das Reich der Phantasie, verliert sich in Sensationsgeschichten und Tagträumen und baut sich eine Welt in der Phantasie auf, die den eigenen Wünschen entspricht.

Der *Unfall im Kindesalter* ist somit weitgehend *aus der Veränderung des Realitätsbezuges des Kindes zur hochtechnisierten Umwelt* zu erklären, d.h. durch eine kulturelle Entwicklungsasynchronie zwischen der Wissensexplosion in Naturwissenschaft, Technik und Zivilisation und dem unveränderten, psychophysiologischen Entwicklungstempo des Kindes. Neben diesen phasisch bedingten Unfallursachen im Verlauf psychophysiologischer Umstrukturierungsprozesse des Kindes haben wir es auch mit *erblich bedingten Unfallursachen* zu tun. In unseren Tübinger Untersuchungen im Arbeitskreis von ERNST KRETSCHMER haben wir bei 10—12jährigen das Arbeitsanlernverfahren für Hirntraumatiker nach POPPELREUTER u. MATHIEU eingesetzt. An mehrdimensional experimentell ausgelesenen Kindern schizothymer und zyklothymer psychischer Strukturierung im Alter von 10—12 Jahren untersuchten wir filmisch die Ausdruckserscheinungen, die sich im handwerklichen Spontanverhalten boten, auch auf ihre Unfallursachen hin. Die *schizothymen Kinder* zeigten im Spontanverhalten eine deutlich distale Belastungstendenz und benützten den Körperstamm im wesentlichen als Widerlager. Hierbei ergaben sich für die distalen feinmotorischen Arbeiten fest fixierte Ausgangsbedingungen für subtile Hantierungen. Gleichzeitig zeigten die Schizothymen einen weitgehend zweckentsprechenden Gebrauch der Handwerkszeuge und waren dankbar für Arbeitsanweisungen und hielten sich eng an diese.

Für die *gefühlsbetonten, impulsiven Zyklothymen* ist demgegenüber das Werkzeug ein vielseitig verwendbares Ding, das wesentliche Erleichterungen bei geschickter Hantierung ermöglicht. Sie neigen zu einer Verlastung auf den Körperstamm und zu einer weitgehenden Entlastung der distalen Funktionsbereiche unter Einschaltung der gesamtkörperlichen Beweglichkeit und unter ökonomischer Ausnutzung der Schwung- und Elastizitätskräfte. Der sich hierbei ergebende erweiterte Aktionsrahmen und die hierbei deutlich erkennbare *erhöhte Labilität des Verhaltens* zeigt sich insbesondere in der Benutzung des Messers. Sie verwenden es bedenkenlos zum Hacken, Brechen, Splittern, Bohren, Spalten, und der Griff des Messers dient ihnen nicht nur zur Führung, sondern auch zum Draufschlagen, wozu noch Schlagwerkzeuge eingesetzt werden (Abb. 3). Diese erbstrukturell bedingte, konstitutionell geprägte Variabilität des Werkzeugeinsatzes kennzeichnet den zyklothymen Arbeitsstil mit seinem hohen Werkstoffverbrauch, mit erhöhtem Risiko und erhöhter Unfallneigung gegenüber dem fest umrissenen Werkzeuggebrauch der Schizothymen. So ergaben sich *in der zyklothymen Gruppe* erheblich mehr *kleinere Verletzungen*, Schnittwunden, sowie ein größerer Ausschuß an Werkzeugen und Werkstücken. In eindrucksvoller Weise konnten wir der Bewegungsspur nachgehen durch die Analyse der Abfallstruktur beider Konstitutionsgruppen bei völlig gleichartigen Ausgangsbedingungen. Gegenüber der feinen, mehlartigen Holz-Abfallstruktur der Schizothymen, die auf gezielte, vorsichtig gesteuerte Arbeitsgänge hinweist, haben wir es bei den Zyklothymen mit groben Formen des Abfalls zu tun, die eine impulsive, risikohafte und variable Arbeitsweise erkennen lassen.

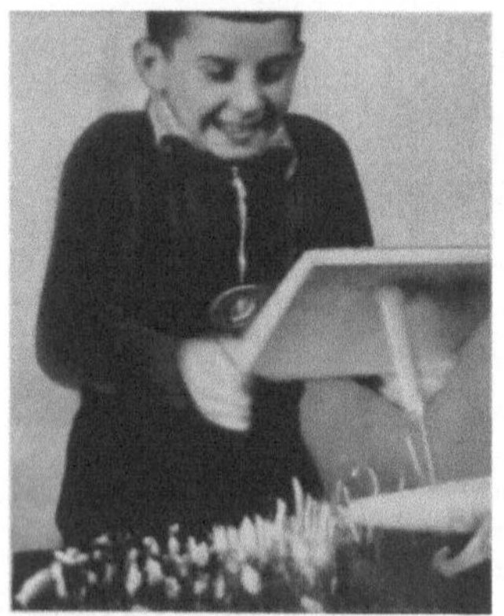

Abb. 3. Zyklothymer Arbeitsstil. Risikohaftes Verhalten, betonte Variabilität der Werkzeugbenutzung, erhöhte Unfallgefährdung

Als ein weiteres *Kriterium der kindlichen Unfallursachen psychologischer Art* haben wir die *psychosomatischen Reifungsverläufe* zu beachten. An 5000 Lehrlingsuntersuchungen der süddeutschen Industrie, die wir im Arbeitskreis von ERNST KRETSCHMER an der „Forschungsstelle für Konstitutions- und Arbeitspsychologie der Universität Tübingen" durchführten, ergaben sich somatische Reifungsbilder prägnanter Art, die wir psychologischen Reifungs- und Leistungsbildern gegenüberstellten und in unserer Monographie „Körperlich-seelische Wechselbeziehungen in der Reifezeit", Karger-Verlag 1962, zur Darstellung brachten. Während bisher im wesentlichen die Kriterien der Reifungstempoverschiebung somatischer Art, d.h. der Akzeleration und der Retardierung, Beachtung

fanden, konnten wir experimentell statistisch nachweisen, daß demgegenüber für die primären Schichten der Antriebs- und Steuerungsfunktionen der *Grad der Harmonie der Reifungsfunktionen*, dargestellt in Form der *Synchronie und Asynchronie der Geschlechtsmerkmale*, sich erheblich stärker *auf das Leistungsbild Jugendlicher* auswirkt als die Formen der Reifungstempoverschiebung. Wie wir statistisch signifikant in den Arbeitskurven nach KRAEPELIN-PAULI beim einstündigen Addie-

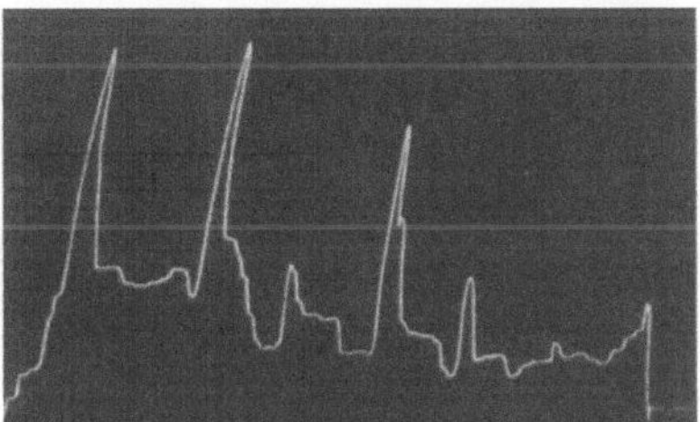

Abb. 4. Schreibdruckkurve eines Pubertierenden mit somatisch asynchronem Reifungsverlauf innerhalb des Streuungsbereiches der Norm

ren einstelliger Zahlen feststellen konnten, weisen die synchronen somatischen Reifungsgruppen Pubertierender ein hohes Leistungstempo mit geringen Schwankungen auf, während demgegenüber die asynchronen Gruppen, auch gegenüber der mittleren Norm, Verlangsamungen und erhöhte Schwankungen zeigen. Neben dieser deutlichen *Veränderung der dynamen Steuerungen* haben wir auch signifikante Unterschiede in den *konzentrativen Steuerungen* zu verzeichnen, so daß die synchronen Gruppen geringere Fehler- und Verbesserungszahlen aufweisen gegenüber den asynchronen Gruppen. Verbinden sich nun mit somatisch asynchronretardierten Formen auch noch Dysplasien, so haben wir es mit erheblichen Senkungen des Leistungsniveaus, auch im Bereich normaler Variationen, zu tun, so daß enge psychosomatische Koppelungen, auch in der puberalen Umbruchsphase, mit experimentellen Verfahren exakt individuell nachweisbar sind.

Ferner haben wir uns der *mikromotorischen Tonusregistrierung* (Schreib- und Griffdruckkurven) bei der Untersuchung körperlich-seelischer Reifungszusammenhänge bedient (Abb. 4). In den letzten Jahrzehnten haben wir die mikromotorische Tonuskurvenregistrierung zu einer klinischen Standardmethode ausgebaut und durch testkritische, testmathematische und faktorenanalytische Funktionskoppelungen eine gesicherte Basis zur meßtechnischen Erfassung mit 43 Meßkriterien von Regulationssymptomen in der Mikromotorik geschaffen. Die Schreibdruckkurven zeigen im normalen Bereich eine geschlechtsspezifische,

phasenspezifische, konstitutionsspezifische Prägung; *endokrine Umbruchsphasen* haben ihre eigene Symptomatik wie Pubertät, Schwanger-
schaft und Klimakterium. *Hirnorganische Störungen* lassen sich insbesondere bei Synchronregistrierungen mit EEG-Ableitungen exakt
objektivieren. Durch vollelektronische Kurvenauswertung läßt sich die
mikromotorische Tonuskurvenregistrierung für die menschliche Unfallursachenforschung ergiebig verwenden. Es liegen statistisch gesicherte
Untersuchungen darüber vor, daß verkehrsauffällige Fahrer mit einem
medizinisch-psychologischen positiven Eignungsbefund sich mit 6 Symptomen in der Mikromotorik gegenüber der Gruppe der ungeeigneten
Fahrauffälligen hochsignifikant abheben lassen. (Untersuchung von

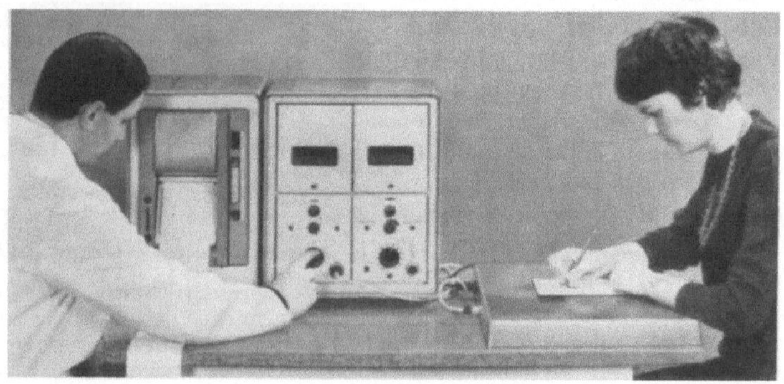

Abb. 5. Gerät zur Registrierung mikromotorischer Tonuskurven (Schreibdruckkurven). Rechts elektrische Druckaufnahmeplatte, Mitte geeichte Druckstufen-
abstimmung von 0—2000 g Druck, links Kurvenregistriergerät mit Spreizzeiger, 6 cm
Kurvenbreite (Gerätekombination nach Hellige, Freiburg)

Herrn Reiter vom Institut für Psychologie der RWTH Aachen in Zusammenarbeit mit dem TÜV Köln.)

Im Bereich der Pubertät zeigen die *Kurven der synchron entwickelten
Jugendlichen* einen meist *einphasigen, kontinuierlichen Anstieg*, während
demgegenüber die *Kurven der Asynchronen grob auffällige Symptombilder*
aufweisen, gekennzeichnet durch ein adynames Syndrom in Form von
mehrfachen Kurvenabfallsphasen, langphasigen Funktionsunterbrechun-
gen (Plateaubildungen) sowie einer deutlich verlangsamten Testwort-
schreibzeit. Ferner zeigen sich explosive Dysrhythmien in Form von
hochaufschießenden Extrazacken, so daß wir deutliche *Veränderungen
der dynamen Struktur*, des Tempos und der affektiven Regulation sowie
der Koordination bei der Gegenüberstellung synchroner und asynchroner
somatischer Reifungsverläufe statistisch gesichert aufweisen konnten
(Abb. 5).

Diese neuen Erkenntnisse gilt es für die Kinderunfallforschung fruchtbar zu machen. Die *psychologische Unfallforschung im Kindesalter* hat somit situationelle, verhaltensspezifische, konstitutionelle Faktoren sowie
Reifungstempo- und Reifungsharmonieformen zur Klärung kindlicher
Unfallursachen zu berücksichtigen.

Wie wir an einer repräsentativen Gruppe von fahrauffälligen Erwachsenen nachweisen konnten, spielen die *Retardierungssymptome*, wie wir sie in der Mikromotorik objektivieren konnten, zur Prägung einer nicht voll ausgereiften Persönlichkeit mit erhöhter Unfalldisposition eine wesentliche Rolle. Im Vordergrund standen Formen der Labilität der Persönlichkeit, insbesondere im Bereich der affektiven und emotionellen sowie personellen Steuerungen sowie neurotische Verunsicherungen und Störungen des psychoaffektiven Gleichgewichts.

Psychische Unfallfolgen im Kindesalter, die durch Schockerlebnisse geprägt wurden, können selbst bei leichten Prellungen jahrelang erhebliche Symptome einer generellen, existenziellen Verunsicherung mit neurotischen Fixierungen, Störungen der konzentrativen und affektiven Abläufe zur Folge haben in Verbindung mit langanhaltenden Aversionen gegen bestimmte Unfallfahrzeuge. Die *mit bleibenden körperlichen Schäden gekoppelten psychischen Veränderungen* im Kindesalter führen häufig zu schweren Entwicklungsasynchronien und Veränderungen der Umwelteinstellung, beruflichen Ausbildungsmöglichkeit sowie der sozialen Lebenserwartung.

Unverzüglich realisierbare Möglichkeiten zum Aufbau einer systematischen Verkehrsunfallverhütungsstrategie sehen wir in vierfacher Weise durch folgende Aktionen:

1. *Ausbau der medizinisch-psychologischen Eignungsauslese für Führerscheinbewerber*, die über den Sehtest hinaus zentrale Funktionsbereiche der Persönlichkeit, insbesondere der Affektivität und des Temperaments, einbeziehen sollte. Für diese Vorauslese hat sich die mikromotorische Tonuskurvenregistrierung in zwei Jahrzehnten gezielter medizinisch-psychologischer Grundlagenforschung als verstellbares und weitgehend zuverlässiges Sieb für die Aussonderung und Objektivierung von Veränderungen personaler Steuerungsfähigkeit im Bereich affektiver, vegetativer und organischer Funktionsdysregulationen erwiesen. Durch psychologische und medizinische Zusatzuntersuchungen sollten, vor Erteilung der Fahrerlaubnis, die körperlich-seelischen Voraussetzungen für die Stressbelastung der heutigen Verkehrsdynamik fachlich abgeklärt werden, wenn die Verantwortung für den Schutz eigenen und fremden Lebens im Verkehrsgeschehen ernst genommen werden soll.

2. *Intensivierung der Fahrausbildung Jugendlicher und Erwachsener*, insbesondere durch eine stationäre Simulatorvorausbildung zur Erreichung einer funktionsautomatisierten, fahrmotorischen und verkehrsmoralischen Grundausbildung im Sinne einer psychomotorischen und verhaltenspsychologischen Basisprogrammierung bleibender Prägung mit einem vordenklichen, defensiven Fahrstil. Diese gezielten, programmierten Verfahren zur Fahrausbildung vor der Straßenausbildung finden ihre Ergänzung in modernen amerikanischen Verfahren des programmierten Unterrichts (Multimedia-Methoden) zur systematischen Unfallursachenerkenntnis und Fahrverhaltenserziehung, die am Unfallursachenwissen orientiert ist. Derartige Maßnahmen wären geeignet, den Mangel an Erfahrung bei Jugendlichen und Führerscheinbewerbern durch ein systematisches, gefahrloses, stationäres Simulatortraining nach dem

Vorbild der Pilotenausbildung weitgehend auszugleichen und den Ausbildungsstand der Führerscheinbewerber an die heutigen hohen Anforderungen der Verkehrssituationen anzupassen (Abb. 6).

3. In Anbetracht des Ausmaßes der menschlichen Tragik und der Höhe des wirtschaftlichen Schadens, der durch Unfälle entsteht, wäre eine *zentralisierte und koordinierte systematische Unfallursachenforschung mit einer modernen, wissenschaftlich medizinisch-psychologisch-technischen Teamarbeit* zu fordern, deren Ergebnisse unmittelbar in gezielten Maßnahmen *für die Unfallverhütung* und *zu einer systematischen modernen*

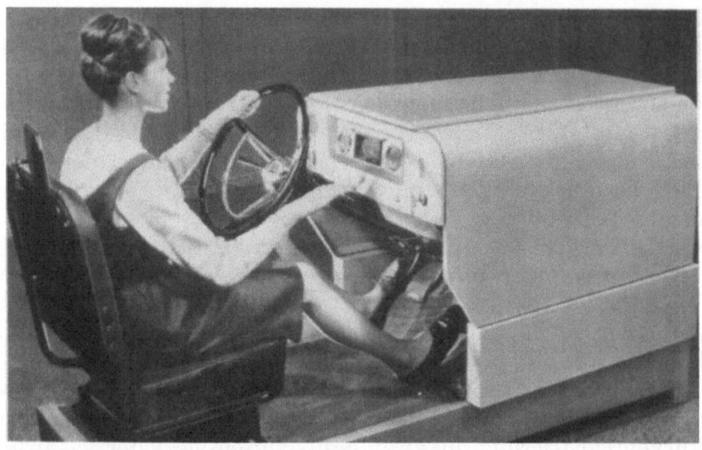

Abb. 6. Stationäre Gruppenfahrausbildung am Fahrsimulator in Verbindung mit Farblehrfilmen und computergesteuerter Fehlerkontrolle zur fahrtechnischen Grundausbildung und Basisprogrammierung eines vordenklichen, defensiven Fahrstils

Verkehrserziehung der Kinder und Jugendlichen unter Verwendung lerneffektiver Methoden der programmierten Unterweisung auswertbar sind.

4. Lebensepochal und sozialpsychologisch dringend erforderlich erscheint uns für Deutschland die Prägung einer *neuen Einstellung zum Unfallproblem;* während in Amerika das Sicherheitsbemühen zu einer Nationaleigenschaft geworden ist und in der wissenschaftlichen Flugunfallforschung durch Expertenteams und Analyse von Beinahe-Unfällen völlig neue Forschungswege mit sofortiger Anwendung auf die Unfallverhütung erprobt wurden, andererseits durch die Intensivierung der Ausbildung von Piloten am Simulator erhebliche Sicherheitsgarantien für den Luftverkehr geschaffen werden konnten, ergibt sich für Deutschland die Notwendigkeit, mit modernen Mitteln der Propaganda und Massenmedien ein persönlich verbindliches Sicherheits- und Verantwortungsbewußtsein mit Vordenklichkeit und Rücksichtnahme zu konstituieren, so daß das kostbare Gut, das wir besitzen — Leben und Gesundheit der Kinder — an der Spitze der Wertpyramide des Menschen der Gegenwart stehen sollte.

Literatur: Born, D.: Unfälle im Kindesalter. Übersicht über 10 Jahre (1949—1958). Bruns Beitr. klin. Chir. **202**, 221 (1966). — Bundesgesundheitsblatt: Unfälle bei Kindern und Jugendlichen unter 15 Jahren. Bundesgesundheitsblatt **1967**, 317. — Czermak, H., u. H. Hansluwka: Gesundheitsprobleme der Jugend. Veröff. Österr. Inst. Jugendkunde Nr 5 (1963). — Dennis, J. M., and A. D. Kaiser: Are home accidents in children preventable? Pediatrics **13**, 568 (1954). — Dunbar, F.: Accidents and life experience. In: Basic aspects and applications of psychology and safety. Center for safety education. Div. of general education. New York Univers. 1959; — Unfälle: Ihre Verursachung und psychodynamische Bedeutung. Z. psychosom. Med. **6**, 1 (1959). — Ekström, G., G. Gästrin, and O. Quist: Traffic accidents among children. In: Wulff and Forsberg: Proc. II. Congr. Int. Ass. Accident a. traffic Med., p. 212. Malmö 1966. — Gädeke, R.: Der Unfall im Kindesalter. Stuttgart: Georg Thieme 1962; — Der kindliche Unfall und seine Verhütung. Almanach ärztl. Fortbild. **1963**, 363; — Der Unfall im Kindesalter. In: Handbuch der Kinderheilkunde, Bd. III. Berlin-Heidelberg-New York: Springer 1966; — Unfälle der Kinder und Jugendlichen. Päd. Fortbildungskurse, Bd. 20, S. 1. Basel u. New York: Karger 1967; — Die Unfallgefährdung der Kinder und Jugendlichen im Straßenverkehr. Mschr. Kinderheilk. **116**, 8 (1968). — Gruenagel, H., u. H. Junkat: Unfälle im Kindesalter. Dtsch. med. Wschr. **1967**, 141. — Jacobziner, H.: Accidents, a major child health problem. J. Pediat. **46**, 419 (1955); — Childhood accidents and their prevention. Amer. J. Dis. Child. **93**, 647 (1957). — Leyen, U. v. d.: Über die Häufigkeit von Kinderunfällen. Z. Kinderheilk. **83**, 319 (1960). — Mittenecker, E.: Methoden und Ergebnisse der psychologischen Unfallforschung. Wien: Franz Deuticke 1962. — Schwarz, F.: Tödliche Unfälle im Kindesalter. Z. Präv.-Med. **1956**, 193. — Statist. Bundesamt Wiesbaden: Todesursachenstatistik des Jahres 1965. — Steinwachs, Fr.: Criança port. **1958** 12,; — Zbl. Arbeitswissenschaft **1958**, 11; — Psychologische Aufgaben der Unfallverhütung. Jahrestagung der Sicherheitsingenieure des Landes Baden-Württemberg. Veröff. Arb.-Min. Baden-Württemberg 1958; — Z. menschl. Vererb.- u. Konstit.-Lehre **1962**, 36; — Körperlich-seelische Wechselbeziehungen in der Reifezeit. Experimentelle Beiträge zum Synchronie-, Asynchronie-, Accelerations- und Retardierungsproblem, 263 S. Basel u. New York: S. Karger 1962; — Klinisch psychologische Persönlichkeitsfaktoren der Kraftfahreignung. In: Mensch und Verkehr, Beiheft d. Zeitschrift Arbeitswissenschaft, 1965; — Experimentalpsychologische Diagnostik in der Psychiatrie. Kongreßbericht 8. Psychiatertagg des Landschaftsverbandes Rheinland 1967; — Ergebnisse mikromotorischer Tonusforschung im klinisch-neurologischen Bereich. Bericht EEG-Kongreß Münster 1968. — Thomae, H.: Persönlichkeit. Eine dynamische Interpretation, 2. Aufl. Bonn: Bouvier 1955; — Entwicklungspsychologie. In: Handbuch der Psychologie, Bd. 3. Göttingen: Verlag für Psychologie 1959. — Thomae, H. zus. mit C. Coerper u. E. Hagen: Die deutschen Nachkriegskinder. Stuttgart: Georg Thieme 1954. — Vollmer, H.: Verkehrsunfälle Jugendlicher 1943—1956. Diss. Heidelberg 1957. — Weber, K. H.: Ärztl. Mitt. (Köln) **41**, 705 (1956). — Wirtschaft und Statistik: Straßenverkehrsunfälle von Kindern 1965. Wirtschaft und Statistik **1966**, 10.

F.-W. Meinecke, Dr., leitender Arzt der Abteilung für Rückenmarksverletzte. Chirurgische Klinik „Bergmannsheil" Bochum:

Querschnittslähmungen bei Kindern. (Mit 3 Abb.)

Querschnittslähmungen bei Kindern entstehen *überwiegend durch Verkehrsunfälle, bei den heranwachsenden Jugendlichen* in zunehmendem Maße *durch Kopfsprung in flache Gewässer.* Hinzu kommen geburtstraumatische Schädigungen.

Die angeborenen Krankheitszustände und Tumoren sollen hier nicht berücksichtigt werden. Paeslack hat 1968 angegeben, daß in der Bundesrepublik Deutschland jährlich mit 300 Kindern zu rechnen ist, die an einer Spina bifida leiden. Zahlen über die Häufigkeit von traumatischen Querschnittslähmungen bei Kindern und Jugendlichen in unserem Lande gibt es nicht. Über die Behandlung querschnittsgelähmter Kinder ist uns lediglich eine Arbeit von Guttmann (1960) aus der Literatur bekannt.

Grundsätzlich ist zu sagen, daß sich die *Behandlung von frischen Querschnittslähmungen bei Kindern nicht von den Richtlinien unterscheidet,* die *für Erwachsene* gelten. Hierüber ist im deutschen Schrifttum in den letzten Jahren immer wieder berichtet worden (Meinecke).

Dennoch ergeben sich natürlich einige *Besonderheiten,* die vor allen Dingen vom *Alter des Kindes* und seiner *geistigen Entwicklungsstufe* bestimmt werden.

Zunächst fällt die Tatsache auf, daß *Verletzungen der Wirbelkörper* selbst *oder Luxationen keineswegs eine absolute Voraussetzung zum Eintritt einer Rückenmarksverletzung beim Kinde* sind. Offenbar ist die kindliche Wirbelsäule gegenüber Gewalteinwirkungen wesentlich elastischer als das übrige Knochengerüst.

So erlitt die damals 5jährige D. v. R. als sie von einem LKW überfahren wurde, einen Beckenschaufelbruch beiderseits mit Sprengung beider Kreuzdarmbeinfugen und der Schoßfuge, Brüche des rechten Oberschenkels und linken Innenknöchels sowie zahlreiche Weichteilquetschungen und Wunden. Es bestand eine vollständige Querschnittslähmung unterhalb D 10, an der Wirbelsäule war keinerlei knöcherne Verletzung nachweisbar.

Kann man solche Befunde gelegentlich auch bei Erwachsenen erheben, treten sie doch beim Kinde öfter auf.

Die zielgerichtete *Lagerung des Kindes in Überstreckstellung der Wirbelsäule* bis zur Ausheilung eines vorliegenden Bruches stößt auf besondere Schwierigkeiten, da der kleine Patient die Notwendigkeit der Ruhigstellung nicht einsieht. *Keinesfalls* sollte man sich aber dazu verleiten lassen, ihn *anzuschnallen* oder gar *in ein Gipsbett oder -mieder* zu legen. *Druckgeschwüre* sind hiernach unvermeidbar. Ein Versuch der allgemeinen Sedierung des Kindes ist dem vorzuziehen, ggf. wird man eine Bruchheilung — die in wenigen Wochen erfolgt — in nicht ganz günstiger Stellung in Kauf nehmen müssen.

Mit dem Beginn des *intermittierenden Katheterisierens* zur Blasenentleerung vom Eintritt der Verletzung an, muß der Versuch eines *Blasentrainings* gemacht werden, um das Kind zu einer regelmäßigen Blasenentleerung zu erziehen. Ebenso wichtig ist die strenge Überwachung der *Darmentleerung.* Auf die fortlaufende *Drehbehandlung* in Abständen von 3 Std *zur Vermeidung von Druckgeschwüren* kann nicht verzichtet werden. Zwischenzeitlich muß die Lagerung immer wieder überprüft werden, da das Kind versuchen wird, seine Haltung häufiger zu wechseln. Hierbei sollte auch die richtige Lagerung der Arme und Beine überwacht werden, um *Kontrakturen vorzubeugen.* Gerade Kinder neigen zur *Beugekontraktur in den Hüftgelenken,* die dann zu einer Hyperlordosierung der Lendenwirbelsäule mit vermehrter Beckenkippung führt.

Die Versorgung von Nebenverletzungen, die auch beim Kinde nicht selten sind, erfolgt *nach den Grundsätzen der Allgemeinchirurgie und der Unfallchirurgie.* Die *Indikationsstellung zur operativen Behandlung von*

Brüchen der langen Röhrenknochen — und hier besonders der unteren Gliedmaßen — muß jedoch erheblich erweitert werden. Die rasche Entwicklung von Druckgeschwüren und Kontrakturen beim Querschnittsgelähmten durch fixierende Verbände hat uns in den letzten Jahren dazu geführt, der *Osteosynthese den unbedingten Vorzug* zu geben. Entgegen der sonst zurückhaltenden Indikation zur Operation bei Kindern wenden wir sie bei Querschnittslähmungen auch im Kindesalter an. Die nach Möglichkeit zu erzielende *Übungsstabilität* erlaubt die *sofortige Übungs- und Drehbehandlung*. Die gute Achsenstellung ohne Verkürzung ist bei der

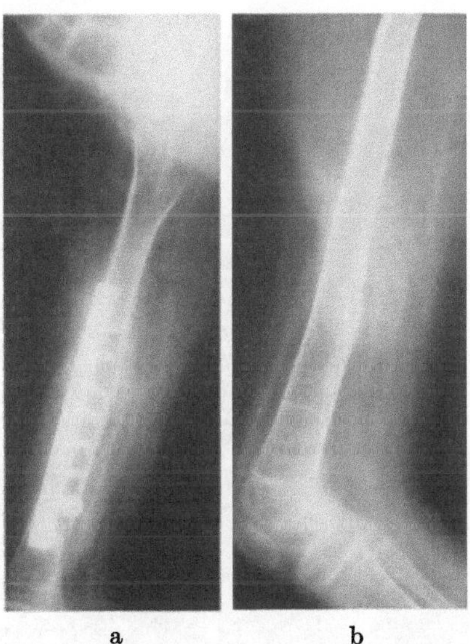

a   b

Abb. 1. D. v. R., 5 Jahre, vollständige Lähmung unterhalb D 10, Spontanfraktur des rechten Oberschenkels 8 Monate nach Unfall. a 14 Tage nach Plattenanlagerung, b 31 Monate nach Plattenanlagerung

Belastung von besonderem Wert. Wir haben auch *bei späteren Spontanfrakturen im Lähmungsbereich* trotz der bestehenden Kalksalzverminderung gute Ergebnisse erzielt.

Ein Oberschenkelbruch wurde außerhalb am Unfalltage mit einem Marknagel versorgt, den wir nach 3 Monaten entfernten. 5 Monate später kam es während der nächtlichen Bettruhe zu einer Spontanfraktur unterhalb der früheren Bruchstelle, die wir am gleichen Tage durch eine Platte einstellten. Der Knochen ist voll belastungsfähig, eine Störung des Wachstums ist nicht eingetreten (Abb. 1).

Wieweit auch ein Knochen im Lähmungsbereich in der Lage ist, Fehlstellungen auszugleichen zeigt ein weiterer Fall. Die Marknagelung des Oberschenkels bei dem 4jährigen R. W. führte zu einem Fehlergebnis. Entfernung des Nagels nach 6 Wochen. 2 Monate nach dem Unfall erhebliche Callusbildung und Verkürzung an der Bruchstelle. Das Bein wurde mit Schienenhülsenapparat voll belastet. Nach 6 Jahren Verkürzung um 1 cm mit idealer Ausheilung (Abb. 2).

Es sei erwähnt, daß die Querschnittslähmung als solche weder beim Kind noch beim Erwachsenen die Möglichkeit verschließt, *Operationen im Lähmungsbereich* durchzuführen. Störungen im Heilverlauf durch die

Lähmung sind nicht zu erwarten. Spastik verhindert jedoch häufig plastische Eingriffe an den Gliedmaßen.

Oft genug wird die Frage gestellt, ob eine *Störung des Längenwachstums* beim Kinde *nach Eintritt einer Querschnittslähmung* zu erwarten sei. Diese Frage kann eindeutig verneint werden. Wir selbst haben das nie gesehen, auch Mitteilungen anderer Autoren darüber sind uns nicht bekannt. Die *körperliche Entwicklung* verläuft *völlig normal*. Bei Jungen ist später mit Impotenz zu rechnen, bei Mädchen entwickelt sich eine normale Menstruation mit der Möglichkeit, gesunde Kinder zu haben.

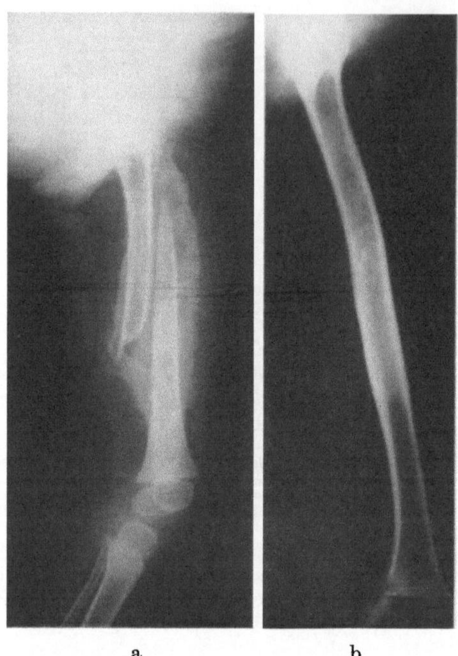

Abb. 2. R. W., 4 Jahre, vollständige Lähmung unterhalb D 12, Oberschenkelbruch links 10 Monate nach dem ersten Unfall. a 2 Monate nach Operation, b 6 Jahre nach Operation

Eine erhebliche Störung zeigt sich aber im Kindesalter durch die *Neigung zu ausgeprägten Wirbelsäulenverbiegungen*, die das bei Erwachsenen beobachtete Ausmaß weit überschreiten (Abb. 3). Die Ursachen liegen u. a. in der möglicherweise einsetzenden *Wachstumsstörung an den Grund- und Deckplatten der Wirbelkörper*, an den *Zwischenwirbelscheiben* (Bedbrook) und vor allem aber in den *graduellen Unterschieden der Lähmung der Rücken- und Bauchmuskulatur* (McSweeny). Gezielte Krankengymnastik, Übungsbehandlung und Sport können solche Entwicklungen mitunter verhindern. Sie müssen auch nach der Entlassung regelmäßig fortgesetzt werden. Stützkorsetts sind wegen der Druckgeschwürsgefahr ungeeignet.

Über *sofortige stabilisierende Wirbelsäulenoperationen* bei frischen Querschnittslähmungen im Kindesalter liegen uns keine Angaben vor, eigene Erfahrungen besitzen wir nicht. Vor der Durchführung von Spätoperationen sollten zunächst bestehende Kontrakturen an den unteren Gliedmaßen beseitigt werden. Jede Operation an der Wirbelsäule bei Querschnittsgelähmten erfordert eine sofortige, übungsstabile innere Fixation ohne anschließende Gipsbehandlung. Sonst entstehen ebenso Druckgeschwüre wie bei der Anlagerung von Platten, die später gegen die Haut drücken (GUTTMANN 1953).

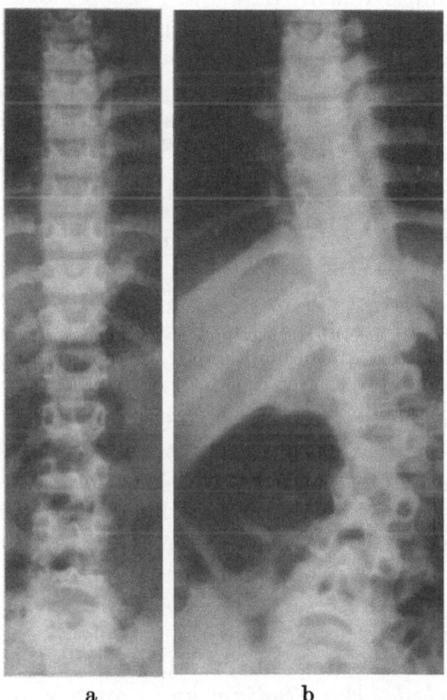

a   b

Abb. 3. D. v. R., 5 Jahre, vollständige Paraplegie unterhalb D 10. a 6 Wochen nach Unfall, b 27 Monate nach Unfall

An der *Sitz-, Steh- und Gehschulung* nehmen die Kinder meist mit Freude teil. Die *Apparateversorgung* sollte möglichst Beckenkörbe vermeiden, da sie meist entbehrlich sind. Bei der Schulung kann man den *Bewegungsdrang des Kindes* besonders gut ausnutzen und wird wesentlich bessere Ergebnisse erzielen als bei vergleichbaren Erwachsenen. Umgekehrt können *Kinder bei der körperlichen Aufschulung* als ausgezeichnetes *Stimulans für die Erwachsenen* dienen, so daß eine gemeinsame Behandlung von großem Vorteil sein kann. Wir haben Kinder beobachtet, die mit Schienenhülsenapparaten und Armgehstützen über zwei Stunden lang mit ihren Eltern Spaziergänge machten. Frühzeitige Einschaltung des *Sportes in die Behandlung* führt gerade bei den kleinen Patienten zu ausgezeichneten Ergebnissen. Bogenschießen, Geschicklichkeitsfahren,

Tischtennis und Schwimmen sind besonders geeignet, die Beherrschung des Körpers und die Verbundenheit mit dem Rollstuhl zu schulen und die Kinder in allen Lebenslagen sattelgerecht werden zu lassen. Eine kleine Patientin steuerte mit artistischem Geschick ihren Rollstuhl dadurch bergab, daß sie ihren Puppenwagen vor sich herschob.

Im allgemeinen ist es möglich, die *klinische Behandlung querschnittsgelähmter Kinder früher abzuschließen* als bei Erwachsenen, eine Erfahrung, die sich beispielsweise auch bei Amputierten zeigt. *Das Kind wächst mit seiner Behinderung auf*, der Erwachsene muß sich darauf umstellen. Selbstverständlich müssen sich *Ärzte und Pflegepersonal* auf die Welt des Kindes einstellen. Sie müssen neben den pflegerischen auch *erzieherische Aufgaben* übernehmen. Das *Kind* darf *keine Sonderstellung* bekommen, es muß gefordert werden. Die Eltern dürfen nicht ihren verständlichen Wunsch durchsetzen, das Kind besonders zu verwöhnen und damit zur bleibenden Unselbständigkeit zu führen. Sie dürfen sich aber auch nicht in einem übermäßigen Selbstmitleid über das ihnen auferlegte Schicksal verzehren. Hier werden erhebliche Anforderungen an Ärzte und Personal gestellt, die oft mit Strenge und Konsequenz zum Wohle des Kindes erfüllt werden müssen.

Der *lange Kliniksaufenthalt* wirft die Frage nach der *Schulausbildung* auf. Betten- und Krankenhausschulen stehen den meisten Krankenhäusern nicht zur Verfügung. Sie sollten aber in Zentren für Querschnittsgelähmte mit einer größeren Kinderabteilung eingeplant werden. Stehen auf dem Schulweg und in der Schule dem Gebrauch des Rollstuhles keine architektonischen Barrieren im Wege, ist eine Rückkehr des Kindes in das Elternhaus und der Besuch einer Normalschule unbedingt anzustreben. Hierdurch kann manche psychische Fehlentwicklung vermieden werden. Das behinderte Kind gewöhnt sich an den Umgang mit Gesunden und umgekehrt. Sonst bleibt nur der Besuch einer Internatsschule, die es an einigen Anstalten für Körperbehinderte zur Grundschulausbildung, in geringerem Maße auch für die weiterführenden Schulen gibt. Gleiche Gesichtspunkte gelten für die Durchführung einer *Lehre mit Besuch der Berufsschule*. Ein *Studium* kann auch von einem Rollstuhlfahrer absolviert werden, wie zahlreiche Beispiele beweisen. Immer aber sollte versucht werden, dem *behinderten Kinde* eine *möglichst hochwertige Ausbildung* zukommen zu lassen, um ihm für die Zukunft einen weitgehend *krisenfesten Arbeitsplatz* und damit die Sicherung seiner *unabhängigen Existenz* zu gewährleisten. Die *Vorbereitungen hierzu* müssen von dem *erstbehandelnden Arzt in Zusammenarbeit mit Eltern, Psychologen, Pädagogen, Sozialarbeitern, Rentenversicherungs- und Sozialhilfeträgern* sowie der *Arbeitsverwaltung* schon während der klinischen Behandlung getroffen werden. Der *Hausarzt und der zuständige Landesarzt für Körperbehinderte* müssen diesen Weg bis zum erfolgreichen Abschluß nach der Krankenhausentlassung weiter überwachen und lenken. *Laufende ärztliche Betreuung* ist *für das ganze weitere Leben* notwendig, um die Befunde an den Harnwegen zu überprüfen sowie der Entstehung von Druckgeschwüren und Kontrakturen vorzubeugen. Stützapparate und Rollstuhl müssen mit zunehmendem Wachstum erneuert werden. Die

Querschnittslähmung ist eine *Behinderung,* die *auf alle Körperabschnitte ihre Rückwirkungen* ausübt und die *Psyche nicht unbeeinflußt* läßt. Gerade in den Jahren der körperlichen und geistigen Entwicklung des Kindes muß sich daher die weitere Betreuung in besonderem Maße auf den ganzen Menschen richten.

Literatur: BEDBROOK, G. M.: Instrinsic factors in the development of spinal deformities with paralysis. Paraplegia (1969) **6**, 222—234. — GUTTMANN, L.: The treatment and rehabilitation of patients with injuries of the spinal cord. In: British History of World War II, vol. "Surgery". London: Her Majesty's Stationary Office. 1953; — The management of the spinal paraplegic child. Mother and Child (1960), August. — McSWEENY, T.: Spinal deformity after spinal cord injury. Paraplegia **6**, 212—221 (1969). — MEINECKE, F.-W.: Traumatische Querschnittslähmungen. Med. Klin. **62**, 455—460 (1967), (Hier auch weitere Literaturangaben). — PAESLACK, V.: Rehabilitation von Patienten mit Rückenmarksschäden. Heidelberger Rehabilitations-Kongr. 1968, Kongreßbericht S. 642—645. Stuttgart: A. W. Gentner 1968.

Aussprache

V. PAESLACK, Doz. Dr., Leiter der Abteilung für Querschnittgelähmte der Orthop. Univ.- und Poliklinik Heidelberg:

Im Vergleich zu der großen und rasch wachsenden Zahl von Kindern mit *angeborenen Rückenmarkschäden* — wir haben in Revision unserer Zahlenangaben vom Jahre 1969 bei 1 Mill. Lebendgeburten pro Jahr in der Bundesrepublik mit 2000 Spina bifida-Fällen zu rechnen, von denen heute etwa die Hälfte überleben — wird der *Befund einer traumatischen Paraplegie im Kindesalter* relativ *selten* erhoben. Bei 13 Patienten von weniger als 12 Jahren mit Rückenmarkverletzungen, die wir in den letzten 3 Jahren beobachteten, fanden sich zweimal komplette Tetraplegien, neunmal mittlere und tiefe Thorakalläsionen und zweimal Conus-Cauda-Schäden. 8 davon gingen auf Verkehrsunfälle, 3 auf Stürze vom Baum und 2 auf Schußverletzungen zurück. Röntgenologisch nachweisbare Frakturen fanden sich nur dreimal. Daraus ergibt sich das therapeutische Positivum, daß wir auf die beim Erwachsenen in der Frühphase sonst stets erforderliche Lagerung in Hyperextension mit einigermaßen gutem Gewissen verzichten können. Dringend erforderlich bleibt aber das *regelmäßige Umlagern zur Entlastung der Haut und zur Vermeidung von Druckgeschwüren* — eine Vernachlässigung dieser Forderung führt auch beim querschnittgelähmten Kind in kürzester Zeit zu oft deletären Hautschäden. Neben diesen Komplikationen und neben der Bedrohung durch den aufsteigenden Harnwegsinfekt infolge der vorliegenden Blasenlähmung bedürfen beim Kinde die *Störungen der Thermoregulation* vor allem bei hohen Thorakal- und Cervikalläsionen besonderer Aufmerksamkeit. Die in diesen Fällen nicht seltenen *hyperpyretischen Temperaturen infolge des peripheren Wärmestaus* — es handelt sich in all diesen Fällen bekanntlich *nicht* um sogenannte zentrale *Hyperthermien* — können besonders in der Frühphase zu schweren, eventuell bedrohlichen Krampfanfällen und Bewußtseinsstörungen führen. Therapeutisch bewährt sich hier neben Unterkühlungsmaßnahmen die Gabe von Diazepamen.

Große Sorgfalt erfordert die Behandlung der *Blasen- und Darmlähmung:* Die Notwendigkeit der Harnentleerung durch das intermittierende Katheterisieren stellt das Pflegepersonal vor besonders verantwortliche Aufgaben. Das sogenannte Blasentraining, d.h. die Auslösung der Miktion über spinale Automatismen, stößt beim Kind selten auf Schwierigkeiten — allerdings ist die sorgfältige Mitarbeit der Erziehungspersonen, meist also der Mutter, erforderlich. Erhebliche Probleme ergeben sich dagegen im späteren Verlauf hinsichtlich der Urinalversorgung — entsprechend kleine Abmessungen des Urinalansatzes für Knaben sind nicht erhältlich — für weibliche Patienten gibt es überhaupt keine befriedigende Urinaltypen.

Auf die sog. „*Spontanfrakturen*" als eine relativ häufige Komplikation bei kindlicher Paraplegie hat MEINECKE hingewiesen. Die mangelnde Kontrolle der Statik und Motorik durch den Muskeltonus und der Verlust aller sensiblen Qualitäten bedingt bei gleichzeitiger Mineralverarmung des Knochens eine gesteigerte Frakturbereitschaft. Wiederholt sahen wir, auch unter sorgfältiger und gesteuerter krankengymnastischer Behandlung, Frakturen — besonders häufig supracondyläre Femurfrakturen und Tibialkopffrakturen — eine Tatsache, auf die auch ROBIN (G. C. ROBIN: „Paraplegia" **3**, 165 (1965) hinweist. Zweimal kam es zu derartigen Brüchen bei sehr lebhaften Kindern, die sich im Bett liegend beim Spiel mit dem Oberkörper herumwarfen und den Knochen im gelähmten Bereich einfach mit dem Körpergewicht „abdrehten."

Hinsichtlich der späteren Behandlung haben wir die Erfahrung gemacht, daß *krankengymnastisches und sporttherapeutisches Training getrennt von den erwachsenen Paraplegikern* durchgeführt werden sollten, weil die Ablenkungsbereitschaft der Kinder im Therapieprozeß zu groß ist.

Dringend *abgeraten* wird von der *Durchführung sogenannter stabilisierender Operationen*, besonders in der Frühphase — das Resultat ist meist ein Stabilitätsverlust, der Eingriff führt nicht selten zu einer in der späteren Rehabilitation nachteiligen zusätzlichen Inaktivierung bestimmter Wirbelsäulenabschnitte — eine Besserung der neurologischen Verhältnisse dagegen wird erfahrungsgemäß durch derartige Eingriffe nicht erzielt. —

Betont sei die Notwendigkeit, die *Eltern frühzeitig in den Rehabilitationsprozeß einzubeziehen*. Ihre Mitarbeit ist die Voraussetzung einer günstigen Entwicklung dieser schwerbehinderten Kinder — gleichzeitig ergibt sich für diese Väter und Mütter dadurch die Möglichkeit, die häufig vorhandenen bewußten oder unbewußten Schuldgefühle ihren Kindern gegenüber in eine praktische und positive Leistung zu sublimieren.

Abschließend sei auf die u. E. bedrückende Tatsache hingewiesen, daß es bis zum heutigen Tage *für Kinder mit Querschnittslähmungen* — seien es angeborene oder erworbene Para- und Tetraplegien — in der ganzen Bundesrepublik außer der kleinen Station im Querschnittsgelähmtenzentrum der Orthop. Univ.-Klinik in Heidelberg u. W. *keinerlei Spezialbehandlungsmöglichkeiten* gibt — das ist angesichts der rasch anwachsenden Zahl dieser Patienten einerseits und der heute gegebenen therapeutischen Möglichkeiten andererseits als eine echte Tragödie anzusehen.

K. ROSSAK, Dr., Orthop. Universitätsklinik und Poliklinik Heidelberg:

Obwohl heute die traumatische Paraplegie im Vordergrund der Verhandlung steht, sehen wir in der Mitteilung unserer bisherigen Erfahrungen mit der *Plastik des Musculus iliopsoas bei der Behandlung der Paraplegie nach Myelomeningocele* eine Berechtigung. In der mir zur Verfügung stehenden Zeit kann ich auf die Indikation zu dieser Operation im einzelnen nicht eingehen. Sie kann verständlicherweise nur bei *Lähmungen* durchgeführt werden, die unterhalb der Abgänge der Nervenwurzeln des zu verpflanzenden Muskels, also *unterhalb von L 3* liegen. Die Operation führen wir seit einem $^3/_4$ Jahr in unserer Klinik nach der Methode von SHARRARD durch, die 1959 angegeben wurde. Erstmalig wurde sie zur Behandlung von poliomyelitischen Lähmungen der Glutealmuskulatur von MUSTARD im Jahre 1952 beschrieben. Allerdings wandte er die vordere Verpflanzung an.

Zur Operation selbst ist zu sagen, daß von einem vorderen medianen Zugang aus die Iliopsoassehne freigelegt wird unter vorsichtiger Schonung des Nervus femoralis, da bei einer Schädigung in der oben angegebenen Höhe im Versorgungsgebiet dieses Nerven keine Ausfälle vorliegen und der Rectus femoralis als Hüftbeuger den Gegenspieler zum verpflanzten Psoas darstellt. Der Hautschnitt wird auf den Beckenkamm hochgezogen. Die Psoassehne wird an ihrem Ansatz am Trochanter minor freigelegt und mit dem Smelliemesser mit einer Knorpelkappe abgetragen. Dann wird das Leistenband an seinem Ansatz an der Spina durchtrennt und der Beckenkamm dargestellt, so daß der Musculus ilicus ohne Beschädigung des Perioststumpf abpräpariert werden kann. Danach wird die äußere Beckenschaufel ebenfalls ohne Schädigung des Periosts freigelegt. Von der Innenseite her wird ein großes Fenster an der dünnsten Stelle der Beckenschaufel angebracht, durch das die Sehne und

auch der Muskel hindurchgezogen werden. Die Sehne wird durch einen von vorn
nach hinten angelegten Kanal im Trochanter major verankert, wobei die Sehne von
hinten eingezogen wird.

Die hintere Verankerung ist deshalb wichtig, weil der Psoas dadurch eine kräf-
tige Streckfunktion neben der abduzierenden Wirkung erlangt.

Wir haben bisher 15 Kinder nach dieser Methode operiert. Das jüngste mit 4
Jahren, das älteste mit 10 Jahren. Nach einer 3wöchigen Gipsruhigstellung beginnen
wir mit einem intensiven Training des verpflanzten Muskels. Sind weitere Operationen wie varisierende Osteotomien wegen einer Hüftluxation nicht notwendig, lernen
die Kinder innerhalb eines Vierteljahres etwa ihre Hüften in der Standbeinphase
gut zu stabilisieren, so daß sie mit Unterschenkelapparaten gehfähig werden. Im
Falle einer traumatischen Caudalschädigung haben wir diese Operation noch nicht
durchgeführt, da diese Läsionen im Kindesalter selten sind. Wie weit auch beim
Erwachsenen noch ein Erfolg durch die Psoasverpflanzung zu erwarten ist, ist
bisher nicht geprüft worden. Wir führen z. Zt. Voruntersuchungen durch, um evtl.
diese Operationen auch bei erwachsenen Paraplegikern mit entsprechender Schädigung einzuführen.

H. Mau, Prof. Dr., Tübingen:

In manchen Fällen liegen gleichzeitig Veränderungen im Sinne eines *Scheuermann* (an der Wirbelsäule) vor, daran soll man denken. Wenn man aber umgekehrt
einen Scheuermann diagnostiziert, dann sollte man Sorge tragen um die Hüftgelenke
und die Hüftgelenke klinisch untersuchen, ob sie einen umgekehrten Dreh machen
oder eine Einwärtsdrehung des Beines bei gleichzeitiger Beugung durchführen können oder nicht. Aber ich wollte eigentlich, wenn es zeitlich erlaubt ist, Herr Vorsitzender, etwas zu den *Wirbelsäulenveränderungen* sagen *bei kindlichen Querschnitten*.
Mir schien eine leichte Differenz oder auch eine leichte Diskrepanz vorhanden
zu sein zwischen den Ausführungen von Herrn Meinecke und Herrn Paeslack,
was die Beurteilung der Wirbelsäule anbelangt bei den kindlichen Querschnittsgelähmten. Herr Meinecke sprach nämlich davon, man solle *versteifen*, wenn ich ihn
richtig verstanden habe, frühzeitig eine Versteifungsoperation durchführen, aber
ohne eine äußere Fixation. Nun dann denkt er ja wohl an das AO-Instrumentarium.
Aber ich glaube nicht, mir ist es wenigstens nicht bekannt, daß es möglich ist, eine
Wirbelsäule nur mit Hilfe der inneren Fixation zur Versteifung zu bringen, aber vielleicht gibt es da neuere Techniken. Da würde ich doch um Auskunft bitten. Auf der
anderen Seite sind diese Wirbelsäulenverkrümmungen zu werten, möchte ich meinen,
wie *Lähmungsverkrümmungen*. Es handelt sich also nicht nur um Skoliosen, sondern
auch um Kyphosen, wie wir sie von der Kinderlähmung her kennen. In der Tat sind
diese Veränderungen bei Kindern im Wachstumsalter progredient und dann bleibt
einem letzten Endes nichts anderes übrig, als rechtzeitig zu versteifen. Da möchte
ich Herrn Meinecke im Prinzip durchaus zustimmen. Es ist besser, eine verkürzte
Wirbelsäule und vielleicht eine zunehmende Lordose in Kauf zu nehmen bei diesen
Kindern, als die zunehmende Verkrümmung im Sinne der Kyphose und Skoliose.
Aber vielleicht dürfen wir hier noch einmal um Aufklärung bitten vom Experten.

F. W. Meinecke, Dr., Bochum:

Herr Professor Mau, das ist vielleicht bei mir nicht ganz richtig herausgekommen.
Ich habe gesagt, daß uns Angaben über *versteifende Operationen bei frischverletzten
Querschnittslähmungen im Kindesalter* nicht bekannt sind, und daß wir selbst keine
eigenen Erfahrungen darüber besitzen. Da wir aber eine Zahl von Kindern behandelt
haben, kommt da doch wohl schon heraus, daß wir versteifende Operationen im
frischverletzten Stadium nicht durchführen. Ich schließe mich durchaus dem Standpunkt von Herrn Paeslack an.
Die zweite Frage der *Spätoperation*. Wir stehen der Spätoperation nicht positiv
gegenüber. Wir haben gesagt, daß zunächst einmal überhaupt bei diesen Verkrüm-
mungen danach gefahndet werden soll, ob Kontrakturen an den unteren Gliedmaßen vorliegen, die vielfach die mitauslösende Ursache bei solchen Skoliosen sein
können. Aber, Sie sagen selbst, es gibt keine Operation, die auf einen Gipsverband

verzichten kann, die nur durch innere Fixation die Wirbelsäule stabilisieren kann. Und damit beantwortet sich auch die zweite Frage, nämlich, daß wir nicht auf dem Standpunkt stehen, man kann oder man soll hier versteifende Operationen an der Wirbelsäule durchführen.

H. Mau, Prof. Dr., Tübingen:

Herr Meinecke, ich glaube die Indikation ist wesentlich. Wenn wir bei diesen Kindern die Wirbelsäule versteifen, dann müssen wir uns klar darüber sein, daß wir riskieren, daß die Kinder nicht gehen können, daß sie nachher immer im Rollstuhl fahren müssen, denn wir gehen ja aus der Lendenwirbelsäule heraus. Das ist, glaube ich, ein wesentlicher Gesichtspunkt dabei. Und auf der anderen Seite, wir wissen aber doch von den Myoplasiekindern her, daß die Wirbelsäule versteift werden kann und muß. Aber ich glaube, man darf nicht so apodiktisch sein und sollte heute nicht so apodiktisch sagen: „Bei den traumatischen Querschnittslähmungen kommt das nicht in Frage". Ich glaube, das ist eine Frage die offen ist und das muß man der Zukunft überlassen. Sie haben vollkommen recht, niemals Frühoperationen. Aber wenn man das Lähmungsbild und die Rehabilitation abziehen kann, so darf man, glaube ich, nicht die Frage so absolut verneinen.

H. Mau, Prof. Dr., Direktor der Orthopädischen Universitätsklinik Tübingen:

Ischämische Kontrakturen der unteren Extremitäten bei Kindern und Erwachsenen. (Mit 1 Abb.)

Die Meinung, daß *ischämische Kontrakturen der unteren Extremitäten* (IKUs) sehr viel seltener auftreten als an den Armen, ist weit verbreitet. Diese Auffassung ist jedoch nur z.T. zutreffend; denn nach konservativ behandelten Unterschenkelbrüchen kommen nach Ellis sowie Owen und Tsimboukis in $2^1/_2$—10% der Fälle IKUs vor. Diese Zahl erscheint zunächst sehr hoch; doch werden offensichtlich längst nicht sämtliche entsprechenden Vorkommnisse als solche erkannt und gedeutet! Dies sei der Angelpunkt der folgenden Ausführungen.

Von der weitaus größten und bedeutungsvollsten Gruppe, 1. der IKUs nach Unterschenkelbrüchen Erwachsener, lassen sich 2. die *IKUs nach kindlichen Oberschenkelfrakturen* abgrenzen, über die keine Zahlenangaben vorliegen. In einer 3. Gruppe faßt man zweckmäßigerweise die sonstigen, selteneren Vorkommnisse zusammen.

Entstehung

Für die *Entstehung der IKUs* sind vorwiegend *arterielle Verletzungen, Embolien, Oberschenkelfrakturen* und *Kniegelenkstraumen,* auch *Quetschungen ohne Knochenbeteiligung*, sowie vor allem die *geschlossenen Unterschenkelbrüche* verantwortlich zu machen; doch auch *nach Tibia- und Verlängerungsosteotomien der Unterschenkelknochen* muß man mit dem Auftreten ischämischer Durchblutungsstörungen rechnen. In ätiologischer Beziehung stellt also das *Trauma* in den meisten Fällen den *Dispositionsfaktor* dar, während pathogenetisch gesehen, als *Realisationsfaktor*, nicht rechtzeitig gelockerte *zirkuläre Verbände* wie insbesondere nicht sofort vollständig gespaltene Gipsverbände, in Frage kommen (Abb. 1a und b).

Ischämische Kontrakturen bei kindlichen Oberschenkelfrakturen

Verschiedentlich sind *IKUs bei der häufig angewandten vertikalen Suspensionsbehandlung kindlicher Oberschenkelfrakturen* nach M. SCHEDE bzw. BRYANT beobachtet worden. In der *Mehrzahl der Fälle* kam es dabei *auf der kontralateralen Seite,* im Bereich des gesunden Oberschenkels, zu dem fatalen Ereignis. Schon die *Suspension eines im Kniegelenk gestreckten Beines* an sich stellt in diesen Fällen den *disponierenden Faktor* dar.

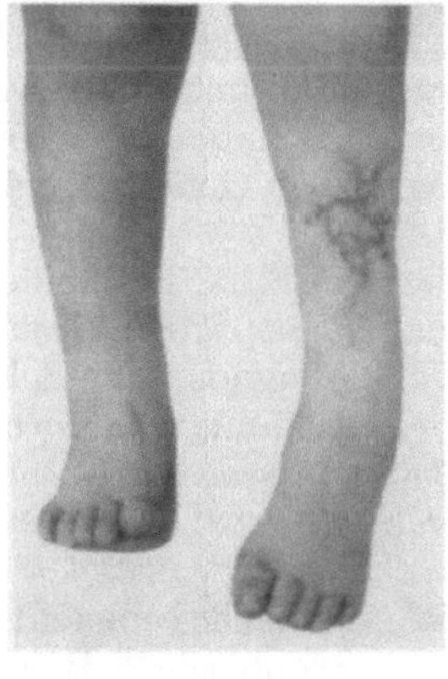 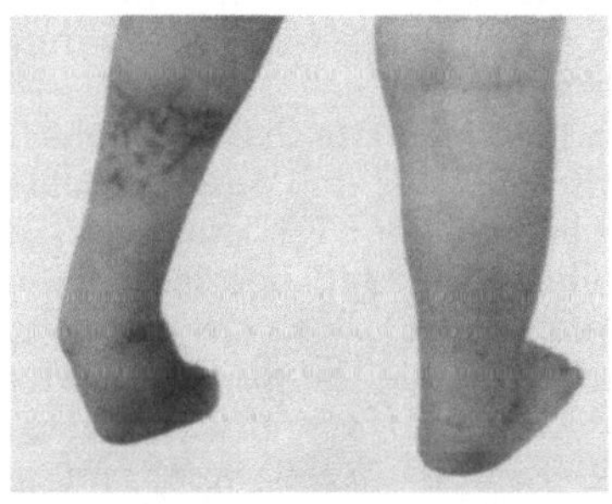

a   b

Abb. 1a u. b. Sch., Manfred, 3 Monate nach Oberschenkelbruch im Alter von 2¼ J., nach Behandlung durch horizontalen Streckverband. Spitzklumpfuß mit Krallenstellung, vorwiegend des Großzehen, zirkulärem Narbenring in der Mitte des Unterschenkels, Muskelatrophie

Das ergab sich aus Versuchen von NICHOLSON u. Mitarb., die sich in dreifacher Richtung erstreckten. Es zeigte sich, daß

1. mit senkrecht erhobenem Bein schon bei gesunden Kindern in Knöchelhöhe der Blutdruck bemerkenswert herabgesetzt ist,

2. daß der Blutdruck in dieser Stellung durch gleichzeitige feste Bindenwicklung bei über 2jährigen zusätzlich bis auf den Wert 0 absinken kann, und daß

3. bei überstrecktem Kniegelenk von Kindern über 4 Jahren der Blutdruck regelmäßig bis auf den Wert 0 reduziert wird.

Mithin ist die *vertikale Suspension bis zum Alter von 2 Jahren als harmlos* anzusehen. Diese Feststellung steht in Übereinstimmung mit den Berichten der Literatur. Bei älteren Kindern muß diese Methode freilich als nicht ganz ungefährlich bezeichnet werden, und eine entsprechende Behandlung sollte mit Überlegung eingeleitet werden; besondere Kontrollen sind erforderlich. Werden dagegen die Kniegelenke rechtwinklig gebeugt in der Art, wie wir die sog. Overhead-Extension bei der Behandlung der kindlichen Hüftluxationen zur zusätzlichen Entspannung der

Ischiocruralmuskeln anlegen (Demonstration), braucht nicht mit dem Auftreten von Durchblutungsstörungen gerechnet zu werden.

Besonderheiten der ischämischen Kontrakturen
der unteren Extremitäten

Gegenüber dem Arm liegt der ischämische Bezirk in diesen Fällen meistens nicht distal einer unterbrochenen Hauptarterie, sondern wir haben es hier mit einer *posttraumatischen inneren Spannungsischämie* der gesamten Unterschenkel- und z.T. auch Fußmuskeln zu tun: Das *posttraumatische Muskelödem* führt innerhalb der starren Fascienlogen des Unterschenkels zu einer intrafascialen Drucksteigerung. Das zeigen die Beobachtungen bei Fasciotomien, nach denen die geschwollene Muskulatur stark hervorquillt. Wesentlich ist es nun, daß unter dieser starken Spannung im Fascienköcher zunächst nur die kollateralen Gefäße ungenügend durchblutet werden, während die großen Gefäße durchgängig bleiben können.

Hierin liegt die erste diagnostische Tücke der IKUs: Die beiden *Fußpulse* (Fußrückelpuls und Innenknöchenpuls) *können ständig tastbar bleiben*, obwohl sich eine IKU etabliert hat. Die 2. diagnostische Schwierigkeit besteht darin, daß bei der beginnenden Ischämie der vorhandene starke *Ruheschmerz als Frakturschmerz mißdeutet wird*. Die 3. diagnostische Barriere stellen die *dystrophischen Kontrakturen* (LINDEMANN) dar, die nach Abklingen des akuten Bildes *ganz im Vordergrund stehen, so daß die eigentlichen IKUs verkannt werden*. Vielfach beobachtet man später Paronchyien, Fußsohlenulcera sowie „trophische" Beinverkürzungen bei Kindern. Vor allem sehen wir uns so gut wie immer einem „*Sudeck*" gegenüber, so daß man versucht ist, von einem *ischämischdystrophischen Syndrom* zu sprechen. Eben weil die IKUs als Sudeckfolgen im allgemeinen fehlgedeutet werden, entstand der Eindruck, daß derartige Ereignisse sehr selten sind.

Die 4. Besonderheit ist darin zu erblicken, daß nach v. VOLKMANN, dem Erstbeschreiber auch der IKUs, *Lähmung und Kontraktur fast gleichzeitig* auftreten (z.B. Ausfall der aktiven Plantarflexion, während gleichzeitig ein schon im Beginn nicht ausgleichbarer Spitzfuß bestehen kann).

Diese begleitenden Paralysen können darauf zurückzuführen sein, daß

1. das *muskuläre Erfolgsorgan direkt geschädigt* ist, während die *antagonistische Muskulatur* gleichzeitig *ischämisch-kontrakt* wird, daß

2. eine *direkte ischämische Nervenschädigung* vorliegt: Die Aa. nervorum selbst können den Nerven nur ungenügend mit Blut versorgen, daß

3. eine *mechanische Nervenschädigung* vorliegt, z.B. infolge Dehnung des N. peronaeus unterhalb des Fibulaköpfchens, und daß

4. *schwielige Konstriktionen* — wenn auch erst in Spätfällen — die *peripheren Unterschenkelnerven umfangen* können.

Demzufolge sehen wir uns vielfach *atypischen neurologischen Bildern* gegenüber, wie fleckförmigen und strumpfförmigen Sensibilitätsstörungen, die nicht selten gerade im Bereich des Großzehen frühzeitig auftreten. Auch im Spätstadium begegnen wir häufiger ungewohnten neurologischen Befunden. Die diagnostischen Schwierigkeiten werden dadurch nicht geringer, daß die Gliedmaßen gewöhnlich von einem Verband bedeckt sind, den man nur aus Untersuchungsgründen nicht gerne weitgehend entfernt. Auch die elektrische Untersuchung einschließlich der Elektromyographie erbringt nicht immer die gewünschte Klarheit, da die Muskelausfälle nicht selten fleckförmig angeordnet sind, so daß man in diagnostischer Beziehung auf die Oscillographie und letzten Endes die Arteriographie angewiesen bleibt.

Klinisches Bild und Differentialdiagnose

Wie sehen die IKUs aus ? Befallen sind in erster Linie die Mm. gastrocnemius, soleus, flex. hall. long. und flex. dig. long. Dem entsprechen klinisch ein *Klumpfuß und Krallenzehen*, während die Dorsalextensoren und Abduktoren des Fußes selten stärkere Kontrakturen aufweisen. Je nach dem, ob mehr die oberflächlichen oder tiefen Muskeln befallen sind bzw. die mehr proximalen oder distalen Abschnitte, resultieren verschiedene klinische Bilder. Häufig sieht man gar keinen Spitzfuß, sondern im leichtesten Fall *nur eine Plantarflexionshemmung des Großzehen*, wie beim Hallux rigidus. *Sensibel* ist nicht nur das Gebiet der *Peronaei* betroffen, sondern typisch ist gerade die *Störung der Fußsohlensensibilität*.

In differentialdiagnostischer Beziehung ist zu Beginn außer an den eigentlichen traumatisch bedingten Schmerz in erster Linie an das Vorliegen einer Embolie, einer Thrombophlebitis, eines Erysipels oder gegebenenfalls auch einer Wundinfektion zu denken. Temperaturen sprechen nicht gegen das Vorliegen einer Ischämie (sog. Resorptionsfieber). Im Spätstadium kommen, abgesehen vom Sudeckschen Sydrom, differentialdiagnostisch sonstige posttraumatische Kontrakturen, Muskelatrophien und Gefühlsstörungen in Betracht.

Behandlung

Sie ergibt sich aus dem Gesagten fast von selbst: Zu *enge Verbände müssen gespalten* oder in schwereren Fällen entfernt werden. Zweckmäßigerweise hängt man den Unterschenkel mit Hilfe einer Calcaneus-Drahtextension in eine *horizontale Suspension*, um jeden Auflagedruck der Wadenmuskulatur zu vermeiden. Bei Blutdruckabfall infolge Schock kommen Infusionen in Frage. Vor allem sollten frühzeitig *paravertebrale Grenzstrangblockaden* sowie eine hohe *Spinalanästhesie* durchgeführt werden, um gezielt die Kollateraldurchblutung zu bessern. Dieses Ziel erreicht man nicht durch Allgemeingaben von Vasodilatantien, sondern höchstens durch intraarterielle Injektionen. Bilden sich die ischämischen Erscheinungen danach nicht prompt zurück, sollte man mit der *Fasciotomie*, auch der tiefen Muskelbinde der Wadenmuskulatur, nicht zögern, auch wenn mit diesem Eingriff ein erhöhtes Infektionsrisiko der bereits schwer geschädigten Muskulatur verbunden ist.

Zur Prophylaxe eines Spitzfußes ist der Fuß auf einer Fußplatte, möglichst in *Rechtwinkelstellung*, zu fixieren! Später kommen zur Kontrakturbeseitigung neben *Achillotenotomien auch Resektionen von Schwie-*

len aus der oberflächlichen und tiefen Wadenmuskulatur in Frage, ebenso *subtalare Arthrodesen.* Da auch nach Korrekturoperationen der *Krallen-stellung der Zehen nach* BRANDES *oder* HOHMANN naturgemäß gelegentlich Rezidive auftreten, lassen sich in einzelnen Fällen Resektionsarthrodesen einzelner Zehengelenke nicht umgehen. Manchmal ist eine Versorgung mit *orthopädischen Schuhen* erforderlich.

Literatur. Siehe H. MAU: Die ischämischen Kontrakturen der unteren Extremitäten und das Tibialis-anterior-Syndrom. Stuttgart: Enke 1969.

Aussprache

G. OSTAPOWICZ, Prof. Dr., Salzgitter-Lebenstedt:

Ich muß gestehen, daß wir noch immer die *Oberschenkelfrakturen* des Kindes, vor allem des Kleinkindes und des Säuglings, durch *Suspension in Streckstellung* behandeln. Ich habe in meiner über 20jährigen, klinischen, chirurgischen Tätigkeit noch *keine ischämische Kontraktur der unteren Extremitäten bei dieser Behandlungsform* gesehen. Wir achten allerdings darauf, daß der *Streckverband* mit Hilfe des Leukoplast- oder Elastoplaststreifens *nicht zirkulär*, sondern in Achsenrichtung der Extremität, beginnend distal von der Fraktur, angelegt wird.

Auf keinen Fall dürfen diese Leukoplaststreifen zirkulär angelegt werden.

Auf Ihrem Diapositiv wird der Extensionsverband zirkulär am Oberschenkel angelegt, wobei außerdem noch der Druck auf die Unterschenkelmuskulatur durch Aufliegen befürchtet werden muß. Ich bin überzeugt, daß die Gefahr der Ischämie nur bei unsachgemäßen, zirkulären Verbänden besteht und nicht bei der bisher geübten Suspensionsmethode und korrekter Anlegung des Verbandes.

MAU, Prof. Dr., Tübingen:

Ich glaube, dem darf man nur zustimmen. Man sollte *keine zirkulären Verbände* anlegen, sondern möglichst längsverlaufende Heftpflasterverbände. Aber bei den Kindern unter 2 Jahren besteht die Gefahr sowieso nicht. Wahrscheinlich deshalb, weil die Kinder ja eine physiologische Kniebeugestellung haben, und dadurch werden die Gefäße in der Kniekehle nicht gedehnt und durch die Möglichkeit nicht zu überstrecken, kann nichts passieren. Bei den älteren Kindern scheint es mir eben doch zweckmäßig zu sein, lieber den *Unterschenkel rechtwinklig zu beugen*, weil dabei mit Sicherheit nichts passieren kann.

J. REHN, Prof. Dr., Bochum:

Einige Fragen an Herrn MAU: Welche Rolle spielen bei der Symptomatik der ischämischen Kontrakturen die *venösen Rückflußstörungen* — Inwieweit führt ein *ausgedehntes Hämatom* im Unterschenkelbereich unter der Faszie gelegen zu einer Mangeldurchblutung durch Kompression vor allem der dünnwandigen Venen?

Ich glaube nicht, daß durch eine *allgemeine Volumenauffüllung* die *lokale Durchblutungsnot* einer Gliedmasse zu beeinflussen ist. Die Infusionsbehandlung ist der Bekämpfung und Behebung eines allgemeinen Volumendefizits im oder bei drohendem Schock vorbehalten.

MAU, Prof. Dr., Tübingen:

Wenn ich die 3. Frage zuerst beantworten darf. Gedacht ist dabei vor allem an *Mehrfachverletzungen mit Schockzuständen*, da muß man versuchen, das Volumen aufzufüllen.

Dann dieses *Oedem*, welches wir in den engen Fascien sich ausbreiten sehen, kommt zustande als *Folge der Ischämie*. Durch die Minderdurchblutung der Capillaren entsteht eben ein interstitielles Muskeloedem und dadurch wird der Druck vermehrt. Ich glaube, so muß man die Pathogenese sehen. Das hat nichts mit der Allgemeinreaktion des Körpers im übrigen zu tun, das ist ein rein örtliches Geschehen. Wenn wir nun die gefäßerweiternden Mittel geben in der Vorstellung, daß wir örtlich diesen ischämischen Bezirk damit beeinflussen können, dann erreichen wir das Gegenteil. Ich meine das so, dann kommt es allgemein gesehen zum Blutdruckabfall. Da aber hier ohnehin das Ernährungsgleichgewicht schon labil ist, wird dieser Blutdruckabfall nicht in den ischämischen Bezirk sich entsprechend auswirken, wie in einem gesunden Bezirk, das wäre paradox, sondern genau umgekehrt. Das war wohl die erste Frage.

Diese *Haematome* scheinen nicht so gefährlich zu sein, weil es sich eben hier um regelrecht zusammenhängende Blutseen handelt, nicht aber um interstitielle Muskeloedeme, das ist das Gefährliche. Durch die Biuträume entsteht zwar auch ein vermehrter Druck. Aber anscheinend sind dadurch die Capillaren nicht so sehr in der Durchblutung beeinträchtigt wie durch dieses Oedem.

H. Rettig, Prof. Dr., Direktor der orthopädischen Klinik der Justus Liebig-Universität Gießen:

Epiphyseolysis capitis femoris. (Mit 3 Abb.)

Man versteht unter diesem Hüftgelenkschaden, der unter den Bezeichnungen *Coxa vara adoleszentium, Epiphysenlösung, slipped. capitis femoral epiphysis* läuft eine Erkrankung der proximalen Femurepiphyse, die mit einer Dislocation der Hüftkopfkalotte verbunden ist. Zumeist kommt es zu einer Wanderung nach unten, hinten und innen. Damit verändert sich der Schenkelhalsschaftwinkel im Varussinne und die Torsion.

Erste eingehende pathologisch-anatomische Untersuchungen stammen von Bousseau (1867). Die *Lösung der Kopfkappe* findet in der Wachstumsplatte statt und teilt diese im allgemeinen in 2 Teile. Auch der *Schenkelhals* im unteren Anteil wird bei ausgeprägten Erkrankungsprozessen *verändert*, wobei die Auffassung „sekundärer Schaden durch Periostablösung" (Lacroix) von anderen Autoren, die einen Erweichungsprozeß primär hier annehmen (Pitzen, Imhäuser u.a.) nicht geteilt wird. Der Zusammenbruch der unteren metaphysären Zone dürfte mit die Hauptursache der erheblichen Kopfdislokation sein. Da es dabei zu einem echten Substanzverlust am Knochen kommt — er wird zusammengepreßt — sind aus dieser Erkenntnis therapeutische Konsequenzen zu ziehen.

Über die Ursachen dieses Geschehens soll nicht gesprochen werden. Sie müssen dem Vortrage von Herrn Friedebold vorbehalten bleiben, da ihm auch die Aufgabe unfallrechtlicher Erörterungen obliegt.

Eine Reihe *Eigentümlichkeiten der Epiphysenlösung* sind hervorzuheben.

1. Die *Erkrankung manifestiert sich in der Zeit des größten Wachstumsschubes der Pubertät*. Das Durchschnittsalter wird bei Mädchen zwischen 11—13, bei Jungen zwischen 13—15 Jahren angegeben. Unsere jüngste Beobachtung hatte das Alter von 9 Jahren.

10*

2. *Jungen* werden *häufiger* betroffen *als Mädchen*. Aus dem Krankengut der orthopädischen Klinik Zürich — Balgrist — wird das Verhältnis Jungen:Mädchen 3:2 angegeben. Im eigenen Krankengut betrug die Relation 2:1.

3. *Unter den Erkrankten* finden sich *bestimmte Konstitutionstypen gehäuft*, z. B. Eunuchoider Hochwuchs oder Dystrophia adiposo-genitalis.

4. Eine *regionäre Häufung des Gelenkschadens* ist bemerkenswert. Dies bestätigte uns Francillon, der im Balgrist eine große Zahl Behandlungsfälle beobachtet hat (200 Fälle 1964 Mégevand und Scholder). In Berlin sahen wir jährlich 2—3 Erkrankungen, hatten aber Gelegenheit an der orthopädischen Klinik der Justus-Liebig-Universität Gießen von 1960—1968 124 Patienten mit Epiphysenlösungen davon 33 doppelseitige Fälle zu behandeln.

5. Zahlen über *Einseitigkeit und Doppelseitigkeit der Erkrankung* werden *unterschiedlich* angegeben. Jerre, Wiberg und Klein berichten von 40%. Im eigenen Krankengut sind es etwa 26% der Fälle.

6. Wir unterscheiden eine *seltenere akute Form* der Manifestation von der *chronisch schleichenden Epiphysenlösung* (lenta-Form).

7. Im klinischen Verlaufe und an der Röntgenserie sind eine *Reihe von Stadien* erkennbar, die vom Ausmaß der Veränderungen abhängen.

a) *Lockerungsstadium*. Nur röntgenologisch erfaßbar, meist wird die Diagnose in Verbindung mit einem manifesten Gleitprozeß der Gegenseite gestellt.

b) *Kippstadium*. Die Kopfkalotte beginnt in den metaphysären Prozeß einzubrechen — der Hüftkopf bleibt aber articulierender Gelenkkörper.

c) *Abscherung*. Die Kalotte verliert ihren Halt auf der Metaphyse — eine Stufenbildung entsteht, und es werden nicht gelenkknorpeltragende Teile der Metaphyse articulierender Körper in der Pfanne.

8. Der *Gelenkknorpel* bleibt bei der Erkrankung *primär unversehrt. Erst sekundär* kann es als Folge der Fehlstellung und bei ungeeigneten Behandlungsversuchen (unblutige Reposition und Gipsfixation) zur Durchblutungsstörung mit nachfolgendem *Gelenkknorpelschaden* kommen

Die *Diagnose der Epiphyseolysis lenta* wird leider in einem hohen Prozentsatz verspätet gestellt. Sie stützt sich auf eine Reihe sicherer und wahrscheinlicher Zeichen.

a) Unklare Schmerzen in der Leistengegend oft in das Kniegelenk ausstrahlend,

b) Zeitweises Hinken,

c) Hüfthinken, Watschelgang und positives Trendelenburgsches Zeichen.

d) Beinverkürzung mit Trochanterhochstand.

e) Verstärkte Außendrehung einer oder beider Kniescheiben.

f) Positives *Drehmannsches Zeichen* (Abb. 1) — Beugung in anderer Ebene — d. h. bei maximaler Beugung führt das erkrankte Gelenk eine Außendrehbewegung durch. In einem hohen Prozentsatz unserer Erkrankten war dieses Zeichen auch im Lockerungsstadium positiv.

g) *Röntgenaufnahmen:* Sie müssen immer *in 2 Ebenen* angefertigt werden (a. p. und Lauenstein- oder Rippsteintechnik). Die a. p.-Aufnahme alleine ist unzuverlässig. Auch bei Aufnahmen in 2 Ebenen erlauben oft erst eine Reihe von Bezugslinien die Diagnose.

Die *Therapie* richtet sich nach dem Ausmaße der Stellungsänderung zwischen Kopfkalotte und Metaphyse. Sie hat zum Ziele:

1. *Fixierung der Epiphyse.* Nach Untersuchungen von GELBKE und EBNER ist die Durchnagelung der Wachstumsfuge ohne weiteres möglich, ohne daß es zu einer Wachstumsschädigung und damit Beinverkürzung kommt.

2. Die *Korrektur einer Fehlstellung der Kopfkalotte.* Dies ist besonders dann erforderlich, wenn der Schenkelkopf nicht mehr alleiniger articulierender Körper in der Pfanne ist. Das *Ausmaß der Kippung von 30 Grad* kann etwa als Grenze gelten.

Eine *konservative Reposition der „lenta-Fälle"* also der chronischen Form ist nicht nur *sinnlos,* sondern führt im allgemeinen *zur schweren Knorpelschädigung* mit nachfolgender Versteifung. Ein akutes Gleiten kann innerhalb von 14 Tagen manchmal erfolgreich aufgerichtet und fixiert werden.

Für die Fixation der gelockerten Epiphyse bis zu einem Kippwinkel von 30 Grad können *Knochenspäne* nach dem Vorschlage RÜTHERs ent-

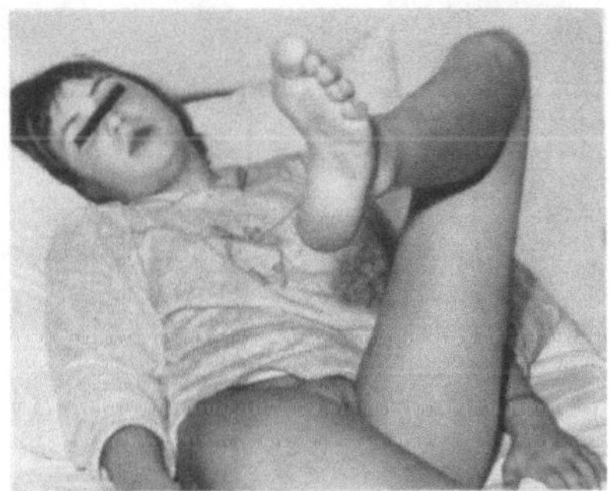

Abb. 1. Positives Zeichen nach DREHMANN

lang dem Schenkelhals oder von vorne nach dem Verfahren HOWORTH bzw. HEYMAN verwendet werden. BREITENFELDER bevorzugt die *Smith-Petersen-Nagelung,* die auch wir lange anwendeten. Eine Dislokation der Epiphyse beim Eintreiben des Nagels ist möglich und läßt verständlich werden, daß andere Autoren wie FRANCILLON das *Einbohren von Kirschnerdrähten* bevorzugen. Seit etwa $2^1/_2$ Jahren fixieren wir die Kopfkalotte mit der *A.O.-Epiphysenschraube* mit kurzem Gewinde.

Fehlstellungen können *nur durch Osteotomie korrigiert* werden. Bei noch lockerer Epiphyse also nicht abgeschlossenem Gleitprozeß muß die Korrektur mit einer Fixation der Kopfkalotte auf des Metaphyse nach dem Vorschlage WEBERS verbunden werden. Kippungen des Femurkopfes bis 50 Grad können durch die *intertrochantäre Osteotomie nach Imhäuser,* (Abb. 2) bei der die einzelnen Fehlpositionen der Hüftkopfes (Vara- Überstreck- und Drehfehlstellungen) zu berücksichtigen sind, ausgeglichen werden. Durch exakte Voruntersuchung und mit Zeichnung vor dem Eingriff ist die Korrektur in ihren Einzelphasen genau festzulegen.

Bei Fehlstellungen über 50 Grad ist die *subkapitale Osteotomie* als *Korrektur am Orte der Deformität* (Abb. 3) nach dem Vorschlage von KRASKE, WIBERG angezeigt. Dieses Verfahren wird von uns nach der

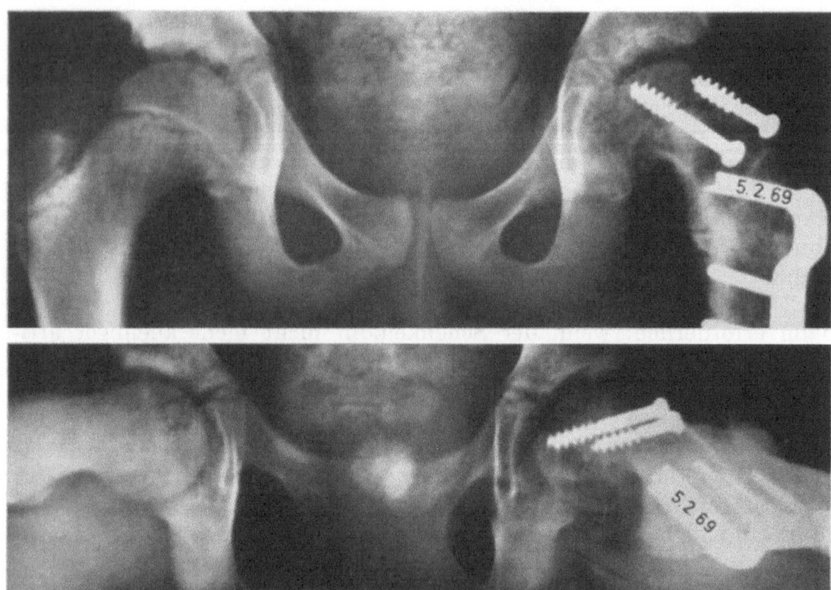

Abb. 2. Intertrochantäre Osteotomie nach Imhäuser in Verbindung mit Verschraubung des Gleitprozesses

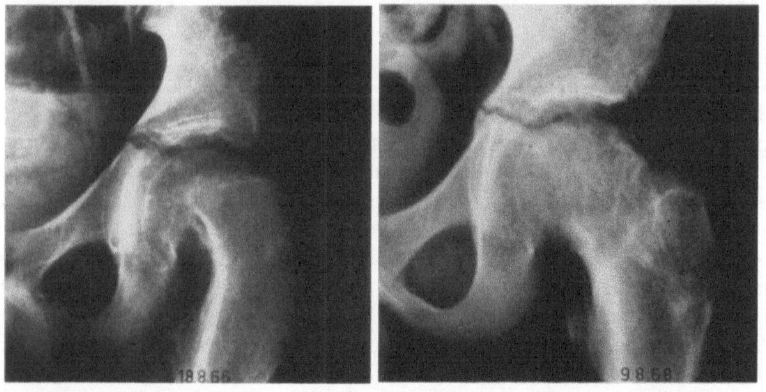

Abb. 3. Epiphyseolysis lenta li. vor Op. re. Zustand nach subcapitaler Osteotomie

Technik M. E. Müller durchgeführt. Wie Statistiken einzelner Autoren aufzeigen, ist der *Eingriff* aber *mit einer hohen Rate von Kopfnekrosen belastet*. Sie betragen bei Hiertonn 14 Fälle von insgesamt 38 und bei Wiberg 9 von 46 Operationen.

88 Epiphysenlösungspatienten übersehen wir mehr als 3 Jahre nach der Behandlung. Davon 64 einseitige und 22 doppelseitige Fälle.

30	Stadium 1
11	Stadium 2
67	Stadium 3

lautet die Aufschlüsselung des Krankengutes. Im Stadium 3 wurden 64 Hüften mit der Imhäuser Osteotomie und 3 mit der subcapitalen Osteotomie behandelt. Bei den klinischen und röntgenologischen Nachtuntersuchungen boten auffällig viele Patienten Narbenkeloide als Zeichen einer Kollagenose. 20% unserer Imhäuser Osteotomie hatten im Röntgenbild eine Abflachung oder Deformierung des Hüftkopfes. Die Hälfte von diesen hatten nach längerer Belastung Beschwerden.

Die *Epiphysenlösung* ist eine ausgesprochene „*präarthrotische Deformität*" im Sinne Hackenbrochs. *Früherkannte Fälle und solche mit geringer Dislokation* haben die *besten Behandlungschancen. In einer besseren Frühdiagnose* liegt also die *Möglichkeit der Heilung ad integrum* und so die Aussicht unsere Patienten vor dem Schicksal nachfolgender Eingriffe der Coxarthrosetherapie zu bewahren.

G. Friedebold, Prof. Dr., Direktor der Orthopädischen Klinik und Poliklinik der Freien Universität Berlin:

Epiphysenlösung und Trauma.

Die *Erklärung für die Epiphysenlösung am coxalen Femurende Jugendlicher*, die bereits A. Paré bekannt war, war *ursprünglich das Trauma.* Gestützt wurde diese Auffassung durch einen historisch gewordenen zufälligen Sektionsbefund, der von Bousseau 1867 veröffentlicht wurde. Etwa 30 Jahre lang galt dieses heute fest umrissene Krankheitsbild uneingeschränkt als Traumafolge. Erst gegen Ende des vorigen Jahrhunderts führten klinische Beobachtungen zu einer geänderten Einstellung; und mit der Entwicklung der Röntgenuntersuchungstechnik gewann die Erkenntnis immer sichereren Boden, daß *Hüftschmerzen* die in *den Jahren der Pubertät* mehr oder weniger plötzlich auftreten und mit einer Behinderung der Innendrehung sowie der Abduktion einhergehen, eine charakteristische Veränderung zugrundeliegt, die durch ein *Abgleiten des Hüftkopfes nach hinten innen und unten* gekennzeichnet ist.

War durch diese *zwei Kriterien* — das *zeitliche Auftreten* und die *typische Dislokation* — das Krankheitsbild bereits definiert, so wurden die Zusammenhänge durch die Beobachtung, daß offenbar bestimmte Typen — wie sie u.a. von Taillard herausgestellt wurden — in besonderer Weise exponiert sind, weiterhin untermauert. Bei der Kenntnis der klinischen Pathologie der Epiphysenfugen — von Zukschwerdt auf dem Chirurgenkongreß des Jahres 1958 skizziert — läßt sich die *Epiphysiolysis lenta des Hüftkopfes* als Krankheitsbild eigener Prägung umreißen. Howorth, der sich seit den zwanziger Jahren mit dem Hüftkopfgleiten der Jugendlichen beschäftigt und an Hand von 232 Hüften, die offen reponiert wurden, feingewebliche Untersuchungen von Wachstumsfugenknorpel und Synovialis durchgeführt hat, gibt zur Ätiologie der Erkrankung folgende Synthese: Der *Gleitvorgang* kommt als ein *Resultat des Zusammenwirkens verstärkter Größenentwicklung*, die die Verbindung der Epiphysenknorpelscheibe mit dem Schenkelhals schwächt, *mit mechanischer Einwirkung* oder aber einem *Trauma* zustande; dieses sei adaequate Ursache.

Für die *gutachterliche Zusammenhangsfrage* bedarf eine solche synthetische Formulierung einer sorgfältigen Bewertung der Einzelfaktoren, somit neuerlicher Analyse, die gegebenenfalls auf den Einzelfall angewandt werden muß. Da die *Frage nach der Kausalität* sich *für die Begutachtung auf die Alternative endogen oder exogen*, bzw. den graduellen Anteil des einen oder des anderen reduzieren läßt, seien beide Faktoren hier in ihrer Bedeutung für das Zustandekommen des Krankheitsbildes herausgestellt:

Die *endogene Ursache* ist durch das ausschließliche Auftreten der Epiphysiolysis capitis fem. in den Vorpubertätsjahren gekennzeichnet. Das Durchschnittsalter liegt für Mädchen bei 12, für Knaben bei 14 Jahren. Dieser so begrenzte Zeitraum wird in der von ZUKSCHWERDT veröffentlichten Abbildung deutlich als eine *Zäsur in der hormonellen Steuerung des Wachstums* erkennbar: Diese zunächst vom somatotropen Hormon der Hypophyse vollzogene Aufgabe übernehmen in der Pubertät die *Steroidhormone*. Die *langsame, kontinuierliche Einschaltung* derselben wirkt zunächst weiterhin stimulierend auf die Entwicklung des Wachstumsknorpels, der mit Proliferation reagiert. Erst die *verstärkte Produktion der Geschlechtshormone* führt schließlich zur Ossifikation und damit zum Abschluß des Wachstums.

Das *adrenogenitale Syndrom*, das bereits im Alter von 10 Jahren auftritt, ist *Ausdruck einer solchen vorzeitigen Ossifikation*, deren Ursache die *zu frühe Einwirkung von Steroidhormonen* — in diesem Fall der Nebenniere — auf den Epiphysenknorpel ist. Umgekehrt kommt es bei *verzögerter Produktion von Steroidhormonen* zu *protrahierter Steigerung der Knorpelentwicklung* ohne den Effekt rechtzeitiger Verknöcherung. Die Wachstumsfuge — auf diese Weise verbreitert und instabil — wird anfälliger gegen mechanische Einwirkungen.

Nun gibt es zweifellos keinen Grund für die Annahme, daß sich hormonelle, also auf dem Blutweg sich vollziehende Regulative innerhalb eines biologisch gleichartigen Gewebs- oder Organsystems, wie es das Skelet mit seinen Wachstumsfugen darstellt, topografisch unterschiedlich oder gar spezifisch auswirken. Das heißt, der *Einfluß der Wachstumshormone* betrifft *alle Epi- und Apophysen gleichartig*. Ein Beweis dafür wurde durch histologische Untersuchungen der Trochanterapophyse, vor allem aber durch den Nachweis erbracht, daß auch die traumatischen Epiphysenlösungen an anderen Skeletabschnitten, vor allem an der distalen Wachstumsfuge der Speiche, grundsätzlich die gleiche Schicht der vergrößerten Knorpelzellen betreffen, die hier von fester Grundsubstanz weitgehend frei ist. HARRIS u. a. haben diesen Zusammenhang aufgedeckt. Es muß somit *für die Epiphysenfuge des coxalen Femurendes* eine *Besonderheit* geben, durch die sie sich von allen übrigen Wachstumsfugen des Skelets unterscheidet und die eine offenbar wichtige Rolle in der Entstehung der Epiphysenlösung spielt.

Diese Besonderheit ist eindeutig ein *mechanischer Faktor*. Während alle übrigen Wachstumsfugen, besonders aber die der unteren belasteten Extremität in ihrer anatomischen Stellung *axial zu den einwirkenden Druck-* oder — bei den Apophysen — *Zugkräften* orientiert sind, ermöglicht die *Ebene der coxalen Epiphysenfuge* des Femur das Auftreten gleichzeitiger *Druck- und Zugkräfte*, somit die *Entwicklung von Scherkräften*. Einer solchen Tangentialbeanspruchung ist die instabile Schicht der hypertrophischen Knorpelzellen nur bedingt gewachsen. Im Einzelfall sind *zwei unterschiedliche Verlaufsformen* möglich, die dem *exogenen Faktor entsprechen*:

1. Bereits die *normale Alltagsbelastung* wird *von der instabilen Knorpelschicht nicht mehr in vollem Maße toleriert*. Jede Einzelbelastung wirkt sich als *Mikrotrauma* aus, das zwar für sich allein betrachtet irrelevant ist und nicht zu einer klinischen Symptomatologie führt, durch *Summation* jedoch jene Lysis herbeiführt, die schließlich die charakteristische Dislokation des Kopfes bewirkt. Dieses Phänomen hat zur Bezeichnung *Epiphysiolysis lenta* geführt.

2. Die *instabile Epiphysenfuge* wird durch eine *plötzlich einwirkende Kraft* belastet, die zwar nicht unbedingt eine intakte Wachstumsfuge zerstören, wohl aber die Kontinuität der lösungsbereiten Fuge aufheben kann.

Dem ersteren Mechanismus ist ausschließlich die Wachstumsfuge des coxalen Femurendes ausgesetzt, dem zweiten prinzipiell auch die übrigen. Hier ist die Bedeutung des mechanischen Faktors nicht unbedingt fortzudenken. Sie wird überdies dadurch unterstrichen, daß jede *traumatische Epiphysenlösung* praktisch stets *mit Abbruch eines metaphysären Corticaliskeils* einhergeht, der den Abschermechanismus deutlich macht (Abb. 4, 5 u. 6). Die Begünstigung der tangential einwirkenden Kraft an der Hüfte läßt hier einen Gewebswiderstand, wie er zum Zustandekommen eines solchen Metaphysenkeils erforderlich ist, offenbar nicht aufkommen.

Während der *erste Fall*, die *klassische Epiphysiolysis lenta, niemals Traumafolge* ist, muß *im zweiten, akuten Fall* die Frage lauten: War das *angeschuldigte Ereignis nur auslösendes Moment*, letzter Tropfen in der Entwicklung, vom Patienten als exogener Faktor angeschuldigt, oder hätte auch eine normale Wachstumsfuge gesprengt werden können? — MÉGEVARD (Abb. 7) veröffentlicht eine sorgfältige statistische Zusammenfassung aus der Klinik BALGRIST von FRANCILLON in Zürich, nach der von 231 vorkommenden Kopflösungen 59 durch ein akutes Ereignis ausgelöst wurden, ein einziges jedoch nur der Bedeutung eines Traumas gerecht wurde. Das Fehlen eines metaphysären Keils, die charakteristische Dislokation, das Pubertätsalter und schließlich der Konstitutionstyp stellen eine so eindeutige Kennzeichnung des Krankheitsbildes sui generis dar, daß der *in der gesetzlichen Unfallversicherung* geltende Richtsatz, bei nebeneinander stehenden Mitursachen, von denen *einer überragende Bedeutung* zukommt, ist diese *allein Ursache im Rechtssinne, hier für den endogenen Faktor* gilt. Bei Jungarbeitern und Lehrlingen kann diese Fragestellung eine Rolle spielen.

In der *privaten Unfallversicherung* ist jedoch in derartigen Fällen *anteilmäßig zu entschädigen*. Dabei entfällt naturgemäß der *überwiegende Anteil auf die Krankheit*, umso mehr je klarer erkennbar der endogene Faktor in den Vordergrund tritt. Ist dies nicht in besonderer Weise der Fall, und das Trauma adaequat, dann sollte im Einzelfall im Sinne von HOWORTH ein unfallbedingter Anteil von 25% oder auch einmal von 30% zuerkannt werden. Diese Entscheidung wird jedoch die Ausnahme, nicht aber die Regel sein.

E. WINKLER, Dr., Chirurgische Klinik Süd, Lübeck:

Suprakondyläre Humerusfraktur – perkutane Doppeldrahtspießung.

Die *Behandlung der suprakondylären Humerusfraktur des Kindes* ist vielerorts noch problematisch. Die Fragmente lassen sich zwar meistens *leicht reponieren* aber nur *schwer retenieren.* Es drohen die Heilung in Fehlstellung durch Abrutschen der Bruchstücke und die ischämische Muskelkontraktur durch strangulierende Fixation.

Die gebräuchlichsten Behandlungsmethoden sind:

1. Die *konservative Reposition und Gipsfixierung* mit wiederholten Röntgenkontrollen und oft mehreren Stellungskorrekturen in Narkose. Eine starke Unterarmanwinkelung erhöht dabei die *Gefahr der ischämischen Kontraktur.*

2. Die *Extensionsverfahren* mit langzeitiger und unbequemer Zwangslagerung und wiederholten Röntgenkontrollen im Bett.

3. Die *offene operative Frakturstellung unter Sicht mittels versenkter Drahtspieße,* ein Verfahren, das von unserer Klinik jahrzehntelang erfolgreich angewandt und propagiert wurde aber die Nachteile der Gelenkeröffnung und der Zweitoperation zur Fremdkörperentfernung hat. Wir wenden es jetzt nur noch bei den seltenen irreponiblen Suprakondylärfrakturen und bei den einseitigen Knochenabbrüchen am distalen Humerusende an.

4. Schließlich die *perkutane Bohrdrahtosteosynthese* mit ein oder zwei Spießen nach unblutiger Reposition. Diese Methode entwickelte sich folgerichtig aus dem operativen Verfahren nach Einführung des Röntgenbildwandlers.

Wir behandelten seit 1958 über 200 Kinder mit suprakondylärer Humerusfraktur und erprobten bei über 100 stark verschobenen Extensionsbrüchen die Vorzüge der Perkutanspießung mit so gutem Ergebnis, daß wir hier über die Methode und unsere Erfolge berichten möchten.

Die Methode:

Unter sterilen Kautelen und Röntgenbildwandlerkontrolle reponieren wir das abgerutschte distale Fragment durch Längszug am Unterarm, Ausgleich der Seitverschiebung und starke Beugung im Ellenbogengelenk. Von den beiden Epikondylen aus wird je ein Kirschnerdraht perkutan, schräg aufwärts durch das Kondylenfragment, über den Bruchspalt hinweg bis in die gegenüberliegende Schaftkortikalis gebohrt. Als Widerlager für die Spieße wird ein gepolsterter, rechtwinkliger Oberarmgips angelegt, der die herausragenden Bohrdrahtenden mit umschließt. Er wird sofort beugeseits längsgespalten und in der Ellenbeuge weit gefenstert. Im Bett ruht der Gipsarm mit erhobener Hand bequem in einem Zügel, bis die Schwellung in der Ellenbeuge abgezogen ist. Dann wird der Gips geschlossen und der Patient in häusliche Pflege entlassen. Die Drähte ziehen wir in der 4. Woche ohne Anästhesie bei liegendem Gips, der selbst erst nach 5—6 Wochen abgenommen wird.

Die Ergebnisse:

Zur Erfolgsbeurteilung benutzten wir das Wertungsschema von MORGER in vereinfachter Form.

Ideal verheilt ist der Bruch, wenn kein Unterschied bezüglich Form und Funktion im Vergleich zum gesunden Arm besteht.

Als *gut* gelten noch Abweichungen des Cubitalwinkels oder der Beweglichkeit im Ellenbogengelenk bis zu 10 Grad,
als *befriedigend* Abweichungen zwischen 10 und 15 Grad,
als *schlecht* solche über 15 Grad oder eine herabgesetzte Gebrauchsfähigkeit des Armes.

Hiernach waren von 67 nachuntersuchten Perkutanspießungen 45 ideal, 20 gut und 2 befriedigend verheilt, während von 50 nachuntersuchten Fällen der konservativen Reihe, die sämtlich primär nicht oder nur mäßig disloziert waren, nur 27 ideal, 12 gut, 8 befriedigend und 3 sogar schlecht verheilt waren. Hier zeigte sich, daß wir oft die Aufrichtung des Kondylenfragmentes nicht ausreichend korrigiert hatten. Der Humerus-Capitulumwinkel sollte immer um 40 Grad betragen. Wird er kleiner, so resultiert eine entsprechende Beugehemmung und häufig eine Überstreckbarkeit im Ellenbogengelenk. Eine ischämische Kontraktur oder Drahtinfekte haben wir nie erlebt.

Abschließend ist festzustellen, daß die *Perkutanspießung* wesentliche *Vorteile gegenüber den anderen Verfahren* bietet: u. a. die sofortige *sichere Fixation der reponierten Fragmente*, wodurch wiederholte Röntgenkontrollen und Korrekturmanöver entfallen, die *strangulationsfreie Ruhigstellung* und *bequeme Lagerung des Armes nach dem Eingriff*, die nur *kurze stationäre Behandlungsdauer* und die einfache Drahtentfernung. Selbst 2 Wochen alte, abgerutschte Frakturen kann man mit dieser Behandlung noch in Idealstellung zur Ausheilung bringen.

Die Methode empfiehlt sich dank solcher Vorzüge und Resultate von selbst.

Literatur auf Wunsch beim Verfasser anzufordern.

G. Leitz, Dr., u. B. Groeneveld, Dr., Orthopädische Universitätsklinik, Münster:

Die indikatorischen Schwierigkeiten bei posttraumatischen Korrekturoperationen. (Mit 1 Abb.)

Bei aller Zurückhaltung gegenüber operativem Vorgehen bei kindlichen Frakturen, möchten wir auf eine *zwingende Indikation zur korrigierenden Operation* hinweisen: *wenn und bevor* eine *ad axim Fehlstellung nach Epiphysenläsion* zu einem *sekundären Fehlwachstum* (FW) primär nicht verletzter Skelettabschnitte geführt hat. Dies sek. FW kommt distal der geschädigten Epiphyse vor und ist ein Kompensationsversuch (Abb. 1 a u. b).

I. Normale Sprunggelenke, Belastungsachse im fibularen Abschnitt des oberen Sprunggelenkes, rechtwinklige Lage der Talusrolle zur Tibiadiaphysenachse.

II. Partielle Epiphysenverödung im tibialen Drittel der Epiphyse, Wachstumsvorschub fibular = crus varum, Belastungsachse nach tibial verschoben.

III. Sek. FW im Fußwurzelbereich, teilweise Kompensation der Fehlstellung, die Belastungsachse bewegt sich wieder nach fibular, die Schrägstellung des Talus in der Malleolengabel besteht weiter.

IV. Korrektur der prim. Fehlstellung, der rechte Winkel zwischen Talusquer- und Tibiaphysenachse ist wiederhergestellt, aber die Belastungsachse ist viel zu weit nach fibular gewandert, wir haben dem Kind einen Knickfuß produziert.

Durch *Korrektur nur der prim. Achsenfehlstellung unter Nichtberücksichtigung des bereits korrektiv stattgehabten sek. Fehlwachstums* haben wir also — bezogen auf die Belastungsachse der Extremität — eine *Überkorrektur* vollzogen.

Röntgenologisch stellt sich eine solche Überkorrektur kaum so augenfällig dar, auch wäre sie sicher kein kosmetischer Schaden. Die *Schmerzen* aber, die früher oder später auftreten müssen, führen ihn zum Orthopäden (Abb. 1 b).

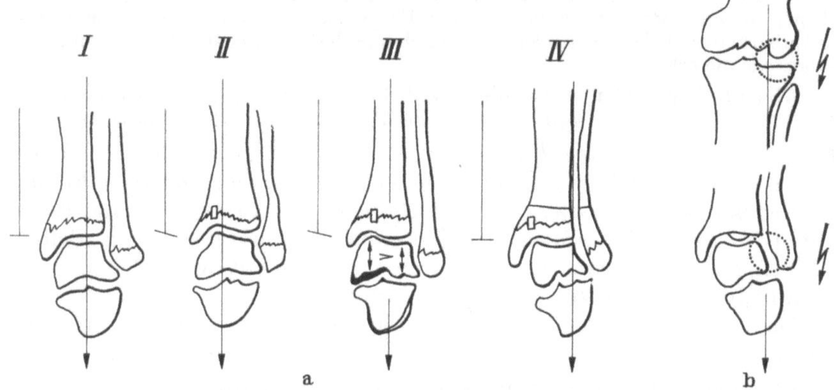

Abb. 1. a Überkorrektur einer Fehlstellung nach Epiphysenläsion durch Nichtbeachtung des sek. Fehlwachstums; b die Beschwerden

Bei korrigierenden Operationen müssen wir A. *Frühkorrekturen* von B. *Spätkorrekturen* unterscheiden.

A. Die *Frühkorrektur* ist um so wichtiger, je jünger das Kind ist und soll früh genug geschehen, um ein sek. FW zu verhindern. Deshalb muß man *wiederholte Eingriffe* bewußt inkaufnehmen und u. U. auch *überkorrigieren.* Man macht im meta-diaphysären Bereich eine keil- oder bogenförmige Osteotomie unter sorgfältiger Schonung der Epiphysenfuge. Nähert sich ein Kind dem Wachstumsabschluß, können wir auch mit einer Epiphysiodese das prim. FW u. U. voll ausgleichen, vorausgesetzt, es ist im geschädigten Epiphysenabschnitt noch ein Rest germinativer Potenz vorhanden. Vorgängig der Operation muß in jedem Fall bestimmt werden:

1. *wiederholte*, genaue *röntgenologische Bestimmung der Gliedmaßenlänge* durch Skanografie oder Orthoradiografie;

2. das *Skeletalter* mittels einer standarisierten Handaufnahme nach Greulich u. Pyle;

3. das *noch zu erwartende Wachstum*. Eine ganz gute, allerdings den nordeuropäischen Normen nicht ganz gerecht werdende, Voraussage hierüber erlauben uns die Tabellen von Green u. Anderson. Einen *groben Eindruck* — sozusagen auf den ersten Blick — *über den jeweiligen Entwicklungsstand* eines Kindes während der Pubertät können uns auch die von Tanner erarbeiteten Daten über die Beziehungen der Reife-

stadien zur epiphysären Wachstumsleistung der unteren Extremität vermitteln.

4. man sollte nicht versäumen, sich Vater und Mutter anzuschauen.

B. Hat bereits ein *ausgeprägtes sek. Fehlwachstum* stattgefunden, muß dies unbedingt bei der Korrektur berücksichtigt werden. Bei diesen *Spätkorrekturen* sollten wir uns an der Belastungsachse orientieren und uns u. U. mit einer *Teilkorrektur* zufriedengeben. Auf das Beispiel in Abb. 1 a bezogen würde das bedeuten, daß uns die Belassung des Talus in leichter Schrägstellung eine sehr viel günstigere Stellung des Rückfußes zur Belastungsachse beschert hätte.

J. RASTETTER, Dr., Oberarzt der I. med. Abteilung des Städtischen Krankenhauses München-Schwabing:

Folgen des Milzverlustes bei Kindern und Erwachsenen.

Die *Folgen des Milzverlustes bei Kindern und Erwachsenen* sollen hier nur *bei primär Gesunden* dargestellt werden, also nur bei solchen Patienten, die *wegen eines vorausgegangenen Traumas* splenektomiert werden mußten. In einem großen chirurgischen Krankengut eines Schwerpunktkrankenhauses, wie es das Krankenhaus München-Schwabing darstellt, wurden in den letzten Jahren durchschnittlich 20 Splenektomien pro Jahr bei Erwachsenen und ca. 3 bei Kindern unter 4 Jahren wegen traumatisch bedingter Milzruptur durchgeführt.

Unter den *Folgen des Milzverlustes* beim Gesunden lassen sich die *unmittelbar postoperativ auftretenden, vorübergehenden* von den *bleibenden, dauernd bestehenden* abtrennen. Es ergeben sich bei den Patienten Veränderungen, die sich einerseits *in den cellulären und evtl. auch in den humoralen Bestandteilen des Blutes*, andererseits *in objektiven und subjektiven Beschwerden* manifestieren. Bezüglich der *hämatologischen Befunde* zeigt sich ein weitgehend gesetzmäßiges Verhalten. Interessanterweise erfährt die *Erythropoese* bezüglich *normaler Erythrocytenzahl* und *normalem Hämoglobin* die geringsten Veränderungen. Das gelegentlich festgestellte abnorme Verhalten der Werte des roten Blutbildes läßt sich meist auf den traumatisch oder operativ bedingten Blutverlust beziehen. Durch schnelle Rekompensation bei normaler Knochenmarkfunktion und evtl. zusätzlichen Bluttransfusionen erfolgt relativ rasch eine Normalisierung des Hb- und Erythrozytengehaltes. Von einzelnen Autoren wurden gelegentlich vorübergehende Anämien aber auch Polyglobulien beobachtet [2].

Während diese Veränderungen nicht einheitlich sind, sind die *morphologischen Veränderungen an den Erythrocythen* selbst signifikant. Bei 90 % der Splenektomierten lassen sich im Ausstrich des peripheren Blutes *Jolly-Körperchen* nachweisen. *Fehlen diese* nach der Milzentfernung, so muß mit dem *Vorhandensein von Nebenmilzen* gerechnet werden, die durch szintigraphische Verfahren heute gut dargestellt werden können.

Nur *unmittelbar nach der Splenektomie* werden *kernhaltige rote Vorstufen* im peripheren Blut angetroffen, das gleiche gilt für die Sideroblasten. Dagegen sind *Siderocyten* (also eisenpositive Erythrocyten) so gut wie immer vermehrt zu finden. Erythrocyten, die nach einer besonderen Färbung sogenannte Heinz-Innenkörper aufweisen, werden ebenso wie Targetzellen vermehrt im Blutausstrich angetroffen. Man nimmt an, daß für die Eliminierung dieser Zellen die Milz verantwortlich ist [11].

Bei *Betrachtung des weißen Blutbildes nach Splenektomie* ist ein konstanter Befund der *Anstieg der Leukocytenzahl*, der bereits unmittelbar nach der Operation deutlich wird. Die in den ersten Tagen stark erhöhten Werte von 12000 bis 30000/mm³ gehen im weiteren Verlauf meist auf mäßig erhöhte oder normale Leukocytenzahlen zurück. Im *Differential-blutbild* ist *postoperativ* im allgemeinen eine *Vermehrung der neutrophilen Granulocyten* mit mehr oder weniger deutlicher *Linksverschiebung* bemerkenswert. *In der Folgezeit* werden die *neutrophilen Granulocytenzahlen* meist *normal oder erniedrigt* [8]. Als *bleibende Veränderungen* finden sich eine *absolute Lymphocytose, Eosinophilie* und *gelegentlich Monozytose* [11]. Von den Zellen des Blutes sind es weiterhin die *Thrombocyten*, die durch die Splenektomie charakteristische Veränderungen erfahren. Unmittelbar *postoperativ* ist die *Anzahl der Plättchen nur wenig vermehrt*, sie *steigt dann aber deutlich an* um nach einigen Tagen ihr Maximum zu erreichen. Werte über 1000000/mm³ sind keine Seltenheit. Die *Ursache der Thrombocytose* konnte durch Untersuchungen mit radioaktiv markierten Blutplättchen geklärt werden: Während bei Gesunden nur 62% der markierten Plättchen im peripheren Blut zu finden waren, und ein deutlicher Aktivitätsanstieg über der Milz auftrat — als Zeichen der Speicherung in diesem Organ — waren bei Splenektomierten 92% der markierten Zellen im peripheren Blut nachzuweisen [1]. Verständlicherweise *nimmt mit dem Anstieg der Blutplättchen das Thromboserisiko zu*. Durch den Plättchenaggregationstest (PAT), der die Verklumpungstendenz der Thrombocyten anzeigt, soll sich die Disposition zur Thrombose erfassen lassen [3].

In einer Untersuchung von Lennert u. Mitarb. (1969) war der PAT bei allen Patienten positiv, was deshalb erstaunlich ist, da der Zeitraum Operation—Nachuntersuchung zwischen 9 Monaten und 40 Jahren lag. In der gleichen Serie wurde mit Hilfe der Plättchenausbreitungsfähigkeit die Funktion der Thrombocyten erfaßt, die immerhin bei fast ¹/₃ der Untersuchten pathologisch ausfiel.

Die *gestörte Funktion der Thrombocyten* läßt sich erklären einerseits durch die *oftmals sichtbaren abnormen Blutplättchen* — nämlich Riesenformen etc. — andererseits durch die *trotz erhöhter Plättchenzahl* gelegentlich *auftretenden Blutungen*, wobei man dann von der sogenannten Thrombocythaemia haemorrhagica spricht.

Besonderes Interesse hat man den Veränderungen der *Plasmaeiweißkörper nach der Splenektomie* gewidmet. Während eine *Zunahme der β- und γ-Globuline* nach der Milzentfernung bereits seit längerem bekannt ist, [4], wurde neuerdings der Nachweis erbracht, daß die quantitativ bestimmten γ M-*Globuline* (IgM) aller Splenektomierter gegenüber einem normalen Vergleichskollektiv *erniedrigt* waren. (58,9 mg/100 ml, normal: Männer 81,4, Frauen 105 mg/100 ml) [8.] Wir führten bei einzelnen

Patienten bei Nachuntersuchungen ebenfalls immunelektrophoretische Analysen durch, konnten aber nie eine Abschwächung der Präzipitationslinie für IgM feststellen. Eine quantitative Bestimmung wurde allerdings nicht vorgenommen (Tabelle 1).

Tabelle 1. *Mögliche Veränderungen nach Splenektomie*

Erythropoese:	Jolly-Körper
	Siderocytose
	Targetzellen
	Heinz-Innenkörper
Granulopoese:	Leukocytose
	Granulocytopenie
	Lymphocytose
	Eosinophilie
	Monocytose
Thrombopoese:	Thrombocytose
	PAT-Test pathologisch
	Thrombosegefahr
	Blutungsgefahr
	Thrombocythaemia haemorrhagica
Serumproteine:	Alpha- und Gammaglobuline vermehrt
	IgM vermindert

Die *Infektanfälligkeit nach Milzexstirpation* findet in der Literatur immer wieder Erwähnung, wenngleich die Beurteilung dieses Phänomens unterschiedlich gehandhabt wird. Gesichert ist, daß die *Infektanfälligkeit bei Kindern in den ersten vier Lebensjahren beträchtlich höher* liegt als bei Erwachsenen, was sogar dazu führt bei Kleinkindern vor einer Milzexstirpation zu warnen, wenn keine absolut vitale Indikation dazu besteht. Ist der Eingriff unumgänglich wird eine prophylaktische über 2 Jahre sich hinziehende Penicillintherapie gefordert.

Über die Häufigkeit von Infekten nach Splenektomie finden sich folgende Angaben: In den von HORAN und COLEBATCH (1962) mitgeteilten Fällen traten bei 12 der splenektomierten Kinder Infekte auf, wobei als Erreger hauptsächlich Pneumokokken festgestellt wurden. Andere Untersucher [9] konnten dagegen bei ihren überwiegend erwachsenen Patienten eine Inzidenz der Infektionen von nur 2% als sichere Folge des Milzverlustes ansehen. In einem anderen Kollektiv [5] von 1 000 Splenektomierten wurde bei 8% eine erhöhte Infektionsanfälligkeit beobachtet, die überwiegend Kinder betraf.

Der Versuch eine *Erklärung für diese Infektanfälligkeit* nach Splenektomie, insbesondere bei Kindern zu finden führte zu theoretischen Überlegungen: Durch die Milzentfernung geht ein Teil des zur Antikörperbildung notwendigen und des zur Phagocytose fähigen lymphoretikulären Gewebes verloren. Man weiß, daß die Milz in der Lage ist außer den alten und abnormen Blutzellen ebenso Bakterien, Protozoen oder kolloidale Substanzen zu eliminieren. Trotzdem konnte bisher weder beim Menschen, noch im Tierexperiment ein sicherer Antikörpermangel bzw. eine verminderte Antikörperbildung nachgewiesen werden [6].

Die Untersuchungen von Lennert u. Mitarb. (1969), die eine *konstante Verminderung der γ-M-Globuline* nach Splenektomie feststellten verdienen deshalb besondere Beachtung. Die humorale Antikörperbildung Neugeborener ist noch ungenügend, erst in den ersten Lebensmonaten und -jahren kommt es mit individuellen Unterschieden zur Bildung der γ-M-Globuline, noch später werden γ-G-Globuline produziert, abhängig von Art und Stärke antigener Stimuli. Die *Kleinkinder* sind deshalb noch auf die *von der Mutter übertragenen Immunglobuline angewiesen.* Dabei handelt es sich überwiegend um Antikörper vom γ-G-Typ und kaum um solche vom γ-M-Typ. Es ist bekannt, daß die Milz speziell γ-M-Globuline schneller und in größerem Ausmaß als das übrige lymphatische System produzieren kann. So wird auch verständlich, daß der *Milzverlust in der Zeit der noch nicht vollentwickelten immunologischen Reife* sich *besonders ungünstig* auswirken kann. Weiterhin ist bekannt, daß bestimmte Bakterien erst dann einer Phagocytose zugeführt werden können, wenn sie vorher mit Opsoninen Kontakt hatten, dadurch also zur Phagocytose „vorbereitet" wurden. *Opsonierende Eigenschaften* werden aber besonders den γ-M-Globulinen zugeschrieben. Da u. a. vor allem Pneumokokken erst dann phagocytiert werden, wenn sie mit Opsoninen in Berührung standen kann das gehäufte Auftreten von derartigen Infektionen bei Splenektomierten dadurch ihre Erklärung finden. Weiterhin ist die bakterizide Aktivität der γ-M-Globuline erheblich stärker als die der γ-G-Globuline [10], so daß auch nur ein teilweiser Ausfall als weiterer Faktor der Infektanfälligkeit zu bewerten ist.

Auf Grund der neuesten Untersuchungsergebnisse könnte man folgern, daß die *gehäufte Infektanfälligkeit* nach der Milzentfernung durch eine Verminderung oder das Fehlen immunologischer Abwehrmechanismen bedingt ist. Beim *Kleinkind* ist diese *Möglichkeit sicher gegeben, beim Erwachsenen* dürfte man in gutachterlichen Fragestellungen *bei einer erhöhten Infektanfälligkeit darauf Rücksicht* nehmen müssen. Der Nachweis verminderter γ-M-Globuline würde dafür einen objektivierbaren Befund liefern. Es muß aber berücksichtigt werden, daß eine Verminderung bestimmter Immunglobuline nicht gleichbedeutend ist mit Antikörpermangel, da bekannt ist, daß andere vorhandene Immunglobuline die Antikörperbildung übernehmen können. Hierüber noch mehr zu diskutieren würde in diesem Rahmen zu weit führen.

Zu beachten sind weiterhin *bei Splenektomierten die subjektiven Beschwerden.* Am bekanntesten und am häufigsten ist das Auftreten der *Symptome einer vegetativen Dystonie*, die sich in Nachtschweiß, feuchten, kalten Händen und Füßen, Schwarzwerden vor den Augen, Müdigkeit und Nervosität äußern [2]. Diese *vegetative Labilität verliert sich* jedoch meist *nach einigen Jahren.* Ferner werden besonders oft nach Splenektomie über *Beschwerden von Seiten des Magens* geklagt, die sich in Druckgefühl, Sodbrennen oder Appetitlosigkeit äußern. Bei ca. $^1/_3$ der Patienten lassen sich dafür objektive Befunde, wie Gastritis, Ulcus ventrikuli oder duodeni finden. Auch soll sich eine *Alkoholunverträglichkeit* einstellen sowie eine *Verminderung der körperlichen und geistigen Leistungsfähigkeit.* Dies trifft besonders für höhere Altersgruppen zu, während jüngere Menschen den Milzverlust wesentlich besser tolerieren.

Besonders *bei den subjektiven Angaben der Patienten* ist verständlicherweise die *Objektivierung* besonders *schwierig* und eine Abgrenzung zu den bereits vor dem Milzverlust bestandener Beschwerden kaum möglich. Man sollte daher diese Faktoren besonders *bei Rentenbegehren nicht überbewerten* (Tabelle 2).

Tabelle 2. *Allgemeine Symptome nach Splenektomie*

Vegetative Labilität
Magenbeschwerden
Alkoholunverträglichkeit
Infektanfälligkeit
Abnahme der allgemeinen Leistungsfähigkeit

Zusammenfassend wird man sagen können, daß der *Milzverlust beim Erwachsenen* im allgemeinen *keine erheblichen und für die Leistungsfähigkeit einschränkenden Veränderungen* hinterläßt, während beim *Kleinkind* das *Risiko an bakteriellen Infekten* zu *erkranken* recht *hoch* scheint.

Literatur. 1. ASTER, R. H., u. J. H. JANDL: J. clin. Invest. **43**, 843 (1964). — 2. BEGEMANN, H., u. W. GEHLE: Dtsch. med. Wschr. **84**, 449 (1959). — 3. BREDDIN, K., u. K. H. BÜRCK: Thrombos. Diathes. haemorrh. (Stuttg.) **5/6**, 525 (1963). — 4. BREU, H., E. E. REIMER u. R. SCHNEIDER: Med. Klin. **47**, 1176 (1952). — 5. BLISKI-PASQUIER, G., u. M. NONNET-Gajdos: Ann. Pédiat. **41**, 342 (1965). — 6. FINLAND, M.: Pediatrics **27**, 689 (1961). — 7. HORAN, M., and J. H. COLEBATCH: Arch. Dis.Childh. **37**, 398 (1962). — 8. LENNERT, K. A., M. D. SAENGER u. W. MONDORFF: Münch. med Wschr. **111**, 190 (1969). — 9. LOWDON, A. G. R., R. H. M. HEWARD, and W. W. WALKER: Brit. med. J. **1966** I, 446. — 10. ROBBINS, J. B., M. S. KENNY, and E. SUTTER: J. exp. Med. **122**, 385 (1965). — 11. WEINREICH, J.: Ergebn. inn. Med. Kinderheilk. **19**, 1 (1963).

Aussprache

W. THORBAN, Prof. Dr., Dortmund:

Ich möchte in diesem Zusammenhang auf *Korrelationen zwischen Milz- und Leberfunktion* hinweisen und damit auch auf mögliche *Störungen der Leberfunktion nach Verlust der gesundenen Milz.* Unsere Befunde stützen sich auf die Nachuntersuchung von 25 Splenektomierten ein bis 15 Jahre nach dem Unfalltrauma.

Wir haben aus der großen Zahl möglicher Leberfunktionsproben folgende, in der Tabelle 1 aufgeführte Reaktionen durchgeführt und glauben damit eine praktikable Auswahl getroffen zu haben. Die Kompliziertheit der Organstruktur und die unübersehbare Vielfalt der biochemischen Funktionen der Leber läßt bekanntlich eine beliebig große Anzahl von Lebertesten möglich erscheinen. Die richtige Auswahl und Kombination zuverlässiger Methoden, die Rückschlüsse auf verschiedene Funktionszweige der Leber erlauben, stellt hier das Zentralproblem dar. Die angeführten *Leberfunktionsproben* wurden neben den hämatologischen Untersuchungen und Kreislauffunktionsprüfungen als Standardprogramm vollzählig bei allen Patienten durchgeführt

In der Tabelle 2 sind die *Ergebnisse der Leberfunktionsprüfungen* im Hinblick auf die erhobenen pathologischen Werte zusammengestellt.

Tabelle 1. *Standardprogramm zur Leberdiagnostik nach Milzentfernung*

1. Exkretion	a) Bilirubin konj. (direkt) und unkonj. (indirekt) b) Bromsulfonpthalein-Test (Zweifarbstofftest)
2. Syntheseleistungen	a) Elektrophorese b) Quickwert (evtl. Heparintoleranztest) c) Galaktoseprobe d) Cholesterin (Gesamt und Ester)
3. Parenchymschäden	Transaminasen (GOT, GPT)
4. Abfluß	Alkalische Phosphatase

Tabelle 2. *Ergebnis der Leberdiagnostik bei 25 Patienten
1—15 Jahre nach Milzentfernung wegen Milzruptur*

	Anzahl der pathologischen Werte
1. Exkretion:	
a) Bilirubin	1
b) Bromsulfonpthaleintest	5
2. Syntheseleistungen:	
a) Elektrophorese	0
b) Quickwert	1
c) Heparintoleranztest	6
d) Recalcifizierungstest	5
e) Galaktoseprobe	
I	9
II	0
III	6
IV	4
Gesamt	4
f) Cholesterin	0
3. Parenchymschäden:	
Transaminasen	0
4. Abfluß:	
Alkalische Phosphatase	0

Unsere Untersuchungen lassen erkennen, daß sich in einem unerwartet *hohen Prozentsatz Störungen von Teilfunktionen der Leber* ausgebildet haben. Besonders bemerkenswert sind hierbei die große Zahl pathologischer Werte beim Zweifarbstofftest, der Galaktoseprobe, beim Quickwert, Heparintoleranz- und Recalcifizierungstest.

Nachdem bei allen untersuchten Patienten frühere Leberschäden anamnestisch ausgeschlossen werden konnten, dürfte an einem *Zusammenhang mit dem traumatischen Milzverlust* nicht zu zweifeln sein.

Das Zustandekommen dieser verschiedenen Störungen der Leberfunktion erscheint verständlich, wenn man bedenkt, daß die *Milz das wichtigste Organ des RES* darstellt, daß sie an der Produktion von Abwehrstoffen, z.B. den Globulinen, deren Vorstufen in der Leber gebildet werden, beteiligt ist und auch *Beziehungen zum Lipoidstoffwechsel* besitzt. Hinzu konnt, daß jeder *Milzverlust* mit einer *erheblichen Einengung des Pfortaderkreislaufes* verbunden ist — die V. lienalis ist sein größter Stamm —, was zur Beeinträchtigung der Kreislaufverhältnisse nicht nur am Magen und Pankreas, sondern auch an der Leber führen kann.

Der Nachweis derartig veränderter Leberfunktionsproben sollte Anlaß sein, zunächst die Anamnese im Hinblick auf frühere Leberschäden zu vertiefen. Darüber hinaus ist es erforderlich, die Patienten kurzfristig zu beobachten und entsprechende diätische und medikamentöse Anweisungen zu geben.

Beeinträchtigungen der Leberfunktion können — wie alle neueren Untersuchungen deutlich erkennen lassen — in ihrem klinischen Wert *kaum überschätzt* werden, da die gesamte *Lebenserwartung in entscheidendem Maße von der Leberfunktion bestimmt* wird. Darüber hinaus weiß gerade der Chirurg um die *zentrale Bedeutung der Leberfunktion für die Operabilität eines* Patienten.

Zusammenfassend sprechen unsere Untersuchungen dafür, daß der Verlust der gesunden Milz nicht dogmatisch nach zwei Jahren als voll ausgeglichen betrachtet werden kann. Hierbei ist neben den bekannten *hämatologischen Veränderungen*, *Störungen der Leberfunktion*, besondere Aufmerksamkeit zu schenken.

Das von uns angegebene Standardprogramm zur Leberdiagnostik kann dabei als Grundlage von Nachuntersuchungen und Begutachtungen dienen.

J. Rastetter, Dr., München:

Ich glaube, es ist immer sehr schwierig gerade die *Leberfunktionsproben mit den Milzverlust* in Zusammenhang zu bringen. Wir haben in den letzten Jahren sehr viele Gutachten gemacht und haben diese Untersuchungen alle durchgeführt, und ich muß sagen, daß bei den Patienten, bei denen wir pathologische Werte erhalten haben, wir nie differenzieren konnten, sind diese auf den Milzverlust zurückzuführen oder hat der Patient bereits vorher irgendwelche Leberschäden gehabt. Deshalb sind Ihre Untersuchungen sehr wichtig. Aber die Differenzierung, was von einem Milzverlust nun tatsächlich herrührt und was nicht, ist eben meines Erachtens nach, sehr schwierig. Ich muß sagen, daß wir bei ganz seltenen Fällen wirkliche Ausfälle der Leberfunktionsproben gefunden haben. Deshalb bin ich in meinem Vortrag auch nicht speziell darauf eingegangen. Ich habe auch in der Literatur, die ich sehr sorgfältig durchgeschaut habe, diesbezügliche Angaben nicht gefunden.

L. Toppel, Dr., Augenklinik rechts der Isar der Technischen Hochschule München:

Augenverletzungen bei Kindern. (Mit 1 Abb.)

Heute wird nicht nur bei der Ausübung der meisten Berufe, sondern auch im täglichen Leben, z. B. *beim Kraftfahren* ein *gutes Sehvermögen beider Augen* gefordert. Auch durch die *fortschreitende technische Entwicklung*, die sich besonders im Arbeitsprozeß zeigt, sind die *Anforderungen an die Leistungen des Sehorgans* ständig im Wachsen. Dazu ist nicht nur die Sehschärfe des einzelnen Auges maßgebend, sondern auch das Zusammenspiel beider Augen ist von Bedeutung. Deshalb setzt bereits im Kleinkindesalter die Sorge für die richtige Entwicklung des Sehvorganges als Voraussetzung für ein normales beidäugiges Sehen ein, die eventuell ein- und beidäugige Übungen erfordert. Um so mehr muß es erschrecken, wenn man die Statistiken über *kindliche Augenverletzungen* der verschiedenen Fachkliniken Deutschlands und anderer europäischer Staaten betrachtet.

Es soll in der folgenden Übersicht aufgrund der *Häufigkeit*, der *Alters- und Geschlechtsverteilung*, der *Unfallentstehung*, der *Art der Augenverletzungen* und deren *Folgen im Kindesalter* versucht werden, Möglichkeiten einer Unfallprophylaxe aufzuzeigen. Für diese Erhebung haben wir unser Krankengut nach den oben angegebenen Richtlinien aufgeschlüsselt. Um aber eine umfassendere Statistik zu bekommen, verwandten wir für die Bearbeitung auch die Angaben anderer deutscher und

11*

europäischer Autoren aus Dänemark, Litauen, Österreich, Polen, Rußland, Schweiz und Serbien. Dadurch ergibt sich für die Betrachtung eine Anzahl von 5366 augenverletzten Kindern im Alter vom 1. bis zur Vollendung des 15. Lebensjahres.

Die Frage nach der *prozentualen Höhe der okulären Verletzungen* gegenüber anderen Augenkrankheiten im Kindesalter schwankt aufgrund der Angaben einiger Autoren zwischen 8,36, 19,5 und 6,8 %. Der daraus errechnete Mittelwert ergibt einen Prozentsatz von 8,22 %, was bedeutet, daß jedes 12. Kind, das wegen einer Augenerkrankung in Behandlung einer Fachklinik steht, eine okuläre Verletzung erlitten hat.

Bei der *Zusammenstellung der Altersverteilung* bei kindlichen Augenverletzungen wird ersichtlich, daß gerade die *Häufigkeit bis zum 7. Lebensjahr* stark zunimmt, um dann etwas abzusinken und nochmals bis *zum 11. Lebensjahr* erheblich anzusteigen. Diese Unfallhäufigkeit hält bis

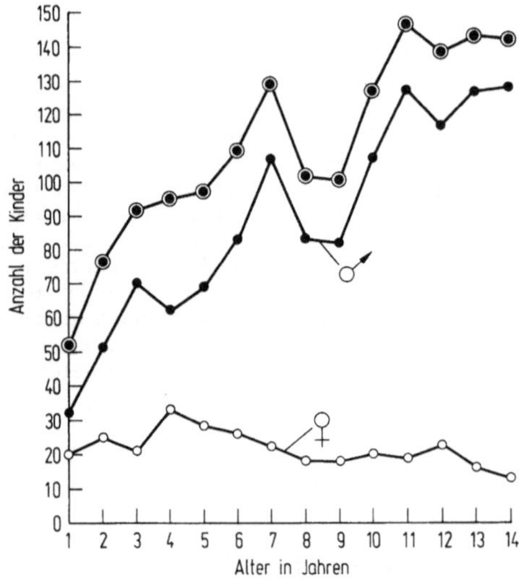

Abb. 1. Alters- und Geschlechtsverteilung kindlicher Augenverletzungen

zum 14. Lebensjahr an. Nach diesem Zeitpunkt wäre dann nochmals ein Anstieg der Kurve zu verzeichnen, der sich aber aus den zusätzlich auftretenden *Betriebsunfällen der Lehrlinge* weitgehend ableiten läßt. Wir haben deshalb die Häufigkeitswerte nur bis zum 14. Lebensjahr aufgezeichnet unter Einbeziehung der Angaben von Holland (1961), Kobor (1965) und Ricklefs (1966). Nach Okolow-Hrynkiewicz (1936) ist in den ersten 2 Lebensjahren kein zahlenmäßiger Unterschied zwischen der Unfallhäufigkeit von Jungen und Mädchen feststellbar. Nach Kobor (1965) sind sogar Jungen und Mädchen bis zum 4. Lebensjahr gleich häufig durch Augenverletzungen betroffen. Wie aus der Abb. 1 zu ersehen ist, erklärt sich der 4fache Anstieg der Unfallhäufigkeit ab dem 2. bis 3. Lebensjahr allein aus den *zahlreichen Augenverletzungen bei Jungen.* Bei den Mädchen ist nur ein geringer Anstieg um das $^1/_2$fache bis zum 4. Lebensjahr und danach ein langsamer Abfall auf die Hälfte des Ausgangswertes bis zum 14. Lebensjahr zu verzeichnen. Damit ist der starke

Anstieg der Gesamtkurve allein durch die *Zunahme der Unfallhäufigkeit bei den Jungen* zu erklären. Der erste Gipfel der Kurve liegt zwischen dem 5. und 7. Lebensjahr und ist eventuell mit dem Schulbeginn in Zusammenhang zu bringen. Besonders gefährdend scheint das Spiel der Knaben ab dem 9. Lebensjahr zu sein, wie aus dem Kurvenverlauf zu entnehmen ist.

Stellt man die Häufigkeitsangaben der Augenverletzungen von Jungen und Mädchen gegenüber, dazu sind die Ergebnisse von mehreren Autoren der verschiedenen europäischen Länder mitbewertet worden, so errechnet sich bei einer Anzahl von 5208 Kindern *78% augenverletzter Jungen* gegenüber *22% bei Mädchen*, das einem Verhältnis von rund 4:1 entspricht.

Geht man der Frage nach den *Ursachen der Augenverletzungen bei Kindern* nach, so ist die Vielzahl erstaunlich und eine Aufzählung kann nur die verschiedenen Möglichkeiten andeuten, aber niemals vollständig sein (Tabelle 1). Die *häufigsten Verletzungsursachen* sind *Stoß, Stich und Schlag* mit 33%, und zwar haben dabei die Stockverletzungen den größten Anteil. Hierunter fallen auch Stäbe, Stangen aller Art, Schirme, Schaufeln, Heugabeln o.ä. Es folgen *Verletzungen durch Draht, Nadeln, Schere, Messer, Gabel und Schreibzeug.* Es wäre deshalb wichtig, dem Kind, das mit diesen Gegenständen umgeht, den richtigen Gebrauch und die Gefahr, die damit verbunden ist, wiederholt zu erklären. Nach KOBOR (1965) verteilt sich diese Verletzungsart auf das 2. bis 14. Lebensjahr, jedoch mit besonderer Häufigkeit zwischen dem 8. bis 12. ALLEMANN (1968) fand außerdem 5 Mal als Ursache einer Verletzung einen Schlag mit der Faust oder Hand, in 3 Fällen zur Bestrafung des Kindes.

Verletzungen durch Schuß stehen in der Häufigkeit mit 16% an zweiter Stelle, d.h. jede 6. kindliche Augenverletzung wird durch Schleuder, Pfeil, Gewehr oder Pistole hervorgerufen. Darunter haben die *Pfeilverletzungen* nach Angabe verschiedener Autoren den höchsten Anteil. Dabei werden auch Kinder betroffen, die am Spiel nur indirekt beteiligt sind, so daß sich daraus die Schußverletzungen bei Kleinkindern erklären lassen. Besonders hoch ist der Anteil der Pfeilschußverletzungen zwischen dem 8. und 12. Lebensjahr.

Bei *Verletzungen durch abspringendes Material* wie Glas, Porzellan, Metall, Holz und Stein besteht eine nahezu gleichmäßige Verteilung auf alle Jahrgänge.

Bei *Gewalteinwirkung durch Wurf* überwiegen Steine, Stöcke neben Kastanien, Bälle aller Art sowie Radiergummis, Schuhe, Kleiderbügel o.ä.

Das *Kleinkind* ist durch *Gewalteinwirkungen infolge Sturzes* besonders häufig betroffen. Aber auch die Altersgruppen zwischen dem 10. bis 14. Lebensjahr sind gefährdet. Meistens handelt es sich um Selbstverletzungen, nach KOBOR (1965) bei 75%.

Besonders *schwere Veränderungen* rufen *Explosionswirkungen* oder *Verbrennungen* am Auge hervor. Oft ist es Fundmunition, die behämmert, ins Feuer geworfen oder gegen eine Wand geschleudert wird. Auch Augenverletzungen durch selbst hergestellte Explosionsgemische oder Feuerwerkskörper rufen schwere Verletzungen hervor und betreffen

Tabelle 1. *Art und Häufigkeit der Verletzungsursachen*

1. Verletzungen durch Stoß, Stich und Schlag 33%	5. Verletzungen bei Fall oder Sturz 9,5%
a) mit stumpfen Gegenständen 1. Stock, Holzstab 2. Hand, Faust 3. Schirmstange 4. Geäst 5. Heugabel 6. Schaufel	mit 1. Ski 2. Fahrrad 3. Roller auf 4. Lenkstange 5. Stock
b) mit spitzen Gegenständen 1. Schere 2. Nadel (Näh- und Stricknadel) 3. Bleistiftspitze 4. Bohrerspitze 5. Nagel 6. Drahtende 7. Messer (Taschenmesser) 8. Gabel	6. Verletzungen durch Explosion 6,6% 1. Sprengpatronen 2. Feuerwerkskörper 3. Fundmunition 4. Selbstgebastelte Geschosse 5. Glühbirne
2. Verletzungen durch Schuß 16% 1. Pfeil 2. Gewehr, Pistole 3. Luftgewehr 4. Schreckpistole 5. Schleuder	7. Verletzungen durch Verätzung 4,1% 1. Kalk (gelöscht und ungelöscht) 2. Lauge 3. Säuren 4. Haushaltsputzmittel 5. Tintenstift
3. Verletzungen durch abspringendes Material 14% 1. Glas 2. Porzellan 3. Metall 4. Holz 5. Stein	8. Verletzungen durch Verbrennung 1,9% u. a. Verbrühungen durch heißes Wasser
	9. Biß- und Kratzwunden durch Tiere 1,9% 1. Hunde 2. Hühner 3. Katzen 4. Pferde 5. Kühe
4. Verletzungen durch Wurfgegenstände 12% 1. Stein 2. Früchte 3. Bälle	

meistens das 10. bis 15. Lebensjahr. Verbrennungen erleiden vorwiegend die 1- bis 3jährigen z. B. durch mangelnde Beaufsichtigung in der Küche. Verätzungen werden bei Kindern besonders durch gelöschten oder folgenschwerer durch ungelöschten Kalk beim Spiel auf Bauplätzen verursacht. Auch Verätzungen durch Haushaltsputzmittel kommen immer wieder vor.

Augenverletzungen durch Tiere sind im Vergleich zu den vorher geschilderten Ursachen gering und treten besonders gehäuft im 2. bis 8. Lebensjahr auf. Gefährdet durch pickende Hühner sind Kinder im 1. bis 3. Lebensjahr. Bei einer kleinen Gruppe blieb der Unfallhergang unbekannt. Der Grund liegt einmal in der mangelhaften Aussagefähigkeit des

Kleinkindes oder das Unfallereignis wird von größeren Kindern verschwiegen, um einer vermeintlichen Strafe zu entgehen.

Die *meisten Unfälle* ereignen sich *beim unbeaufsichtigten Spiel.* Dem gegenüber steht die geringere Zahl der Verletzungen, die in der Schule, auf dem Sportplatz oder in Kindergärten vorkommen (KOBOR, 1965; ALLEMANN, 1968).

Als besondere *Unfallzeiten* können nach ALLEMANN (1968) besonders die späten Vormittags- und Nachmittagsstunden angesehen werden. Er sah eine Parallele zu den von GLEES und KLEINHANS (1962) ermittelten Zeiten bei Betriebsunfällen, wo die Verletzungshäufigkeit vor Arbeitsschluß u. a. durch Ermüdungserscheinungen zunimmt.

Die *Art der Augenverletzungen* erstreckt sich über *leichte Lidverletzungen, Mitbeteiligung der Bindehaut* bis zu *schweren, den Augapfel eröffnenden Einwirkungen* und seiner *vollständigen Zertrümmerung.* Kommt es dagegen zu einer stumpfen Gewalteinwirkung, kann die daraus resultierende *Augapfelprellung* mit mehr oder weniger starken *Blutungen in das Augeninnere, Linsenluxationen* sowie *Aderhautrupturen* einhergehen.

Eine Aufstellung der Häufigkeit der einzelnen Verletzungsformen sowie deren Folgen läßt die Bedeutung der kindlichen Augenverletzungen richtig abschätzen. Denn gerade das *nach einem Unfall verbleibende Sehvermögen* des Kindes wird seinen Lebensablauf und die Berufswahl stark beeinflussen.

Die *perforierenden Augenverletzungen* stehen in der Häufigkeit an erster Stelle und ihr prozentualer Anteil, der von mehreren Autoren ermittelt wurde, schwankt gegenüber den anderen Verletzungsformen zwischen 37% und 69,8%. Die Prognose richtet sich im wesentlichen nach der Verletzungsstelle, der Beteiligung verschiedener Augenabschnitte, insbesondere der Uvea und der Linse sowie nach dem Zeitpunkt der operativen Wundversorgung, die möglichst sofort und vorrangig erfolgen soll. Faßt man die Ergebnisse der Verletzungsfolgen bei Augapfelperforationen der verschiedenen Autoren und unsere Beobachtungen zusammen, so ergibt sich folgende Übersicht (Tabelle 2): Von 906 Kindern, die eine mehr oder weniger schwere *Augenperforation* erlitten, mußte bei 163 eine *Entfernung des verletzten Auges* vorgenommen werden, das sind 18%. Bei weiteren 18% trat eine Erblindung ein, so daß *nach dem Unfall bei 36% der Kinder,* die eine Augapfelperforation erlitten hatten, *Einäugigkeit* bestand. Ein herabgesetztes Sehvermögen stellte sich nach der Abheilung bei 18% ein. Nur 46% dieser Kinder erreichten wieder ein

Tabelle 2. *Verletzungsfolgen bei Augenperforationen und -kontusionen in bezug auf das Sehvermögen*

	Bei Augenperforationen	Bei Augapfelkontusionen
Enucleation	18% } 36%	1% } 8%
Erblindung	18%	7%
Herabgesetzte Sehschärfe	18%	8%
Volle Sehschärfe	46%	84%

volles oder annähernd volles Sehvermögen auf dem verletzten Auge. Eine *Mitbeteiligung der Linse* trat bei 46% der Verletzten ein, so daß später meist eine operative Entfernung der Linse durch das Auftreten einer traumatischen Cataract notwendig wurde und Linsenlosigkeit resultierte.

Die *Augapfelprellung* ist die zweithäufigste Verletzungsform nach den Angaben der meisten Autoren, was auch mit unseren Berechnungen übereinstimmt. Bei der statistischen Betrachtung der Augapfelprellungen ergibt sich im Hinblick auf die Prognose ein wesentlich *günstigeres Ergebnis* als bei den Augapfelperforationen. Bei 542 Kindern, die eine Contusio bulbi erlitten hatten, wurde nur bei 6 eine Entfernung des geschädigten Auges notwendig, das sind 1%, bei 7% trat eine Erblindung ein. Das bedeutet, daß bei 8% der Kinder die Augapfelprellung einen Verlust des verletzten Auges zur Folge hatte, gegenüber 36% bei augapfeleröffnenden Verletzungen. *8%* hatten nach der Abheilung ein herabgesetztes Sehvermögen. Dagegen erlangten 84% dieser Kinder wieder eine volle oder annähernd volle Sehschärfe auf dem beeinträchtigten Auge.

Verletzungen der Lider, der *Bindehaut* oder der *oberflächlichen Hornhautschichten* vermögen kaum das Sehvermögen entscheidend herabzusetzen und treten in der Schwere der Verletzung stark gegenüber den oben geschilderten Verletzungsformen zurück, so daß sie in dieser Übersicht nicht weiter erwähnt werden können. Bei *Lidverletzungen* sind lediglich zwei Besonderheiten zu erwähnen: Bei Mitbeteiligung des oberen oder insbesondere des unteren Tränenkanälchens ist zur Rekanalisation eine besondere Operationstechnik, von Kellnar 1958 angegeben, notwendig und zweitens sollte bei einer Lidkantenverletzung auf eine sorgfältige Wundrandadaptation zur Vermeidung einer sonst möglicherweise auftretenden Trichiasis Wert gelegt werden.

Wie aus vorliegenden Ergebnissen entnommen werden kann, ist die *Zahl der schweren Augenverletzungen mit Verlust eines, eventuell beider Augen oder der Herabsetzung der Sehschärfe sehr hoch*, so daß die *Forderung nach einer wirksamen Unfallprophylaxe* besteht.

Da zur geistigen und körperlichen Entwicklung des Kindes das Spiel notwendig ist, wird ein gewisses Risiko nicht auszuschalten sein. Jedoch können einige *Forderungen zur Unfallverhütung* aufgestellt werden: Kleinkinder sollten nicht unbeaufsichtigt bleiben und es muß verhindert werden, daß für das Kind Gegenstände erreichbar sind, die Anlaß zu einer Verletzung geben können.

Größere Kinder müßten über die richtige Handhabung von scharfen und spitzen Gegenständen wiederholt unterrichtet und auf die damit verbundenen Gefahren aufmerksam gemacht werden.

Das Spielen mit Schußwaffen, insbesondere mit Pfeilen sowie explosivem Material, vor allem Feuerwerkskörpern und Fundmunition wäre zu verbieten.

Auch die *Eltern müßten auf die für ihre Kinder bestehenden Gefahren aufmerksam gemacht* werden, da der Erziehungsberechtigte des Kindes, das den Unfall herbeigeführt hat, für den entstandenen Schaden haftbar gemacht wird, auch wenn die Verletzung unbeabsichtigt und im Spiel erfolgte.

W. Schiefer, Prof. Dr., Direktor der Neurochirurgischen Universitätsklinik Erlangen:

Atypische intracranielle Hämatome im Kindesalter. (Mit 2 Abb.)

Blutungen nach Schädelverletzungen im Kindesalter bieten hinsichtlich ihres *Sitzes*, ihrer *Symptomatologie* und ihres *Verlaufes* manche Besonderheiten gegenüber denjenigen des Erwachsenen. Infolge noch ungenügender Bluthirnschranken-Funktion ist die *Ödembereitschaft des kindlichen Hirns* besonders stark, andererseits entwickeln sich diese Blutungen in einem noch dehnbaren Schädel, so daß sie nicht sofort zur cerebralen Dekompensation führen müssen. Der Gefährdung des Kindes infolge höherer Vulnerabilität des Gewebes und Labilität des Stoffwechsels steht eine Regenerationsfähigkeit gegenüber, die auch schwere Störungen in oft erstaunlich kurzer Zeit überwinden läßt.

Die *intracraniellen posttraumatischen Blutungen* lassen sich nach ihren Beziehungen zum Hirn in *epidurale, subdurale* und *intracerebrale Hämatome* aufgliedern. Blutansammlungen und Ergüsse im Subduralraum sind zwar beim Säugling und Kleinkind häufig, haben jedoch für den Unfallchirurgen weniger Bedeutung als für den Kinderarzt. Sie sollen daher bei dieser Betrachtung außer Acht bleiben.

Epidurale Hämatome sind im Kindesalter entgegen früheren Vorstellungen keine seltene Komplikation. Ihre Symptomatologie unterscheidet sich in verschiedener Hinsicht von derjenigen im Erwachsenenalter: Oft handelt es sich um scheinbar belanglose Traumen, wie ein Fallen aus dem Bett oder Kinderwagen, ein Sturz vom Fahrrad oder Roller. Eine primäre Bewußtlosigkeit fehlt in 70—80%. Der ganze Verlauf ist oft weniger akut, und die Progredienz der Symptome beruht oft mehr auf der Ödemneigung des kindlichen Hirns als auf der Größe des Hämatoms selbst. Schädelfrakturen, die den Kanal der Meningealarterie kreuzen und dadurch beim Erwachsenen schon einen Hinweis auf das Hämatom in der mittleren Schädelgrube geben, fehlen größtenteils bei den Kindern. Eher finden sich Nahtsprengungen, die man aber auf dem Röntgenbild leicht übersehen kann. Als Blutungsquelle kommen gerade im Kindesalter nicht nur arterielle, sondern auch venöse Blutungen aus den zahlreichen Gefäßverbindungen zwischen Dura und Knochen aus den Sinus in Frage.

Da die Dura im Bereich der Schädelnähte noch fest mit dem Knochen verbunden ist, überschreitet das Hämatom nur selten die Grenzen der einzelnen Schädelknochen, findet sich dagegen besonders häufig *frontal, occipital* oder im Bereich der *hinteren Schädelgrube*. So ist etwa die Hälfte aller Hämatome auf Grund dieser atypischen Lokalisation und anderer Ursachen klinisch nicht zu diagnostizieren. Andererseits treten infolge der ausgeprägten Ödemneigung in 50% der gedeckten Hirntraumen beim Kind hämatomverdächtige Symptome auf, die eine weitere instrumentelle Diagnostik verlangen.

Die Tabelle zeigt die *Häufigkeit atypischer Blutungen* bei der Gesamtzahl aller Epiduralhämatome. Ausschließlich bei Kindern beträgt der Anteil atypischer Blutungen etwa 30—40%. Für ihre Aufdeckung hat

Tabelle 1. *Atypische Lokalisation epiduraler Hämatome*

Autor	Gesamt-zahl	Frontal	Occi-pital	Hintere Schädel-grube
Lewin (1949)	34	6	2	1
Hooper (1959)	81	15	—	9
McKissock et al. (1960)	125	9	11	5
Clare u. Bell (1961)	25	3	3	1
Tönnis et al. (1963)	40	5	7	1
Heyser u. Weber (1964)	71	14	11	2
Huber (1964)	37	4	6	—
Müller (1965)	85	6	6	—
Kazner u. Schiefer (1968)	100	9	13	4
Jamieson u. Yelland (1968)	167	19	10	12
Total	765	90 11,8%	69 9%	35 4,5%

daher die *Bohrloch-Diagnostik* nur einen sehr begrenzten Wert. Das bekannte Krönlein-Schema genügt hier sicher nicht, da frontale, occipitale oder im Bereich der hinteren Schädelgrube liegende Blutungen nicht erfaßt werden. Die Ultraschalldiagnostik des Gehirns in Form der *Echo-Encephalographie* hat sich zwar heute als ein sehr zuverlässiges Verfahren zur Seitenlokalisation einer Blutung erwiesen. Ein sog. „Hämatomecho", welches die genaue Lokalisation und Dickenbestimmung der Blutung erlaubt, erhält man bei der üblichen bitemporalen Beschallung meist nur von temporalen Blutungen, nicht aber von solchen atypischer Lokalisation.

So erfolgt im allgemeinen der sichere Nachweis eines Hämatoms durch die *Carotisangiographie*. Das typische Angiogramm eines epiduralen Hämatoms der mittleren Schädelgrube zeigt eine Medial- und Aufwärtsverlagerung der mittleren Hirnarterie. Ein frontales Hämatom ist an einem umschriebenen Venenausfall über dem Stirnhirn zu erkennen. Lediglich an Hand solcher Angiogramme läßt sich aber auch ein intracerebraler Prozeß nicht sicher ausschließen. Vor allem bei den occipitalen Hämatomen wird der gefäßfreie Bezirk von anderen Hirnpartien überdeckt, so daß sich in den Standardprojektionen eine Blutung dem Nachweis entziehen kann. Dann gelingt erst mit *Hilfe der angiographischen Schrägaufnahmen* die Lokalisations- und Artdiagnose solcher atypisch liegenden Blutungen.

Epidurale Hämatome der hinteren Schädelgrube sind zwar eine seltene Komplikation, betreffen aber überwiegend Kinder und Jugendliche. *Überhaupt an die Möglichkeit einer solchen Blutung über dem Kleinhirn zu denken, ist wahrscheinlich der wichtigste Teil der Diagnose.* Ein oft belangloses Trauma auf den Hinterkopf, das jugendliche Alter, ein latentes Intervall und der oft protrahierte Verlauf können bereits Hinweise geben. Die klinische Symptomatologie hängt dagegen von der Verlaufsform ab: Bei den *akuten* Formen bereitet die Abgrenzung gegenüber Blutungen und Contusionen des Hirnstammes nach wie vor erhebliche Schwierigkeiten. Das Auftreten einer Pupillendifferenz hat schon verschiedentlich zu einer verfehlten Operation im Bereich der mittleren Schädelgrube geführt. Die *chronischen* Fälle mit der Symptomatologie eines Kleinhirntumors wurden früher meist erst bei einer operativen Ventrikulographie erkannt. Heute läßt sich der durch Hämatomdruck hervorgerufene Verschlußhydrocephalus sehr rasch mit Hilfe der Echo-Encephalographie nachweisen.

Die Blutung stammt fast immer aus dem Sinus transversus. Man sollte daher grundsätzlich eine halbaxiale Röntgenaufnahme anfertigen,

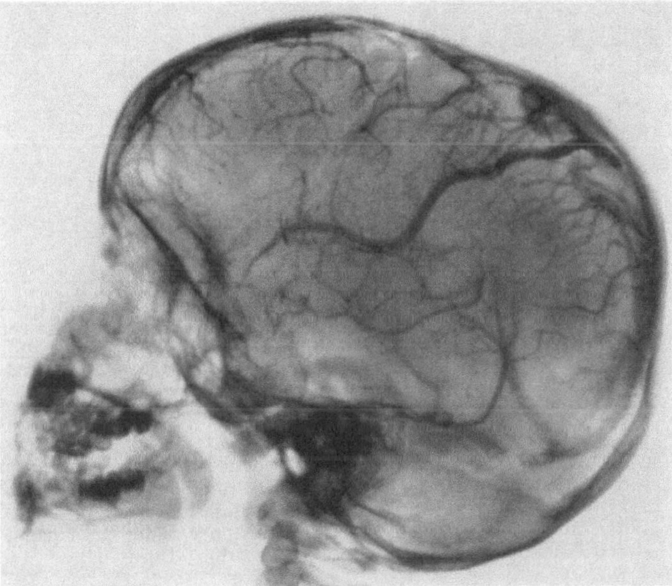

Abb. 1. Phlebogramm bei einem epiduralen Hämatom in der hinteren Schädelgrube. Man erkennt die Abdrängung des Confluens sinuum von der Schädelkalotte

auf der dann die den Sinus überkreuzende, zum Hinterhauptsloch ziehende Fraktur nachzuweisen ist. Die Diagnose wird serienangiographisch gesichert durch den Nachweis einer Abdrängung des Confluens sinuum vom Knochen der hinteren Schädelgrube (s. Abb. 1).

Ebenso irreführend wie die atypische Lokalisation kann auch die *Verlaufsform* einer posttraumatischen Blutung sein. Das trifft vor allem für die Hämatome des frühen Kindesalters zu, die sich in einem noch dehnbaren Schädel entwickeln. Der für den Erwachsenen als klassisch bezeichnete Verlauf mit sekundärer Bewußtseinsstörung, homolateraler Mydriasis und kontralateraler Parese stellt beim Säugling und Kleinkind eher die Ausnahme dar, und atypische Verläufe sind geradezu die Regel. Hier steht das Bild des *hämorrhagischen Schocks* mit charakteristischer Blässe und fehlendem peripheren Puls im Vordergrund. Die Blutmenge, die sich bei der Entwicklung eines akuten Hämatoms in der Schädelhöhle ansammelt, ist — gemessen an den relativ kleinen Reserven des kindlichen Körpers — so beträchtlich, daß sich ein Säugling gleichsam in den eigenen Schädel hinein verbluten kann. Wir haben in den letzten beiden Jahren 4 derartige Fälle beobachtet, bei denen der *Blutungskollaps das Leitsymptom für die rechtzeitige Erkennung des Hämatoms* war. Eine eigene Beobachtung soll den oft dramatischen Ablauf näher erläutern.

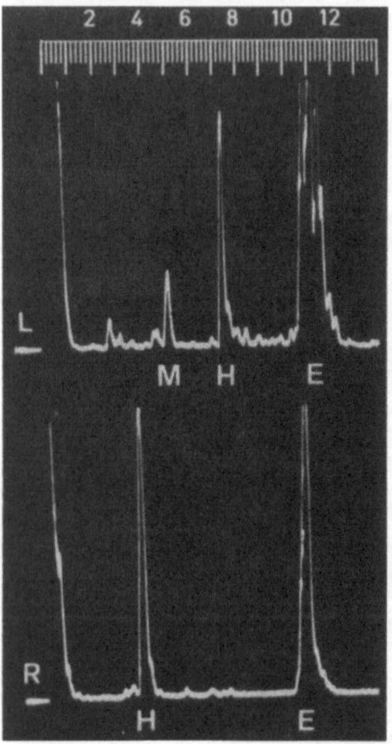

Abb. 2. Echo-Encephalogramm bei Schräg-beschallung in Richtung auf das vermutete epidurale Hämatom. Bei Beschallung von links (obere Kurve) Verlagerung des Mittel-echos (M) und hohe Reflexion (H) von der durch die Blutung abgedrängten Dura. Der Abstand „Hämatomecho" (H) — Endecho (E) spricht für eine 4 cm dicke Blutansammlung. Auch bei Aufsetzen des Prüfkopfes direkt über dem Hämatom (untere Kurve) hohe Reflexion von der Grenzfläche Blut—Dura—Hirn

Das 5 Monate alte Kind war gegen 11 Uhr des Aufnahmetages aus seinem Babykorb auf den Boden gefallen. Keine Bewußtlosigkeit, heftiges Schreien. Nach 1 Std beobachtete die Mutter eine zunehmende Blässe und auffallende Ruhe. Bei der stationären Aufnahme um 14 Uhr war das Kind leichenblaß, der periphere Puls war nicht zu tasten. Flache, kaum erkennbare Atmung. Abgesehen von einer leichten Schwellung der Kopfschwarte rechts parietal, keine äußeren Verletzungszeichen, prall gefüllte Fontanelle. Hämoglobin auf 10,0% abgesunken. Auch zu diesem Zeitpunkt noch keine Bewußtlosigkeit, keine Pupillendifferenz. Im Echo-Encephalogramm Verlagerung der Mittelstrukturen um 10,1 mm nach links. Bei Beschallung in Richtung auf das vermutete Hämatom ließ sich von jeder Seite eine hohe Reflexion von der Grenzfläche Blut-Dura-Hirn registrieren (Abb. 2). Ohne weitere Diagnostik erfolgte unter fortlaufender Transfusion von 120 ml Blut die Ausräumung des riesigen epiduralen Hämatoms. Wie aus dem Echo-Encephalogramm abzulesen war, betrug die Dicke der Blutung 4 cm. Die richtige Deutung des Leitsymptoms „hämorrhagischer Schock" ermöglichte bei sofortiger Bluttransfusion unter Verzicht auf eine in diesem Zustand nicht mehr zumutbare Kontrastmitteldiagnostik die erfolgreiche Ausräumung der Blutung.

Zusammenfassend läßt sich sagen, daß *posttraumatische Blutungen* gerade im Kindesalter infolge ihrer oft *atypischen Lokalisation und Symptomato-*

logie sowie durch Besonderheiten ihres Verlaufes erhebliche *diagnostische Schwierigkeiten* bereiten. Wir haben aber heute in der *Echo-Encephalographie* und in der *Carotis-Angiographie* zwei vorzügliche Methoden zum Nachweis dieser Komplikation. Voraussetzung ist jedoch, daß auch bei Fehlen einer „klassischen" Symptomatologie rechtzeitig an die Möglichkeit einer Blutung gedacht wird. Die *Prognose der Blutungen* ist im Kindesalter wesentlich günstiger als beim Erwachsenen, da sich das jugendliche Gehirn leichter von einer akuten intracraniellen Drucksteigerung erholt.

W. Schuster, Doz. Dr., Kinderklinik der Universität Erlangen-Nürnberg:

Strahlenhygiene beim Kind. (Mit 3 Abb.)

Unter *Strahlenhygiene* versteht man alle Faktoren und Möglichkeiten, die dazu dienen, die Einwirkung von Streu- oder Nutzstrahlung auf Patient, Arzt und Halteperson herabzusetzen bzw. zu vermeiden (Ebel u. Willich).

Es ist eine bekannte Tatsache, daß sich der *wachsende Organismus* gegenüber dem erwachsenen durch eine *erhöhte Strahlengefährdung* auszeichnet. Die Gründe dafür liegen in der langen Lebenserwartung mit der Möglichkeit zur Summation vieler auch relativ kleiner somatischer Strahlendosen. Die *kleinen Körpermaße* bedingen eine *relativ große Volumendosis*. Es wird ein größerer Prozentsatz aktiven Knochenmarks erfaßt. Die Gonaden werden wegen der kleineren Körperausmaße häufiger von Direktstrahlung getroffen, der Streustrahlenanteil ist aus dem gleichen Grunde dementsprechend höher. Die *Intensität des Wachstums ist groß* daher auch die *Schädigungsmöglichkeit*.

Außerdem bereiten Röntgenuntersuchungen von Säuglingen und besonders Kleinkindern erfahrungsgemäß Schwierigkeiten, die Kinder sind unruhig und verhalten sich ablehnend. Ihr *fehlendes Verständnis* birgt Gefahren nicht nur für das Kind, sondern auch für das Röntgenpersonal. Es können Verlängerungen der Untersuchungszeit und gelegentlich Wiederholungen der Untersuchungen erforderlich werden.

Aus diesen Tatsachen lassen sich die *Forderungen für eine strahlenhygienische Arbeitsweise in der Kinderröntgenologie* ableiten:

1. *gute Ausbildung von Arzt und technischer Assistentin*
2. *klare Indikationsstellung für die Röntgenuntersuchung*
3. *bestmögliche technische Ausrüstung.*

Im Rahmen dieses Kurzreferates möchte ich mich im wesentlichen auf einige Ausführungen zu Punkt 3 beschränken.

Es gibt *keine speziellen Röntgenapparate und Geräte für das Kindesalter.* Jedoch wurden in den letzten Jahren verschiedene Verfahren und Hilfsmittel in die Diagnostik eingeführt, welche die schwierige Untersuchungstechnik erleichtern können, eine Herabsetzung der Strahlenbelastung erlauben und bei Spezialuntersuchungen eine vermehrte Information liefern können.

Zunächst ist zu fordern, daß gerade *in der pädiatrischen Röntgendiagnostik* zur Erzeugung der Röntgenstrahlen ein *moderner Hochleistungsapparat mit kürzesten Belichtungszeiten* (maximal 10 ms, minimal 3 ms) verwendet werden sollte. Die Aufnahmen sollten mit einer Hochleistungsdiagnostikröhre mit Doppelfokus angefertigt werden. Die Gesamtfilterung der Röhre soll mindestens 3 mm Aluminium-Gleichwert betragen·

Es sollten die verschiedensten *Möglichkeiten zur mechanischen Ruhigstellung und Fixierung* insbesondere der Säuglinge und Kleinkinder, vorhanden sein und auch ausgenutzt werden. Säuglinge und auch unruhige Kleinkinder werden sowohl für die am häufigsten vorkommenden Thoraxaufnahmen als auch für die meisten Untersuchungen am Rastertisch und für die Durchleuchtung in den einfach zu handhabenden Cellonhüllen bzw. den sogenannten Babixhüllen, die in verschiedenen Größen zur Verfügung stehen fixiert. Den Kindern ist dieses Einpacken, wie aller Zwang, zunächst nicht angenehm, meistens beruhigen sie sich aber sehr rasch, wenn sie weich und fest gelagert sind. Neben diesen Haltevorrichtungen haben sich im klinischen Betrieb vor allem folgende technische Hilfsmittel bewährt, deren Bedeutung für die Untersuchungstechnik noch kurz demonstriert werden soll.

Es handelt sich dabei insbesondere um

1. die Anwendung des Belichtungsautomaten bei Lungenaufnahmen und bei Röntgenaufnahmen am Rastertisch,

2. die Einführung der Atemphasensteuerung bei Lungenaufnahmen,

3. Erfahrungen mit vergrößerten fotografischen Einzel- und Serienaufnahmen des Röntgenbildverstärker-Ausgangsbildes mit der 70-mm-Kamera,

4. elektronische Detailverdeutlichung.

1. Die *Belichtungsautomatik* soll dazu dienen, Fehlbelichtungen und daher Wiederholungsaufnahmen zu vermeiden. Für ihre Anwendung bei Aufnahmen von Kindern sind jedoch Spezialmeßkammern erforderlich, die hinsichtlich der Größe und Lage der Meßfelder den stark wechselnden Bedingungen bei Röntgenaufnahmen verschiedener Körperbereiche von Kindern aller Altersstufen angepaßt sein müssen. Die bei Erwachsenen für fast alle Arten von Röntgenaufnahmen gewählten Dominanten bestimmter Größe und Lage sind für das Kindesalter ungeeignet.

An dem Thorakomat, einem Lungenstativ für Kinder aller Altersstufen, sind diese Voraussetzungen für die Belichtungsautomatik erfüllt. An ihm ist eine kleinere, frei einstellbare Dominante angebracht, so daß es möglich ist, diese an die jeweils bildwichtige Stelle des Thorax zu bringen.

Auch für die *automatische Belichtung von Röntgenaufnahmen* am Rastertisch mußte eine spezielle Dreifelderkammer für Kinderaufnahmen entworfen werden, bei der Größe und Lage der Meßfelder so gewählt sind, daß in jedem Fall, unabhängig vom Alter des Kindes, im bildwichtigen Bereich, insbesondere bei den häufig vorkommenden Beckenaufnahmen, gemessen wird.

Durch die im Strahlengang befindliche Meßkammer wird jedoch die Belichtung bei mittleren Strahlenhärten um etwa 10—15% erhöht.

Alle *Skeletaufnahmen*, bei denen die Knochenzeichnung nicht von
wesentlicher Bedeutung ist — also auch bei der Fragestellung nach einer
Hüftdysplasie — sollten ohne Sekundärstrahlenblende vorgenommen
werden. Auch hier ergibt sich in neuerer Zeit eine praktisch brauchbare
Lösung für die Anwendung des Belichtungsautomaten. In eine Kasetten-
lade, die wie ein Buch zum Einlegen der Kassette aufklappbar ist, wird
eine Meßkammer mit einer relativ kleinen Dominante hinter die Kassette
eingelegt. Ein Koordinatennetz am Boden und auf dem Deckel der

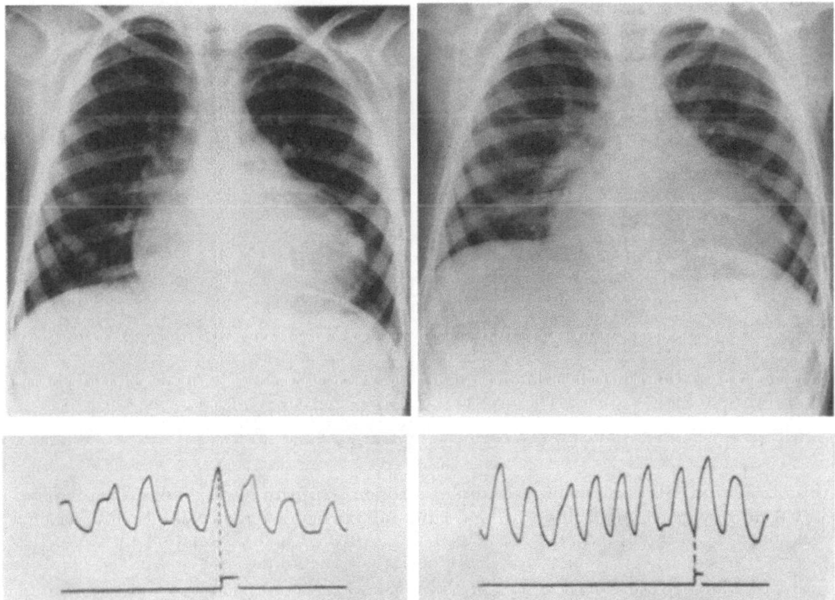

Abb. 1. In- und Exspirationsaufnahme mit Atemkurve und Zeitpunkt der Belichtung bei einem 4jährigen Kind mit angeborenem Herzfehler

Schachtel ermöglicht in einfacher Weise die entsprechende Zuordnung
des bildwichtigen Körperbereichs und der Kammerlage.

2. Die *automatische Auslösung der Thoraxaufnahme im Inspirium* ist
von besonderer Bedeutung, da Exspirationsaufnahmen diagnostisch unbrauchbar sind. Mit Hilfe eines Thermistors und Registrierung der Atemkurve gelingt es, die Thoraxaufnahme in jeder beliebigen Atemphase, je
nach Indikationsstellung, auszulösen (Abb. 1). Im Routinebetrieb erreicht
man durch die Atemphasensteuerung auch bei Säuglingen und unruhigen
Kleinkindern in mehr als 90% — gegenüber 60% bei konventioneller
Technik — eine Auslösung der Aufnahmen im Maximum der Inspiration.

3. Die bekannten untersuchungstechnischen *Maßnahmen zur Beschränkung der Flächeneinfalls-*, der *Volumen-* und der *Gonadendosis* sind in den
letzten Jahren durch die Einführung des *Röntgenbildverstärkers* um eine
weitere Möglichkeit erweitert worden. Mit dem Röntgenbildverstärker
kann in Verbindung mit dem Fernsehen die Durchleuchtungsdosis bei

besserer Detailerkennbarkeit auf etwa die Hälfte herabgesetzt werden. Eine weitere wesentliche Senkung der Aufnahmedosis ist durch die vergrößerte Wiedergabe des Bildverstärkerausgangsbildes auf 70 mm breitem, meist orthochromatisch sensibilisierten Film steiler Gradation möglich, für die nur etwa 10% der Dosis einer normalen Röntgenaufnahme mit Verstärkerfolie notwendig sind. Außer der *verminderten Strahlenbelastung* bietet dieses neue Aufnahmeverfahren gerade für die pädiatrische Röntgendiagnostik noch eine Reihe *weiterer Vorteile*.

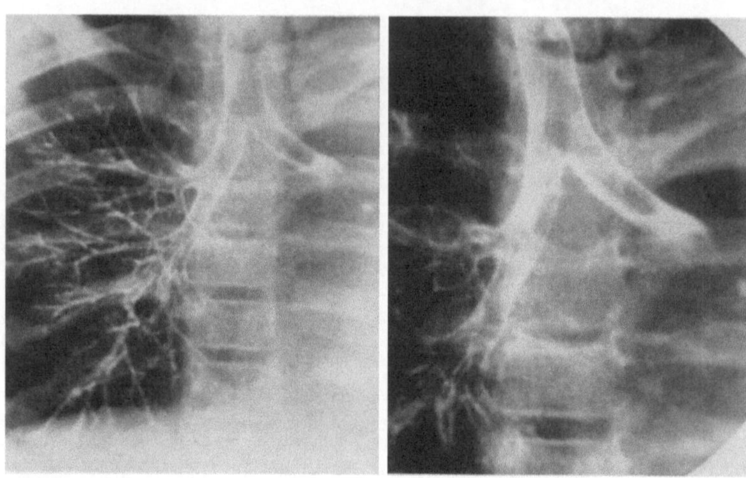

Abb. 2. 70 mm-Bildverstärkeraufnahme. Bronchusruptur nach einem Trauma bei 7jährigem Jungen. Die beiden Bilder sind mit verschiedener elektronenoptischer Verkleinerung aufgenommen und zeigen den Abriß des li. Bronchus in Höhe des Abganges des Oberlappenbronchus

1. kürzere Belichtungszeiten und damit geringere Bewegungsunschärfe,

2. die Möglichkeit, Serienaufnahmen mit 3 und 6 Bildern pro Sekunde herzustellen,

3. Abkürzung der Untersuchungszeit,

4. bequemere Übersicht bei der Betrachtung von Aufnahmeserien und

5. die Möglichkeit, bei Vorträgen und Demonstrationen Originalbilder projizieren zu können.

Wir verwenden das Verfahren seit fast 2 Jahren für die gesamte *Magen-Darm-Diagnostik* und insbesondere für *Miktionscysturethrographien*, also gerade die Untersuchungen, die durch häufige Gonadendirektbestrahlung belastet sind. Sogar bei Bronchographien haben wir in einer Reihe von Fällen ausreichende Information durch das 70 mm-Bildverfahren erreichen können (Abb. 2).

Für *Schichtuntersuchungen* ist die Zonographie, also ein Schichtverfahren mit Pendelwinkeln unter 10° und sehr kurzen Belichtungszeiten, nämlich 0,2 bzw. 0,4 sec, die Methode der Wahl für die Kinderröntgenologie. Die wichtigste Anwendung ergibt sich bei der Darstellung der ableitenden Harnwege im intravenösen Urogramm. Wir verwenden dazu in der Regel eine Simultanschichtkassette mit einem Dreierfoliensatz, wobei auch bei starker Darmüberlagerung eine gute Darstellung der Harnwege erzielt werden kann.

4. Auch die *elektronische Detailverdeutlichung* oder Kontrastharmonisierung ermöglicht durch Informationsverbesserung eine *Einsparung an Strahlendosis* (Abb. 3).

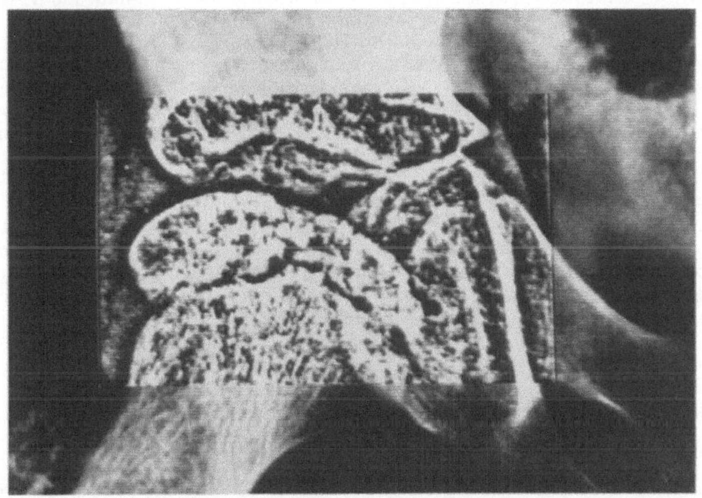

Abb. 3. „Detailverdeutlichte" Wiedergabe des rechten Hüftgelenks eines 8jährigen Mädchens mit Dysplasiea spondylo-epiphysaria. Die Aufnahme ist mit einer Kamera vom Sichtgerät aufgenommen. Die Abbildung zeigt einen verdeutlichten Ausschnitt im Vergleich zu der normalen Wiedergabe

Bei der Kürze der Zeit konnte ich nur einige wesentliche Faktoren erwähnen, die in einer modern eingerichteten, *kinderradiologischen Abteilung* in den letzten Jahren dazu beigetragen haben, die *Strahlenbelastung bei den einzelnen Untersuchungen* von Kindern *so niedrig wie möglich* zu halten. Die nun noch folgende Übersicht (Tabelle) soll Ihnen

Tabelle. *Strahlendosen bei den häufigsten Röntgenuntersuchungen des Kindesalters* (nach **Fendel**)

Flächendosis in Prozent der natürlichen Strahlenexposition pro Jahr	Gonadendosis (zeitlicher Anteil) der natürlichen jährlichen Strahlenexposition
Thoraxaufnahme < 1%	2—3 Std
Beckenaufnahme (Säuglinge ohne Blende) < 1%	2—3 Std (Knaben mit Gonadenschutz) 20 Tage ohne Gonadenschutz
Abdomenübersicht mit Blende 5%	70 Tage ohne Gonadenschutz
Schädel in 2 Ebenen mit Blende 15—20%	10—12 Std (Knaben mit Gonadenschutz)

einen Eindruck vermitteln über die *somatischen wie genetischen Strahlendosen* bei den häufigsten Röntgenuntersuchungen, die jedoch nur dann eingehalten werden können, wenn alle modernen untersuchungstechnischen Vorteile beherrscht und ausgenutzt werden.

Literatur. Aichinger, H.: Radiologe 8, 233 (1968). — Ball, F.: Radiologe 8, 325 (1968). — Bühlmeyer, K., W. Schuster u. H. Gajewski: Röntgenpraxis 18, 193 (1965). — Davignon, A., M. Ste-Marie, and G. Mairet: Canad. med. Ass. J. 95, 295 (1966). — Ebel, Kl. D., u. E. Willich: Die Röntgenuntersuchung im Kindesalter — Technik und Indikation. Berlin-Heidelberg-New York: Springer 1968.— Edward, O., A. Hara, and J. D. Wallace: Amer. J. Roentgenol. 95, 99 (1965). — Finkenzeller, J., H. Gajewski u. X. Denis: Radiologe 8, 288 (1968). — Gajewski, H.: Radiol. diagn. (Berl.) 9, 239 (1968). — Gajewski, H., u. W. Schuster: Dtsch. med. Wschr. 93, 2201 (1968). — Kemmerer, G., u. H. Schmitmann: Röntgenpraxis 21, 140 (1968). — Knapp, K.: Air filling and air pression in roentgendiagnosis of the chest. The importance of respiratory phases. The European Society of Pediatric Radiology. Fift Annual Meeting 16th—18th May, Hamburg 1968. — Schuster, W.: Röntgen-Bl. 21, 572 (1968). — Schuster, W., u. H. Gajewski: Kinderheilk. 101, 223 (1967). — Truckenbrodt, H., and W. Sladek: Respiration-Phase-Controlled Exposure of Chest Radiographs in Children. The European Society of Pediatric Radiology, Hamburg 1968. — Zsebök, Z.: Röntgenanatomie der Neugeborenen- und Säuglingslunge. Stuttgart: Georg Thieme 1958.

M. Kohlhaas, Dr. jur., Bundesanwalt, Karlsruhe:

Kunstfehler — noch kein Verstoß gegen die ärztliche Sorgfaltspflicht.

Wenn ich heute mit krächzender Stimme und ohne Manuskript zu Ihnen spreche, so deshalb, weil ich mich genau genommen contra legem artis bei Ihnen befinde, da ich keine 2 Tage fieberfrei daheim verbracht habe. Ich kann oder muß — besser gesagt — mein Referat mit einem eindrucksvollen, wenn auch für mich sehr schmerzlichen Beispiel beginnen. Daß ich es so gelassen vortrage, ist nicht Mangel an Pietät, sondern die Weisheit aus einem viermonatlichen Miterleben. Meine Frau ist vor 10 Tagen an einem Krebs gestorben, der seine Wurzel in Blasenpapilomen hatte, die nach den Lehrbüchern und den Bekundungen von Ärzten, die ich befragt habe, normalerweise ungefährlich sind. Nun, da sich nach ständigem Korrokollieren die maligne Tendenz gezeigt und die Metastasierung fast katastrophal eingesetzt gehabt hat, kommen allerlei Weise und meinen, man habe doch bei rechtzeitiger Therapie einiges retten oder verlängern können. Sei dem wie es wolle. Ich erwähne das Beispiel nur deshalb, um darzutun, daß *ärztliche Kunst versagen kann, ohne daß deshalb ein ärztliches Verschulden vorliegt.* Kein Arzt kann in der Frühdiagnose unfehlbar sein, und wenn er ob gutartiger Gewächse vorzeitig operiert hätte, und die Patientin dann gestorben wäre, dann wäre genau umgekehrt argumentiert worden. Kein Arzt kann wie eine Maschine arbeiten und allen endoskopischen Geräten zum Trotz kann nicht alles gefunden werden. Selbst wenn mir ein großer Experte bescheinigen würde, er werde das anders gemacht haben, würde ich nie ein ärztliches Verschulden am Tode meiner Frau suchen.

Nun sind allerdings nicht alle Menschen so abgeklärt wie ich, und angeheizt von Illustrierten und Sensationsberichten um Barnard und andere hat das Publikum längst verlernt, im Arzt den Helfer zu sehen, dem man zu danken hat, sondern den Angestellten, der zu retten hat, weil es seine Pflicht und sein Beruf sei. Krankheiten, die zur Zeit meines Vaters fatalistisch hingenommen wurden, wie die Pneumonie oder Herzanfälle, bei denen ein ungeheurer Opfermut vieler nächtlicher Besuche vielleicht retten konnte, aber nie bindend erwartet wurde, sind heute als selbstverständlich heilbar angesehen und die Flut der angeblichen Kunstfehlerprozesse wächst bis in den Slogan „weil Du arm bist, mußt Du früher sterben".

Damit bin ich bereits dort angelangt, auf was es eigentlich ankommt. Man spricht so gerne davon, die Gerichte überfordern die Ärzte. Das ist nicht richtig. Niemals ist je ein Arzt verurteilt worden, dem nicht ein Kollege als Sachverständiger bescheinigt hatte, er habe einen Fehler gemacht, der lege artis hätte vermieden werden können. Jedes Urteil, das sich über ein Sachverständigengutachten hinwegsetzen würde, verfiele der Aufhebung. Schwierig wird es für den Richter erst, wenn der *Streit der Gutachter* beginnt und er nun aus dem „Meer des Irrtums" auftauchen und sich selbst entscheiden soll. Dabei gehen *Strafprozeß* und *Zivilprozeß* getrennte Wege. Im ersteren wird der Zweifel für den Angeklagten zum Freispruch führen, wogegen im letzteren oft der „Beweis des ersten Anscheins" zur zivilrechtlichen Haftung führen wird. Ich werde darauf später zurückkommen.

Hier setzt nun die große Gefahr ein. *Sachverständige* sind meist die großen Kliniker, die ex cathedra vieles besser wissen sollen und auch wirklich besser wissen. Aber die Ärztliche Fortbildungspflicht kann nicht überall gleich laufen. Der alte Satz des Reichsgerichts, wonach sich niemand aus Hochmut, Eigensinn oder Bequemlichkeit neuen Erkenntnissen verschließen dürfe, gilt noch heute. Aber der Landarzt kann eben nicht so viel wissen, wie der ad hoc aufgesuchte Klinikdirektor und ganz schlimm wird es, wogegen ich im Streit mit allen Kammern stehe, wenn man breit gestreute Bereitschaftsdienste einrichtet, die den HNO-Arzt, der sich 96 Tage nicht mit Herzbehandlung oder Gynäkologie befassen darf, nun mit Herzinfarkten am 97. und dann wieder am 196 Tag des Jahres konfrontiert. Sehr viele *angebliche Kunstfehler*, auch die *Fehldiagnose* oder der *Vorwurf der Nichtanwendung* in neuerer Zeit erprobter und *bewährter Arzneimittel* haben ihre Wurzel in einer fehlenden *Weiterbildung*. Die aber ist besonders schwer, weil bei vielen der angeblichen wirksamen Methoden *Nebenwirkungen* auftreten, an die man vorher nicht gedacht hatte. Ich will hier nicht einen aktuellen Prozeß um ein Medikament nennen, sondern an das Jahr 1931 erinnern als um einen Impfstoff ein großer Strafprozeß in Gang gekommen war, nachdem zuvor auf das Mittel geschworen worden war.

Nun gibt es auch eine Reihe von *Kunstfehlern*, die *rechtlich* ganz *irrelevant* sind, weil eben nichts passiert ist. Der falsch behandelte Patient wird durch des Schicksals Güte doch gesund oder er macht sich aus den Nebenwirkungen nichts, weil er sie als richtige Folge der Behandlung ansieht. Wo *kein Mißerfolg* eintritt und wo keiner behauptet wird, ist der Fehler ohne Bedeutung. Was gesicherte ärztliche Methoden sind, die ein Arzt kennen mußte, wird von verschiedenen Fachgruppen verschieden beurteilt. Zunächst einmal ist in Erinnerung zu rufen, daß man von dem Leiter einer großen Spezialklinik mehr erwarten muß als von einem Arzt, der vom Sprechzimmer zum Hausbesuch eilt und sich Spezialkenntnisse nicht erwerben kann. Bei ihm kommt es zum Kunstfehler erst, wenn er bemerkt, daß seine Therapie nichts hilft, also seine Diagnose notwendigerweise

12*

falsch gewesen sein muß und er sonach dem Falle nicht gewachsen ist. Dann erwächst ihm die Pflicht, den Patienten durch eine maßvolle Aufklärung dazu zu bringen, der Einweisung ins Krankenhaus oder der Hinzuziehung eines Konsiliarius zuzustimmen. Die Aufklärung selbst ist ein Gebiet, das hier nicht erörtert werden kann. Sie ist dort nicht notwendig, wo der Patient brav alles befolgt, was ihm auferlegt wird. In solchem Falle ist die barmherzige Lüge für den Lebenswillen besser als die grobe Wahrheit. Dort aber, wo der *Patient das Leiden unterschätzt* und sich der *Therapie nicht beugt*, muß ihm die Wahrheit gesagt werden. Wir leben nämlich in einer höchst eigenartigen Welt scheinbarer Freiheit des Individuums. Galt früher der Satz „salus aegroti suprema lex" so ist nun der Satz „voluntas aegroti suprema lex" in den Vordergrund getreten. Schuldlos daran sind die Ärzte selber nicht, denn sie haben in jahrzehntelangem Kampf gegen den angeblich diskriminierenden Begriff, daß der *Arzteingriff Körperverletzung* sei, die durch Einwilligung oder den guten Zweck der Lebenserhaltung gerechtfertigt sei, den Begriff der „*eigenmächtigen Heilbehandlung*" ins neue Strafgesetzbuch zu pressen versucht, also geradezu sanktioniert, daß sie nur auf den Patienten hören dürften. Nun habe ich immer schon gegen eine Überspitzung der „*voluntas aegroti*" erhebliche Einwände gehabt und darf die Grenze dort ziehen, wo es sich um *notfallartige Situationen* handelt, wie rapide Verschlechterung eines Krankheitszustandes, Unglücksfälle etc. Hier greift die *allgemeine Hilfspflicht* durch und der Arzt, der hier nicht eingreift macht sich möglicherweise wegen unterlassener Hilfeleistung strafbar; daher ist ihm ein solches Respektieren des Willens der Kranken in derartigen Fällen nicht zumutbar.

Besonders aktuell sind die Fälle der sog. *Operationsverweigerer* und der *Transfusionsverweigerer*. Kürzlich hat einmal ein Arzt über den Vormundschaftsrichter uneinsichtigen Eltern das Sorgerecht entziehen lassen. Das war natürlich ein Idealfall, wo man Zeit hatte; er darf aber natürlich nie dahin ausgelegt werden, als ob die Ärzte angesichts eines verblutenden Kindes nun erst kostbare Zeit vertelefonieren müßten. Der *Arzt darf sich stets in solchen dringenden Fällen über den Transfusionverweigerungswillen hinwegsetzen*, auch wenn der Verunglückte einen Zettel in der Tasche hat oder Verwandte oder gar Sektierer seinen angeblichen Willen vermitteln. Eine einzige Ausnahme besteht. Wird eine *nicht dringliche Operation* besprochen und wird dabei über *Transfusionsmöglichkeiten* gesprochen, so muß der Arzt, der eine solche Möglichkeit nicht vorher ausschließen kann, dem Patienten sagen, er könne sonst den Eingriff nicht machen und der Patient werden eben dann „seinen Tod" langsam und qualvoll erleiden. Das ist dann Sache des Patienten. Ein langsamer Tod ist kein Suicidfall. Wenn aber schon der Selbstmörder gerettet werden muß, dann erst recht der Patient, bei dessen Operation oder Unfall eine ganz atypische unvorhergesehene Transfusionsnotwendigkeit eintritt.

Ich warne also dringend davor, daß sich Ärzte hier ins Bockshorn jagen lassen. Ich muß aber ebenso vor der *Euthanasie* warnen. Ich weiß, daß neuerdings wieder Bestrebungen im Gange sind, nutzlose Lebensverlängerungen zu vermeiden. Ich habe es ja vor wenigen Wochen selbst erlebt, wie nur noch ein linderndes Verzögern möglich war, also Heilbehandlung gar nicht mehr vorlag und wo doch jede gezielte Lebensverkürzung strafbar gewesen wäre. Wir tragen hier an den Folgen der Pervertierung der an sich gut gemeinten „Sterbehilfe" im Nazireich.

Linderung jeder Art ist möglich, auch das Unterlassen irgendwelcher kostspieligen Eingriffe, welche sonst anderen rettungsmöglichen Patienten entzogen werden; aber eine *aktiv gezielte Abkürzung* ist — selbst auf herzliches Verlangen des Patienten nach geltendem Recht *strafbar*.

Darüber, was *Kunstfehler* seien, kann ich in einem Kurzreferat nicht berichten. Ich empfehle das Buch von Perret „Arzthaftpflicht München 1956". Immerhin sind dort einige bemerkenswerte Kunstfehler geschildert und der Bundesgerichtshof hat sich mehrfach mit *zurückgebliebenen Gegenständen* im Leib des Patienten befassen müssen. Hier spielt die *Arbeitsteilung*, das Teamwork eine große Rolle. Es ist für den Arzt, der operiert und sich zuvor ganz auf die Operation konzentrieren soll, unzumutbar, alle Gegenstände auf dem Tisch nachzuzählen und damit ist ja auch eine vergleichende Kontrolle für ihn persönlich nachher ausgeschlossen. Er genügt also seiner *Sorgfaltspflicht*, wenn er stichprobenweise sein Personal immer wieder überwacht. Es wäre auch höchst verärgernd, wenn er eine bewährte Operationsschwester täglich kontrollieren würde.

Allerdings habe ich 2 traurige Fälle. In einem Falle war ein Rouxhaken im Leibe des Patienten zurückgeblieben, im anderen hatte eine Springschwester eine falsche Flasche gebracht. Beides wurde dem Arzt deshalb zur Last gelegt, weil er mit einem ihm ganz unbekannten Personal gearbeitet hatte und so eben die Zusatzpflicht hatte, die er mit eingespieltem Personal nicht hat, vor der Operation die Stellung der Flüssigkeitsgefäße und die Zahl der großen Instrumente zu überprüfen.

Daß Tupfer im blutgetränkten Leib verschwinden, ist nun allerdings nicht immer vermeidbar, aber daß auch Siegelringe und Brillen gefunden worden sind, stimmt doch bedenklicher. Dringend erinnere ich daran, daß der Arzt *vor Anwendung einer Spritze* die *Ampulle* sich mit *vorzuzeigen* lassen hat. Das wird zwar von Ärzten kritisiert, ist aber vom BGH als feste Rechtssprechung fundiert. Daß der BGH nicht arztfeindlich ist, hat er mehrfach bewiesen, so zuletzt an einem Fall, der auch unter das Teamwork gehört, wo Blutkonserven verwechselt worden waren und zwar ein Verschulden der Schwester, nicht aber des Narkosearztes beim Beginn der Transfusion festgestellt wurde.

Ich hoffe, daß ich Ihnen so in Kürze und der gegebenen Umstände wegen frei doch einiges Interessantes vermittelt habe.

M. Reichenbach, Dr., München:

Fehler, die dem Arzt vorgeworfen werden.

Im Rahmen der vielen Veröffentlichungen über *Arzthaftpflicht* fielen in den Jahren 1964—1968 erstmals solche unter statischen Gesichtspunkten auf (Imdahl u. Koch, Schimmel, Schweisheimer).

Imdahl und Koch berichteten anhand von 88 Gutachten über die *Häufigkeit der beurteilten Vorwürfe*. Die Frage nach der Vernachlässigung greifbarer Prinzipien konnten sie nur teilweise bejahen. Die dominierende Häufigkeit operativer Eingriffe im Gutachtenmaterial einer chirurgischen Universitätsklinik war zu erwarten und läßt keine allgemeingültigen Schlüsse zu. Schimmel berichtete 1965 über schädliche Reaktionen, nachteilige Ereignisse, Komplikationen und Unglücksfälle (Episodes) bei Untersuchungen und Behandlungen von 1014 Patienten. Dabei blieben Reaktionen auf unbeabsichtigte Fehler von Ärzten und Schwestern unberücksichtigt. Im Vordergrund standen Reaktionen auf therapeutisch verwandte Mittel (fast 50%). Es folgten solche auf Transfusionen und diagnostische Maßnahmen (jeweils fast 13%). Reaktionen auf andere therapeutische Maßnahmen sowie im Krankenhaus erworbene Infektionen (jeweils etwa 10%).

Schweisheimer berichtete 1966 in USA über eine Umfrage bei 100 Anwälten mit besonderer Erfahrung in malpractice-Prozessen. Folgende Reihenfolge in der *Häufigkeit der Klagevorbringen gegenüber Ärzten* ergab sich:

1. Zurückgelassene Fremdkörper bei Operationen.
2. Schädliche Folgen zu enger Verbände und von Schienen.
3. Technische Irrtümer bei Operationen.
4. Verstoß gegen die Aufklärungspflicht und mangelnde Einwilligung.
5. Fehler ärztlicher Hilfskräfte.
6. Reaktionen nach Injektionen, vor allem von Penicillin und Tetanusserum.
7. Unterlassene persönliche Behandlung vor allem bei Geburten.
8. Verbrennung nach Rö-Bestrahlungen, Diathermie und chemische Mittel.
9. Herzstillstand bei Operationen.

1968 werden vom gleichen Autor davon abweichende Häufigkeitsskalen angegeben:

Nach Befragen von Ärzten:
1. Zurückgelassene Fremdkörper bei Operationen.
2. Verbandschäden.
3. Fehlende Einwilligung und mangelnde Aufklärung.
4. Technische Irrtümer bei Operationen.

Nach Befragen der Anwälte:
1. Verletzungen des Ischiasnerven durch Injektionen bei Kindern.
2. Krankenhausentlassung ohne persönliche Untersuchung.
3. Zwischenfälle bei Narkose und Anästhesie.
4. Sturz vom Untersuchungstisch.
5. Fehlbehandlung bei Frakturen, die der Arzt nur kurz sah.

Die Ergebnisse dieser Veröffentlichungen, mehr noch die Diskrepanz zur eigenen Erfahrung waren Anlaß der Frage nachzugehen, *welche Fehler hierzulande den Ärzten* vorgeworfen werden. Ausgewertet wurden 1840 in 10 Jahren (1958—1968) bekannt gewordene Fälle.

Meine Ausführungen lassen keinerlei Rückschlüsse über eine Berechtigung der gemachten Vorwerfungen oder gar hinsichtlich eines Verschuldens der Ärzte zu. Selbst wenn nicht immer von „*Vorwürfen*" expressis verbis gesprochen wird, ist stets nur auf diesen Terminus abzustellen. Den dargebotenen Sachverhalten liegen Behauptungen zugrunde. denen erst *auf Grund der Beurteilung des Einzelfalles die Anerkenntnis eines Kausalzusammenhanges und des Verschuldens des Arztes* (Außerachtlassen der erforderlichen Sorgfalt) folgen konnte.

Es wurde *nicht unterschieden zwischen Ärzten und Hilfspersonal*, weil sich die Vorwürfe grundsätzlich gegen Ärzte richteten, mögen diese im Einzelfall auch Geschäftsherren ihrer Erfüllungs- und Verrichtungsgehilfen (nachgeordnete Ärzte, Schwestern und Pfleger), teilweise auch selbst Erfüllungs- bzw. Verrichtungsgehilfen (angestellte und nachgeordnete Ärzte) gewesen sein.

Die Wiedergabe exakter Statistiken, die Angabe abstrakter Zahlen, konkreter Werte und von Relationen stieß auf Schwierigkeiten. Teils waren von den Patienten zunächst überhaupt keine Vorwürfe hinsichtlich eines speziellen ärztlichen Handelns erhoben worden, andererseits solche in vielfacher Hinsicht. So sind in den hier zugrunde liegenden 1840 Fällen zumindest 2330 abgrenzbare und subsummierbare Vorwürfe enthalten. Es mußten also gleiche Fälle mehrfach und unter unterschiedlichen Sachverhalten eingeordnet werden.

Letztlich sprach aber entscheidend die *mangelhafte Repräsentanz* des besprochenen Materials *gegen exakte statistische Aufzeichnungen* und vor allem *gegen verallgemeinernde Relationen*. Das Mischungsverhältnis unterschiedlich großer Krankenanstalten, der Fachärzte verschiedener Disziplinen zueinander sowie zu den praktischen Ärzten im Auswertungsmaterial hat Schwerpunkte und entspricht nicht den Größenordnungen und Verhältnissen der tatsächlichen Gesamtzahlen aller tätigen Ärzte.

Es galt zunächst einmal das Material in einige wenige, klar abgrenzbare *Fallgruppen* nämlich *in Zusammenhang mit Behandlung, Diagnostik und Untersuchung*, aufzuteilen. Dabei erstaunt nicht, daß Vorwürfe hinsichtlich behaupteter *Behandlungsfehler* weit überwogen. Es überrascht m. E. aber die Relation. Etwa *75% Behandlungsvorwürfen* stehen *15% behauptete Diagnosefehler* und etwa *3,5% vorgeworfene Fehler in Zusammenhang mit einer Untersuchung* gegenüber.

Waren in den eingangs erwähnten Veröffentlichungen Behandlungsfehler ebenfalls dominierend, differieren die Angaben über die Häufigkeit einzelner spezieller Sachverhalte innerhalb dieser Betrachtungsgruppe mit der eigenen Erfahrung erheblich. Die *Hälfte aller Behandlungsvorwürfe* betrifft solche *in Zusammenhang mit Injektionen und Operationen*. Beide werden etwa gleich häufig erhoben.

Bei den Injektionen dominieren keineswegs die Ischiasschädigungen bei Kindern. Lediglich in 3 Fällen sind Säuglinge und Kleinkinder betroffen.

Innerhalb der behaupteten *Spritzenschäden* stehen die *nach intramuskulärer Injektion* und dabei wiederum resultierende Nervenstörungen, wobei die Ischiadikus-Peronaeusirritationen überwogen, im Vordergrund. In gleicher Häufigkeit folgen Weichteilnekrosen und Infektionen (Spritzenabscesse).

Bemerkenswert ist die nicht unbeachtliche Anzahl, bei der nicht am typischen Injektionsort ins Gesäß injiziert wurde. Kanülenabbrüche können als Einzelfälle bezeichnet werden.

Vorwürfe hinsichtlich *fehlerhafter i. v. Injektionen* werden weniger häufig erhoben ($^2/_3$ der i. m. Injektionen). Diese Komplikationen tauchen ebenso häufig in Zusammenhang mit Narkose und Anästhesie auf, wie nach therapeutischer Medikation. An erster Stelle stehen behauptete paravenöse Injektionen. Versehentliche *intraarterielle Injektionen* finden sich im durchgesehenen Material in gleicher Häufigkeit wie Nervenstörungen nach i. v. Einspritzungen. Die geringe Häufigkeit in Zusammenhang mit dem Nervensystem (7% aller Injektionen) bestätigt auch die sonstige Erfahrung, daß keineswegs technisch schwierige Eingriffe im Vordergrund behaupteter Behandlungsfehler stehen.

Gliedert man die *Vorwürfe in Zusammenhang mit Operationen* auf, stehen die hinsichtlich rein operativ technischen Handelns erwartungsgemäß im Vordergrund. Daß sie im Gegensatz zu den Aufstellungen von Schweisheimer aber nicht so dominierend sind, ergibt sich einmal aus der Tatsache, daß $^1/_3$ der Fälle in Zusammenhang mit Narkose und Anästhesie steht, darüber hinaus, daß Verbrennungen in gleichem Zusammenhang wie auch allein durch operationstechnische Maßnahmen (Thermokauter, Kompressen, Operationsgerät) in gleicher Häufigkeit erstaunlich oft zu finden sind. Absolute Rarität sind Narkosezwischenfälle im engeren Sinne und Herzstillstand bei Operationen, die in den Aufstellungen von Schweisheimer dominieren. Zurückgelassene Fremdkörper, denen in USA eine so große Rolle zugestanden wird, sind im durchgesehenen Material zwar keine absolute Rarität. Mit insgesamt 55 Fällen und 2,3% des Gesamtmaterials und 13% der Operationsvorwürfe sind sie nicht einmal als beachtlich häufig zu bezeichnen.

Vielleicht interessiert, daß dabei Bauchoperationen dominieren, aber nicht einmal die Hälfte ausmachen, andererseits alle operativen Fachgebiete und praktisch sämtliche chirurgischen Teilgebiete betroffen sind.

Bei den rein *operationstechnischen Fehlern* stehen die in Zusammenhang mit Knochen- und Gelenkoperationen im Vordergrund, wobei die Hälfte die operative Knochenbruchbehandlung betrifft. Vorwiegend werden Fehler bei Schenkelhals- und Oberschenkelnagelungen behauptet. Bei den Operationsvorwürfen am Bewegungsapparat außerhalb der Frakturen- und Luxationsbehandlung fällt die Häufigkeit der Hallux-valgusoperationen auf.

Faßt man aus dem Gebiete der Chirurgie jeweils die Herniotomien, die intraabdominellen Operationen und die Strumektomien zusammen, andererseits die Operationen auf dem Gebiete der Gynäkologie, der Augen- und der Hals-Nasen-Ohren-Heilkunde, so verteilen sich die Vorwürfe auf diese Gruppen etwa gleich häufig.

Jedes dieser Fach- und Teilgebiete wird aber überragt von den Nervenstörungen nach und in Zusammenhang mit Operationen. Dabei wird nur in etwa der Hälfte die Ursache dafür im Handeln des Operateurs gesehen. In der anderen Hälfte sollen Lagerungsfehler ursächlich sein.

An dritter Stelle der Behandlungsvorwürfe nach den Injektionen und Operationen stehen *Verbrennungs- und Wärmeschädigungen*. Sie sind, wenn man die in Zusammenhang mit Narkose und Operationen stehenden sonstigen, vorwiegend aus der stationären Behandlung stammenden, hinzurechnet erstaunlicherweise ebenso häufig wie die Vorwürfe in Zusammenhang mit konservativer wie operativer Knochenbruchbehandlung

Am häufigsten werden Verbrennungen und Wärmeschädigungen durch Wärmeflasche und Heizkissen angeschuldigt. Neugeborene und Kinder sind in mehr als der Hälfte der Fälle betroffen. Wärmeflaschenschädigungen sind dabei ebenso häufig wie sämtliche vorgeworfenen Strahlenschädigungen.

Faßt man einmal sämtliche behauptete *Fehler in Zusammenhang mit der Behandlung von Luxationen und Frakturen* zusammen, stehen keineswegs etwa die operativ behandelten Fälle im Vordergrund. Vorwürfe ergehen vielmehr doppelt so häufig bei der konservativen Knochenbruchbehandlung.

Verbandschäden stehen bei SCHWEISHEIMER zweimal an zweiter Stelle. Im ausgewerteten Material waren 50 Fälle enthalten. Von den in Zusammenhang mit der Knochenbruchbehandlung stehenden Vorwürfen betrafen 27% behauptete Schädigungen in Verbindung mit Gipsverbänden. Bei $^1/_3$ waren Kinder betroffen. Augenscheinlicher als bei anderen vorgeworfenen Fehlern ist bei denen in Zusammenhang mit der Knochenbruchbehandlung die Unzufriedenheit mit dem Heil- und Behandlungsergebnis als Anlaß und Ursache erhobener Vorwürfe erkennbar. Nicht Refrakturen, Pseudarthrosen oder Infektionen stehen im Vordergrund, sondern vielmehr die lapidare „Feststellung" einer „schlechten Stellung".

Eine erwähnenswerte Größenordnung bei Behandlungsvorwürfen erreichen noch die sogenannten *Medikamentenschäden*, die bei SCHIMMEL an erster Stelle genannt werden. Sie machen etwa 10% aller Vorwürfe aus. Unterteilt man sie, stehen die unzweifelhaften Überempfindlichkeitsreaktionen im Vordergrund, die allerdings keineswegs selten dem behandelnden Arzt bekannt waren. Es folgen die Arzneimittelverwechslungen und die Reaktionen nach Antibiotikagaben, von denen die reinen Überdosierungsfälle, die an 3. Stelle stehen, abgegrenzt wurden. Interessant in diesem Zusammenhang für Sie, daß immerhin in dem Berichtszeitraum noch 16mal Vorwürfe in Zusammenhang mit der Tetanusprophylaxe erhoben wurden.

$^2/_3$ der behaupteten *Diagnosefehler* betreffen solche hinsichtlich des Bewegungsapparates, fast ausschließlich Frakturen und Luxationen. In der Hälfte der Fälle soll keine Rö-Aufnahme angefertigt worden sein. Bei fast 30% soll die Röntgenuntersuchung unzureichend und ungenügend gewesen oder das Rö-Bild fehlgedeutet worden sein.

Bei den *übrigen Fehldiagnosen* hinsichtlich der unterschiedlichsten Krankheitserscheinungen stehen Appendicits und Tuberkulose an der Spitze.

Die *Vorwürfe in Zusammenhang mit Untersuchungen* verteilen sich mit leichter Dominanz hinsichtlich Verletzungen bei instrumentellen Untersuchungen (Rektoskopie, Leberblindpunktion, Oesophagoskopie, Laparoskopie, Bronchoskopie u.ä.) etwa gleich häufig auf Medikamentenreaktionen anläßlich Testuntersuchungen, Komplikationen bei Röntgenuntersuchungen, Angio-Aortographie und Herzkatheterisierung, sowie letztlich auf einfache Blutentnahmen.

Nicht wegen der Bedeutung, sondern wegen der kurios erscheinenden Klassifizierung der *Stürze vom Untersuchungstisch* in der Häufigkeitsskala der amerikanischen malpractic-Anwälte an 3. Stelle, wurde dieser Frage nachgegangen. Stürze vom Behandlungs- oder Untersuchungstisch finden sich im Material höchstens 10mal. Etwas überraschend ergibt sich allerdings, daß Stürze in Verbindung mit dem ärztlichen Handeln keineswegs so selten sind. Im ausgewerteten Material machen sie 5% aller Fälle aus.

Nach der gewählten Reihenfolge müßte eigentlich der Eindruck bestehen, *Verstöße gegen die Aufklärungspflicht und Einwilligung* seien im Hinblick auf die ihnen gegebene Bedeutung, vor allem in der juristischen Literatur und der Rechtsprechung, vergessen worden.

Es soll und kann nicht bestritten werden, daß in einer sehr beträchtlichen Anzahl der Fälle auch die Frage der Aufklärung und Einwilligung letztlich eine bedeutsame Rolle spielte. Dazu kam und kommt es aber erst später im Laufe der Auseinandersetzung zwischen Vorwurferhebenden und Arzt. Aus Hader mit dem Schicksal wegen Krankheit oder Verletzung, Ungeduld hinsichtlich der Dauer der Heilbehandlung, Unzufriedenheit mit dem Behandlungserfolg bei auch Laien erkennbaren, verbleibenden Folgen erwachsen erste Vorwürfe. Sie sind erfahrungsgemäß allgemein gehalten, entbehren meist ernst gemeinter und zielgerichteter Thematik. Berater und Anwälte, nicht zuletzt auch Gutachter lassen den Vorwerfenden erkennen, daß es damit nicht getan ist und geben den Anlaß vielfache und unterschiedlichste ganz spezielle ärztliche Handlungen als Fehler zu qualifizieren. Dabei kommt auch die *Aufklärungspflicht* ins Blickfeld, die häufig letzte „Notbremse" ist, wenn weder Kausalzusammenhang noch Außerachtlassen der erforderlichen Sorgfalt des Arztes bewiesen werden kann.

Dem entspricht auch ganz das, was aus dem ausgewerteten Material von 1840 Fällen und 2330 Vorwürfen entnommen werden kann. Nur in insgesamt 36 Fällen war von Anfang an in den ersten Schreiben der Vorwurferhebenden selbst Aufklärungspflicht oder Einwilligung erwähnt. 20mal steht die Aufklärungspflicht im Vordergrund, davon in 11 Fällen wegen ungünstiger Ergebnisse nach Operationen, außerdem in Zusammenhang mit Injektionen in und um Nerven, Herzkatheterisierung, Medikamentenreaktionen und Bestrahlungskomplikationen. Bei den verbleibenden 16 Fällen stehen die Einwilligung in psychiatrische Behandlung und die fehlende Einwilligung bei Behandlungen von Kindern. ohne daß es dabei zu irgendwelchen Schädigungen gekommen war, und Operationserweiterungen zur Diskussion.

Überblick und Ergebnis der Auswertung von 1840 Fällen mit 2330 *Vorwürfen gegenüber Ärzten* aus der Erfahrung über 10 Jahre ergeben, daß es *keine dem Arzt vorwerfbaren typischen Fehler* gibt. *Häufig ausgeführte ärztliche Handlungen* provozieren naturgemäß *häufiger Fehlerbehauptungen.* Es erscheint unangebracht Häufigkeitsskalen entsprechend denen von Schweisheimer aufzustellen. Das gilt hinsichtlich der rein abstrakten Zahlen wie auch relativer Betrachtung.

Immerhin kann und sollte aus einer solchen Auswertung erkennbar sein, daß keineswegs technisch besonders schwierige ärztliche Maßnahmen in Behandlung und Diagnostik im Vordergrund stehen.

Die Größenordnung hinsichtlich der *Häufigkeit von Vorwürfen* in Zusammenhang mit Injektionen, Verbrennungen und Wärmeschädigungen. über Nervenstörungen in Zusammenhang mit therapeutischen Eingriffen, besonders der Lagerung bei Operationen, von Stürzen in Verbindung mit ärztlichen Handlungen und schließlich auch bei der Blutentnahme, also *in Zusammenhang mit einfachen Handlungen des täglichen Alltags des Arztes,* sprechen für *menschliche Unzulänglichkeit* und *nicht für unzureichendes Können und Wissen.* Gerade daraus die entsprechenden Lehren zu ziehen könnte, wenn meine Ausführungen für manchen von Ihnen schon nichts Neues gebracht haben sollten, das Dargebotene zumindest in einem besonderen Licht erscheinen lassen.

G. Jungmichel, Prof. Dr., Göttingen:

Erfahrungen aus Arzthaftpflichtfällen.

Vor etwa 10 Wochen hat unser Vorsitzender in Salzburg auf der Jahrestagung des „Deutschen Vereins für Versicherungswissenschaft" sich in einem Vortrag: *„Ärztliche Haftpflicht und Versicherung"* ausführlich mit den soeben von Kohlhaas und Reichenbach dargelegten Fragen beschäftigt.

Es würde Ihre Geduld zu sehr in Anspruch nehmen, wenn ich nun auch noch — wie schon mehrfach auf unseren Tagungen — in eine systematische Erörterung der vielen, vielen Fragen auf diesem Gebiet eintreten würde. Ich habe deshalb nach Absprache mit unserem Präsidenten den Ausweg gewählt, nur anhand einiger weniger Beispiele auf jene Besonderheiten hinzuweisen, die mir doch wichtig erscheinen und — die so oft wiederkehren.

Auf dem diesjährigen Chirurgentag ist in einem besonderen Beirat, dem Zukschwerdt angehörte, eingehend über die *Schweigepflicht* diskutiert worden. Ausgangspunkt war offenbar jenes so viel besprochene Urteil des BGH vom 8. 10. 1968. Der BGH hatte folgenden Leitsatz formuliert: „Ein Arzt kann trotz seiner grundsätzlichen Schweigepflicht nach den Grundsätzen über die Abwägung widerstreitender Pflichten oder Interessen berechtigt sein, die *Verkehrsbehörde* zu benachrichtigen, wenn sein Patient mit einem Kraftwagen am Straßenverkehr teilnimmt, obwohl er wegen seiner Erkrankung nicht mehr fähig ist, ein Kraftfahrzeug zu führen, ohne sich und andere zu gefährden. Voraussetzung ist jedoch, daß der Arzt vorher den Patienten auf seinen Gesundheitszustand und auf die Gefahren aufmerksam gemacht hat, die sich beim Steuern eines Kraftwagens ergeben, es sei denn, daß ein Zureden des Arztes wegen der Art der Erkrankung oder wegen der Uneinsichtigkeit des Patienten von vornherein zwecklos ist ..."

Man wird diesem grundsätzlichen Urteil im Prinzip zustimmen können. Ob man — auch zum eigenen Schutz — als Arzt in ähnlichen Fällen den Weg über den Amtsarzt wählt, erscheint durchaus vertretbar. Nach einer Pressenotiz will allerdings der „Verband der Niedersächsischen Ärzte" die Schweigepflicht so nicht angetastet sehen. Aber auch dann, wenn man im Sinne dieses Urteils des BGH handelt, müssen wir daran denken, daß die *Schweigepflicht* eben ein *nobile officium* ist, mit dem nicht leichtfertig umgegangen werden soll.

Daß es in dieser *Frage der Schweigepflicht des behandelnden Arztes* gelegentlich zu Schwierigkeiten *gegenüber Versicherungsgesellschaften* kommen kann, hat das Urteil eines Westdeutschen Strafsenats deutlich gemacht (NJW **1962**, 686–688). In diesem Fall war dem Arzt auf Nachfrage mündlich und telefonisch ausdrücklich erklärt worden, daß eine Entbindung von der Schweigepflicht für die Ausstellung des Attestes vorläge. Dies traf nicht zu, und es wurde ein Ermittlungsverfahren gegen den Arzt und den Versicherungsangestellten eingeleitet. Dem Arzt wurde „guter Glaube" bzw. Tatumstandsirrtum zuerkannt; dieser „gute Glaube" schließt nach § 59 StGB den Vorsatz aus. Und nur ein *vorsätzlicher Bruch der Schweigepflicht ist strafbar!*

Es wäre, um mit Fontane zu sprechen, aber ein zu weites Feld, hier alle mit der Schweigepflicht zusammenhänenden Fragen zu erörtern, über die ja fast in jeder ärztlichen oder belletristischen Zeitschrift mehr oder weniger breit geschrieben wird.

Nur lassen Sie mich noch jenen Fall extrem *überspannter "Schweige-pflicht"* gegenüber Kollegen und Patienten erwähnen, der gleichzeitig ein Beispiel für die mangelnde Aufklärungspflicht bzw. "Redepflicht" ist.

Ein jetzt 30jähriger Mann erlitt mit 14 Jahren einen Schrägbruch beider Unter-schenkelknochen li., der nach Nagelung geheilt war. 12 Jahre später Beschwerden. Vom jetzt behandelnden Arzt werden bei dem damaligen Operateur neue Röntgen-aufnahmen veranlaßt. Schriftliches Ergebnis: kein Befund. Ein Jahr später wegen erneuter Beschwerden an der ehemaligen Bruchstelle 3 Wochen stationäre Behand-lung; beschwerdefrei entlassen. Jetzt wieder erneute Beschwerden. Erneute Röntgen-aufnahmen bei einem anderen Arzt. Ergebnis: 5 cm langer, 3 mm dicker Metallstift, offenbar abgebrochenes Stück einer Knopfsonde. Rückfrage beim erstbehandelnden Arzt; dessen Antwort: "In Wirklichkeit hatte ich aus psychologischen Gründen dem Patienten bzw. seinen Eltern seinerzeit nichts darüber gesagt, eben in der Erwartung, daß die Beschwerden nicht wieder auftreten würden."

Viel ist in den letzten Jahren über die *Aufklärungspflicht* veröffent-licht worden; insbesondere auch *bei Krebserkrankungen* und *vor Kropf-operationen*. Ein Urteil des OLG Köln vom 31. 5. 67 nimmt ausführlich Stellung zu der Frage der Aufklärungsnotwendigkeit bei Kropfopera-tionen: "Deshalb verfängt der Einwand des Beklagten nicht, daß — statistisch — nur etwa jeder 40. Patient mit einer Stimmbandlähmung rechnen muß!"

Wie verschieden jedoch hier die Auffassungen sind, zeigt sich z. B. in der Ab-schiedsvorlesung unseres Göttinger Chirurgen Hans Hellner am Ende des Winter-semesters 1968/69. Dort sagt Hellner an einer Stelle: "Selbst die Kenntnis aller Fehler und Gefahren berechtigt nicht dazu, der Aufklärungspflicht im Sinne des Juristen so nachzukommen, daß der Patient geängstigt und u. U. sogar geschädigt wird. Denn Angst des Patienten schafft auch Komplikationen. Es ist also m. E. ärztlich ungeschickt, einem Patienten zu sagen, daß bei einer Struma Recurrens-schädigung vorkommen kann, daß bei einer Mastdarmkrebsoperation der Ureter auch bei bestem Können u. U. geschädigt werden kann, wenn man in ein krebsig ent-zündliches Gewebe im retroperitonealen Beckenbindegewebe hineinkommt, was man *vor* der Operation und *vor* der mikroskopischen Untersuchung nicht sicher weiß..."

In den letzten Jahren spielt eine zunehmende Rolle die *Frage der Auf-klärungspflicht* des Patienten über etwaige *synergistische Wirkung von "Medikament und Alkohol"*. Bislang ist mir noch kein Fall bekannt ge-worden, in dem der angetrunkene Autofahrer sich zu seiner Entlastung darauf berufen hätte, sein Arzt habe ihn nicht auf solche Möglichkeiten aufmerksam gemacht [s. dazu Dönicke und Kleinert, sowie das von der Bundesärztekammer herausgegebene Merkblatt (Deutsches Ärzte-blatt **1964**, 510—511)].

Es kann nur empfohlen werden, daß unsere Fachzeitschriften stärker auf die — trotz aller neuen gesetzlichen Maßnahmen — zunehmenden Fälle von Trunkenheit im Verkehr und die möglichen synergistischen Wirkungen von Medikamenten auf-merksam machen.

Gerade in den letzten Monaten ist erneut im Schrifttum die Frage einer *falschen Dosierungsangabe infolge Schreibfehler* ("Irrtum in der Dezi-male") aufgetaucht. Es sei u. a. dazu auch auf die Monographien von G. Schulz und M. Kohlhaas sowie auf W. Uhlenbruck, G. Herold, Malorny usw. hingewiesen.

Es ist in diesem gemeinten Fall versucht worden, alles zur Berichti-gung des Druckfehlers zu tun, was möglich schien. Bislang wurde nämlich im allgemeinen *der Arzt verurteilt* bzw. haftpflichtig gemacht, der *beim Schreiben des Rezeptes diesen „Druckfehler" nicht erkannt* und dadurch den Schaden herbeigeführt hatte. Bei der strengen Rechtsprechung des BGH wäre es jedoch nicht verwunderlich, wenn auch der Autor, dem dieser Schreibfehler unterlaufen war, zur Rechenschaft gezogen würde.

Klagen bzw. Ermittlungsverfahren gegen Ärzte, wegen *grober Fahrlässigkeit bzw. Tötung bei der Vorbereitung zu Herz, Nieren- und Lungentransplantationen* sind in Deutschland noch nicht bekannt geworden. Es kann jedoch bei diesem Problem nur dazu geraten werden, auch auf diesem modernen chirurgischen Gebiet alle jene grundsätzlichen Forderungen zu beachten, wie sie in den beiden letzten Jahren auf verschiedenen Kongressen, Symposien usw. ausführlich erwogen worden sind. Die Bundesärztekammer hält eine gesetzliche Regelung für Herztransplantationen in der Bundesrepublik nicht für erforderlich.

Der Justitiar der Ärztekammer Dr. HESS, erklärte in einem Interview des Saarländischen Rundfunks: Probleme, die bei einer Herzverpflanzung auftreten können, seien durch die derzeitige Rechtsprechung bereits hinreichend geklärt... In diesem Zusammenhang sei auf den Aufsatz von A. LAUFS „Zur deliktsrechtlichen Problematik ärztlicher Eigenmacht" und auf W. UHLENBRUCK „Ärztliche Haftung bei Erweiterung oder Abänderung des Operationsplanes" hinzuweisen.

Auch heute noch ein Wort zur *Tätigkeit als Sachverständiger:* Immer wieder ist zu beobachten, daß fast alle *Ansprüche gegen Ärzte* unmittelbar oder mittelbar auf *Anregung oder unvorsichtige Äußerung nächstbehandelnder, meist jüngerer Kollegen in Gegenwart des Patienten* zurückzuführen sind. Daß diese Ärzte dann als Sachverständige ungeeignet sind und mit Erfolg abgelehnt werden können (s. auch STERN), ist erklärlich. Man vermeide aber auch in seinen Gutachten, die oft zweckmäßigerweise nicht nur von *einem* auf dem betreffenden Gebiet erfahrenen Arzt erstattet werden sollten, diskriminierende oder sogar verurteilende Ausdrücke gegenüber der Handlungsweise des Arztes, dem ein Irrtum bzw. Versagen vorgeworfen wird.

Im Hinblick auf das, was ich anfangs zu Ihrer Geduld gesagt habe, will ich Ihre Zeit nicht länger beanspruchen. Ich will mir daher versagen, anhand eigener Fälle auf die Beweislast in Arzthaftpflichtprozessen (W. PFLEIDERER, HANAU und zum BGH-Urteil vom 11. 6. 68) einzugehen.

Auch nicht näher besprechen möchte ich die besondere Vorsicht des Arztes *bei Verabreichung von Medikamenten*, die für gelegentlich *allergische Nebenwirkungen* bekannt sind, auch nicht ausführlicher diskutieren will ich die Gefahr *fehlerhafter intraarterieller oder intramuskulärer Injektionen* (s. dazu BAY), ebenso nicht die *„Unterlassene Hilfeleistung im ärztlichen Beruf"*, über die BERTHOLD MUELLER kürzlich berichtet hat, und schließlich auch nicht aufgrund eines eigenen Falles die *„Iatrogene Fremdkörperembolie"* (Hineinrutschen eines 12 cm langen, 1—2 mm dicken Venoflex-Katheters in die Cubitalvene; dazu IRMER, NISSEN-DRUEY).

Hinweisen muß ich aber doch noch auf die *Todesfälle bei unterlassener Tetanus-Prophylaxe* (s. neue Fassung der „Empfehlung zur Tetanus-Prophylaxe" der Deutschen Gesellschaft für Chirurgie, DÄ Nr. 10 vom 8. 3. 1969, S. 627 und die „Empfehlung zur Tetanusprophylaxe" der Österreichischen Gesellschaft für Unfallchirurgie).

Schließlich muß ich aber doch noch aufmerksam machen auf die leider immer noch vorkommenden Fälle von *Gasbrandinfektion* nach Injektion, sowie auf die gerade wieder akut gewordene Frage von *Selbsttötung im Krankenhaus* (Schwarz).

Lassen Sie mich zum Abschluß nur noch ein Wort sagen zur *ärztlichen Fortbildung:*

Daß wir alle heute hier sind, ist ein Zeichen für unsere Einsicht!

Wir sind zwar alle nach § 4 der Berufsordnung für die deutschen Ärzte ,,verpflichtet'', unseren Beruf fortzubilden, aber eine gesetzliche Regelung liegt hierzu nicht vor. Es wird jedoch stets in Straf- und Zivilprozessen gegen Ärzte und von den Berufsgerichten eingehend ermittelt, ob, wie, wann, wie oft usw. der beklagte bzw. angeklagte Arzt sich fortgebildet hat (Uhlenbruck und Perret).

Wenn ich im Kolleg die Fortbildungspflicht bespreche, weise ich auf die Novelle von Storm ,,Ein Bekenntnis'' hin. Es wird hier in dramatischer Weise geschildert, wie ein Arzt, der seine Frau wegen scheinbar unheilbaren Leidens getötet hat, von der Beerdigung nach Hause kommt und erst jetzt die Zeit findet, medizinische Zeitschriften durchzusehen. Dabei ist in einem Aufsatz ein neues Heilmittel aufgeführt, welches seiner Frau die Gesundheit hätte bringen können.

Literatur: Bay, E.: Technik und Gefahren der intramuskulären Injektion. Dtsch. med. Wschr. **92**, 1950—1952 (1968). — Dönicke, A. u. H. Kleinert: Arzneimittel, Alkohol und Verkehrstüchtigkeit. Med. Klin. **62**, 835—840 (1967). — Hanau, P.: Besprechung des BGH-Urteils vom 11. 6. 1968: Beweislastumkehr bei Verblutung nach Blinddarmoperation. NJW **1968**, 2291—2292. — Hellner, H.: Operationsrisiko und Risikooperation: Hippokrates (Stuttg.) **40**, 133—137 (1969). — Herold, G.: Arzt und Recht. Dtsch. med. Wschr. **1962**, 102—105. — Irmer, W.: Entfernung eines embolisch von der linken Cubitalvene eingeschwemmten Polyäthylen-Katheters aus dem Pulmonalisstamm. Zbl. Chir. **89**, 1078—1082 (1964). — Jungmichel, G.: Der Arzt als Gutachter im Haftpflichtprozeß. H. Unfallheilk. **55**, 167—173 (1956). — Kallfelz, W.: Sammlung von Entscheidungen der ärztlichen Berufsgerichte, 361 Seiten, Bundesärztekammer 1967. — Kohlhaas, M.: Schweigepflicht und Verkehrssicherheit. Dtsch. med. Wschr. **1969**, 47—48; — Medizin und Recht, S. 73. Heidelberg: Urban & Schwarzenberg 1969. — Laufs, A.: Zur deliktsrechtlichen Problematik ärztlicher Eigenmacht. NJW, **1969** 529—533. — Malorny: Percain-Todesfall durch Druckfehler in einer med. Zeitschrift. Samml. Vergiftungsf. **14**, 40—51 (1952). — Mueller, B.: Unterlassene Hilfeleistung im ärztlichen Beruf. Med. Welt **19** (N. F.), 2069—2073 (1968). — Nissen-Druey: Exogene Fremdkörperembolie. Münch. med. Wschr. **108**, 788—790 (1966). — Perret, W.: Über das Ausmaß der Aufklärungspflicht des Arztes bei Krebserkrankung. Med. Klin. **54**, 138—140 (1959); — Das med. Gutachten in Arzthaftpflichtschäden. In Fischer, A. W., R. Herget u. G. Mollowitz: Das ärztliche Gutachten im Versicherungswesen, S. 85—126. — Pfleiderer, W.: Zur Beweislast in Arzthaftpflichtprozessen. Münch. med. Wschr. **111**, 301—306 (1969). — Schulz, G.: Der Arzt vor dem Richter, 2. Auflage, S. 226. Hannover: Schlütersche Buchdruckerei Verlagsanstalt 1962. — Schwarz, J.: Suicid im Krankenhaus. Vortrag auf der Tagg der Dtsch. Ges. für Gerichtliche Medizin 1968, Manuskript. — Stern, M.: Ablehnung eines ärztlichen Sachverständigen. Münch. med. Wschr. **111**, 673—677 (1969). — Uhlenbruck, W.: Ärztliche Fortbildungspflicht und Vertragsverletzung. Dtsch. med. Wschr. **93**, 2136—2137 (1968); — Ärztliche Haftung bei Erweiterung oder Abänderung des Operationsplanes. VersR **1968**, 1101—1110. — BGH-Urteil vom 5. 12. 1967 in NJW, **1968**, 1181—1182. — ,,Die Welt'' Nr 90 vom 18. 4. 1969.

Aussprache

PERRET, Dr., München:

Herr JUNGMICHEL, ich danke Ihnen sehr, daß Sie aus reicher Erfahrung zu uns gesprochen haben, viele akute Probleme angegriffen haben und uns Bescheid gesagt haben, was zu tun und was zu lassen ist. Sie haben berechtigt darauf hingewiesen, daß am Anfang vieler Ansprüche die an den Arzt gestellt werden, *verurteilende Meinungen des Kollegen* an der Spitze standen. Ich muß und darf dazu ergänzend sagen, was Sie ja auch selbst angedeutet haben, daß es Fälle gibt, wo ich unbeschadet, ob ich Gutachter bin oder Nachbehandler oder zugezogener Facharzt, wo ich mit bestem Gewissen nur sagen kann, Hut ab. Ich erinnere an den Fall von Ihnen mit den zurückgelassenen Fremdkörpern, das geht nicht. Es gibt Grenzen, wo ich auch den Kollegen nicht decken kann. Nicht nur, damit das Sprichwort von der „Krähe" weiter um sich greift, sondern es gibt Dinge, die ich als Gutachter und Kollege nicht decken kann. Deshalb müssen wir uns im Einzelfall überlegen: Ist es etwas was ich nicht decken kann, was in die Rechtsnormen nicht paßt, zu unserem Berufsethos und auch aus moralischen Gründen. Dies nur als Ergänzung zu dem, was Sie gesagt haben, Herr JUNGMICHEL. Sie deuteten es an. Es hätte nur durch Ihre nachfolgenden Sätze evtl. falsch verstanden werden können.

HUMPERDINCK, Prof. Dr. Bochum:

Meine Frage gehört zu den Vorträgen KOHLHAAS-REICHENBACH vielmehr JUNGMICHEL. Eine Frage aus der Praxis, und zwar möchte ich folgendes voranstellen: Wir alle wissen, daß *Arbeitsplatzwechsel* mit einer Sorgfalt zu veranlassen ist, der etwa der entspricht bei einer Indikationsstellung zu einer Operation, so wurde es einmal gesagt. Nun, bei uns z.B. gerade im Bergbau, werden sehr eingehende Beurteilungen bezüglich des Arbeitsplatzes und des notwendigen Arbeitsplatzwechsels oft gefordert. Also insbesondere auch zu der oft sehr wichtigen Frage, Arbeiten unter Tage oder über Tage? Wie steht es nun, wenn einer gegen diesen Arzt oder die Ärzte, und das frage ich aus einem speziellen Fall heraus, Klage erhebt? Sind darüber bei Ihnen, Herr PERRET, oder von den Herren, die gesprochen haben, irgendwelche spezielle Erfahrungen schon beobachtet oder liegen sie vor? Das würde mich interessieren, und wie würden Sie überhaupt zu dieser Frage sich einstellen?

W. PERRET, Dr., München:

Herr HUMPERDINCK, ganz pauschal betrachtet, geht es eigentlich um die Frage, ob ich die *Arbeitsfähigkeit* eines Patienten, eines zu begutachtenden, eines verletzten, richtig eingeschätzt habe oder nicht. Sie wissen selbst, daß Arbeitsfähigkeit etwas ist, was nicht allein an die körperlichen Funktionen, die ich messen kann, gebunden ist, sondern etwas ist, was vom Willen und der Energie des Einzelnen abhängig ist. Das *Ausmaß der konkreten Leistungsbreite*, der Arbeitsfähigkeit, das wissen wir alle, die wir die Zeiten von 1945 noch erlebt haben, waren trotz körperlicher schwerer Funktionsstörungen ganz erheblich groß. Da Wille und Energie zu erlahmen drohen oder iatrogene und adrokatogene Einflüsse diesen Willen nehmen können, kann die konkrete Leistungsbreite herabgesetzt sein.

Eine andere Frage ist die, wenn ich als Gutachter oder Vertrauensarzt einen Patienten nicht ausreichend untersuche, ihn unter Tage schicke, obwohl er vorher lange Zeit gehustet hat und sich in Kürze danach röntgenologisch an der Pulmo ein dicker Befund erhebt, dann muß ich sagen, eine ausreichende sorgfältige Untersuchung hätte vielleicht vorher den Befund, der tatsächlich die Leistungsbreite einschränkt, aufdecken können und hätte u.U, die Untertagearbeitsfähigkeit nicht zugelassen. Pauschal können Sie sagen, ich muß jedenfalls einzeln für sich beurteilen. Grundsätzliche Regeln gibt es dabei nicht.

STOCKMANN, Dr., Göttingen:

Ich habe nur einige praktische Vorschläge zu machen und zwar hinsichtlich des Themas: „Medikamente, Alkohol und Fahrtüchtigkeit". Es ist überraschend, daß hinsichtlich der *Medikamenteneinnahme,* die vom Arzt verboten oder auf deren Verbot in dem sog. „Waschzettel" oder Beiblatt hingewiesen worden ist, sich bisher wenig Praktisches ergeben hat. Wir haben eine Umfrage gehalten. Es sind noch keine praktischen Fälle bekannt, wo Medikamente, die nicht eingenommen werden dürfen, die aber sicher den Unfall erzeugt haben oder dazu geführt haben, daß die bisher in der Rechtssprechung also, nicht bekannt geworden sind. Trotzdem muß man für die Zukunft damit rechnen, und zu diesem Punkt möchte ich 2 praktische Vorschläge machen.

1. Man sollte die *Fahrlehrer* anweisen, daß sie die Bestimmungen, die für sie bestehen, einhalten. Es besteht eine Bestimmung, wonach der Fahrlehrer verpflichtet ist, nicht nur auf die *Gefahren Alkohol und Fahrtüchtigkeit,* hinzuweisen, sondern auch auf die *Gefahr, Medikament und Fahrtüchtigkeit.* Eine Stichprobe in Göttingen bei einem größeren Betrieb hat ergeben, daß etwa nur $^1/_4$ höchstens $^1/_3$ aller Fahrschüler auf diesen Punkt, Medikament, Fahrtüchtigkeit insbesondere Medikament, Alkohol und Fahrtüchtigkeit vom Fahrlehrer hingewiesen wird.

2. Die Fahrlehrer müßten verpflichtet werden bzw. die Prüfer müßten verpflichtet werden bei der Abnahme der Fahrprüfung, diesbezügliche Fragen zu stellen bzw. müßten diese Fragen, heute wird ja nicht mehr mündlich geprüft über diese theoretischen Dinge, sondern an Hand von Fragebogen müßten entsprechende Fragen verankert werden: „Medikamente und Fahrtüchtigkit".

Der 3. Punkt ist, daß man solche Fälle vor möglichen künftigen Prozessen vermeidet. Die pharmazeutische Industrie sollte aufgefordert werden, nicht nur diese kleingedruckten Hinweise, *Gefahr von Medikamenteneinnahme und Fahrtüchtigkeit* so klein gedruckt zu bringen, sondern daß *auf den Packungen* einheitlich ein *Warnungssignal* erscheint. Also sagen wir beispielsweise ein Auto mit einem oder zwei Strichen durch. Ich glaube, das könnte dazu führen, daß auch in der Zukunft irgendwelche Haftpflichtschäden, die sich aus Medikamentenmißbrauch bzw. Medikamenten- und Alkoholmißbrauch ergeben, vermieden werden könnten.

W. DÖHNER, Prof. Dr., Schleswig:

Meine Fragen an Herrn REICHENBACH lauten:

1. Lassen sich aus dem großen Zahlenmaterial der Versicherung Aussagen machen, ob die *Vorwürfe gegen den Arzt wegen fehlerhaften Verhaltens* in den letzten 10 Jahren zugenommen haben?

2. Wie hoch ist bei den genannten 1840 Fällen der *Prozentsatz berechtigter und versicherungsrechtlich anerkannter Fehler?*

3. Ist eine zahlenmäßige Aufschlüsselung erfolgt, in welchem *Verhältnis von Frauen und Männern Vorwürfe* erhoben haben?

W. PERRET, Dr., München:

Darf ich zu dem Punkt 2 vielleicht gleich etwas sagen. Es ist vor etwa 20 Jahren von JUNGMICHEL und mir angegeben worden, nach den Ermittlungen auf Grund eigener reicher Erfahrung, aus einem großen Material, daß etwa 30—33% aller erhobenen *Vorwürfe gegen einen Arzt* nur durch schuldhaftes Tun oder Unterlassen verursacht worden sind. 70% der Fälle, in etwa unberechtigter Ansprüche, waren nicht zur Zahlung zu führen. Ich habe ein größeres Material auf Grund langjähriger Erfahrungen durchgearbeitet und habe für den Vortrag in Salzburg eine Quote errechnet, die etwa nur bei 25% liegt. Kurz zusammengefaßt kann man sagen, daß nur ein *verschwindend kleiner Teil erhobener Ansprüche* tatsächlich oder nach den gültigen Rechtsnormen berechtigt sind und zu Zahlungen des Arztes führten bzw. der hinter dem Arzt stehenden Versicherungen. Denn es ist ja nicht so, daß alle Ärzte, die in Anspruch genommen werden, schon eine Haftpflichtversicherung haben.

Zu Punkt 3. Der Unterschied zwischen männlich und weiblich, darüber ist die Statistik nicht im einzelnen erstellt worden.

Zu Punkt 1 darf ich Herrn Dr. REICHENBACH bitten, etwas zu sagen.

M. Reichenbach, Dr., München:

Ebenso wie das Material, was durchgeschaut wurde, keine Repräsentanz hat für alle anderen, ist aus diesem nicht herauszulesen, was es gegenüber früher mehr oder weniger gibt. Selbstverständlich wären in den Archiven noch Unterlagen da, die man noch nachschlagen könnte. Es ist bei uns nicht gemacht worden, sondern ich habe von 58—68 alles durchgeschaut. Wenn Sie mich fragen, welchen Eindruck ich habe, dann würde ich nicht einmal ein „eindrucksmäßiges ja oder nein" sagen, weil das natürlich weitgehend auch von dem Geschäftserfolg der Versicherungsgesellschaften abhängig ist. Es sind mehr Versicherte gegenüber früher, es wird anders versichert als gegenüber früher. Ich glaube, daß selbst wenn ich das Material der 10 Jahre vorher durchschauen würde — von 48—58 — ich keine Zahlen erhalten würde, die ich wagen würde, zur Relation der späteren 10 Jahre zu nennen.

Punkt 2 ist gesagt worden. 25% Berechtigte.

Herrn Humperdinck kann ich nur sagen, daß in unserem Material selbstverständlich kein spezieller Fall war, daß der Arbeitswechsel als Schuld erhoben wurde. In meinem Material sind aber, ich habe nicht alle einzelnen Gruppen aufzählen können, falsche Attestierungen und falsche Begutachtungen sehr wohl vorhanden in etwa 77 Fällen. Die Hälfte davon beträgt Fehlbeurteilungen und Fehlattestierungen im Zusammenhang mit Schwangerschaftsdauer und Stillzeit.

H. J. v. Brandis, Prof. Dr., Aachen:

Ich möchte zunächst zu den Worten etwas sagen, die Herr Jungmichel über die *Tetanusfrage* geäußert hat. Wir haben ja jetzt in den Richtlinien das menschliche Serum eingeführt mit dem Vermerk, weil das Medikament ja relativ teuer ist, daß es dem Arzt überlassen ist, ob er das menschliche Serum im einzelnen Fall verwenden will oder nicht, wobei aber eben im Hintergrunde gesagt worden ist, die Tetanusgefährdung ist verschieden. Das kann aber doch auch falsch ausgelegt werden. Deswegen möchte ich, was ich schon oft getan habe, jedem Arzt raten, daß er auf alle Fäll ein seiner Kartei in jedem Fall, in dem er kein menschliches Serum gibt, einträgt, „kein Serum", weil ich die betreffende Verletzung für nicht so gefährlich halte. Damit ist dann erwiesen, daß er mit der notwendigen Sorgfalt diese Angelegenheit überdacht hat und der *Vorwurf der Fahrlässigkeit*, der ja sonst bei diesen Tetanusfällen immer auftaucht zunächst und mit viel Mühe durch Gutachten aus der Welt geschafft werden muß, ist damit beseitigt.

Das andere betrifft ein Vergehen, das uns Chirurgen sehr häufig unterläuft, ohne daß wir darüber nachdenken. Das ist die Einstellung zur *Entfernung des Meckelschen Divertikels* bei einer Appendektomie. Wir Chirurgen haben, und so habe ich es auch gelernt, routinemäßig, wenn ein Meckel gefunden wird, dieses abgetragen. Da das ja meistens gut geht in der Regel, weiß das der Patient nicht. Es ist alles in Ordnung. Bis dann mal, wie ich es einmal erlebt habe bei einem Assistenten, die Naht insuffizient wurde von der Abtragsstelle der Meckel und es hinterher eine böse Peritonitis gab. Dieser Fall kam glücklicherweise nicht vor den Strafrichter. Man sollte also, ich habe es seitdem immer wieder versucht, aber es ist oft sehr schwierig, den Patienten vorher immer verständigen über diese Möglichkeit. Der Fall wird für mich jetzt um so spannender, als mir augenblicklich ein Haftpflichtanspruch in meiner Tätigkeit als beratender Arzt vorliegt, in dem umgekehrt jetzt ein Patient Ansprüche erhebt, er wäre vor 10 Jahren an einer hochakuten Appendicitis operiert worden und der betreffende Arzt hat das Meckel nicht entfernt.

Nach 10 Jahren hat er eine Divertikulitis bekommen mit allen Komplikationen, die man sich denken kann. Nun erhebt er den Vorwurf gegen den Arzt. Er hätte nicht sorgfältig gehandelt, er hätte das Divertikel entfernen müssen. Das ist meiner Meinung nach völlig abwegig, denn das richtige ist, daß er das Meckel nicht entfernt hat. Es bleibt nur die Frage, ist ein Chirurg nicht doch verpflichtet, dem Patienten hinterher zu sagen: „Hör mal zu, ich konnte Dir nur den Blinddarm herausmachen, weil das nicht anders ging, aber Du hast noch ein solches Meckelsches Divertikel und sei vorsichtig, wenn Du noch einmal da Bauchweh bekommst, dann kann es dieses Divertikel sein". Ich wäre sehr interessiert daran, zu hören, was die hohen Herren Gelehrten zu dieser schwierigen Frage sagen.

H. Gabler, Dr., Stuttgart-Schönberg:

Moderne Risikobeurteilung in der Lebensversicherungsmedizin.

Zum Thema „*Moderne Risikobeurteilung in der Lebensversicherungsmedizin*" sind einige Vorbemerkungen erforderlich.

Im großen Kreis der Gesamtmedizin ist die Lebensversicherungsmedizin nur ein kleiner schmaler Sektor; von diesem führen allerdings zahlreiche Verbindungswege zu fast allen Disziplinen der Medizin. Aber auch zu nichtmedizinischen Wissensgebieten führen solche Verbindungswege: zur Jurisprudenz und zur Mathematik. Durch das ganze weht ein kräftiger kaufmännischer Wind und es ruht auf einem wirtschaftlichem Fundament, das seinen Ausdruck findet in einer Gesamtversicherungssumme der deutschen Lebensversicherungsunternehmen in Höhe von rund 185 Milliarden DM (187,8). Die Lebensversicherungsmedizin dient nicht nur jeweils einem einzelnen, sondern auch einer großen Zahl von Versicherten, die in einer Versichertengemeinschaft ihres Unternehmens zusammengeschlossen ist.

Am 31. 12. 68 bestanden bei den 99 im Bundesgebiet und in West-Berlin arbeitenden Lebensversicherungsunternehmen insgesamt rund 50 Mill. (51,2) Lebensversicherungsverträge.

Ein besonderes Augenmerk gilt *in der Lebensversicherungsmedizin* naturgemäß der *Langzeitprognose*, wie sie dem praktizierenden Arzt im allgemeinen nicht so geläufig ist.

Deshalb bin ich dem Herrn Präsidenten dieser unserer Tagung besonders dankbar, daß er mir Gelegenheit gegeben hat, zum Thema der Risikobeurteilung in der Lebensversicherungsmedizin zu sprechen; hat doch mein Vorvorgänger, Paul Hörnig, in der deutschen Gesellschaft für Unfallheilkunde, Versicherungs-, Versorgungs- und Verkehrsmedizin jahrelang gewirkt, und der Anschluß der Lebensversicherungsmedizin an diese unsere Gesellschaft war sein Werk. In der Zeit nach dem letzten Krieg haben vor allem Herbert Stockmann und Kurt Quade — Mitglieder unserer Gesellschaft — zum Thema der Risikobeurteilung Arbeiten veröffentlicht, und Hermann Doll hat 1959 mit Max Bürger, Leipzig, Helmut Gillmann, Ludwigshafen, und anderen ein bemerkenswertes Lehrbuch der Lebensversicherungsmedizin herausgegeben.

Die *Beurteilung des Lebensversicherungsrisikos* beruht auf der *Gesundheitserklärung des Versicherungskandidaten*, die ein Bestandteil seines Versicherungsantrages ist, auf den *Formularberichten der behandelnden Ärzte* und ferner auf dem *Untersuchungsattest*. Die Gesundheitserklärung enthält eine Anzahl von Fragen nach anamnestischen Erkrankungen, sowie nach dem derzeitigen subjektiven Wohlbefinden. *Falsch beantwortete Fragen* geben der Versicherungsgesellschaft die Möglichkeit, vom Vertrag innerhalb der ersten 3 Versicherungsjahre zurückzutreten. Bei Deklarierung von Erkrankungen auf dieser Gesundheitserklärung wird der *behandelnde Arzt* nun um einen *Formularbericht* gebeten, der jeweils dem *Gesellschaftsarzt* zur *Beurteilung* vorgelegt wird. Dieser Bericht soll nicht aufgrund einer neuen Untersuchung, sondern nach den vorhandenen Unterlagen und Karteiaufzeichnungen erstattet werden. Die *Versicherungsuntersuchung* selbst wird bei bestimmten Versicherungssummen — im allgemeinen bei Summen ab 40 000 DM — verlangt und auch dann, wenn der Gesellschaftsarzt sie für notwendig hält, weil er sich aufgrund der vorhandenen Unterlagen noch kein für die Risikobeurteilung ausreichendes Bild machen kann. Das *Untersuchungsformular* enthält 4 Seiten, von denen 2 der Anamnese und 2 dem Befundbericht dienen. Das *Untersuchungsattest ist kein Gutachten*, denn ein Gutachter muß immer wissen, wozu ein Gutachten angefertigt werden soll; der Untersuchungsarzt aber kennt im allgemeinen nicht die verschiedenen *Versicherungsarten*. Es ist ein Unterschied, ob eine Risikoversicherung auf die Dauer von 5 Jahren, ob eine gemischte Kapitalversicherung auf die Dauer von 40 Jahren, ob eine Terme-Fixe-Versicherung von einem 25jährigen auf die Dauer von 20 Jahren oder ob eine lebenslängliche Todesfallversicherung abgeschlossen werden soll. Und wenn ein Untersuchungsarzt am Ende des Untersuchungsattestes unter Bemerkungen schreibt: „m. E. versicherbar mit Ausnahme des erhöhten Blutdrucks", so entspricht diese — wie er meint gutachterliche — Äußerung nur seinem Erachten. Denn es ist nicht möglich, in der Lebensversicherung etwa einen erhöhten Blutdruck aus dem Risiko auszuklauseln, sondern es ist gerade das Wesen der Beurteilung erhöhter Risiken, über eine Anomalie so zu entscheiden, daß der Antrag noch normal, mit Zuschlag oder überhaupt nicht angenommen werden kann.

Das *Untersuchungsattest* kann grundsätzlich *von jedem approbierten Arzt angefertigt* werden; da jedoch dann, wenn der Gesundheitszustand oder die Höhe der Versicherungssumme es erfordern, *Zusatzuntersuchungen* notwendig werden, wie EKGs, Röntgenuntersuchungen der Thoraxorgane, der Magen-Darmpassage, der Gallenwege oder des Urogenitaltraktes, ferner Blutlabor mit manchmal recht umfangreichen Spezialuntersuchungen, so wird es verständlich, wenn von vornherein um eine *fachinternistische Gesamtuntersuchung* gebeten werden muß, weil hierbei im allgemeinen die einschlägigen Sonderuntersuchungen mit angefertigt werden können und weil dem Patienten — hier dem Kunden der Versicherungsgesellschaft — nicht zugemutet werden kann, mehrere Ärzte mit entsprechenden Wartezeiten in Anspruch zu nehmen. Ganz vereinzelt haben praktische Ärzte über dieses Verfahren bei ihren zuständigen Ärztekammern Beschwerden erhoben, die vom Verband der Lebensversicherungsunternehmen so, wie dargelegt, beantwortet worden sind.

Die *Untersuchungsatteste* und auch die *Berichte der behandelnden Haus- und Fachärzte* werden von diesen ausführlich, gewissenhaft und zuverlässig bearbeitet; und wir Gesellschaftsärzte haben allen Grund, unseren Kollegen in der freien Praxis sowie in den Krankenhäusern und Kliniken deshalb sehr dankbar zu sein, liefern sie doch uns die wesentlichen Unterlagen für unsere Arbeit. An dieser unserer gesellschaftsärztlichen Beobachtung ändert auch nichts die Tatsache, daß ganz vereinzelt einmal ein Arzt es an der notwendigen Genauigkeit und Zuverlässigkeit fehlen läßt. Dies hat dann den Anschein, als ob ihm der Wortlaut des *§ 278 StGB* unbekannt sei, der *bei Strafe verbietet, daß ein Arzt ein unrichtiges Zeugnis über den Gesundheitszustand eines Menschen zum Gebrauch bei einer ... Versicherungsgesellschaft wider besseres Wissen ausstellt*. Außer der Gesundheitserklärung, dem hausärztlichen Bericht und dem Untersuchungsattest steht dem Gesellschaftsarzt noch eine *Auskunft der Mitteilungsstelle für Sonderwagnisse* zur Verfügung, wenn der Versicherungskandidat bei einer anderen Gesellschaft nur mit Beitragszuschlag angenommen oder gar der Versicherungsantrag abgelehnt bzw. zurückgestellt werden mußte. Die deutschen Lebensversicherungsunternehmen haben diese Mitteilungsstelle eingerichtet, um sich gegenseitig zu informieren und sich vor Betrug zu schützen.

Aufgrund aller dieser Unterlagen macht sich der *Gesellschaftsarzt* ein *Bild von dem Versicherungskandidaten* und er ist sich dabei bewußt, daß dieses Mosaikbild niemals absolut vollständig und lückenlos sein kann. Die Versicherungsgesellschaften ihrerseits wissen ebenfalls, daß immer noch Imponderabilien bleiben, die ins Risiko hereingenommen werden müssen.

Wenn die *Risikoeinschätzung eines Gesellschaftsarztes* über mehrere Jahre hin gezeigt hat, daß die Masse der Beitragszuschläge die vorzeitige Auszahlung der Versicherungssummen ausgeglichen hat, dann hat er damit — kaufmännisch gesehen — den Beweis erbracht, daß seine Risikoeinschätzung richtig gewesen ist. Das Bild, das er sich von jedem ärztlich zu beurteilenden Versicherungskandidaten machen muß, wird in eine Skala eingeordnet, die von weiß — der normalen Annahme — über zahlreiche Schattierungen von grau bis zum schwarz der Ablehnung reichen.

Früher hat man das *erhöhte Risiko dadurch ausgeglichen*, daß man den mit Anomalien behafteten Versicherungskandidaten einem um eine bestimmte Anzahl von Jahren älteren Menschen gleichstellte. Es hat sich dann als praktisch und einfach erwiesen, daß das *erhöhte Risiko* in eine von *12 Klassen eingestuft* wird, die den erwähnten Grauschattierungen entsprechen, und eine solche Klasse stellt 25% Übersterblichkeit dar.

So wird beispielsweise eine kompensierte Mitralinsuffizienz mit der Klasse 5, ein chronisches Magengeschwür mit der Klasse 6 belastet, und ein Carzinom ist erst nach Ablauf von 3 Jahren versicherbar mit Klasse 10. Zusätzlich zu dieser Klasseneinschätzung wird bisweilen noch die sog. $^1/_3$-, $^1/_5$- oder $^1/_{10}$-Staffelung angesetzt, indem beim vorzeitigen Eintritt des Versicherungsfalles im 1. Jahr $^1/_3$, $^1/_5$ oder $^1/_{10}$ der Versicherungssumme, im 2. Jahr $^2/_3$, $^2/_5$ oder $^2/_{10}$ der Summe, im 3. Jahr $^3/_3$, $^3/_5$ oder $^3/_{10}$ der Summe ausgezahlt werden und entsprechend so fort.

Aufgrund der *ärztlichen Klasseneinschätzung* kann der zuständige Sachbearbeiter dann *mit Hilfe von* bestimmten *mathematischen Tabellen* je nach Alter des Kandidaten, nach Versicherungsdauer und Versicherungsart den erforcdrlichen *Zuschlag ausrechnen*.

Es liegt der Gedanke nahe, daß bei vollständiger Heilung einer Kranheit der einmal festgesetzte Beitragszuschlag überflüssig und damit gestrichen werden könnte; das wäre nicht zu verantworten, weil eine Verschlechterung des Risikos vom Versicherungsnehmer der Gesellschaft ja auch nicht gemeldet wird mit dem Ziel, von nun an einen höheren Beitrag zu bezahlen. Es wäre ihm nicht zuzumuten und widerspräche auch dem Versicherungsgedanken.

Auch wird bisweilen ein *temporärer Zuschlag* etwa für die Dauer von 3 oder 5 Jahren neben einem normalen oder erhöhten Beitrag angesetzt, letzteres besonders dann, wenn verschieden geartete Anomalien dies erfordern. Diese Art des Risikoausgleichs wird nicht bei allen Unternehmen gleichmäßig gehandhabt.

Die Kürze der zur Verfügung stehenden Zeit erlaubt es nicht, auf die *Bedeutung des Computers in der Risikoeinschätzung* einzugehen. Es ist dies eine Zukunftsfrage. Zur Zeit würde die Programmierung eines einzelnen Risikos eine viel zu aufwendige und kostspielige Arbeit bedeuten. Die

Anomalien der Versicherungskandidaten werden z.B. in der Mehrzahl nicht addiert sondern bilden zumeist gewissermaßen eine „Tateinheit".

Wann dies der Fall ist, kann allein der Gesellschaftsarzt im einzelnen beurteilen. Der Computer kann das nicht; das ist ähnlich wie bei einem Gerichtsurteil, das man auch nicht als eine Routinearbeit ansieht.

Die *Risikobeurteilung der Lebensversicherungsmedizin* ist ein vielseitiges und umfangreiches Arbeitsfeld, das ich nicht erschöpfend behandeln konnte. Es kam mir mehr auf eine anschauliche kurze Darstellung an. An den Universitäten spielt die Lebensversicherungsmedizin eine relativ bescheidene Rolle, obwohl in den Archiven der Lebensversicherungsgesellschaften viele Millionen von ausführlichen und zuverlässigen *Untersuchungsbefunden* bei ca. 50 Millionen Lebensversicherungsverträgen *auf eine wissenschaftliche Bearbeitung warten*. Es wäre denkbar, daß hier wertvolle statistische Ergebnisse erzielt werden könnten.

R. Asanger, Dr. jur., München:

Obergutachten ?

„Der Sachverständige braucht keine Allwissenheit zu prästieren" (Sarstedt), auch nicht der „Obersachverständige", den es — unbeschadet nicht zu leugnender gradueller Unterschiede in Sachkunde und Urteilsfähigkeit — ohnehin nicht gibt. Trotzdem bitte ich, daß Sie das Thema wichtig nehmen. Meine zweite Bitte geht dahin, daß Sie das Fragezeichen in der Überschrift stehen lassen. Es steht bewußt und gewollt an diesem Anfang. Auch am Ende unserer gemeinsamen Überlegungen wird es noch seinen Platz haben.

Die Berechtigung dieses Fragezeichens ergibt sich daraus, daß die *Prozeßgesetze*, in denen der *Begriff Obergutachten* vorkommen müßte, ihn gerade nicht kennen. Die Zivilprozeß- und die Strafprozeßordnung sprechen zwar übereinstimmend davon, daß das Gericht eine „neue Begutachtung" durch dieselben oder durch „andere" Sachverständige anordnen *kann*, wenn es das Gutachten für ungenügend erachtet (§ 412 Abs. 1 ZPO, § 83 Abs. 1 StPO). Aber das *Obergutachten* suchen Sie dort vergebens.

Ferner *muß* nach § 244 Abs. 4 Satz 2 StPO auf Antrag ein „*weiterer Sachverständiger*" gehört werden, wenn die *Sachkunde* des früheren Gutachters *zweifelhaft* ist, wenn sein *Gutachten von unzutreffenden tatsächlichen Voraussetzungen ausgeht*, wenn das *Gutachten Widersprüche* enthält oder wenn der *neue Sachverständige über Forschungsmittel verfügt*, die denen eines *früheren Gutachters überlegen* erscheinen. Diese Grundsätze sind wohl auch auf den Zivilprozeß (z. B. BGH 11. 7. 1960, VersR 1960/998; 27. 6. 1963, VersR 1963/1150; Walter-Küper) und damit auf das ihm in vielem nachgebildete Verfahren vor den Gerichten der Sozialgerichtsbarkeit (§ 202 SGG) anzuwenden.

Historisch ist interessant, daß der Entwurf von 1873 zur Deutschen Strafprozeßordnung — in Anknüpfung an das gemeine Recht (Grömig) —

ein Obergutachten „beim Widerspruch zwischen mehreren Gutachten" vorsah (Jessnitzer). Diese Formulierung wird uns später noch beschäftigen; daher bitte ich, sie einzuprägen.

Ein anderes Beispiel aus der Vergangenheit für das Vorkommen des Begriffes *Obergutachten* ist eine Bekanntmachung des Kgl. Bayer. Staatsministeriums des Innern vom 27. 7. 1894 (Amtl. Nachr. 1895/139 = BG 1895/46). Danach hatte sich das „Bedürfnis fühlbar gemacht", bei Gutachten, die „nicht ausreichend erscheinen oder sich widersprechen bzw. in einzelnen Punkten auseinandergehen", „ein Organ zu besitzen, das in solchen Fällen zur Erstattung eines Obergutachtens angegangen werden kann". Für diesen Zweck wurde in jedem Regierungsbezirk ein ärztliches Kollegium von je 3 Mitgliedern errichtet.

Aber auch *in der Rechtssetzung unserer Tage* spielt der Begriff *Obergutachten* eine Rolle. *Im Recht der gesetzlichen Krankenversicherung* und zwar in der Regelung des Vertrauensärztlichen Dienstes kann nach § 12 Abs. 6 des Bundesmantelvertrages vom 1. 8. 1959/8. 3. 1966 bei Meinungsverschiedenheiten zwischen dem Kassenarzt und dem Vertrauensärztlichen Dienst über das Vorliegen von Arbeitsunfähigkeit oder in anderer Hinsicht durch den Kassenarzt unter Darlegung seiner medizinischen Gründe bei der Kasse ein — in einigen Landesmantelverträgen für verbindlich erklärtes — Obergutachten beantragt werden (Bartels, Franz, Krasemann, Nannenhorn).

Auch die Vereinbarung über die *Ausübung von tiefenpsychologisch fundierter und analytischer Psychotherapie* in der kassenärztlichen Versorgung vom 14. 6. 1967 kennt die Einholung von „einem weiteren Gutachten (Obergutachten)" (§ 5).

In Gesetzen unserer Tage gibt es eine *Legaldefinition für den Begriff Obergutachten*, obwohl dort das Wort paradoxerweise nicht erscheint. Nach dem Patentgesetz (§ 23), dem Gebrauchsmustergesetz (§ 12) und dem Warenzeichengesetz (§ 14) ist das Patentamt zur Abgabe eines Gutachtens auf Ersuchen der Gerichte oder der Staatsanwaltschaften verpflichtet, wenn in einem Verfahren nach einem dieser Gesetze „voneinander abweichende Gutachten mehrerer Sachverständiger vorliegen". Ein derartiges Gutachten nennt die urheberrechtliche Praxis allgemein ein Obergutachten.

Ferner kennt das Recht des Lastenausgleichs den Begriff und auch das Wort. Nach § 265 Abs. 5 LAG ist „im Bedarfsfalle" ein Obergutachten einzuholen, wenn Zweifel bestehen, ob der Geschädigte erwerbsunfähig ist.

Viel mehr als die Rechtssetzung bedient sich die *Rechtsprechung* des *Begriffes Obergutachten*. Deshalb wird ihn ein Überblick über seine dortige Anwendung weiter verdeutlichen.

Die *Einholung eines Gutachtens* und die *Auswahl des Sachverständigen* stehen im freien Ermessen des Tatsachenrichters. Das gilt ebenso für die *Anforderung eines zusätzlichen Sachverständigenbeweises* (BGH 30. 9. 1958, VersR 1958/847; 8. 11. 1965, VersR 1966/162; BAG 19. 4. 1966, BB 1966/ 947; BVerwG 25. 8. 1961, DÖV 1962/504). Die Tatsache, daß mehrere im Ergebnis voneinander abweichende Gutachten vorliegen, ist für sich allein kein Grund, der das Gericht verpflichtet, weiteren Beweis durch Sachverständige zu erheben (BSG 6. 5. 1958, Breith. 1958/902). Das erübrigt sich dann, wenn der Richter selbst sich eine eigene Überzeugung erarbeiten kann (BGH 26. 4. 1955, NJW 1955/1642).

Genügt dagegen die Begutachtung nicht für die erforderliche richterliche Überzeugung — etwa weil sie nicht von den Tatsachen ausgeht, auf die es nach dem Stande der wissenschaftlichen Erkenntnis ankommt (BGH 12. 6. 1963, VersR 1963/1053) — und besteht Aussicht, den Sachverhalt durch ein weiteres Gutachten besser klären zu können (WALTER-KÜPER), so *veranlaßt das Gericht ein neues Gutachten.* Der Zweifel als solcher verpflichtet nicht zu weiterer Aufklärung (BGH 18. 9. 1952, NJW 1952/1343).

Die *Ergänzung des Sachverständigenbeweises* ist insbesondere z.B. geboten, wenn das Gericht geneigt ist, sich in einer Frage, die hauptsächlich das Gebiet der Chirurgie berührt, in Widerspruch zu dem Gutachten des Chirurgen zu setzen und dem Gutachten eines Nichtchirurgen zu folgen (BGH 3. 12. 1968, VersR 1969/188). Dann darf das Gericht der Tatsacheninstanz von der Einholung eines Obergutachtens, dessen Einholung es für geboten hält, auch nicht mit der Begründung absehen, daß es keinen geeigneten Sachverständigen heranziehen könne. Nötigenfalls muß es ein solches Gutachten gemäß § 407 ZPO erzwingen (BAG 30. 4. 1965, NJW 1965/1876).

Ebenso ist wichtig, daß die *Prozeßparteien* selbst *keinen Rechtsanspruch auf Anforderung eines Obergutachtens* haben (BGH 25. 4. 1961, VersR 1961/615) und daß ein Gutachten nach § 109 SGG begrifflich niemals ein Obergutachten sein kann (Bayer. LSG 15. 3. 1955, Breith. 1955/1197; deshalb erörtert KIERSKI das Obergutachten systematisch unzutreffend unter dem Gesichtspunkt des Gutachtens nach § 109 SGG).

Eine verfahrensrechtliche Pflicht zur Einholung eines Obergutachtens, deren Einhaltung vom Revisionsgericht nachgeprüft werden kann, hat an Rechtsprechung nur ausnahmsweise und nur bei besonders schwierigen Fragen oder bei groben Mängeln der vorhandenen Gutachten angenommen (z.B. BGH 7. 3. 1953, MDR 1953/605; 12. 1. 1962, NJW 1962/676; BAG 25. 3. 1959, MDR 1959/700). Nach Meinung des Bundesverwaltungsgerichts kann die Notwendigkeit zur Einholung eines Obergutachtens auch daraus folgen, daß eine Partei privatärztliche Gutachten vorlegt, in denen gewichtige Bedenken gegen das Gutachten einer Universitätsklinik geltend gemacht werden. Zwar wird im allgemeinen einem klinischen Gutachten großes Gewicht beizumessen sein. Es gibt aber keinen Rechtssatz dahin, daß ein klinisches Gutachten in jedem Falle den Vorzug vor einem privatärztlichen Gutachten verdient (BVerwG 22. 6. 1966, Zfs 1967/27).

In der Praxis wird *mit dem Wort Obergutachten* recht *unterschiedlich verfahren.* Einige Beispiele mögen das näher dartun:

a) Nicht selten ist zu beobachten, daß die Prozeßbevollmächtigten mit dem Begriff zu eifrig umgehen. So hatte z.B. einer in der Berufungsinstanz die „Einholung eines Obergutachtens bei Prof. D. auf Gerichtskosten" beantragt und diesen so formulierten Antrag in der Revisionsbegründung als solchen nach § 109 SGG bezeichnet (BSG 28. 10. 1957, SozR SGG § 109 Nr. 9).

b) Nicht weniger bemerkenswert ist die Sicherheit, mit der Ärzte zur eigenen Aufwertung (FRIEDERICHS, KOPP) behaupten, daß sie vielfach Obergutachter gewesen seien und noch seien, wenn sie ihre Bestellung zum D-Arzt erbitten oder wenn sie als Chefarzt eines Krankenhauses den Antrag von dessen Träger auf Zulassung zum berufsgenossenschaftlichen Verletzungsartenverfahren unterstützen.

c) Aber auch die Gerichte der Sozialgerichtsbarkeit verwenden den Ausdruck Obergutachten gelegentlich ohne rechten Bedacht. So holte ein Sozialgericht (SG) in einer Unfallrentenstreitsache zunächst ein Gutachten, danach ein Obergutachten ein und gab dem ernannten Sachverständigen auf, „alle Vorgutachten kritisch zu würdigen". Ein halbes Jahr später beschloß dasselbe Gericht, von einem anderen Sachverständigen ein „abschließendes Obergutachten nach Aktenlage" einzuholen. Auch ihm wurde wieder aufgetragen, „alle Vorgutachten, insbesondere die sich widersprechenden Gutachten, kritisch zu würdigen." Im Tatbestand seines Urteils spricht das SG davon, daß es „fachärztliche Gutachten bzw. Obergutachten" eingeholt habe, um in den Entscheidungsgründen das erste „Obergutachten" zu einem Gutachten zu machen und nur noch das „abschließende Obergutachten" als solches zu kennzeichnen. Diese Schwankungen beseitigt das LSG (Bayern 3. 6. 1966, L 2 U 326/65) in seinem Urteil dadurch, daß es die Äußerungen *aller* Sachverständigen Gutachten nennt.

Auch in anderem Bezug verwendet die *Rechtsprechung* den *Begriff Obergutachten nicht einheitlich*. Einerseits trifft man auf Urteile, in denen bereits ein zweites Gutachten zu derselben Frage als Obergutachten bezeichnet wird (BGH 18. 9. 1952, NJW 1952/1343; 5. 3. 1963, VersR 1963/ 655). So lassen es auch Walter-Küper genügen, daß nach *einem* Gutachten die verbliebenen Zweifel durch einen besonders qualifizierten Sachverständigen ausgeräumt werden.

In der Mehrzahl sind andererseits die Urteile, die sachverständige Äußerungen dann als *Obergutachten* erachten, „wenn die *vorliegenden Gutachten* anderer Sachverständiger sich *in der Beurteilung* einer *schwierigen medizinischen Frage widersprechen*" (BVerwG 17. 12. 1959, DÖV 1960/ 506 = Soz. Entsch. I/4 § 103—6) oder wenn — wie das Bayer. LSG es ausdrückt (20. 5. 1954, Breith. 1954/852 = SGb 1954/109) — „*widerstreitende Auffassungen gleichwertiger Gutachter* vorliegen" (vgl. auch LSG Baden-Württb. 14. 10. 1959, Breith. 1960/21; Bayer. LSG 7. 7. 1960, BG 1961/ 173), bei denen das Gericht keiner aus eigener Sachkenntnis mit der nötigen Überzeugung folgen kann (Bayer. LSG 15. 3. 1955, Breith. 1955/ 1197). Kierski nennt ein solches Gutachten ein „klassisches Obergutachten".

In diesem Sinne verwendet auch das BSG den Begriff. So ergibt sich z. B. aus seinem Urteil vom 1. 3. 1956 (Bd. 2/236 = Soz. Entsch. I/4 103 Nr. 9), daß das Gericht z. B. *bei ungelösten Widersprüchen in medizinischen Gutachten*, insbesondere wenn sie den festgestellten Befund betreffen, eine *weitere Beweiserhebung* durchführen muß und zwar dadurch, daß das Gericht „einen *weiteren Sachverständigen oder einen Obergutachter hört*".

Das *Obergutachten* verlangt demnach eine *sehr gewissenhafte Abwägung der schon vorgetragenen Meinungen gegenüber der eigenen* und erlaubt *kein Hinwegsetzen über die Gegenmeinungen* (Probst).

Ein *Obergutachten* im Sinne dieses prozessualen Sprachgebrauchs setzt einen *Sachverständigen* voraus, dem *größere Sachkunde* oder *bessere Erkenntnisquellen*, wie *besondere Untersuchungsmethoden*, zur Verfügung stehen als dem Erstgutachter (BGH 16. 12. 1963, VersR 1964/440).

Obergutachter soll ein *ärztlicher Sachverständiger* sein, dem das Gericht gegenüber den bisher gehörten eine *überragende Bedeutung* beimißt. Das kann ein *Facharzt* sein, wenn nach Auffassung des Bayerischen LSG

(20. 5. 1954, Breith. 1954/852 = SGb 1954/109) bis dahin Nichtfachärzte sich geäußert haben, oder die Ärzte einer Krankenanstalt mit besonderen Hilfsmitteln, die den vorher tätig gewesenen Ärzten gefehlt haben. Vor allem kommen *Wissenschaftler* in Betracht, die sich „durch Erforschung der zu begutachtenden Schädigung oder Erkrankung allgemeine Anerkennung" verschafft haben. Endlich sind als Obergutachter berufen die *Direktoren von Universitätskliniken* als ersten fachlichen Lehr- und Forschungsstätten. In dieser Meinung verpflichtet wohl auch das Lastenausgleichsgesetz in der vorhin angeführten Vorschrift die Universitätskliniken zur Erstellung von Obergutachten. In gleicher Weise hält das BVerwG (21. 8. 1956, NJW 1957/155) diese Kliniken zum Obergutachten für besonders berufen, weil ihnen in erster Linie die neuesten Erkenntnisse der medizinischen Wissenschaft zugänglich sind. Danach muß das Obergutachten schon nach seinem Zustandekommen so gewichtig sein, daß es widersprechende Auffassungen medizinischer Sachverständiger zu klären vermag. Demgegenüber meint der BGH, daß nicht ohne weiteres davon auszugehen sei, daß den Universitätskliniken schlechthin Forschungsmittel zur Verfügung stehen, die denen anderer Institute überlegen sind (BGH 6. 2. 1962, Goltd. A. 1962/371).

Jedenfalls muß nach dieser Ansicht die *abschließende Stellungnahme von „autoritativer Seite"* abgegeben werden (BVerwG 21. 8. 1956, NJW 1957/155). Von hier geht der Gedanke aus, daß dem *Obergutachter* eine „Art Schiedsrichterrolle", eine „gewisse übergeordnete Stellung" zugedacht und zuerkannt wird (JESSNITZER). So wie alles, was durch das Vorwort „Ober" bestimmt ist, in der Gefahr ist, allein von der repräsentativen Stellung her gewertet zu werden, ist auch das Obergutachten in der Gefahr, von vornherein noch der allgemeinen Repräsentanz des Sachverständigen statt von seiner autoritativen Kenntnis in der zu begutachtenden Rechtssache her gewogen zu werden (PROBST).

Das *Hauptbedenken gegen Wort und Begriff Obergutachten* liegt darin, daß es als solches vom Gericht bereits in dem Beweisbeschluß bezeichnet wird, also zu einem Zeitpunkt, in dem der Wert des Gutachtens — insbesondere auch im Verhältnis zu dem oder den früheren Gutachten — noch gar nicht beurteilt werden kann (vgl. dazu FRIEDERICHS, KOHLHAAS; VÖLCKER in Anm. zu BAYER. LSG 20. 5. 1954, a. a. O.). In der Beweisaufnahme ist nichts so unrichtig wie eine vorweggenommene Wertung. Dabei nimmt auch ein Obergutachten dem Gericht die eigene Entscheidung nicht ab (BSG 27. 2. 1963, Breith. 1963/651; BGH 26. 11. 1964, VersR 1965/91). Nur diese These verdeckt allenfalls die *Fragwürdigkeit des Begriffes Obergutachten*, die in der anderen These liegt, daß das Gericht ein weiteres Obergutachten — doch wahrlich ein Widerspruch in sich — nicht einzuholen braucht (BGH 26. 9. 1958, VersR 1958/786).

Ich komme also zu dem Ergebnis, daß die *Bezeichnung „Obergutachten" bedenklich*, wenn nicht gar *unrichtig* ist. Eine Rangfolge der Gutachten ist in den bestehenden gesetzlichen Vorschriften nicht vorgesehen (ROMMENEY in einer Besprechung von HEPPNER, Med. Sachverst. 63, 147 (1967). Das Fragezeichen in der Überschrift meines Themas ist berechtigt. Auch jetzt noch und weiterhin!

Literatur. Asanger, R.: Das ärztliche Gutachten im sozialgerichtlichen Verfahren, H. Unfallheilk. Nr 78, 72 (1964). — Bartels, H. A.: Kassenarzt und vertrauensärztlicher Dienst. Wege zur Soz. Vers. **19**, 262 (1965). — Franz, G.: Das vertrauensärztliche Gutachten bzw. Obergutachten aus rechtlicher Sicht, Deutsche Rentenversicherung 1968/149. — Friederichs, H.: Obergutachter und Obergutachten. Sozialrichter 8, 37 (1964). — Grömig, H.: Der Begriff des Obergutachtens, Ärztl. Prax. **21**, Nr 19 (1969). — Heppner, W.: Richter und Sachverständiger. Kriminolog. Schriftenreihe, Bd. 21, S. 82 u. 110. Hamburg: Verlag f. Kriminalist. Fachliteratur 1966. — Jessnitzer, K.: Der gerichtliche Sachverständige 3. Aufl., S. 160 ff. Köln: Heymanns Verlag 1966. — Kierski, W.-S.: Gutachten nach § 109 SGG. Med. Sachverst. **60**, 45 (1964); — Was ist ein „Obergutachten"?, Med. Sachverst. **65**, 109 (1969). — Kohlhaas, M.: Die Stellung des ärztlichen Sachverständigen. Med. Sachverst. **56**, 97 (1960). — Kopp, A.: Zur Definition des Begriffes ‚Obergutachten'. KOV 1954/173. — Krasemann, E. O.: Das Obergutachten im Vertrauensärztlichen Dienst. Deutsche Rentenversicherung 1968/143; — Erfahrungen mit Obergutachten im Vertrauensärztlichen Dienst Hamburg. Hamburger Ärzteblatt **22**, Nr 11 (1968). — Nannenhorn, P.: Ist das Obergutachten im Vertrauensärztlichen Dienst noch ein Problem? Die Krankenversicherung 1968/304. — Probst, J.: Praxis der Unfallbegutachtung in A. Lob, Handbuch der Unfallbegutachtung. S. 357/358. Stuttgart: Ferdinand Enke 1961. — Sarstedt, W.: Auswahl und Leitung des Sachverständigen im Strafprozeß. NJW 1968/177. — Walter, H., u. M. Küper: Die Einholung medizinischer Gutachten und Obergutachten im Zivilprozeß. NJW 1968/182.

T. Deglmann, Dr. med., Reg. Med. Direktor, Karlsruhe:

Beeinflussung des Gutachtens durch das Alter des Gutachters.

Daß die *Organsysteme* und der gesamte *Organismus des Menschen in seinen verschiedenen Lebensabschnitten in verschiedener Weise arbeiten*, ist eine Binsenweisheit. Ihr tragen Rechnung die soziologischen Wissenschaften der Paedologie und der Gerontologie, auf medizinischem Gebiet das alte medizinische Fach der Kinderheilkunde und in neuerer Zeit das der an Bedeutung zunehmenden Geriatrie. Es ist nicht zweifelhaft, daß diese *verschiedenen Funktionslagen des menschlichen Körpers in den verschiedenen Lebensaltern* auch *auf die Tätigkeit des Menschen Einfluß* haben. In dieser Hinsicht gibt es seit langem ausgedehnte Forschungen über die Beschäftigung Jugendlicher in den verschiedenen Berufen, aus denen dann auch zahlreiche gesetzliche Bestimmungen sich ergeben haben. Die *Beziehungen zwischen dem höheren Lebensalter und der beruflichen Tätigkeit* sind bisher noch kaum Gegenstand medizinischer Forschung gewesen, wohl aus dem einfachen Grunde, weil schwere körperliche Arbeit im höheren Lebensalter durch das Nachlassen der physischen Kräfte ohnehin nicht mehr ausgeübt werden kann. Anders ist dies bei *Geistesarbeitern*. Wenn ihnen die *cerebralen Funktionen* erhalten bleiben, sind sie auch im höheren Alter noch durchaus in der Lage beruflich tätig zu sein, so also auch erfahrungsgemäß der Arzt. *Natur und Entwicklung der ärztlichen Tätigkeit* bedingen es, daß sie im eigentlichen Jugendalter überhaupt nicht geleistet werden kann und daß ihre *selbständige Ausübung den Reifejahren vorbehalten* bleibt.

Ich habe vor einigen Jahren eine statistische Übersicht darüber für den Regierungsbezirk Nordbaden angefertigt und dabei hat sich ergeben, daß es Ärzte, die jünger als 24 Jahre sind, auch in unselbständiger Stellung überhaupt nicht gibt und daß selbständig tätige Ärzte unter 35 Jahren sehr selten sind. In dieser Zusammenstellung war jeder 6. freipraktizierende Arzt über 60 Jahre alt. Die größte Gruppe stellten die 40—50jährigen. Ärzte in leitenden Stellungen, also Chefärzte und dgl., wiesen eine noch altersbetontere Zusammensetzung auf. Hier ist die stärkste Gruppe diejenige zwischen 50 und 60 Jahren, und auch die zwischen 60 und 70 Jahren ist weitaus umfangreicher als bei den niedergelassenen Ärzten.

Ich habe diese statistischen Feststellungen durch ein ungezielte Meinungsbefragung ergänzt und in geradezu verblüffender Übereinstimmung von allen Befragten erfahren, daß sie sich unter einem *Arzt einen Mann zwischen 40 und 50 Jahren* vorstellen. Schon GALEN hat gefordert, der Arzt müsse „respicere ad anni tempora" und ein französisches Sprichwort sagt sogar „ein Arzt muß alt und ein Apotheker reich sein".

Ich bin in einer früheren Untersuchung zu dem Ergebnis gekommen, daß der *jüngere Arzt* im allgemeinen *in der Diagnostik weniger sicher* ist, weil er nicht über die *Summe von Erfahrungen* verfügt *wie der ältere Arzt*, daß aber beim älteren Arzt die Gefahr besteht, aus einer verständlichen, im Laufe des Lebens erworbenen Skepsis heraus neuere therapeutische Möglichkeiten zu übersehen, wobei u. U. auch eine gewisse Altersträgheit eine Rolle spielen mag.

In meinem heutigen Referat soll ein spezielles Tätigkeitsgebiet des Arztes, nämlich die *Begutachtung*, daraufhin untersucht werden, in welcher Weise das *Lebensalter des Arztes Einfluß auf seine Gutachten* hat. Das scheint auch deshalb von Bedeutung, weil der gutachtende Arzt ja indirekt eine außerordentliche Macht ausübt. Er beeinflußt durch sein Gutachten die Lebensstellung, die wirtschaftliche Entwicklung, die sozialen Verhältnisse, ja die gesamten Lebensumstände des einzelnen in einem Ausmaß, wie dies kaum einem anderen Beruf möglich ist.

Man kann grob gesehen *3 verschiedene Arztgruppen unter den Gutachtern* unterscheiden:

1. den *klinisch tätigen Arzt* und zwar in 2 altersmäßig verschiedenen Unterformen: der als nachgeordneten Arzt (Assistenz- und Oberarzt) und der des klinischen Chefs;

2. den *frei praktizierenden Arzt*, insbesondere den *Facharzt*; für ihn liegt die Begutachtungstätigkeit am Rande seiner sonstigen behandelnden Tätigkeit;

3. den *hauptamtlichen Gutachter*, der nach einer oder mehr oder minder langen klinischen Ausbildung als hauptamtlicher Gutachter tätig wird, den also das Begutachten lebenslänglich begleitet.

Was bedeutet überhaupt „gutachten"? Gutachten heißt, aufgrund medizinischer Erkenntnis und Erfahrung juristische Fragestellungen beantworten. Zweifellos ist medizinische Erkenntnis beim jungen Arzt in nicht geringerem Maße vorhanden als beim älteren; man könnte sogar sagen, das *präsente Wissen des jüngeren Arztes sei größer*. Die *Summe des Erlebten*, die *Erfahrung* im eigentlichen Sinne jedoch *überwiegt* selbstverständlich *beim älteren Arzt*.

Nun *erwartet* man *von einem Gutachter nicht nur medizinische Erkenntnisse und Erfahrungen*, sondern auch *allgemeine Lebenserfahrung*, weil bei der Begutachtung über Zusammenhangsfragen, prognostische Fragen und soziale Fragen gehandelt werden soll, zu denen soziologische Einsicht erforderlich ist. Ich habe in einer früheren Arbeit einmal dargetan, daß die *Kunst der Prognose* eine *Domäne des Alters* ist. Der jüngere Arzt kennt den voraussichtlichen Verlauf einer Krankheit häufig nur aus dem Lehrbuch, wird also etwa bei einer Lymphogranulomatose oder bei einer Multiplen Sklerose stets eine ungünstige Prognose stellen. Der ältere Arzt hat bei solchen Fällen häufig Remissionen und merkwürdige Besserungen bei schwer Herzkranken oder Tuberkulösen gesehen. Der allgemeine Erfahrungssatz ,,das *Alter erspart sich durch Erfahrung Umwege*" gilt auch für die Kunst des Begutachtens. Der weitere Überblick des älteren Menschen, nicht nur über sein eigentliches Fachgebiet, sondern auch über sonstige Lebensbereiche, ist hier von Vorteil. Ein *gewisses Mißtrauen gegen Angaben von Patienten*, das dem Älteren mehr liegt als dem Jüngeren, ist bei der Struktur unserer Sozialversicherung sicher nicht von Schaden. Der ältere Gutachter wird auch in der Regel über mehr *ärztliche Routine* und mehr *Affektfreiheit im Umgang mit Patienten* verfügen und die aus der besonderen Beziehung Gutachter — Begutachteter entspringenden situativen Schwierigkeiten eher meistern. Daß das der Patient merkt und würdigt, ergibt sich aus den immer wieder gehörten Klagen, man sei nur von einem ganz jungen Arzt untersucht worden und dergleichen.

Bei dieser Gelegenheit sei auf die psychologisch wichtige, bisher aber wenig beachtete Tatsache hingewiesen, daß die Berührung *des Patienten mit dem Arzt in Kliniken* fast ausschließlich mit jüngeren Ärzten stattfindet, was vielleicht mit einen Grund bildet für die gelegentlich anzutreffende Abneigung gegen Klinikaufenthalte.

Mit diesen Ausführungen soll keineswegs der Eindruck erweckt werden, der ältere Arzt sei zur Gutachtertätigkeit von vornherein geeigneter als der jüngere. Das ist durchaus nicht so. Wird beim jüngeren Arzt vielleicht ein zu schematisches Festhalten an der Lehrbuchweisheit beobachtet, so *gefährdet der ältere*, namentlich wenn er eine sogenannte Kapazität ist oder sich dafür hält, die *gutachterliche Objektivität durch Nichtberücksichtigung anderer Meinungen*. Er unterläßt es, sich mit den Ansichten von Vorgutachtern, besonders wenn sie in der ärztlichen Hierarchie unter ihm stehen, auseinanderzusetzen. Hat er zu bestimmten Dingen eigene Theorien entwickelt, so neigt er dazu, schematisch an ihnen festzuhalten und anstatt zu prüfen, wieweit der gegebene Fall zu seiner Theorie paßt, die besonderen Umstände des Einzelfalles an seine Theorie gewaltsam anzugleichen. Er erspart sich sachliche Begründungen und setzt an ihre Stelle Gemeinplätze wie ,,nach langjähriger Erfahrung" oder ,,wie allgemein bekannt ist". Diese Haltung ist in zwar maliziöser, aber zutreffender Weise mit dem Satz charakterisiert worden ,,*Autorität ersetzt Argumente*". Da gutachterliche Tätigkeit oft bis in sehr hohes Alter ausgeübt wird, ja geradezu eine klassische Beschäftigung für den Pensionär oder Emeritus darstellt, kommt es auf diese Weise manchmal zu grotesken Äußerungen. Auch das *Einfühlungsvermögen in die Situation des zu Begutachtenden* ist *beim alten Gutachter gelegentlich vermindert*, da

die soziale und wirtschaftliche Distanz zum Begutachtenden nicht selten
sehr groß ist.

Auf einen wesentlichen Umstand hat PETERS aufmerksam gemacht.
In der *Unfall- und Kriegsopferbegutachtung* spielt die *Bewertung von
Altersveränderungen* und ihre *Abgrenzung gegenüber Unfall- und Schädi-
gungsfolgen* eine große Rolle. Jugendliche Gutachter sind geneigt, derartige Altersveränderungen zu überwerten, ältere negieren sie; weil sie
selbst glauben, nicht gealtert zu sein, nehmen sie es auch von anderen
nicht an. Die Kunst der Formulierung dürfte bei alten und jungen Gutachtern gleichmäßig zu Hause sein; sie ist eine angeborene und evtl. in
der Schule weiter ausgebildete Gabe. Allerdings können ältere Gutachter
doch häufig das, was sie sagen wollen, kürzer und weniger weitschweifig
ausdrücken als jüngere.

Der *Berufsgutachter*, der ausschließlich sich dieser Tätigkeit widmet,
wird zwar mit zunehmendem Alter umfassendere literarische Kenntnisse
aus der Begutachtungskunde sammeln, steht aber auch in der besonderen
Gefahr, *praxisfremd* zu werden. Die einseitige diagnostische Tätigkeit
ohne die Beobachtung von Krankheitsabläufen führt zwangsläufig zu
schematischer und weniger wirklichkeitsnaher Begutachtung. Die heute
infolge des Ärztemangels gerade auf diesem Gebiet allgemein praktizierte
Übung, auch den Berufsgutachtern die Ausübung privater Behandlungs-
tätigkeit zu gestatten, wirkt dem entgegen.

Das *klinische Gutachten* stellt in bezug auf das Lebensalter der Beteiligten ein Mixtum dar. Es sollte nach der in der Klinik sonst üblichen
Teamarbeit von dem jüngeren Assistenten und dem älteren Chef gemeinsam erstattet werden. Dabei wäre es richtig, wenn *dem Jüngeren* die
Materialsammlung, also das *Studium der Akten* und die *Erhebung der Befunde, dem Älteren nach dem Bericht des Jüngeren* die *eigentliche Beurteilung hinsichtlich Zusammenhangsfrage und MdE* obläge. Das erstere
kann man dem Älteren nicht *zumuten*, das letztere dem Jüngeren nicht
zutrauen. In Wirklichkeit wird aber häufig anders verfahren insofern, als
auch die Beurteilung in Zusammenhangsfragen dem entnommen wird,
was der Jüngere in der Literatur gefunden hat. Dadurch wird eine durchaus wünschenswerte Eigenschaft des älteren Arztes, nämlich seine größere
Liberalität in Zusammenhangsfragen, die aus seiner Erfahrung ent-
springt, zunichte gemacht. Wie könnte man eine die Vorzüge des jugendlichen und des älteren Lebensalters in bezug auf das Gutachten vereini-
gende Methode erhalten? Abgesehen davon, daß es wünschenswert wäre,
wenn auch ältere Oberärzte und Chefs sich mit gutachterlichen Fragen
intensiv beschäftigten (manche tun das), könnte in der Gutachtertätigkeit außerhalb der Kliniken, namentlich bei Sozialversicherungsträgern
und dergl. Gebrauch gemacht werden von einer früher häufigen Form
der gutachterlichen Beurteilung, die in der privaten Versicherung die
Regel ist, nämlich der *kommissarischen Begutachtung*. Eine solche Kommission, in der Jugend und Alter gemischt wären und ihre verschiedenen
oben gezeigten Aufgaben erfüllen, hätte von vornherein eine größere gutachtliche Autorität dem zu Begutachtenden gegenüber und würde die
besonderen Vorteile, die ich oben für Jugend und Alter aufgezeigt habe,

in sich vereinen. Die technischen Möglichkeiten für solche kommissarischen Untersuchungen sind durchaus gegeben. Dabei käme der Jugend ihr kritischer Blick und ihre Begeisterungsfähigkeit für eine Sache zugute, dem Alter aber seine Gelassenheit und Lebenserfahrung.

Das aber möchte man sowohl dem Begutachteten wie dem Arzte wünschen, daß ihre Begegnung gelassen, d. h. mit nüchternem Verstand, überlegenem Geist und warmem Herzen ohne Affekte, stattfände.

W. Thorban, Prof. Dr., Direktor der Chirurgischen Klinik der Städtischen Krankenanstalten Dortmund:

Vasographie in der Begutachtung.

Meine als Diskussionsbemerkung gedachten Ausführungen zur Frage der „*Vasographie in der Begutachtung*" beziehen sich ausschließlich auf das praktisch wichtige Teilgebiet der Einordnung der *Arteriographie bei der Zusammenhangsbeurteilung peripherer Durchblutungsstörungen nach äußeren Schädlichkeiten* (Traumen, Erfrierungen usw.). Da der Hauptvortrag nicht gehalten werden kann, möchte ich auf eine Darstellung unserer zum Teil gegensätzlichen Anschauungen an dieser Stelle verzichten.

Die Analyse sog. *angiologischer Fachgutachten* im Hinblick auf die *Indikation zur Arteriographie* zeigt, daß noch teilweise stark auseianderweichende Standpunkte vertreten werden. Es ist aus Zeitgründen hier nicht näher darstellbar, mit welch unterschiedlichen Argumentationen Arteriographien in derartigen Gutachten unterlassen oder gefordert werden. Durch derartige Unterlassungen notwendige neue Gutachten belasten aber nicht nur den Patienten, sondern in erheblichem Maße auch den Kostenträger und letztlich auch den Gutachter selbst. Es sollten daher u. E. möglichst bald *verbindliche Richtlinien* aufgestellt werden *über die Notwendigkeit und über die Art der Durchführung von Arteriographien bei der Zusammenhangsbeurteilung von peripheren Durchblutungsstörungen nach Traumen und Erfrierungen.*

Bei der Indikation zur Arteriographie bei der Begutachtung sollte nicht vergessen werden, daß eine Begutachtung im allgemeinen nicht Voraussetzungen für eine Behandlung oder Heilung von Gefäßerkrankungen schaffen soll. Die *Begutachtung dient* vielmehr *der objektiven Abklärung vom Bestehen oder Fehlen krankhafter bzw. posttraumatischer Veränderungen im Gefäßsystem*, mit dem Ziel einem Versicherer die vertragsgerechte Erfüllung seiner Versicherungspflichten bzw. einem Gericht ein objektives Urteil zu ermöglichen.

Darüber hinaus wird immer wieder vergessen, daß es bei der Begutachtung um grundsätzlich andere Fragestellungen geht: Es geht um die ausreichend wahrscheinliche *Beurteilung krankhafter oder posttraumatischer Zustände* mit dem Ziel, eine Entscheidung über materielle Ansprüche oder Verpflichtungen zu ermöglichen (Pässler).

Der Entschluß, dem zu Begutachtenden eine *Arteriographie im Rahmen einer Zusammenhangsbeurteilung* nach Traumen, Erfrierungen usw. vorzuschlagen, erfordert in jedem Fall eine besonders *strenge Anzeigestellung:* ist u. E. aber auch, wenn nur irgend möglich, anzustreben. Es gibt eben bis heute noch keine andere Untersuchungsmethode, die uns mit einer auch nur annähernd ähnlichen Exaktheit eine verbindliche Aussage über die Lokalisation von Gefäßveränderungen gestattet. Deshalb sollten die zahlreichen für diese Fragestellung insuffizienten — leider aber immer noch geübten — anderen Untersuchungsmethoden endlich verlassen werden.

Die *Arteriographie* ist, wie Sie wissen, bisher *nicht duldungspflichtig,* d. h. sie darf nach ausführlicher Aufklärung nur mit Einverständnis des zu Untersuchenden ausgeführt werden. Das gilt auch für die u. E. in jedem Fall *erforderliche Anaesthesie.* Es sollte in jedem Fall eine schriftliche Form des Einverständnisses erzielt werden, genauso wie die Forderung nach *stationärer Durchführung* aller Arteriographien mit anschließender Beobachtung des Patienten über mindestens 24 Stunden. In Verbindung mit einer verständigen Aufklärung über die Vorteile, die eine exakte arteriographische Untersuchung evtl. auch für eine spätere Behandlung bietet, wird nach unseren Erfahrungen das Einverständnis nur selten verweigert.

Abschließend noch einige Worte über die *technische Durchführung der Arteriographie* bei der Begutachtung von Gefäßerkrankungen.

Nach unseren Erfahrungen sollte bei angiologischen Zusammenhangsgutachten bei peripheren Durchblutungsstörungen die direkte percutane translumbale Aortographie unter Verwendung der Schrittschaltwerktechnik gefordert werden, wobei mit Hilfe der Bildverstärkerfernsehdurchleuchtung die Lage der Kanüle und die Durchströmungsgeschwindigkeit bestimmt werden muß. Nur mit diesem Vorgehen ist nach unserer Erfahrung eine für die Beurteilung optimale Darstellung der gesamten Ein- und Ausflußbahn gewährleistet.

Die Nachteile der Seldinger-Technik bei unserer Fragestellung sind bekannt. Sie ist auch häufig aus anatomischen Gründen nicht durchführbar. Darüber hinaus verursacht der liegende Katheter eine Durchströmungsverlangsamung auf der Katheterseite und macht damit eine optimale gleichzeitige Beurteilung beider Seiten unmöglich. Sollte es nicht gelingen, mit Hilfe der Schrittschaltwerktechnik die Peripherie einer Extremität ausreichend kontrastmittelgefüllt darzustellen, dann ist es erforderlich, eine sog. Funktionsangiographie einer unteren Extremität nach Punktion der Arteria femoralis oder Arteria femoralis profunda in der Leistengegend, am besten mit einem kurzen Seldinger-Katheter, durchzuführen.

Die weitere Entwicklung, die z. Z. auch an dem Zentral-Röntgeninstitut unseres Klinikums betrieben wird, geht dahin, nicht wie bisher 4 Phasen à 35/35 Filmformat zu verwenden, sondern möglichst 5, wodurch auch bei großen Patienten in jedem Fall die gesamte Darstellung von der Aorta bis zur Peripherie gewährleistet ist.

J. Probst, Dr., Chefarzt des Berufsgenossenschaftlichen Unfallkrankenhauses Murnau:

Fehlbeurteilung von Röntgenbildern. (Mit 6 Abb.)

Das Thema betrifft zwei Problemkreise: Den der rechtlichen Würdigung der irgendwie fehlerhaften Röntgenbildbeurteilung und den der Fehlleistung an sich.

Die *rechtliche Würdigung der Fehlbeurteilung von Röntgenbildern* war vor dem 2. Weltkrieg häufig Besprechungsgegenstand gewesen. Erinnert sei an Goldhahns und Hartmanns „Chirurgie und Recht" (1937) und die Untersuchung des Juristen Friedrich Franz König „Die unterlassene Röntgenkontrolle bei Frakturen und Luxationen" (1935). Die literarische Ausbeute der Zeit seit dem 2. Weltkrieg ist dagegen gering: In sämtlichen Jahrgängen der seit 1947 erscheinenden Neuen Juristischen Wochenschrift ist nur eine einschlägige Entscheidung anzutreffen, die des BGHZ vom 13. 6. 60. Sie betrifft einen bei der Röntgenschirmbild-Reihenuntersuchung übersehenen tuberkulösen Lungenherd. Der BGH hat damals den *Begriff des „übersehbaren" Befundes* aufgestellt und zuerkannt, daß eine bestimmte Fehlerquote sich niemals ausschalten lasse; aber nicht dies macht das Urteil interessant. Vielmehr ist es die Hinwendung zum *normativen Fahrlässigkeitsbegriff* mit der Hervorhebung des ex ante-Standpunktes. Dementsprechend bemißt sich die Fahrlässigkeit danach, ob diejenige Sorgfalt angewendet worden ist, „die der Verkehr von einem ordentlichen, pflichtgetreuen Durchschnittsfacharzt in der konkreten Situation erwartet."

Diese Auffassung zwingt zu der Überlegung, wie in der *Praxis der Röntgendiagnostik* diesen Anforderungen heute zu entsprechen ist. Dabei sind nicht nur die selbstverständlichen therapeutischen Interessen des Patienten, sondern auch die berechtigten sachlichen Interessen der Kostenträger zu berücksichtigen. *Fehlbeurteilungen aus mangelnder röntgenologischer Kenntnis* erscheinen dem Laien und damit auch dem Richter undenkbar; die zunehmende Verselbständigung der Röntgenabteilungen macht es dem werdenden und dem jungen Facharzt zwar schwer, sich die erforderlichen Kenntnisse und Erfahrungen zu sammeln; andererseits sind Begutachtung und Studium der Unfallfolgen, vor allem auch die Spätergebnisse, hier nicht zu unterschätzende Erkenntnisquellen. Wichtig ist jedoch auf jeden Fall, daß der fachgebunden Röntgendiagnostik ausübende Facharzt die Grenzen seines eigenen Faches nicht überschreitet und sich nicht etwa röntgenologische Kenntnisse dort zumißt, wo er klinische nicht besitzt! Wenn z. B. ein Kreislaufspezialist eine angeborene Atlasunterbrechung als Fraktur deutet, um damit den Beweis für ein Schleudertrauma der HWS zu führen, dann wird nicht nur dem Patienten nicht geholfen, sondern auch noch der Kostenträger geprellt!

Die folgenden Darstellungen sollen sich im wesentlichen darauf beschränken, was auch der in Krankenhaus oder Praxis niedergelassene röntgentätige Facharzt aufgrund seiner technischen Möglichkeiten feststellen kann. An ihn wird nämlich die Rechtsforderung eines guten „Durchschnittsfacharztes" gestellt.

Eine der wichtigsten Möglichkeiten zur Wertung eines Röntgenbefundes ist die *Durchsicht der Röntgenbildserie!* Erst sie erklärt in vielen Fällen Anfang, Verlauf und Ausheilung einer Erkrankung. Die besondere Wichtigkeit der Serie erhellt aus der Tatsache der Gesetzmäßigkeit des Erscheinens bestimmter Veränderungen im Röntgenbild. Die Kenntnis solcher Fristen ist unbedingt erforderlich, um so eine falsche zeitliche oder kausale Zuordnung vermeiden zu können. Ich erinnere an drei

wichtige pathologische Befunde: den *Stieda*schen Schatten des Knie-
gelenkes, die von A. Lob untersuchte Entwicklung der Spondylosis deformans circumscripta, die Osteomyelitis. Unfallfolgen können selbst in
differenzierten Regionen so gut ausheilen, daß sie später nicht mehr darzustellen sind (Abb. 1a und b). Nie darf man sich deshalb allein auf neu
angefertigte Röntgenbilder verlassen, z.B. wenn es um die Frage geht,
ob — etwa weil ein neurologischer Schaden bestehen geblieben ist — ein
Skeletschaden zu früherer Zeit vorgelegen hat.

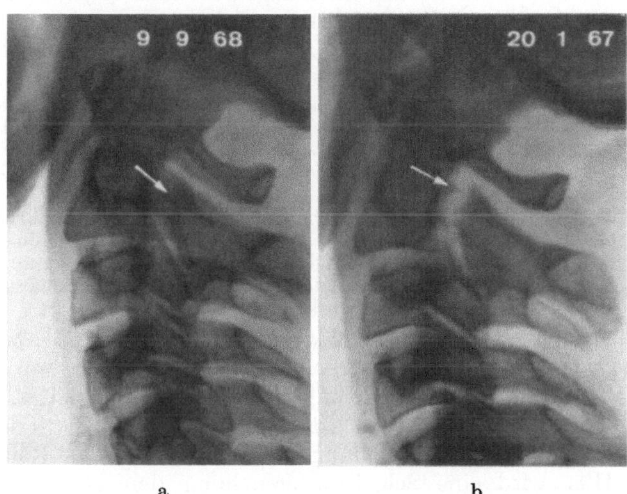

a   b

Abb. 1. a Unauffälliger Befund des Bogens des 2. HW (Pfeil) im Seitenbild, 20 Monate nach Unfall. Schrägaufnahmen zeigen den gleichen Befund. b Die seitliche Aufnahme vom Unfalltage läßt erkennen, daß es sich um einen vollständigen Bogen-
bruch (Pfeil) gehandelt hat. Ohne diese Erstaufnahme wäre der Ausheilungsbefund
nicht aussagekräftig

Wenn auch die *Schrägaufnahmen der Wirbelsäule*, die in jeder Praxis
angefertigt werden können, im Ausheilungszustand manchmal nicht
weiterzuhelfen vermögen, so rechne ich es trotzdem zur Sorgfaltspflicht
gehörig, diese einfache Untersuchung schon in jedem Verdachtsfall vorzunehmen! Wo in dringlichen Fällen die mehrseitige Röntgenuntersuchung und in weniger dringlichen oder bei Spätbeurteilungen die
Röntgenbildserie im Stich lassen, ist die *Tomographie* angezeigt. Es gibt
Fälle, in denen sie eindeutige Ergebnisse liefert, vor allem bei frsichen
Wirbelbrüchen der BWS, wo die Abgrenzungen, z. B. gegen einen dys-
ostotischen Wirbelkörper oder Morbus Scheuermann schwierig ist; auch
für die Beurteilung der Ausheilung eignet sie sich vorzüglich. An der
oberen Halswirbelsäule, die wegen der Kieferüberlagerung nur schwierig
beurteilt werden kann, läßt erst sie einen genauen Einblick in den tatsächlichen anatomischen Zustand zu.

Jedoch gibt es leider auch Fälle, in denen die Tomographie versagt —
und zwar weil sie nicht angewandt wird.

Die Schichtuntersuchung kann nur gezielt eingesetzt werden, dazu bedarf es aber der vorherigen Zielansprache, wie das Beispiel einer tuberkulösen Kaverne im 5. HWK zeigt. Der Patient war 12 Jahre lang wegen spastischer Tetraparese, die bei fehlendem Wirbelsäulenverletzungsbefund durch eine Haematomyelie erklärt wurde, behandelt worden. Auf Röntgenbildern vom Jahre 1960 war auch nachträglich nichts Auffälliges zu entdecken, auf solchen von 1964 hätte man, wenn auch schwer, einen Herd im 5. HWK sehen können, den zu entdecken dem Pathologen vorbehalten blieb.

Die *tomographische Untersuchung* ist *unentbehrlich* für die *Darstellung intrakorporaler, intramuraler* und auch *intraartikulärer Befunde*, die durch Veränderung der Darstellungsrichtung nicht herausgehoben werden können. Dafür einige Beispiele:

Spindelförmiger Knochenkörper in der Tiefe des Hüftgelenkes. Er wurde, da er sich bei luxierter Hüfte nicht darstellte und nach Reposition des Hüftkopfes zunächst keine Beschwerden machte, übersehen, ist dann irrtümlich dem Hüftpfannenrand zugerechnet worden. Schon die Lauenstein-Aufnahme zeigt aber, daß der Körper nicht extra- oder parartikulär liegen kann. Die Schichtaufnahme beweist die intraartikuläre Lage.

Röntgenologische Fehlbeurteilungen bei der posttraumatischen Früharthrose der Sprunggelenke sind schwerwiegend, weil die Patienten fortgesetzt über Schmerzen klagen, während der Bewegungsbefund oft noch recht gut sein kann. Hier hilft die Schichtuntersuchung gut weiter, wie das Beispiel einer posttraumatischen subchondralen Geröllcyste in der Tibiabasis erkennen läßt (Abb. 2a und b).

Unentbehrlich ist die *Tomographie* gelegentlich für die *Beurteilung der Knochenbruchfestigkeit*. Bei Röhrenknochen kann man sich zwar in vielen Fällen auf 2- und im allgemeinen auf 4seitige Aufnahmen verlassen. Tritt bei längerdauernder Beobachtung jedoch kein röntgenologisch deutlicher Fortschritt der knöchernen Heilung ein, dann muß das Röntgenbild täuschen. Hier wird eine Schichtuntersuchung den genauen Befund klären helfen.

Objekt der Rechtsprechung der Vorkriegszeit ist immer wieder der *Fehler der nur in einer Richtung vorgenommenen Röntgenuntersuchung* gewesen. Auch heute noch wird am häufigsten gerade gegen diese selbstverständliche Forderung verstoßen. Selbstverständlich ist sie, weil schon die Natur des Röntgenbildes als eines Summationsbildes eine räumliche Betrachtung ausschließt. Die Indikation nur einer Aufnahme ist also gar nicht sinnvoll. Die Berechtigung von mindestens 2 Aufnahmerichtungen zeigen die nicht seltenen Fehlbeurteilungen am Schultergelenk:

Eine mit vorderer Impression abgelaufene beseitigte hintere Verrenkung kann im a.p.-Bild völlig unauffällig sein. — Eine noch bestehende hintere Verrenkung kann unter dem klinischen und röntgenologischen Bild der Arthrose eine Ersatzheilung vortäuschen! — Ein bei Elektrotrauma mit Sturz eingetretener Verrenkungsbruch mit Pfanneneinbruch (!) kann — unbehandelt, aber wegen anderer Verletzungen mit ruhiggestellt — ein Schulterarmsyndrom vortäuschen (Abb. 3a und b).

Die Röntgenuntersuchung in nur 2 Richtungen reicht in bestimmten Fällen aber nicht aus, während die Tomographie nicht angezeigt ist. Die Tomographie hebt nur bestimmte Schichten heraus, sie vermittelt häufig jedoch kein topographisches Bild. Hierfür sind viel eher *Spezialeinstellungen* geeignet, die allmählich zum festen Bestand der täglichen Praxis werden sollten, um vermeidbare Fehlbeurteilungen auszuschalten:

An der Schulter ist es der unverschobene Tuberculumabriß. Ihn kann man durch Außenrotation darstellen. — Am Schlüsselbein hat sich neben der tangentialen die

transthorakale Aufnahmetechnik für die Darstellung von Fehlstellungen, Pseudarthrosen und von Fremdkörpern sehr bewährt. — Am Kniegelenk werden zwei
Verletzungsfolgen leicht übersehen oder fehlgedeutet: Der schalenförmige Abbruch
und der Abriß des Schienbeinkopfrandes, vor allem auf der Innenseite, kann sich
so wieder anlegen, daß er nicht oder kaum sichtbar ist. Die Darstellung ist leicht
möglich, wenn man gehaltene Aufnahmen anfertigt. — Abrißbrüche der Kreuzbandhöcker werden übersehen, wenn sich die Kreuzbänder zurückgezogen haben. Die
Darstellung mit der Aufnahmetechnik nach SCHOEN ist einfach, klar und überzeu-
gend (Abb. 4a und b).

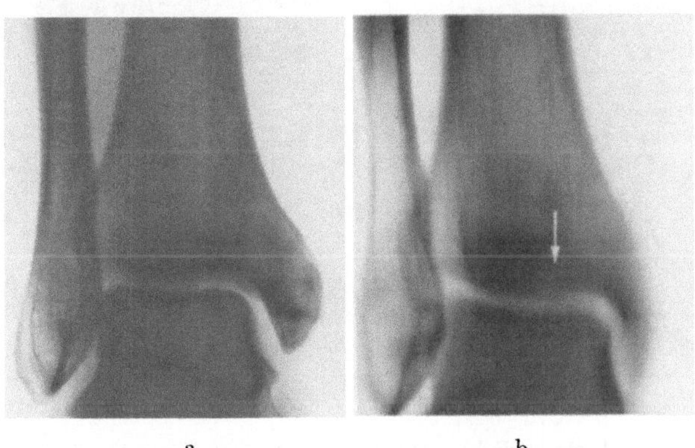

a   b

Abb. 2. a Fast unauffälliger Befund des oberen Sprunggelenkes 28 Monate nach
Innenknöchelbruch. Trotzdem Bewegungseinschränkung und Belastungsschmerzen.
b Erst die Schichtaufnahme weist eine subchondrale cystenartige Aussackung in der
Schienbeinbasis (Pfeil) nach

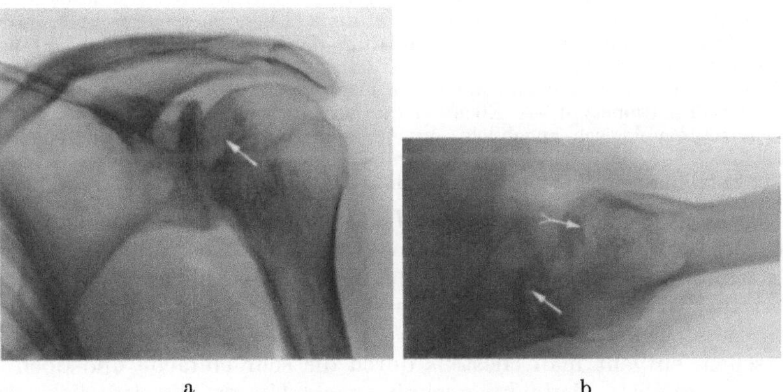

a   b

Abb. 3. a Als Arthrosis deformans gedeuteter Verformungszustand des Schultergelenkes. Beachtung wurde nur der Pfanne geschenkt, der Schmerzzustand als
Periarthritis humero-scapularis gedeutet. Strukturverwerfung im Oberarmkopf
(Pfeil) blieb unerkannt (Elektrischer Unfall). b Erstmals im Berufungsverfahren ist
eine axiale Aufnahme des Schultergelenkes angefertigt worden! Sie zeigt einen hinteren Pfannenstauchungsbruch (Pfeil) und einen vorderen Kopfeindrückungsbruch
(Doppelpfeil)

14*

Fehlbeurteilungen sehen wir sehr häufig *bei den Luxationsfrakturen des oberen Sprunggelenkes und des Hüftgelenkes.* Auch hier kann die Röntgenuntersuchung in 2 Richtungen nicht mehr als zureichend angesehen werden.

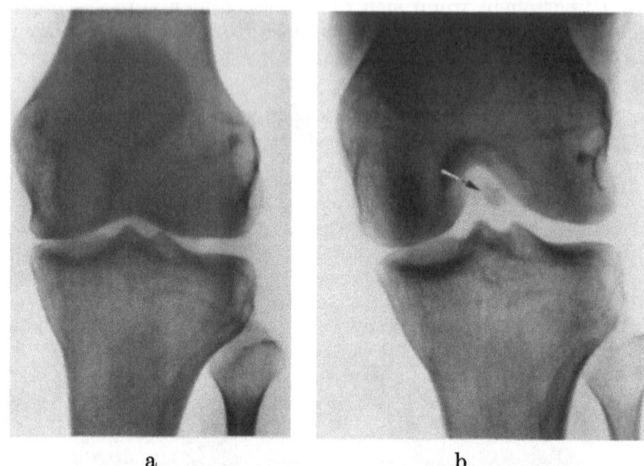

a   b

Abb. 4. a Röntgenologisch Nichtnachweisbarkeit eines Kreuzbandrisses. b Erst bei der Aufnahmetechnik nach Schoen kommt das vom vorderen Kreuzbandhöcker abgerissene Knochenstück zur Darstellung (Pfeil) (im Seitenbild keine Darstellung)

Am oberen Sprunggelenk können Brüche und müssen laterale Verrenkungen mit Syndesmosensprengungen verbunden sein, ohne daß dies klinisch immer nachzuweisen ist. In Aufnahmestellung von 30⁰ Innenrotation stellen sich meist ganz andere Verhältnisse dar als in der Pfeilrichtung. Da vom Zustand der Syndesmose das therapeutische Vorgehen abhängt, kann auf die 3. Ebene nicht verzichtet werden und nötigenfalls muß eine Vergleichsaufnahme der gesunden Seite sogleich angeschlossen werden. So ist manche im a.p.-Bild scheinbar gut stehende „harmlose" Außenknöchelfraktur in Wirklichkeit eine nicht reponierte Luxationsfraktur vom Eversions-Pronationstyp! — Ebenso kann ein klinisch durch Beschwerden auffälliger, röntgenologisch angeblich „gut stehender und weitgehend ausgeheilter" Außenknöchelbruch durchaus auf eine tatsächlich doch nicht beseitigte Teilverrenkungsstellung zurückzuführen sein (Abb. 5a und b).

Zur Röntgenuntersuchung des Hüftgelenkes wird am meisten die Beckenübersichtsaufnahme angewandt. Sie reicht aber allein weder zur Abklärung eines Schenkelhalsbruches noch zur Diagnostik am Gelenk selbst aus. Die Einstellungen axial und nach Lauenstein sind bekannt; auch diese reichen jedoch nicht immer hin. Der Gefahr, hier etwas zu übersehen, entgeht man ehestens durch die sehr einfache und doch so überaus ergiebige Aufnahmetechnik nach Urist, die lediglich eine Schrägstellung des Beckens von 45° zur Tischebene erfordert. — Unübersichtliche, nicht sogleich auf Fehlstellung hindeutende Verformungen entpuppen sich dann als Luxatio iliaca. — Die Aufnahmetechnik eignet sich auch vorzüglich zur Darstellung alter Unfallfolgen, die gelegentlich als Coxarthrosen fehlgedeutet werden (Abb. 6a und b). — Zusammengesetzte Verletzungen lassen sich damit ebenfalls leichter und zuver-

lässiger erkennen, z. B. bei Luxatio iliaca mit gleichzeitigem Kopf-
randabbruch. Hier ist die frühzeitige Erkennung Voraussetzung zum
therapeutischen Erfolg; denn das Pfannenrandstück muß reponiert und

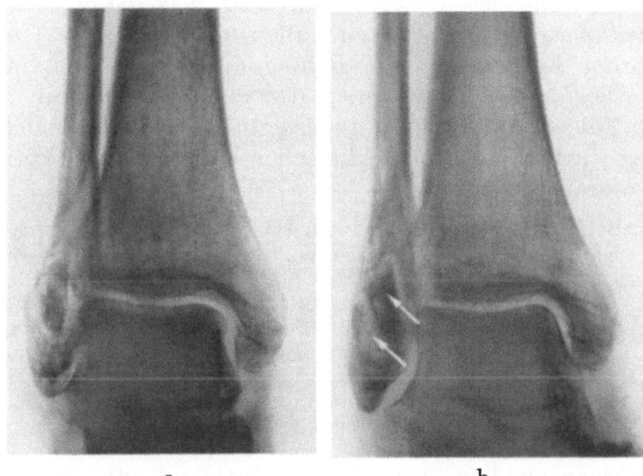

a   b

Abb. 5. a Scheinbar gut ausgeheilter Außenknöchelbruch, der aber noch die sub
jektiven Beschwerden einer Subluxation bereitet. b Die Aufnahme in 30° Innenrotation zeigt die Zerreißung der distalen Syndesmose und die Fehlstellung des noch
nicht geheilten Außenknöchelfragments (Pfeil)

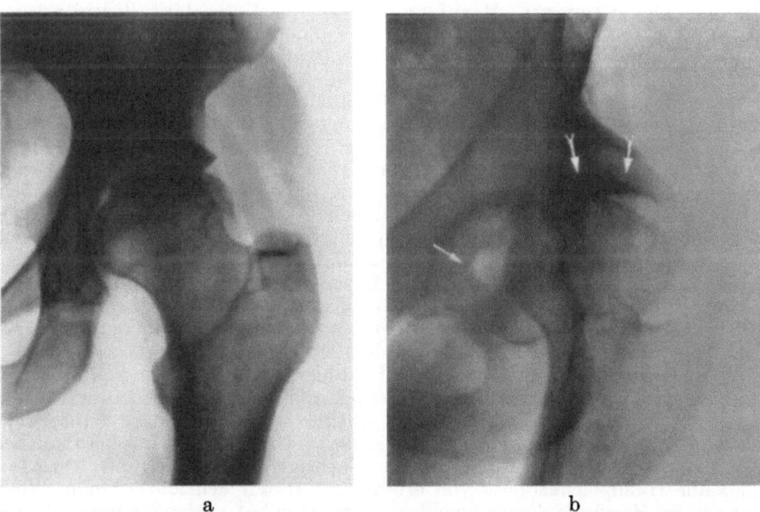

a   b

Abb. 6. a Verformung des linken Hüftgelenkes und des Hüftkopfes. Fehldeutung
als alte zentrale Luxationsfraktur, Behandlung als solche dementsprechend wenig
erfolgreich. Befund besteht seit 3 Jahren! b Die Aufnahmetechnik nach URIST läßt
unschwer erkennen, daß nicht eine zentrale, sondern eine dorsale Luxationsfraktur
vorliegt. Die Pfanne ist leer (Pfeil), das abgebrochene hintere Randstück (Doppelpfeil) ist nach hinten weggeklappt

befestigt, das Kopfrandstück entfernt werden. — Bei hinterem Pfannen-
abbruch mit Luxatio iliaca und lateralem Schenkelhalsbruch hängt von
der Soforterkennung die Erhaltung der Vitalität des Hüftkopfes ab.

Zusammenfassend ist festzustellen, daß *mehrseitige Einstellungen*,
Spezialeinstellungen, in bestimmten Fällen *tomographische Untersuchungen* die *sofortige Erkennung eines Befundes* sichern helfen; in Zweifels-
fällen klärt die *Röntgenbildserie* die Natur eines Leidens auf. Notwendig
ist in jedem Fall, daß die richtig angezeigte Röntgenuntersuchung auch
durchgeführt wird. Kenntnis des klinischen Zustands- und Verlaufsbildes
sind hierzu Voraussetzung.

Literatur. BGH: Urteil vom 13. 6. 1960, III Z R 54/59. Neue Jurist. Wschr. **14**.
600 (1961). — ERNST, H.: Wie lassen sich diagnostische Irrtümer bei der Röntgenuntersuchung des Skeletts vermeiden? H. Unfallheilk. **1951**, 42. — GOLDHAHN, R..
u. W. HARTMANN: Chirurgie und Recht. Stuttgart: Enke 1937. — HÜBNER, A., u.
H. DROST: Ärztliches Haftpflichtrecht. Berlin-Göttingen-Heidelberg: Springer
1955. — KÖNIG, F. F.: Die unterlassene Röntgenkontrolle bei Frakturen und
Luxationen. Zur Statistik und Rechtsprechung. Zbl. Chir. **62**, 2564 (1935). —
LOB, A.: Die Stellung der Röntgenologie in der Unfallchirurgie. Med. Klin. **53**.
1726 (1958). — PERRET, W.: Arzthaftpflicht. München: Urban & Schwarzenberg
1956. — SCHMAUSS, A. K.: Die unterlassene und die fehlbeurteilte Röntgenaufnahme bei Frakturen und Luxationen. Z. ärztl. Fortbild. **62**, 835 (1968).

Aussprache

W. ARENS, Dr., Chefarzt, Berufsgenossenschaftliche Unfallklinik Ludwigshafen a. Rh.:

Der Form nach ist das *Kahnbein des Handgelenkes* sicherlich einer der schönsten
Knochen des Menschen. Gleichzeitig ist es aber auch einer der tückischsten Knochen.
der uns in Diagnose, Therapie und Begutachtung mit die größten Schwierigkeiten
macht.

Gar nicht oder zu spät erkannte Kahnbeinbrüche, die dann häufig zur *Pseudarthrose* führen, halten sich in der Häufigkeit mit den alten Falschgelenkbildungen.
die als frisch diagnostiziert und deshalb falsch behandelt werden, in etwa die Waage.
Eine fälschlich bei einem 20jährigen Bauarbeiter als Unfallfolge anerkannte, in
Wirklichkeit alte Falschgelenkbildung des Kahnbeins kostet die Berufsgenossen-
schaft bei einer MdE von 20% und einer Lebenserwartung von 60 Jahren rund
60000 DM. In 12 Jahren habe ich über 50 solcher alten Pseudarthrosen, die als
frisch diagnostiziert waren, vor dem 1. Rentenbescheid, der so etwas ja dann endgültig macht, stoppen können. Das sind runde 3000000 DM, die erspart wurden.
Solche „Uralt-Pseudarthrosen" wie auf diesen Dias dürfen einfach nicht als
frisch angesprochen werden. Die Breite und Abdeckelung des Bruchspaltes, Cysten-
bildungen, ein veränderter Kalksalzgehalt und vor allem sekundäre arthrotische
Veränderungen an der Gelenkfläche der Speiche sind in der Regel sichere Zeichen
dafür, daß keine frische Verletzung vorliegt Nach meiner Ansicht müssen wir fordern, daß alle Handgelenksbilder von erfahrenen Ärzten beurteilt werden. Wenn
man erst wenige Handgelenke röntgenologisch gesehen hat — denken wir in diesem
Zusammenhang auch an die vielen übersehenen Mondbeinverrenkungen — dann
kann man das einfache noch nicht.

Daß *zwei Ebenen zur Beurteilung eines frischen Kahnbeinbruches nicht ausreichen*,
dürfte inzwischen Allgemeingut geworden sein, eine *dritte Ebene ist dringend erforderlich*. Bei Unklarheiten müssen Vergleichbilder des anderen Handgelenks angefertigt werden.

Sieht man auf den Röntgenbildern nichts, hat aber klinisch den begründeten Verdacht auf einen frischen Bruch, dann müssen wir auf jeden Fall eine Kahnbeingipsschiene anlegen. Neue Bilder nach 10—14 Tagen lassen dann fast immer die endgültige Diagnose stellen.

Wenn wir so vorgehen, dann ersparen wir es einerseits unseren Patienten und den Versicherungsträgern, daß frische Brüche zu Pseudarthrosen werden und andererseits, daß alte Pseudarthrosen als frisch mit all ihren behandlungstechnischen und versicherungsrechtlichen Konsequenzen anerkannt werden.

J. REHN, Prof. Dr., Bochum:

Zur Diagnostik einer Fraktur sollten nicht nur das Röntgenbild, sondern vor allem die *Vorgeschichte* mit dem *Unfallhergang* wie der *klinische Befund* genaue Berücksichtigung finden. Hieraus ergeben sich bereits wertvolle Hinweise auch für die erforderlichen Röntgenbilder. Die *Form und Lokalisation der Fraktur* kann, wie z.B. bei bestimmten Typen der Knöchelbrüche, Sicherheit über *Begleitverletzungen*, hier beispielsweise einer Syndesmosenzerreißung, geben.

W. THORBAN, Prof. Dr., Chefarzt der Chirurgischen Klinik der Städt. Krankenanstalten Dortmund:

Der Referent hat in seinen Ausführungen darauf hingewiesen, daß die *Beurteilung der Knochenbruchheilung* und der fortschreitenden knöcherenn Konsolidierung einer Fraktur auf Grund des einfachen a.—p. und seitlichen Röntgenbildes in manchen Fällen nicht gelingt bzw. nur unzureichend möglich ist. Nach den Ausführungen des Referenten, die sich mit unseren eigenen Erfahrungen decken, kann in solchen Fällen die zusätzliche *Tomographie des Frakturenbereiches* weiterhelfen.

Wir haben in mehreren Fällen, bei denen auch mit Hilfe der Tomographie keine sichere Entscheidung getroffen werden konnte, ob die Fraktur konsolidiert war oder nicht, einen günstigen Eindruck von der *Anwendung der Scintigraphie* gewonnen. Wir möchten daher die Anwendung der Scintigraphie bei der Beurteilung der Knochenbruchheilung empfehlen. Gleichzeitig geht die Frage an den Referenten, welche Erfahrung er selbst mit dieser Methode besitzt bzw. welche Erfahrung aus anderen Kliniken vorliegen.

W. S. STOTZ, Prof. Dr., Duisburg:

Bei *Zweifel an ausreichender Callusbildung* oder bei frischen Verletzungen mit Verdacht auf Knöchelbruch und Fußgelenksgabelsprengung erscheint mir außer den üblichen Röntgenaufnahmen in 2 oder 3 Ebenen empfehlenswert eine *Durchleuchtung mit dem Bildwandler* unter Drehung der Extremität in verschiedenen Ebenen.

J. P. PROBST, Dr., Murnau:

Also, der Fall mit der *Syndesmosensprengung*, der kam eben mit Röntgenbildern in 2 Richtungen im Gips an, deswegen auch die Röntgenbilder im Gips, und da stand er angeblich gut, das kriegen wir ja öfters zu hören. Herr THORBAN erinnerte an die Szintigraphie. Da waren uns leider bisher noch die Hände gebunden. Das ist ja auch eine Frage, die einen Röntgenologen angeht. Ich hoffe aber, daß wir auch in dieses Gebiet einsteigen können. Es steht schon in meinem Notizbuch.

Die 3. Frage war mit dem *Bildverstärker*. Das ist sehr gut, das machen wir auch. Allerdings hat das eine Gefahr, wenn der Untersucher nichts findet unter dem Bildwandler, dann macht er danach keine Röntgenaufnahmen mehr, und dann ist die Katastrophe nachher da.

W. Perret, Dr., München:

Als Vorsitzender der Deutschen Gesellschaft für Unfallheilkunde eröffne ich die *erste gemeinsame Tagung mit der Deutschen Gesellschaft für Verkehrsmedizin*. Es handelt sich um einen historischen Augenblick. Wir danken der Deutschen Gesellschaft für Verkehrsmedizin für ihre Bereitschaft zu diesem gemeinsamen Vorgehen. Den 1. Teil der Vormittagssitzung wird Herr Professor Dr. Söhring leiten.

Bei der *Entwicklung der Verkehrsmedizin in unserer Gesellschaft* denke ich an die Tagung im Jahre 1962 unter Herrn Dr. Dierkes, bei der das Thema Arzneimittel und Verkehr dargestellt wurde. Professor K. H. Bauer, Professor Mueller und Dr. Dierkes haben in der Kommission „Arzneimittel und Verkehr" positiv zusammengearbeitet. Nach Vorbereitung durch Herrn Professor Bartelheimer kam ich mit Herrn Söhring zu der Übereinkunft, die unsere Gesellschaften hier zusammenführte. Herr Schwarz hat die technische Organisation in bewährter Weise durchgeführt, hierfür unser besonderer Dank. Kein Dualismus, sondern eine Zusammenarbeit beider Gesellschaften sei unser Ziel. Im Sinne einer *weiteren fruchtbaren Zusammenarbeit* möchte ich die Sitzung beginnen und bitte Herrn Professor Söhring den Vorsitz zu übernehmen.

W. Müller-Limmroth, Prof. Dr., Vorstand des Instituts für Arbeitsphysiologie der TH München:

Ermüdung und Versagen vom physiologischen Standpunkt. (Mit 5 Abb.)

Im Jahr 1928 hielt ein Mitschöpfer des Deutschen Kraftfahrzeuggesetzes Dr. Isaac, Berlin, auf dem Deutschen Juristentag in Salzburg einen Vortrag, in dem er folgendes ausführte: „In dem Augenblick, da einer den Führersitz besteigt, wird er nach der Rechtsprechung aus einem gewöhnlichen Menschen ein gottähnliches Wesen, das alles weiß, alles sieht und alles kann ...". Dieses zweifellos überspitzt formulierte Zitat läßt erkennen, daß das *Führen eines Kraftfahrzeugs* an die Verantwortung, die Perzeptions- und Beurteilungsfähigkeit und an die sich daraus ergebenden Handlungen hohe Ansprüche stellt, denen der Fahrzeugführer immer gerecht werden muß. Von ihm muß eine *optimale Fahrleistung* verlangt werden, wenn er nicht die übrigen Teilnehmer am Straßenverkehr und sich selbst gefährden will. Dabei ist unter „Fahrleistung" nicht die pro Fahreinheit geleistete Körperarbeit zu verstehen und damit in keiner physikalischen Dimension ausdrückbar. Vielmehr ist unter ihr die „*Güte*" *der vielfältigen, zielstrebigen und exakten Bewegungsmuster* zu verstehen, die die Handlungen des Fahrers ausmachen. Fehlhandlungen sind Abweichungen hiervon, was zugleich bedeutet, daß alle Faktoren, die die Fahrleistung bestimmen, auch Ursache für Falsch- oder Fehlhandlungen sein können, sofern jene nicht — regeltechnisch gesprochen — den erforderlichen Sollwert für eine exakte Handlung aufweisen.

Die *Fahrleistung* (Abb. 1) selbst ist nun von zwei Faktoren abhängig, von den *Leistungsvorbedingungen* und von der *Leistungsbereitschaft*. Die ersteren sind *Umweltfaktoren* wie das Fahrzeug, die Straße, die Beschilderung, die Polizei, die Tages- und Jahreszeit, die Witterung und auch die übrigen Verkehrsteilnehmer. Sie werden mit den Sinnesorganen erfaßt, vom Zentralnervensystem wahrgenommen oder in ihm unbewußt verarbeitet und bestimmen dann die Handlungen des Fahrers und damit seine Fahrleistung. Fehlhandlungen sind hier bereits möglich, wenn bei verminderter Leistungsfähigkeit der Sinnesorgane, insbesondere des

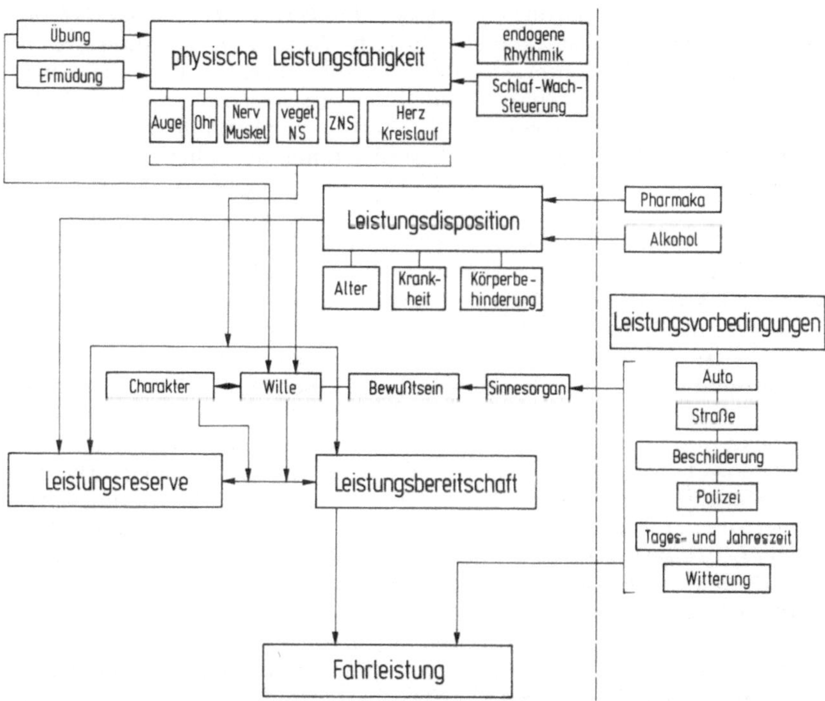

Abb. 1. Schematische Darstellung der Faktoren, die die Fahrleistung bestimmen. Die vertikale Gerade trennt die Umwelt (rechts) vom menschlichen Organismus (links). Aus MÜLLER-LIMMROTH (1968)

Auges, die Umweltfaktoren nicht exakt erfaßt werden können oder vom Zentralnervensystem falsch bewertet werden.

Von mindestens gleichgroßer Bedeutung ist aber für die Fahrleistung der endogene Faktor, die *Leistungsbereitschaft*. Das Führen eines Kraftfahrzeugs erfordert nämlich keineswegs immer die gesamte physische Leistungsfähigkeit des Fahrers; denn dem Wortsinn nach bedeutet Leistungsfähigkeit das Maximum an Leistung, das ein Mensch herzugeben in der Lage ist. Dieses *Maximum entspricht* aber durchaus *nicht* der von einem Menschen *ausgeführten Leistung*, selbst wenn dieser davon überzeugt ist, die Grenze des Möglichen erreicht zu haben. Das Gefühl

des Nicht-mehr-Könnens ist sehr oft bei der physischen Leistungsfähigkeit nur eine subjektive Grenze; denn bekanntlich können unter außergewöhnlichen Umständen Menschen Leistungen vollbringen, die man
ihnen an sich nicht zugetraut hätte. Die *objektive Leistungsgrenze* ist
offenbar erst dann erreicht, wenn selbst nach Mobilisierung der *Leistungsreserven* die geforderte Tätigkeit nicht mehr fortgesetzt werden kann. Es
wird also vom körperlich wie geistig arbeitenden Menschen stets eine
gewisse Leistungsreserve zurückbehalten. Das gilt auch für das Führen
eines Automobils. Allerdings ist dabei die *körperliche Beanspruchung*
nicht sehr hoch. Umso stärker ist jedoch die *Beteiligung der Sinnesorgane
und des Zentralnervensystems*, wobei sich die Begriffe „Leistungsfähigkeit", „Leistungsbereitschaft" und „Leistungsreserve" auch auf die
sinnes- und neurophysiologische Aktivität beim Autofahren anwenden
lassen; denn das Aktivitätsniveau dieser Systeme weist allenfalls Schwankungen auf und Auge, Ohr, Oberflächen- und Tiefensensibilität, selbst
das Bewußtsein sind bei der Teilnehme im Straßenverkehr nur sehr selten
und nur unter ungewöhnlichen Leistungsvorbedingungen bis zur Grenze
beteiligt. Auch im Straßenverkehr verbleibt somit ein *Teil der sinnesphysiologischen Perzeptionsfähigkeit in Reserve* oder doch wenigstens frei
für andere, nicht der Straße unmittelbar zuzuordnende Umweltfaktoren
wie z.B. das Anhören des Autoradios, Gespräche mit Mitfahrern, oder
das Betrachten der Umwelt bei einer Fahrt über Land. Folglich verfügt
auch der *Kraftfahrer* über eine *gewisse Leistungsreserve* und zeigt dementsprechend nur eine den Umständen nach, d.h. der Verkehrssituation entsprechende Leistungsbereitsschaft. Wenn aber die Leistungvorbedingungen schlechter werden oder bereits eine Fehlhandlung eingeleitet
worden ist, vermag die *Leistungsbereitschaft* dadurch *erhöht* zu werden,
daß die *Leistungsreserve stärker ausgeschöpft* wird. Somit ist die Leistungsreserve ein wesentlicher Faktor, der bei einem Fehlverhalten zur Verhinderung eines Unfalls herangezogen werden kann. Diese Leistungsreserve ist jedoch keine Konstante. Naturgemäß fehlt sie beim Fahrschüler vollständig. Er erlernt — emotional schwitzend — die Fahrtechnik und das Fahren im Straßenverkehr dadurch, daß er seine gesamte
Leistungsfähigkeit als Leistungsbereitschaft einsetzt. Daraus folgt, daß
der Fahrschüler bei einer eingeleiteten Fehlhandlung erheblich schwieriger bewußte Korrekturen vornehmen kann, um einen Unfall zu vermeiden. Hier müssen die Reserven des Fahrlehrers herangezogen werden.
Je intensiver die Übung und *je länger die Fahrpraxis* ist, *umso kleiner*
braucht für das Erbringen der erforderlichen Fahrleistung die *Leistungsbereitschaft* zu sein und *umso größer* ist die *Leistungsreserve*.

Ein weiterer Faktor, der neben der Übung die Wechselwirkung zwischen Leistungsbereitschaft und Leistungsreserve zu beeinflussen vermag,
ist die *Leistungsdisposition*. Darunter ist die *körperliche Verfassung* zu
verstehen. Wie groß sie ist, wird in erster Linie vom vegetativen Nervensystem, vom Hormonsystem, vom Lebensalter und vom Gesundheitszustand bestimmt. Unbewußt vermag eine dieser Größen der Leistungsdisposition die Leistungsreserven anzugreifen. Machte einem *in jungen
Jahren* das *Fahren im Großstadtverkehr* während der Stoßzeiten beispiels-

weise kaum etwas aus, so kann die *gleiche Situation vom alten Menschen* nur noch durch Inanspruchnahme aller Leistungsreserven gemeistert werden. Subjektiv wird das Fahren anstrengender, zugleich aber auch gefahrvoller, da bei gefährlichen Situationen keine oder zu geringe Reserven zur Korrektur mobilisiert werden können. Das gleiche gilt für *Krankheiten*, und seien sie noch so banaler Natur. Ein Kraftfahrer, der mit heftigen Zahnschmerzen fährt, besitzt eine herabgesetzte Leistungsdisposition. Für die Frau ist die Leistungsdisposition besonders in den letzten 3—4 Tagen vor der Menstruation schlecht, nicht — wie man häufig noch vernehmen kann — während der Menstruation.

Neben diesen unbewußten Veränderungen der Leistungsbereitschaft und -reserve durch die Leistungsdisposition können hier auch bewußte Korrekturen vorgenommen werden; denn mit Hilfe des *Leistungswillens* ist es durchaus möglich, die Leistungsreserven bei herabgesetzter Leistungsdisposition stärker auszuschöpfen, damit die erforderliche Leistungsbereitschaft vom Fahrer doch noch erbracht wird. In einem solchen Fall pflegt man zu sagen, daß man sich zusammengenommen und mit letzter Kraft das Fahrziel doch noch erreicht habe. Einem solchen Verhalten liegt nichts anderes zugrunde, als daß man die gegenwärtige *schlechte Fahrleistungsdisposition über den Willen durch Mobilisierung der Leistungsreserven verbessert* hat, um die geforderte Fahrleistungsbereitschaft trotzdem zu erbringen. Ob daraus eine gute Fahrleistung resultiert, bleibt dahingestellt; denn wenn eine derartige Aktivierung auf Kosten der Leistungsreserve unter erhöhtem Willenseinsatz erfolgt, so wird die Fahrweise anstrengender und auch gefährlicher, weil bei plötzlich auftauchenden Komplikationen in der Verkehrssituation keine ausreichende Reserve mehr zur Verfügung steht und sich daraus ein Fehlverhalten entwickeln kann.

Die Leichtigkeit, mit der mit Hilfe des Willens die Leistungsreserve mehr oder weniger zur Fahrleistungsbereitschaft hinzugezogen werden kann, wird von der charakterlichen Veranlagung abhängen. Wenn Fahrer risikoreich und risikoarm fahren, so ist das neben anderen Faktoren wie Lebensalter und Fahrerfahrung auch eine Eigenart der Persönlichkeit des Fahrers selbst. Ein risikofreudiger, junger Fahrer mit geringer Fahrpraxis fährt daher praktisch ohne Reserve und muß zwangsläufig bei an sich beherrschbaren Verkehrssituationen versagen.

Die *Summe aus Leistungsbereitschaft und -reserve* macht erst die *eigentliche Leistungsfähigkeit* aus. Auch sie ist eine komplexe Größe und wird beim Führen eines Kraftfahrzeuges im wesentlichen vom Auge, Ohr, Nerven- und Muskelsystem und vor allem vom Zentralnervensystem bestimmt. Diese übergeordnete Größe unterliegt ebenfalls Schwankungen der *endogenen Rhythmik* und der *Schlaf-Wach-Steuerung* sowie durch Rückkopplung der Leistungsdisposition. Ferner unterliegen die einzelnen, die Leistungsfähigkeit bestimmenden Systeme *Empfindlichkeitsvorstellungen infolge Adaptation* und *Ermüdung*, die beide indirekt die Fahrleistungsbereitschaft verringern können, was — wie gesagt — zum Teil durch den Willen in der geschilderten Weise der Inanspruchnahme von Leistungsreserven kompensiert werden kann.

In welcher Weise die Organsysteme Auge, Ohr, Muskel, Nerven- und Zentralnervensystem miteinander gekoppelt sein müssen, damit die verschiedenen Handlungen eines Fahrers hinter dem Steuer exakt ausgeführt werden können, läßt sich an einem kybernetischen Schema über den Informationsfluß im Menschen verdeutlichen. Wir haben dabei 5 verschiedene Funktionen voneinander abzugrenzen: die reine Wahrnehmung, die reine Handlung, die unbewußte Reaktion, die bewußte Reaktion und die Reflexion. Reine Wahrnehmungen und reine Handlungen dürften wohl mehr abstrakte Schemata darstellen; denn bei der reinen *Wahrnehmung* stammt der Informationsfluß aus der Außenwelt, wird im sensorischen Bereich eingeengt und endet im Bewußtsein. Das bedeutet, daß aus den empfangenen Informationen keine momentanen Aktionen abgeleitet werden. Lediglich werden die Informationen hierbei gespeichert. Die reine *Handlung* stellt das Gegenstück hierzu dar. Hier stammt der Informationsfluß aus den im Bewußtsein gespeicherten Informationen und führt zu irgendwelchen Aktionen in die Außenwelt hinein. Wie diese Beschreibung zeigt, muß im Straßenverkehr als gegeben angenommen werden, daß der Fahrer auf einen Informationsfluß aus der Außenwelt über die Sinnesorgane stets mit irgendwelchen Aktionen antwortet. Ferner ist wohl kaum vorstellbar, daß ein gesunder Mensch Handlungen ausführt, ohne Rücksicht auf die Außenwelt zu nehmen.

Um so mehr spielt im Straßenverkehr die unbewußte und bewußte Reaktion, aber auch die Reflexion eine Rolle. Bei der *unbewußten Reaktion* stammt der Informationsfluß auch aus der Außenwelt, dringt aber nicht in das Bewußtsein ein, sondern bewirkt, ohne das Bewußtsein zu tangieren, über Nervenbahnen Aktionen in die Außenwelt zurück, das wären die Reflexe. Derartige als Handlungen imponierende Aktionen erfolgen z.B. beim Einwirken des Seitenwindes auf das fahrende Kraftfahrzeug. Durch den Seitenwind wird das Fahrzeug abgelenkt, dabei entwickeln sich Scherkräfte im Bereich der Hautrezeptoren besonders in der Gesäßregion. Ferner ist daran die Muskelsensibilität beteiligt. Diese liefern Nervenimpulse über sensible Nervenbahnen, die unbewußt, also reflektorisch, eine Spannungserhöhung im Bereich der Bein-, Gesäß- und Rückenmuskulatur herbeiführen. Erst recht hat die *bewußte Reaktion* einen Informationszustrom aus der Außenwelt notwendig. Sie wird also von der Straße her veranlaßt, dringt über den sensorischen Bereich in das Bewußtsein ein, durchschreitet es und führt nach Modulation durch Motive über den motorischen Bereich zu einer Aktion in die Außenwelt, also auf das Fahrzeug. Beispielsweise veranlaßt das Sehen eines langsamer vorausfahrenden Fahrzeugs und einer freien, geraden Gegenbahn das Bewußtwerden einer Verkehrssituation, die die Einleitung und Ausführung eines Überholmanövers herbeiführt, sofern der Fahrer aus Zeitmangel oder anderen Gründen dazu positiv motiviert ist.

Eine Sonderstellung nimmt schließlich die *Reflexion* ein. Hier beginnt der Informationsfluß nicht in der Außenwelt, sondern im sensorischen Bereich. Infolgedessen liegt hier ein Kreisprozeß vor, der von der Außenwelt unabhängig ist, nicht aus ihr kommt, aber auch nicht in sie eindringt. Was in diesen Kreis an Informationen in Umlauf gebracht wird, hängt einzig und allein vom momentanen Zustand des Menschen ab. So bewirken die bei einem sogenannten Halswirbelsäulen-Syndrom (HWS) vorkommenden Signalisierungen aus den dort vorhandenen Schmerzrezeptoren nicht unbedingt eine Schmerzempfindung, können aber die Muskelspannung in der Schulter- und Armregion so stark erhöhen, daß dadurch eine dieser Spannung überlagerte Willkürbewegung beeinflußt wird, sie erfolgt versteifter.

Die Schilderung der vorgenannten Möglichkeiten, Aktionen herbeizuführen, läßt schon anhand der aufgezeichneten Beispiele erkennen, daß verschiedene *Ursachen für Fehlhandlungen* vorkommen können. Alle Faktoren des Leistungsschemas sind geeignet, die Fahrleistung im positiven wie im negativen Sinne zu beeinflussen. Natürlich gibt es eine *Rangordnung*. Zweifellos dürften der *Bewegungsapparat*, das *Auge* und das *Zentralnervensystem* vorrangig sein. Muskelphysiologisch erfordert bereits das Sitzen hinter dem Steuer Muskelarbeit; denn wegen des mehr zur Bauchseite liegenden Körperschwerpunktes, der oberhalb der Drehpunkte der Hüftgelenke liegt, bedarf es einer ständigen Muskelanspannung im Bereich der gesamten Rückenmuskulatur, um den Körper in der sogenannten hinteren Sitzhaltung zu halten. Eine solche *ständige Muskeltätigkeit* nennt man in der Arbeitsphysiologie *statische Arbeit*. Sie wird in gleicher Weise von den Armmuskeln, die das Steuerrad zu halten haben, gefordert, und auch vom rechten Unterschenkel und Fuß, um dem Gaspedal eine der Geschwindigkeit entsprechende Stellung zu geben. Statische Arbeit erhöht aber den Binnendruck im Muskel, was zu einer meßbaren Drosselung der Durchblutung führt. Diese wiederum leistet einer Ermüdung Vorschub, sofern nicht Phasen mit stärkerer Muskelentspannung eingeschoben werden.

Der statischen Arbeit steht die *dynamische Tätigkeit* gegenüber. Hierbei sind die Kontraktionsphasen wesentlich kürzer und stets von Erschlaffungsphasen gefolgt, weil im Bewegungsfluß andere Muskeln nunmehr aktiviert werden. *Alternierende Muskeltätigkeit* ist infolgedessen *weniger ermüdend als statische Arbeit*. Weil aber beim Führen eines Kraftfahrzeuges der statische Anteil durch Verbesserung des Fahrstandes niemals völlig ausgeschaltet werden kann, entwickelt sich zwangsläufig im Laufe der Zeit hinter jedem Steuer eine Ermüdung aus rein muskulärer Ursache. Hinzu kommt — und das wird noch einmal zu beleuchten sein — diejenige Anspannung, die durch die psychische Erregung ausgelöst wird. Infolgedessen kommt es bei erhöhter Aufmerksamkeit während des Fahrens in der Großstadt, bei Nacht und Nebel, im Schnee und Regen, bei Glatteis und Windböen, unter psychischer Erregung oder beim ungeübten Fahrschüler und „Sonntagsfahrer" zu einem erhöhten Muskeltonus, der sich der statischen Arbeit bei der Fahrhaltung des Fahrers hinter dem Steuer überlagert.

Die *Ermüdung* äußert sich in solchen Fällen in dumpfen Mißempfindungen mit Steifigkeitsgefühl in der Muskulatur, was den Fahrer dazu veranlaßt, seine Sitzstellung, Arm- und Beinhaltung mit zunehmender Ermüdung immer häufiger zu verändern, also kurzfristig zu entspannen, damit der betätigten Muskulatur eine befristete Erholungpause gewährt werden kann. Natürlich macht eine solche Verhaltensweise den *Fahrstil des Fahrers ungleichmäßiger*. Steigt der rechte Fuß kurzfristig vom Gaspedal weg, um das Bein für einen Augenblick mal durchzustrecken und wieder anzuziehen, so kommt es doch dadurch zu einer Verzögerung, also zu einer Geschwindigkeitsabnahme, der eine Phase der Beschleunigung folgt. Entsprechendes gilt auch für den Lenkstil des Fahrers. Auch er wird ungleichmäßiger, es kann im ermüdeten Zustand zu einem „Schlangenfahren" kommen, als ob der Fahrer Alkohol getrunken hätte. Eine Änderung der Sitzposition ist nur im begrenzten Umfang möglich, sie sollte jedoch von den Kraftfahrzeugkonstrukteuren als notwendig angesehen und beim Bau von Fahrzeugsitzen berücksichtigt werden. Ein zu starkes Einzwängen in einen Schalensitz dürfte nachteilig sein.

Wenn die *statische Arbeit* einen *Ermüdungsfaktor* darstellt, so wird klar, daß von der Seite der Physiologie her jede *Konstruktionsverbesserung* zu begrüßen ist, die diesen *Anteil merklich reduziert*, wie beispielsweise bei der Hilfskraftlenkung, dem Bremskraftverstärker und dem automatischen Getriebe.

Schließlich ist der *Anteil an statischer Arbeit* auch für die *Kontraktionsgeschwindigkeit des Muskulatur* von Wichtigkeit. Es läßt sich am isolierten Muskel ebenso wie an einer Muskelkette, die für eine Handlung aktiviert werden muß, nachweisen, daß die Bewegungsgeschwindigkeit mit zunehmendem statischen Anteil abnimmt. Je stärker man also bei der Lenkung eines LKW Kraft aufwenden muß, um das Lenkrad betätigen zu können, umso langsamer können die daran beteiligten Muskeln betätigt werden. Das dürfte für die Ermittlung der Reaktionsgeschwindigkeit von Wichtigkeit sein.

Neben den rein muskulären Faktoren sind die *nervösen und zentralnervösen Faktoren der Leistungsfähigkeit* von erheblicher Bedeutung. Damit ein Muskel eine abstufbare Kontraktion ausführen kann, ist er über eine sogenannte motorische Endplatte mit einer Nervenfaser verbunden, die von einer Zelle des Rückenmarks, aus dem Vorderhornabschnitt, stammt. In diesem Vorderhorn des Rückenmarks befindet sich ein Nest derartiger Zellen, wobei jede eine Faser in die Peripherie sendet und jede Faser wiederum sich aufzweigt, um die einzelnen Muskelzellen zu erreichen. Eine Rückenmarkzelle mit einer Faser verzweigt sich so stark, daß etwa 500 bis 2000 Muskelzellen von ihr versorgt werden können. Rückenmarkzelle, Faser und die Gesamtheit der von ihr versorgten Muskelzellen nennt man eine *motorische Einheit*. Die Vorderhornzelle hat zur Auslösung einer Willkürbewegung Kontakt mit einer weiteren langen Nervenfaser, die von einer Zelle stammt, die in der Großhirnrinde liegt, im Zentrum für Willkürbewegungen. Wenn also eine Willkürhandlung ausgeführt werden soll, so müssen im Willkürzentrum eine Reihe von Pyramidenzellen aktiviert werden und eine Impulssalve zu den entsprechenden Vorderhornzellen des Rückenmarks abgeben. Diese werden nunmehr aktiviert und ihre Impulse laufen über die motorischen Endplatten zu den Muskelfasern der jeweiligen motorischen Einheiten. Eine so ausgelöste Bewegung ist nun dadurch abstufbar, daß man je nach gewünschter Kontraktionsstärke mehr oder weniger motorische Einheiten aktiviert oder aber auch, daß die einzelnen motorischen Einheiten verschieden rasch nacheinander aktiviert werden. Zur Herbeiführung einer glatten Bewegung muß im allgemeinen die einzelne motorische Einheit 100 bis 150mal pro Sekunde eine Aktivierung erfahren. Nimmt diese Aktivierung häufig ab, so wird die Bewegung schwächer.

An keiner Stelle des menschlichen Organismus ist aber diese aus dem Gehirn kommende und in die Peripherie hineinziehende Bahn an einer Willkürbewegung allein beteiligt. Vielmehr gibt es *im motorischen System das Prinzip der Rückkopplung*. Die Muskulatur besitzt nämlich eigene Sinnesorgane, und zwar die auf Dehnung reagierenden *Muskelspindeln* (Abb. 2), die also im gedehnten Zustand elektrische Impulse über eine Nervenbahn zum Rückenmark zurücksenden. Dabei gelangen diese Impulse an die Vorderhornzelle. Damit ist ein geschlossener Regelkreis gegeben. Wenn ich beispielsweise den Bizeps am Oberarm kontrahiere, d.h. das Ellenbogengelenk beuge, so kommt es gleichzeitig zu einer Dehnung der entgegengesetzt wirkenden Ellenbogenstrecker. Infolgedessen werden in den Streckern die Muskelspindeln gedehnt und damit zur Entladung gebracht. Ihre Impulse laufen zum Rückenmark und bewirken dort, daß diejenigen Vorderhornzellen, die bei der Willkürtätigkeit den Bizeps aktiviert hatten, gehemmt und die Zellen, die zu den Streckern ziehen, aktiviert werden. (Abb. 3). Mit anderen Worten: Die Beugung wird unterbrochen und eine Streckung eingeleitet. Ist die Streckung aber minimal begonnen, so kommt es dadurch zu einer Dehnung des Bizeps. Ein stän-

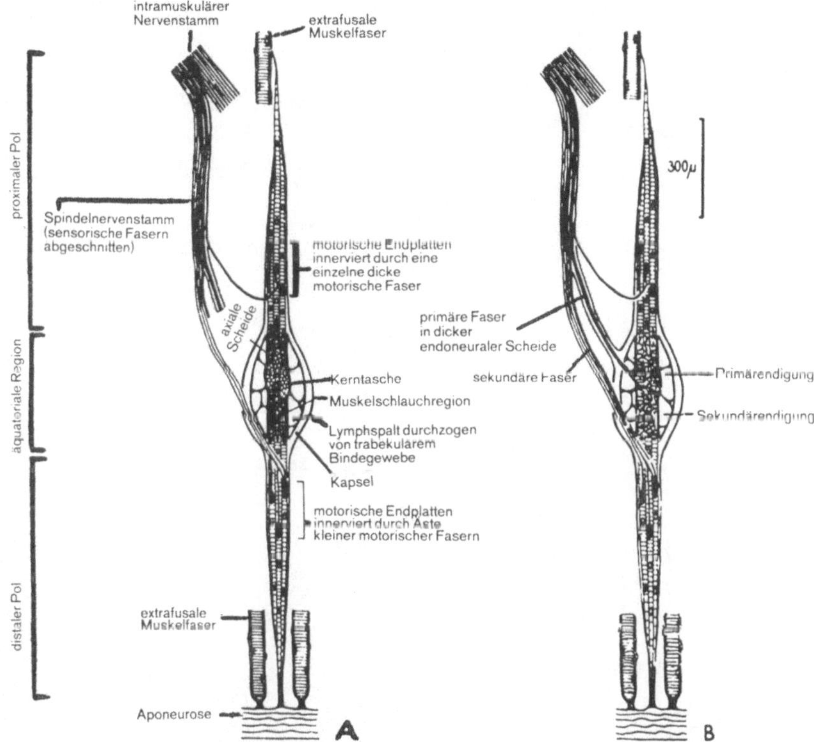

Abb. 2. Schematische Darstellung der Muskelspindeln nach GRANIT. (MÜLLER-LIMMROTH, 1967)

diges Alternieren der Aktivierung von Beugern und Streckern ist die Folge. Jede *gezielte Willkürbewegung* setzt sich somit aus einem *Wechselspiel von Agonisten und Antagonisten* zusammen. Das Wechselspiel ist dabei so fein, daß die Bewegung rein äußerlich glatt erscheint. Man möge daraus entnehmen, daß in jede Willkürbewegung unbedingt Reflexe eingeschaltet sein müssen, damit die Handlung glatt und vor allen Dingen zielstrebig erfolgt. Ohne *Reflexsteuerung* würde jede Tätigkeit nur fahrig, also weit über das Ziel hinausschießend, möglich sein.

Der besprochene *Reflexbogen* ist im übrigen auch beim *Fehlen von Willkürhandlungen in Aktion*. Die Bedeutung dieser Reflexe liegt dann in der Erhaltung einer gewissen Muskelspannung, sowie in der Garantie der Aufrechterhaltung des Körpers und der Stellung seiner Glieder. Muß ein Kraftfahrer beispielsweise plötzlich bremsen, so daß nach dem Trägheitsgesetz der Körper nach vorn fällt, so bewirkt die dabei stattfindende Dehnung der gesamten Muskulatur des Rückens dort eine Aktivierung der Muskelspindeln, was zu einer reflektorischen Streckkontraktion der Rückenmuskulatur führt. Das geschieht in recht kurzer Zeit, etwa in 1—2/100 sec. ohne Beteiligung des Bewußtseins. Natürlich kann eine derartige reflektorische Gegenspannung nicht die Kräfte auffangen, die bei einer intensiven Notbremsung oder etwa bei einem Frontalzusammenstoß den Körper in Richtung Windschutz-

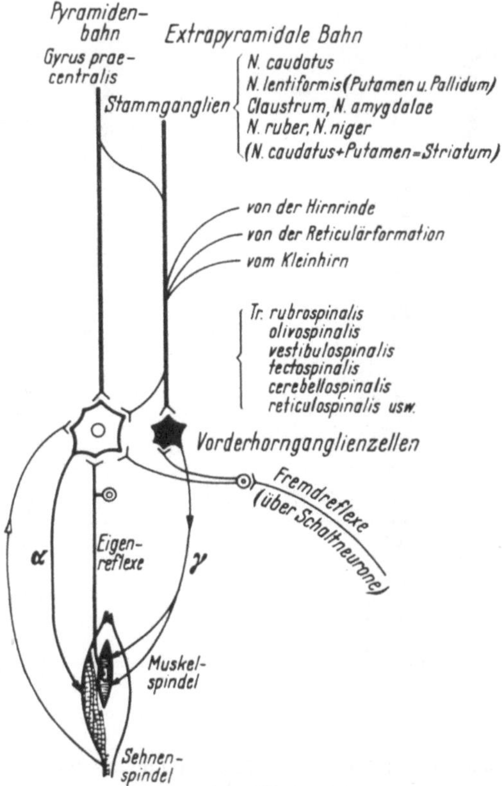

Abb. 3. Schaltschema der Nervenstrukturen, die an einer Willkürtätigkeit beteiligt sind. Nach Schütz (1966)

scheibe treiben. Hier können nur Sicherheitsgurte bremsend abfangen. In gleicher Weise wird den plötzlichen Steuerradausschlägen beim Überfahren einer scharfen Kante mit einem Vorderrad oder dem Seitwärtsrutschen des Oberkörpers beim raschen Durchfahren einer scharfen Kurve reflektorisch bereits entgegenwirkt. Der *Reflexbogen* hat folglich *Bedeutung für unbewußte Reaktionen*, spielt aber auch *bei den bewußten Reaktionen*, also den Willkürtätigkeiten, eine sehr *wichtige Rolle*.

Neben den Muskelspindeln sind aber auch die übrigen *Sinnesorgane der Haut in das motorische Geschehen eingeschaltet.* So ist bekannt, daß die Rezeptoren, die die *Vibrationsempfindungen* in der Haut vermitteln, ebenso wie die *Temperatur- und Schmerzrezeptoren* Anschluß an das motorische System erhalten. Schwingungen, wie sie in einem schlecht gefederten Fahrzeug mit schlechten Fahrersitzen vorkommen und bei schlechter Fahrbahn unvermeidbar sind, können durch direkte Vibration der Muskelspindeln oder aber auch über die Mechanorezeptoren der Haut eine so starke Aktivitätssteigerung in dem Reflexbogen herbeiführen, daß die Muskulatur ihre Spannung meßbar erhöht. Versteifungen dieser Art stellen aber wieder Durchblutungsbeeinträchtigungen dar, leisten folglich der Ermüdung Vorschub. Die von vielen Fahrern geäußerte Nackensteifigkeit ist nur in seltenen Fällen auf Unterkühlung zurückzuführen, häufiger dürften Erschütterungen und psycho-physische Anspannungen hierfür die Ursache sein. Daß die Sinnesorgane eine solche Einflußmöglichkeit haben können, sollte bei der Innenausgestaltung des Kraftfahrzeuges stets beachtet werden. Wird beispielsweise die Hauttemperatur gesenkt, so erhöht sich der Muskeltonus so stark, daß die Willkürtätigkeit, oder anders ausgedrückt, die Feineinstellung einer Bewegung darunter leidet. Es werden in der Kälte folglich nicht die Gelenke steif, sondern nur über die diese Gelenke hinwegziehenden agonistisch und antagonistisch wirkenden Muskeln. Das hat für den Kraftfahrer Bedeutung beim Anfahren eines ausgekühlten Fahrzeuges, das stundenlang im strengen Frost gestanden hat, und vor allen Dingen für den Motorradfahrer in den kühlen und kalten Jahreszeiten. Wie groß der Anteil an dieser Einflußnahme ist, zeigt deutlich das Ausschalten der Hautsensibilität beispielsweise bei einer örtlichen Betäubung im Mundbereich, z.B. für eine Zahnextraktion. Es ist jedem bekannt, daß in dieser Situation die Feineinstellung der Sprechmuskeln so tiefgreifend gestört ist, daß eine wohlartikulierte Sprache nicht mehr möglich ist.

Es sei noch am Rande erwähnt, daß die *Hautrezeptoren an der Fußsohle* auch bei den Fußbewegungen mitwirken. Infolgedessen sind dosierte Bewegungen in Skistiefeln für die Betätigung der Gas-, Brems- und Kupplungspedale niemals so exakt möglich, wie in Schuhen mit dünner, weicher Sohle. Bekanntlich gibt es sogar Fahrer, die ihr Fahrzeug ohne Fußbekleidung fahren.

Ging schon aus dem vorstehend Gesagten hervor, daß die *Regelung der Muskeltätigkeit mit den Spindeln* für das Fahrverhalten von Wichtigkeit ist, so wird diese Feststellung noch weiter unterstrichen durch die Tatsache, daß die Empfindlichkeit der Muskelspindeln nicht konstant ist, sondern verstellt werden kann. Wie das anatomische Bild der Muskelspindel zeigt, ist lediglich das Mittelstück durch Dehnung zur Entladung zu bringen. Die Endstücke der Spindeln enthalten demgegenüber Muskelfasern, die von einer weiteren Nervenzellengruppe des Rückenmarks und deren Fasern zur Kontraktion gebracht werden können. Das sind die sogenannten *Gamma-Motoneurone*, die erst in ihrer Bedeutung in den letzten Jahren erkannt worden sind. Wird eine solche Rückenmark-Gammazelle aktiviert, so kontrahieren sich die Endstücke der Muskelspindeln und bewirken eine Vordehnung des Mittelstücks, d.h. die Muskelspindel reagiert in diesem Zustand auf Dehnung empfindlicher. Sind demgegenüber die Muskelspindeln vollkommen entspannt, so reagieren sie auf Dehnung wesentlich schlechter. Das hat zur Folge, daß bei vorgedehnten Spindeln die Muskelspannung schon in Ruhe erhöht ist, während sie im entdehnten Zustand der Spindeln erheblich vermindert ist. Ob nun die Muskelspindel mehr oder weniger vorgedehnt sind oder nicht, wird maßgeblich von Bahnen bestimmt, die aus tieferen Hirnbezirken kommen und zu den Gamma-Motoneuronen ziehen. Die entscheidende Hirnstruktur hierfür liegt, wie erwähnt, in der Tiefe und ist ein Netzsystem aus Nervenzellen. Man nennt sie die *Retikularformation* (Abb. 4), die bei der Analyse von Verhaltensweisen unbedingt berücksichtigt werden muß. Anatomische Untersuchungen haben gezeigt, daß die Retikularformation Zuflüsse aus allen Sinnesorganen einschließlich

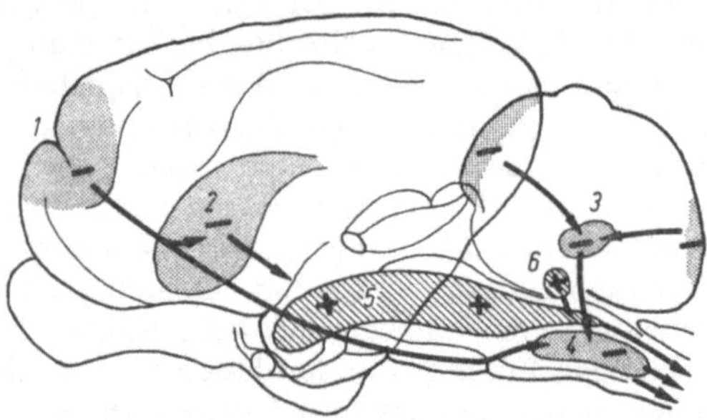

Abb. 4. Schematische Darstellung der Reticularformation. Aus REIN-SCHNEIDER (1964)

der Muskelspindeln, aus der Hirnrinde und aus dem sogenannten limbischen System erhält und auch enge Beziehungen zum Zwischenhirn unterhält, das für die vegetativen Steuerungsvorgänge im Körper verantwortlich ist.

Für den Kraftfahrer speziell ist der Hinweis noch wichtig, daß derjenige *Teil der Retikularformation* in die Handlungs- und Verhaltensweise eingeht, der im allgemeinen eine *Aktivierung* herbeiführt. Jede sensorische Einströmung in dieses System hebt folglich den *Aktivitätspegel* in der Retikularformation an. Die vermehrt dort auftretenden Impulse erreichen die Gamma-Motoneurone, die wiederum über eine Dehnung der Muskelspindeln eine Erhöhung der Muskelspannung herbeiführen. Ein Beispiel mag diesen Vorgang verdeutlichen: Wird ein Fahrer momentan geblendet, so bewirkt dies nicht nur eine Beeinträchtigung des Leistungsfaktors Auge, sondern auch überdauernd eine erhöhte Muskelanspannung bei gleichzeitiger Verschlechterung der muskulären Koordination. Die Lenkbewegungen werden dadurch grobschlächtiger und können Anlaß zu Kollisionen geben. Jedenfalls fährt man für die Dauer der Blendung und eine gewisse Zeit noch danach „verkrampft". Bei einem plötzlich platzenden Autoreifen ruft das Platzgeräusch ebenso wie das Aufschlagen eines Steinchens gegen die Windschutzscheibe ähnliche Muskeltonus-Erhöhungen hervor, was für die dann u. U. notwendig werdenden Handlungen zur Abwendung eines Unfalls nachteilig ist.

Andererseits *erhöht* jede sensibel oder sensorisch herbeigeführte *Aktivierung der Retikularformation* das *Wachniveau*. Das kann für die Verhinderung des Ermüdungseintritts ausgenutzt werden. Aus diesen Gründen ist es darum keineswegs optimal, wenn von Seiten der Kraftfahrzeugkonstrukteure auf eine allzu starke Senkung der sensiblen und sensorischen Afferenz Wert gelegt wird. So kann ein Minimum an optischer Information, wie beim gleichmäßigen Grau der Autobahn, an akustischer Information, wie bei Alleinfahrt in einem besonders „leisen" Wagen, an zu geringer Information aus der Haut durch einen klubsesselartigen Polstersitz, in einem klimatisierten Wageninnern sowie an Tiefensensibilität infolge zu weniger Handlungen bei gleichförmiger Geschwindigkeit auf Autostraßen und schließlich an Hirnrinden-Aktivität infolge von zentraler Müdigkeit binnen kurzem das Wachniveau eines Fahrers soweit senken, daß er hinter dem Steuer einschläft. Es muß stets ein gewisser *Aktivitätsgrad in der Retikularformation* garantiert sein, den sich der Kraftfahrer über die ihm zur Verfügung stehenden Sinnespforten verschaffen kann, z. B. durch Fernlichteinschaltung, Autoradio, Öffnen des Fensters oder des Schiebedaches, also durch Anbieten von Kaltluft oder aber durch eine Fahrpause, die mit Dehnungsgymnastik ausgefüllt sein sollte; denn Dehnung führt zur Muskelspindelaktivierung und diese stellt einen außerordentlich wirksamen Weckreiz dar. Das beweist das morgendliche Recken und Strecken auf der Bettkante, ebenso wie das Dehnen des gesamten Körpers eines Hundes, der hinter dem Ofen geschlafen hat. Mir liegt sehr daran, daß auch die *Fahrpause* bei drohender Ermüdung durch Dehnungsübungen möglichst in kühler Luft ausgefüllt wird; denn ein entspanntes Hinsetzen in ein überheiztes Autobahnrestaurant läßt die Ermüdung nur noch weiter fortschreiten.

Andererseits darf aber die *Begleitaktivierung der Retikularformation* auch *nicht zu intensiv* werden, weil dann die Muskelspindeln so stark vorgedehnt werden, daß die Muskelruhespannung wesentlich ansteigt und dann auch die Willkürtätigkeit im Sinne einer Fahrleistungsminderung beeinflußt. Das gilt besonders für die Vorgänge, die sich in der Hirnrinde und/oder im schon erwähnten limbischen System abspielen. Das *limbische System* ist eine Hirnstruktur, die im wesentlichen die *Emotionalität* und auch die *Affektlage* eines Menschen bestimmt. Die Hirnrinde ist demgegenüber für Denkprozeß, Erinnerung und Gedächtnis verantwortlich. Da beide Systeme in Wechselwirkung zur Retikularformation stehen, wird klar, daß ein Fahrer, dem häusliche und berufliche Sorgen „durch den Kopf gehen", physiologisch bedingt schlechter fährt als ein Fahrer, der „unbeschwert" seinem Fahrziel zustrebt. Ferner wird durch das Aufzeigen dieser Zusammenhänge wie beispielsweise das Fahren in einer Autoschlange geeignet sein können, die *Affektlage* eines Menschen zu beeinflussen, er wird gereizter, also affektlabil, und damit zu Fehlhandlungen von der psychischen Seite her motiviert. Auch *Ermüdung* zeigt sich in einer Beeinflussung des limbischen Systems, im allgemeinen im Sinne einer Enthemmung, d.h. die Fahrgeschwindigkeit nimmt zu, die Gleichmäßigkeit der Fahrleistung dagegen ab. Dadurch können Gefahren heraufbeschworen werden, die die eigentlichen Ursachen beim Ermüdungsunfall sind. Schließlich kann in diesem Zusammenhang nicht ausdrücklich genug unterstrichen werden, daß alle modernen *Psychopharmaka* ihren Angriffspunkt im limbischen System allein, meist jedoch auch in der Retikularformation haben. Das gilt ferner auch für harmlos angesehene Stimulantien wie das Coffein und auch für kleine Alkoholdosen. Wenn Alkohol und Kaffee aber u.a. den gleichen reticulären und limbischen Angriffspunkt haben, so müssen beide Pharmaka unter bestimmten Voraussetzungen auch gleichartig wirken. Neben dem Alkoholschwips gibt es auch einen solchen durch *Kaffee*, und Kaffee vermag mitunter auch den Alkoholeffekt entsprechend zu verstärken.

Es sei noch am Rande erwähnt, daß viele *Appetitzügler*, die gegen Übergewichtigkeit eingenommen werden, ebenfalls limbische Nebenwirkungen aufweisen.

Sind bisher lediglich die *Willkürbewegungen*, die ihren Anfang in der Großhirnrinde haben und die auf das Rückenmark im wesentlichen beschränkten Reflexe besprochen worden, so bedarf es nunmehr noch einer kurzen Erörterung der *Bewegungsabläufe*, die sich *automatisch* vollziehen. Gemeint sind Bewegungsmuster, die zunächst erlernt worden sind, also ursprünglich von der Großhirnrinde veranlaßt wurden. Wenn derartige Bewegungen aber häufig wiederholt werden, wie die Anzeige einer Fahrtrichtungsänderung, das Kuppeln und Schalten und das Bremsen und Gasgeben, selbst die Handhabung des Lenkrades, so wird das Ausklinken dieser Abläufe mit fortschreitendem Erlernen nicht mehr von der Hirnrinde erwirkt, sondern von Strukturen, die zu dem sogenannten *extrapyramidalen System* zählen. Auch die Retikularformation gehört zu diesem System. Das Großhirn wird auf diese Weise von derartigen automatischen Vorgängen freigehalten. Bewegungen dieser Art erwecken den Anschein eines Reflexes, sind aber Automatismen. Man darf sich das Ausklinken solcher Bewegungsabläufe etwa so vorstellen, daß in dem extrapyramidalen System wie bei dem Lochmuster eine Lochkarte ein Muster von Aktivierungen entsteht, das dem Bewegungsmuster entspricht.

Natürlich bleiben die *automatischen Bewegungsabläufe* unter der ständigen *Kontrolle der Willkür* unter Einschluß der aus den Sinnesorganen einlaufenden Informationen, jedoch stellen sie eine Entlastung des Großhirns dar, das sich anderen Aufgaben zuwenden kann. Obwohl ein Autofahrer bei freier Fahrbahn und klarer Verkehrssituation automatisch alle Handlungen einschließlich der Lenk- und Schaltmanöver ausführt, was den Eindruck des Reflektorischen zu erwecken vermag, zumal der Fahrer dabei durchaus noch eigenen Gedanken nachgehen oder ein Gespräch mit den Insassen führen kann, so wird doch bei jeder der mit den Sinnesorganen wahrgenommenen Änderungen der Verkehrssituation auf der Straße oder am Fahrzeug selbst (Veränderung des Motorengeräusches, Aufleuchten der Öldrucklampe oder der roten Kontrollampe, Anstieg der Kühlwassertemperatur) binnen kürzester Zeit die richtige Korrekturmaßnahme ergriffen, wobei allerdings höchste Hirnrindenaktivität notwendig ist, was man daran erkennen kann, daß der Fahrer beispielsweise sofort ein Gespräch abbricht. Immerhin erfordert Autofahren in der Stadt trotz der Entlastung durch automatische Bewegungsabläufe noch 60% der Hirnrindenaktivität, das Autofahren auf einer ruhigeren Landstraße demgegenüber 35%, wie ältere Erhebungen

aus dem Jahr 1942 gezeigt haben. Ich möchte glauben, daß in Anbetracht
der veränderten *Verkehrsdichte* heutzutage wesentlich höhere Prozent-
sätze anzusetzen sind. *Automatische Bewegungsabläufe* können – sofern
die corticale Kontrolle nicht ausreichend ist — *Fehlhandlungen* werden.
Oft werden derartige Fehlhandlungen als „Zerstreutheit" gedeutet. Wenn
beispielsweise ein Fahrer über ein gerades Stück Landstraße fährt, aber
in der Ferne erkennt, daß die Straße in eine Linkskurve übergeht, so
kann bei verminderter corticaler Kontrolle der Fahrer beim Einfahren in

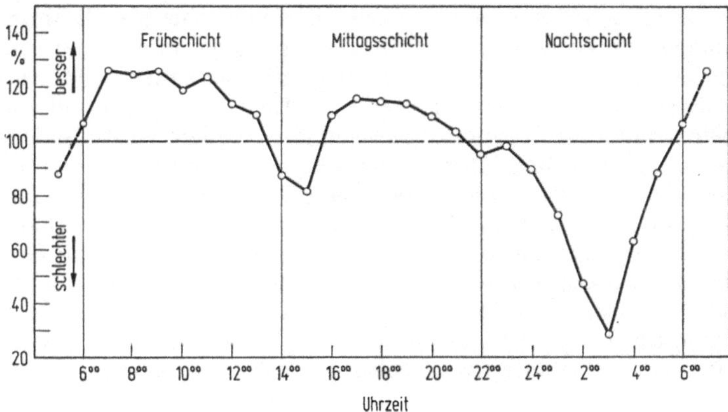

Abb. 5. Prozentuale Schwankungen der physiologischen Leistungsbereitschaft im
Verlauf von 24 Std. Aus SCHMIDTKE (1965)

die Linkskurve die Fahrtrichtungsanzeige nach links bedienen, was unnötig ist.

Ob die genannten *Leistungsveränderungen* bei den Leistungsfaktoren
leichter oder schwerer *Ausgangspunkt für Fehlhandlungen* sein können,
wird von der *biologischen Rhythmik* (Abb. 5) und nicht zuletzt von der
Übung bestimmt. Wie bekannt ist, kann ein Mensch irgendeine Tätigkeit
nur in sehr seltenen Fällen zu jedem Zeitpunkt mit gleich guter Leistung
ausführen. Neben der stets wiederkehrenden Einarbeitungsphase unterliegt jedermann der *biologischen Rhythmuskurve*, die am frühen Vormittag
zwischen 9 und 11 Uhr ihren höchsten Gipfel aufweist, in der Mittagszeit
absinkt, um am Nachmittag zwischen 16 und 18 Uhr einem zweiten,
etwas niedrigeren Maximum zuzustreben. Von da an sinkt die Leistungs-
kurve auf ein Minimum ab, das zwischen 2 und 3 Uhr morgens liegt.
Die Leistungsbereitschaft eines Fahrers ist um 2—3 Uhr nachts physiologisch stark vermindert. Zu diesem Zeitpunkt besteht sogar eine physiologische Kollapsneigung. Der nächtliche Fahrer sollte in dieser Zeit die
Autobahn zu einem ein- bis zweistündigen Kurzschlaf verlassen.

Wie ausführlich besprochen, bedeutet das *Erlernen bestimmter Be-
wegungsabläufe* eine *Automatisierung*, d.h. eine mehr oder weniger starke
Umschaltung von der Hirnrinde auf subcorticale Strukturen. Viele beim
Autofahren vorkommende Bewegungsfolgen müssen in der Fahrschule

vornehmlich unter optischer, aber auch unter akustischer Kontrolle (das Motorengeräusch wird Anlaß zum Umschalten auf den nächsten Gang) bewußt willkürlich erlernt werden und werden mit fortschreitender Übung dann zu automatisierten Bewegungsabläufen, Die mit der Ausübung derartiger Bewegungen gekoppelten Wahrnehmungen über die Sinnesorgane werden im Gehirn zu Vorstellungen verarbeitet, die das Gedächtnis speichert. Die *Summe aller gespeicherten Vorstellungen* wäre dann die *Fahrerfahrung*. Jedoch werden Bewegungen und Bewegungsmuster, die über die Primitivform wie Fahrtrichtungsänderungs-Anzeige, Kuppeln, Schalten, Gasgeben hinausgehen, auch im Gedächtnis als Bewegungsvorstellungen gespeichert. Derartige Bewegungen können nur durch Übung erlernt werden, wobei der Muskelaufwand zunehmend stärker ökonomisiert wird. Mit einem Minimum an Energieaufwand und Innervation wird dann die gekonnte Bewegung bezüglich Kraft und Ausdehnung wohldosiert ausgeführt. Während dieses Prozesses werden nicht nur die entsprechenden *Sinnesorgane und Hirnzentren* beteiligt, sondern auch die nunmehr schon häufig erwähnte *Retikularformation*. Dadurch eröffnen sich mannigfache *Kombinationsmöglichkeiten* für die im Gehirn ankommenden Informationen. Erst nunmehr ist die Möglichkeit eröffnet, eine Bewegung nach Größe und Ausmaß zu kontrollieren. Das wäre der Hintergrund für das, was man Informationsverarbeitung nennt. Zugleich wird mit der Informationsverarbeitung auch der Bewegungsablauf rascher. Mit der Übung findet nämlich eine Bahnung statt, d. h. bei ständiger Beanspruchung der beteiligten Bahnen kann eine Verkürzung der Umschaltung von einer auf eine andere Bahn eintreten, die immerhin 3—5/1000 sec ausmacht.

Aus all dem geht hervor, daß das *Führen eines Kraftfahrzeuges* bei regelmäßigem, d. h. täglichem Fahren weniger anstrengend ist und die Großhirnrinde mit weniger „Ballast" der willürlichen Bahnung die verschiedenen Handlungen belastet. Die *Großhirnrinde* bleibt darum gleichsam *frei für optische Informationen* über die Verkehrssituation und deren Änderung, auf die der geübte Fahrer auch rascher und leichter zu reagieren vermag. *Der Kraftfahrer gewinnt nur durch ständige Übung an Sicherheit im Straßenverkehr*. Aber eine Unterbrechung von nur wenigen Tagen genügt bereits, um einen Übungsverlust herbeizuführen. Insofern gibt es in der Tat den *fahrtechnisch schlechteren* „Sonntagsfahrer", und insofern ist die Ehefrau, die den Wagen des Mannes nur gelegentlich benutzt oder benutzen darf, eben „eine Frau am Steuer". Aus diesem gleichen Grund ist schließlich der von den Vororten einer Großstadt in die Stadt nur gelegentlich hineinfahrende Kraftfahrer im Stadtverkehr unsicherer, wobei diese Unsicherheit noch durch mangelhafte Ortskenntnis verstärkt wird. Selbst der ältere Kraftfahrer wäre hier einzustufen, weil er nach seinem Ausscheiden aus dem Berufsleben sein Fahrzeug auch nur noch selten benutzt. Es zeugt von großer Einsicht und Selbstkritik, wenn diese Menschen freiwillig ihren Führerschein zurückgeben.

Das Referat sollte zeigen, daß ein *Fehlverhalten des Autofahrers aus der Sicht des Physiologen* sich aus einer *Fülle von Ursachen* ergeben kann. Wesentlich scheint dabei zu sein, daß es *neben den reinen Reflexen* und den *bewußten Handlungen* einerseits auch *automatische Bewegungsabläufe* gibt, die zwar den *Anschein des Reflektorischen* erwecken, jedoch *Tätigkeiten* darstellen, *über die die Hirnrinde stets kontrollierend zu wachen vermag.*

Literatur. MÜLLER-LIMMROTH, W.: Neurophysiologische Aspekte zur physischen Belastung bei Führen eines Kraftfahrzeuges. Aus: Mitteilungen aus dem Arbeitsgebiet der Hygiene, Seuchenbekämpfung und Lebensmittelüberwachung. Senator f. Arbeit, Gesundheit und Soziales, Berlin **1967**, S. 9—21; — Die physiologischen Grundlagen der Anforderungen im Straßenverkehr. Aus: K. WAGNER u. H. J. WAGNER, Handbuch der Verkehrsmedizin. Berlin-Heidelberg-New York: Springer 1968; — Fehlverhalten des Autofahrers aus der Sicht des Mediziners und Physiologen. Aus: ADAC Deutsches Autorecht **31**, 293—302 (1968).

Aussprache

K. SOEHRING, Prof. Dr., Hamburg:

Der britisch-deutsche Physiologe FELDBERG hat immer gesagt, Diskussionen muß man katalysieren. Sie erlauben mir also infolgedessen 2 Versuche der Katalyse. Und zwar 1. eine Frage, es ist eine ganz einfache Frage. Diese Siefahrtaste ermöglicht, daß ein TEE-Zug mit der ganzen Verantwortung für Hunderte von Menschen von einem Mann gefahren wird, das habe ich nie so ganz verstanden. Braucht man da nur den Fußdruck abzunehmen oder was muß man da machen oder vielleicht kann man da alles zusammen machen. Es ist, glaube ich, eine Frage, die sehr viele Menschen interessiert, weil ja viele heute mit der Bundesbahn fahren.

Das zweite was ich kurz anschneiden wollte, ist ein kleiner Kommentar. Sie haben in der Darstellung von Herrn MÜLLER-LIMMROTH die zentrale Stellung der Anpassung und der Adaptation klar erkennen können. Wenn man heute weiß, daß die in ungeheuren Mengen heute genommenen Psychopharmaca zum großen Teil in dieses feine Spiel ebenfalls eingreifen, daß es also nicht gleichgültig ist, ob man Librium, Novirum oder wie sie alle heißen, ich benutze absichtlich Warenzeichen, in dieses Spiel einbringt ohne sich zu fragen was man tut. So glaube ich, haben wir hier auch verschiedene Aufgaben, wenn wir mit ambulanten Patienten zu tun haben. Ich nehme an, daß auch Sie des öfteren mit ambulanten Patienten zu tun haben. Das waren 2 kleine Versuche zur Katalyse.

J. REHN, Prof. Dr., Bochum:

Vielleicht darf ich auch noch eine Frage stellen, die nun nicht mit der Verkehrsmedizin zu tun hat, aber sich auf unser Arbeitsgebiet erstreckt. Wenn wir bei einer Gesamtoperationszeit mit verschiedenen Operationen ohne Pausen 6/7 Std zu tun haben, wie verträgt sich das mit den von Ihnen vorgetragenen Ermüdungserscheinungen. Man sollte ja profitieren, auch für sein eigenes Fachgebiet, von solchen sehr schönen Untersuchungen.

MÜLLER-LIMMROTH, Prof. Dr., München:

Zunächst Herr SOEHRING zur *Siefahrtaste.* Die Siefahrtaste ist eine Loslaßtaste, d.h., der Lokführer muß sie etwa 55 sec heruntergetreten lassen, und dann etwa am Ende 1 min kurz loslassen. Wenn er das nicht tut, dann bekommt er innerhalb 20 sec zunächst ein akustisches Signal, später dann auch ein optisches, und wenn er dann nicht schnell reagiert, gibt es eine Notbremse. Dann wird also praktisch, wenn ein D-Zugwagen mit Speisewagen da ist, der Speisewagen praktisch abgeräumt. Das betreffende ist für den Lokführer karriereschädigend. Es ist zu berücksichtigen, daß diese Siefahrtaste relativ schwer geht. Aber interessant ist, das hat vielleicht für die

Frage, die in München akut wird Grünblinklicht, um anzukündigen, daß die Ampel auf gelb schaltet, hat hier die Bundesbahn bei der Konstruktion der Siefahrtaste 2 Signale, 2 Informationspforten akustisch und optisch miteinander kombiniert. Wir wissen, wenn 2 Pforten nacheinander aktiviert werden, daß dann automatisch die *Reaktionsbereitschaft* steigt. So gesehen, bin ich z. B. auch ein Freund des grünen Blinkens beim Umschalten auf gelb einer Ampel. Nun, so viel zur Siefahrtaste.

Dann fragten Sie zweitens, *Psychopharmaca*. Da darf ich vielleicht ergänzend noch sagen: Wir müssen tatsächlich pharmakologisch erheblich umdenken, auch was das Coffein anbetrifft. Das Coffein hat beispielsweise 1., das wissen wir seit langem, Erregbarkeitssteigerungen der Cortex zur Folge. Zugleich aber hat es auch auf bestimmte Strukturen, z. B. auf den Hippokampus, z. T. Dämpfungseffekte. Es ist eine Frage der Dosierung, damit wir Dämpfungen durch Coffein aufs limbische System erhalten. Darüber hinaus kann in der Reticularformation Coffein, je nachdem wie dosiert, eine Anhebung des Pegels herbeiführen, damit Anheben des Wachniveaus. Aber je nach Lage des Ausgangspegels kann das gleiche Coffein in der gleichen Dosierung eine Hemmung auslösen, so daß also das Wachniveau sinkt. Wir müssen also gerade diese Pharmaca erneut einer Überprüfung unterziehen, wie sie im Straßenverkehr eingesetzt werden sollen.

Nun, die zweite Frage war von Herrn REHN gestellt. Sie betraf 6/8 Std operieren und Erhaltung eines *Aktivitätspegels der Reticularformation* höchster Aufmerksamkeit und Konzentration. Wenn man bestimmte Meßmethoden einsetzen und an Menschen mißt, wie es mit der Aufmerksamkeit ist, dann zeigt sich eindeutig, wenn die Afferenz gleichförmig ist, die ist es am Operationstisch sicherlich nicht, kommt es nach kurzer Zeit bereits schon zu Abnahmen des Aktivitätspegels und damit der Aufmerksamkeit. Nach unseren Messungen ist man nicht in der Lage, 3—4 min lang konstante Aufmerksamkeit zu behalten, wenn der sensorische Einstrom uniform ist, so daß also bereits dann schon Abnahmen des Aktivitätspegels eintreten. Diese langen Schwankungen von 3—4 min werden dann noch überlagert von trägeren Schwankungen. Es ist gemessen worden, speziell vom Psychologen, daß also der Aktivitätspegel etwa $^1/_4$ Std konstant gehalten werden kann bei variablen Informationsmustern, wenn auch das Impulsmuster variabel ist, geht nach $^1/_4$ Std bereits der Aktivitätspegel herunter. Also die Aufmerksamkeit ist ständig den Fluktuationen ausgesetzt. So würde ich also sagen, man müßte kurzfristige Operationspausen einrichten. Die sind ja auch eingerichtet, so daß ich also glaube, daß man da eine Restitution nach einer Operation in einer Kurzpause wieder erreichen kann. Im übrigen ist der Erholungswert gefolgt von einer Exponentialfunktion, d. h. viele Kurzpausen. Der Zeitgang der Erholung hat diesen Kurvenverlauf, d. h., der größte Erholungswert ist in den ersten Minuten der Pause. Viele Kurzpausen sind besser als wenige Langpausen. Eine Zigarettenpause hat den erheblich höheren Erholungswert, als wenn ich 4 Std fahre und dann $^1/_2$ Std Pause mache. Das könnte vielleicht auch für den Operatuer eine Bedeutung haben für die Kurzpausen.

Nun zur Versuchsanordnung. Man kann nicht in die *Retikcuarformation* hineinstechen. Wir sind also auf indirekte Kriterien angewiesen und da bieten sich 1. an, Pulsfrequenzmessungen aber mit einem elektronischen Glied, das die Pulsarrhythmie mißt. Denn das 1. was man sieht, wenn die Reticularformation ihren Pegel ändert, ist eine Zunahme der Streuung in Richtung Pulsarrhythmie. Das ist das 1.

Das 2. ist: Man mißt die Latenz des *psychotalmanischen Hautreflexes* nicht die Amplitude wie beim Lügendetektor, da sind etliche Fehler drin. Aber die Latenz ist ziemlich konstant. Sie beginnt mit 2 sec. Wenn man praktisch die Aufmerksamkeit erhöht, kann sie heruntergehen bis auf 1,2 sec und wenn man eben müde wird, die Aufmerksamkeit nachmißt, dann kann sie bis zu $^3/_4$ sec lang werden. Das ist die 2. Methode.

Die 3. ist eine Methode der *evozierten Potentialregistrierung*. Ich habe eben davon gesprochen, daß immer ein spezifisches Signal in der Hirnrinde ausgelöst wird. Dieses spezifische Potential ist in seiner Amplitude abhängig vom Aktivitätspegel. Nur muß man jetzt umdenken, je wacher man ist, um so kleiner wird das Potential. Da läßt sich also sehr schön mit Hilfe eines Computers, indem man diese Potentiale auf regelmäßige akustische oder optische Reize auslöst und aufaddiert, läßt sich an den Amplitudenschwankungen sehr schön sehen, wie jetzt der Aktivitätspegel der Reticularformation sich ändert.

Die letzte Methode wäre dann noch das *Elektromyogramm* in der besonders emotional ansprechbaren Nackenmuskulatur. Wenn man die Nackenmuskulatur noch mitnimmt und dieses poligraphisch registriert, bekommen Sie ziemlich exakt Auskunft über den Aktivitätspegel in der Reticularformation beim Menschen. Wir sind natürlich darüber im klaren, das ist eine indirekte Methode, denn das ist ja erst ausgelöst worden durch die Begleitaktivierung des Hypothalamus und des limbischen Systems und des Muskeltonus durch die Reticularformation selber.

Nun schließlich die letzte Frage, *Alter und Reticularformation:* Die meisten Neuronen in der Reticularformation sind über die Differentialquotienten empfindlich, d.h., sie reagieren auf Änderungen und ändern ihre Impulsfrequenz sehr rasch. Ein Teil der Neuronen sind Dauerentladungsneurone, und was jetzt festgestellt worden ist, mit zunehmendem Alter nimmt die Zahl der differentialquotientenempfindlichen Neurone ab und die Zahl der tonischen Neurone zu. Mit zunehmendem Lebensalter erhöht sich der Muskeltonus, man wird steifer, die Reaktionsschnelligkeit sinkt und natürlich sinkt mit einer solchen Dauerentladung auch das Wachniveau. Wir wissen, daß die differentialquotientenempfindlichen Neurone in erster Linie den Wachpegel in der Reticularformation bestimmen.

Ich hoffe, damit Ihre Fragen beantwortet zu haben.

M. Höbich, Dipl.-Kfm., Institut für Soziologie an der Freien Universität Berlin:

Soziologische Betrachtungen über die mittelbar Betroffenen bei Verkehrsunfällen.

Bis heute findet man zur *Soziologie des Verkehrsgeschehens auf unseren Straßen* ganz allgemein nur wenige Ansätze und so gut wie keine empirischen Forschungsergebnisse. Dies ist erstaunlich, denn der *Verkehr* ist in den modernen entwickelten Industriegesellschaften eines der *großen unbewältigten Probleme geworden* und müßte bereits von daher das *Interesse der Soziologen* herausfordern. Denn für die Sozialwissenschaftler müßten Verkehrsprobleme Interesse erwecken, weil es sich ja um weitgehend sozial bestimmte und sich in Sozialbeziehungen eigener Art vollziehende Abläufe handelt; insofern könnte eine *Analyse des Verkehrs* und damit auch der *Folgen von Verkehrsunfällen*, die ja offensichtlich ein nicht abzuschaffendes Übel bzw. eine fast schon systembedingte Folge des modernen Verkehrs zu sein scheinen, zur Bereicherung bzw. zur Ergänzung der soziologischen Theorie beitragen. Schließlich könnten die Ergebnisse von Analysen bzw. empirischen Forschungen in modellartige Vorschläge umgearbeitet werden und damit als Grundlage für technischpolitische Maßnahmen dienen, d.h. konkret: um beispielsweise die Verkehrssicherheit zu erhöhen oder auch Härtefälle, die sich aus den Folgen von Verkehrsunfällen für die Angehörigen ergeben und die scheinbar auf Grund von Schwächen unseres Sozialsystems entstehen, abzubauen bzw. zu mindern.

Bitte erwarten Sie von mir nun nicht eine vollständige Abhandlung über die *sozialen Folgen von Verkehrsunfällen.* Untersuchungen zu diesem Thema liegen leider bisher nicht vor, so daß ich mich heute nur in der Lage sehe, Ihnen einige vorläufige, keineswegs endgültige Ergebnisse aus eigenen Untersuchungen, die wir im Institut für Soziologie an der Freien Universität Berlin unter der Leitung von Herrn Professor Claessens durchführen, zu berichten. (Die Deutsche Forschungsgemeinschaft hat dankenswerterweise diese sich jetzt bereits über zwei Jahre erstreckende Untersuchung finanziert.) Letzten Endes soll unsere Arbeit auch dazu dienen, einen sozialen Tatbestand aufzudecken, der offensichtlich in der Öffentlichkeit und auch im Rahmen der Sozialpolitik dieses Staates bisher zumindest zu wenig bzw. zu geringe — um es vorsichtig auszudrücken — Beachtung gefunden hat.

Vom soziologischen Standpunkt aus ist die *Straße* ein *sozialer Raum* und der sich in ihm abspielende Straßenverkehr ein *soziales Gefüge*. Der Mensch ist in der Überzahl seiner Lebensäußerungen und Handlungen ein sozial bedingtes Wesen, das auch als Subjekt im Verkehr von seinem sozialen Bereich abhängig ist und in seiner *sozialen Existenz* seinen Ausdruck findet. Obwohl Straße und Straßenverkehr Besonderheiten aufweisen, die zunächst im Widerspruch zu der Vermutung eines sozialen Gefüges stehen — etwa die Anonymität der sich begegnenden Fahrzeuge und Fußgänger oder die Schnelligkeit, mit der Kraftfahrzeuge mit voneinander isolierten Insassen aneinander vorbeifahren — werden dennoch ständig *zwischenmenschliche Kontakte und Verhaltensnormen*, die als Wesenszüge eines sozialen Gefüges gelten können, dauernd vollzogen. *Straßenverkehr* ist somit durch das Verkehrsverhalten seiner Teilnehmer ein *soziales Verhalten* par excellence! Wir können also sagen, daß der heutige *Verkehr* ein *soziales System* ist, das weitgehend *technisch bestimmt* ist — also einen hohen Grad an Anonymität besitzt — und hierdurch einen vergleichsweise starken Zwangscharakter besitzt, ein soziales System also, das durch *äußerste Normierung des Verhaltens und minimale Integration der Teilnehmer* gekennzeichnet ist.

Mit dem *anwachsenden Verkehrsstrom* auf unseren Straßen und dem *Zwang zur Motorisierung* weitester Bevölkerungskreise hat sich die anfänglich noch überschaubare *Zahl der Verkehrstoten* von Einzelfällen zu einem Massenphänomen mit erheblicher Tragweite vergrößert. In diesem Zusammenhang muß insbesondere auf *gesamtwirtschaftliche Folgeerscheinungen* hingewiesen werden. So wurden die Unfallfolgekosten im Straßenverkehr für 1964 auf ca. 6,2 Milliarden DM geschätzt [1]. Bei der Berechnung der durchschnittlichen Kosten eines im Straßenverkehr Getöteten kommen WILLECKE und seine Mitarbeiter auf eine Summe von fast 50000 DM (49412,— DM).

Seit Jahren steigt die *Zahl der Opfer* des motorisierten Straßenverkehrs — mit geringfügigen Unterbrechungen — an. Im Jahr 1967 erreichte sie bei einem Kraftfahrzeugbestand von etwa 15 Millionen die alarmierende Höhe von über einer Million Verkehrsunfällen jährlich, 1964 entfällt auf etwa 9—10 Kraftfahrzeuge ein Unfall. Oder anders ausgedrückt: Pro Tag sterben in der Bundesrepublik im Durchschnitt 47 Menschen an den Folgen von Verkehrsunfällen, 1290 werden Tag für Tag verletzt. Abgesehen von dem unermeßlichen Leid, das sich hinter diesen Zahlen verbirgt und auf das wir zu sprechen kommen wollen, sollen an dieser Stelle noch die *volkswirtschaftlichen Unfallfolgekosten* kurz erläutert werden.

19% der *Unfalltoten* (1964) sind junge Männer von 15—25 Jahren, 20% gehören der Gruppe der 25—45jährigen Männer an. In der Vergleichsbevölkerung (nach Alter und Geschlecht) befinden sich 61% Erwerbstätige, unter den Unfalltoten dürfte ihr Anteil noch etwas höher liegen, da ja vorzugsweise gesunde und damit *zum Arbeitspotential gehörende Menschen* Verkehrsteilnehmer sind. OETER [2] hat ausgerechnet, daß bei Berücksichtigung der mittleren Lebenserwartung die Unfalltoten einen Ausfall von rund 280000 Arbeitsjahren (wobei Arbeitsjahr definiert wird als die mittlere Arbeitsleistung eines Arbeiters, 44 Std-Woche) bedeuten. Unter den 1964 bei Verkehrsunfällen Verletzten betrug der Anteil der Erwerbstätigen 68%. Hier lag eine durchschnittliche Arbeitsunfähigkeit von 36 Tagen pro Fall vor. Weiterhin ist in diesem Zusammenhang die Zahl der durch Straßenverkehrsunfälle *an Dauerschäden leidenden Menschen* zu sehen: Sie beträgt nach vorsichtigen Schätzungen heute (1967) bereits *über 100000 Personen.* OETER schätzt den Verlust der jährlich so fehlenden Arbeitskraft auf 4,5 Milliarden DM und 1,5 Milliarden DM an entgangenen Steuereinnahmen. (Er kommt damit zu ähnlichen Ergebnissen wie WILLECKE, der anfangs schon erwähnt wurde.)

Nun werden zwar im Rahmen der offiziellen *Unfallstatistik,* die sowieso völlig unzureichend ist, alle *unmittelbar von den Folgen der Motorisierung Betroffenen* — wenn auch völlig ungenügend kategorisiert — erfaßt, weitere Rückschlüsse auf den Personenkreis der *mittelbar durch den Unfall in Mitleidenschaft Gezogenen* werden dadurch aber nicht ermöglicht. Sowohl die *materielle, physische* und *psychische Minderung der Lebenschancen* der Geschädigten *und ihrer Angehörigen* als auch die der *Schädiger* muß als sehr hoch eingeschätzt werden. Bisher sind Rückschlüsse auf den Personenkreis der durch den Unfall *mittelbar* Betroffenen m.W. nicht möglich und durchgeführt worden. In einer vorsichtigen Hochrechnung, die wir anhand von Krankenhausmaterial überprüft haben, haben wir bei ca. 16500 Toten und ca. 130000 Schwerverletzten mindestens 300000 *mittelbar* betroffene Personen (d.h. Angehörige) errechnet (für 1964, nach Altersgruppen mit verschiedenen Extrapolationswerten). In diesen Zahlen sind nun die der *Schädiger* noch nicht enthalten, die zu einem erheblichen Teil, z.B. durch fast lebenslängliche Abzahlungen *mit ihren Familien* auch erheblich — materiell und sekundär auch psychisch – geschädigt werden. Man kann also getrost den nach Ausheilung weniger schweren, aber als „schwer" klassifizierten Verletzungen verbleibenden Teil der unmittelbar und mittelbar, als Geschädigte und als Schädiger (die ja zudem auch oft selbst körperlich schwer geschädigt sind), *Betroffenen auf jährlich 400000 Menschen* in der Bundesrepublik schätzen!

Nun lassen sich die sozialen Konsequenzen von Straßenverkehrsunfällen im vollen Umfang ihrer Auswirkungen erst nach einem längeren Zeitabschnitt ablesen. Wir arbeiten daher an einer Studie, die ab 1966/67 tödliche Verkehrsunfälle des Jahres 1964 untersucht. (Insgesamt wurden fast 500 Interviews in der BRD durchgeführt.) Da die Auswertung der Untersuchung noch nicht abgeschlossen ist, lassen sich zur Zeit nur vorläufige, eindimensionale Ergebnisse aufzeigen.

Nach einem tödlichen Verkehrsunfall ist in den meisten Familien ein empfindliches *Absinken des augenblicklichen Lebensstandards* zu verzeichnen. So geben $^3/_4$ der Befragten an, daß sie in irgendeiner Form materiell stark geschädigt worden sind. (30% mußten ihre Ersparnisse auflösen, fast jeder fünfte verkauft irgendetwas aus seinem Besitz.) Insbesondere werden die *Kosten bei Verdienstausfall* des Hauptverdieners und die der Beerdigung genannt. Das lange *Warten auf* die ersten *Zahlungen der Haftpflichtversicherungen* (im Gegensatz zu den Berufsgenossenschaften, über deren Schnelligkeit der Abwicklung wir keine Klagen hören konnten) verschärft diese Situation noch erheblich. In etwa jedem dritten Fall, wo mit Haftpflichtversicherungen verhandelt wurde, klagte man über erhebliche Schwierigkeiten mit dieser. Insbesondere durch hohen Informationsmangel über gesetzliche und hier wieder über versicherungsrechtliche Ansprüche gegenüber den Verischerungsträgern ist es häufig für die Betroffenen schwierig, die vertraglich möglichen Leistungen auch tatsächlich zu erhalten. Schichtspezifisch konnte diese Tatsache in den unteren Schichten häufig festgestellt werden.

Verhandlungsschwierigkeiten mögen hier eine Rolle spielen. In diesem Zusammenhang muß die — von unserer Seite aus — verwerfliche Praxis der Versicherungsvertreter erwähnt werden, den betroffenen Hinterbliebenen häufig eine einmalige Abfindungszahlung aufzureden, anstatt ihnen eine vernünftige Rentenregelung anzubieten. Die derzeitige finanzielle Notsituation wird hier offensichtlich ausgenutzt.

In mehr als einem Drittel derjenigen Fälle, wo Witwen als Hinterbliebene zu finden sind, sind die *Frauen* gezwungen, eine *Berufstätigkeit* aufzunehmen; von diesen hat wiederum jede vierte unmündige Kinder. (Insgesamt sind in 60% der Fälle unmündige Kinder vorhanden.) In jeder dritten von einem tödlichen Verkehrsunfall mittelbar betroffenen Familie mit unmündigen Kindern werden nach dem Unfall gehäuft *Erziehungsschwierigkeiten* angegeben. Wir konnten ferner ein *Sinken der Ausbildungschancen* der Kinder feststellen. In 17% der Fälle mit unmündigen Kindern konnte die Bildungsplanung nicht entsprechend den Vorstellungen (vor dem Unfall) durchgeführt werden. In diesem Zusammenhang muß gesehen werden, daß jede fünfte Familie (in den meisten Fällen mit Witwen als jetzigem Haushaltsvorstand) angibt, auf den *Mitverdienst ihrer Kinder* angewiesen zu sein (82% der Befragten haben Kinder).

An unserem Material wurde weiterhin festgestellt, daß häufig als *Folge des tödlichen Unfalls* schwere sekundäre *Persönlichkeitsschäden* wie Depressionen, Schlaflosigkeit, Nervosität, Konzentrationsverlust usw. auftreten. So geben die Hälfte der Befragten an, nach dem Unfall häufiger in ärztlicher Behandlung zu sein als vor dem Unfall. Bei Witwen wurden in über 50% der Fälle *Depressionen* festgestellt; (der entsprechende Prozentsatz bei den Witwern beträgt 43,3%, wobei die geringe Zahl der Befragten (60) in Betracht gezogen werden muß.) Interessant erscheint mir, daß depressives Verhalten mit absteigender sozialer Schicht abnimmt.

(Wir konnten bei den Witwen in den oberen Schichten in 57,6 %, in den unteren Schichten in 44,6% der Fälle Depressivität feststellen, ein ähnliches Verhältnis lag bei den Witwern vor.)

Dieses Ergebnis muß jedoch vorsichtig interpretiert werden, da das mangelnde Sprachvermögen in den unteren Schichten sowohl die kognitive Orientierung (d.h. hier das Erkennen seelischer Schmerzzustände) als auch deren Verbalisierung erschwert.

Zum Schluß soll noch ein *gesellschaftsbedingter Tatbestand* Erwähnung finden, der sich in der Untersuchung als recht gravierend herausgestellt hat: Der unerwartete *Partnerverlust durch den tödlichen Verkehrsunfall* führt zu einer räumlichen und menschlichen *Isolierung* im sozialen Umfeld der betroffenen Personen. In fast 40% der Fälle wurde von den Befragten angegeben, daß die geselligen Kontakte aller Art nach dem Unfall erheblich abgenommen haben. Auch hier sind schichtspezifisch signifikante Unterschiede anzugeben. Im Falle der Witwen werden in den oberen Schichten bei 50%, in den unteren bei 36% die Kontakte seltener. Die Erklärung für diesen empfindlichen *Rückgang sozialer Kontakte der Witwen* in den oberen und mittleren sozialen Schichten dürfte in ihrer gesellschaftlichen Stellung zu finden sein, die heute weitgehend durch den Ehemann definiert und „gerechtfertigt" ist. Die bürgerliche Ehefrau (die typischerweise nicht berufstätig ist — also keine gesonderte Bezugsgruppe besitzt) sieht sich als Witwe in einer sozial quasi tabuisierten Stellung. Der „sich-durchsetzende" Charakter der Institution „Ehe" kommt u. a. dort zum Vorschein, wo eine einzelne Frau zur „Konkurrenz" für andere Ehefrauen wird und deswegen sozial geächtet wird. Eine Erklärung für die sehr viel geringere Veränderung der sozialen Kontakte in den unteren Schichten mag in der Vermutung liegen, daß sich diese Kontakte tendenziell auf den Bereich der Verwandtschaft beschränken. Nach dem Tode eines Ehepartners ändern sich also die sozialen Kontakte zur Umwelt nicht gravierend — sie bleiben nämlich relativ selten.

Diese wenigen ausgewählten Aussagen über die *sozialen Folgen tödlicher Straßenverkehrsunfälle* sollten darlegen, daß das *Phänomen des tödlichen Verkehrsunfalles nicht nur ein materielles Problem* ist, sondern auf den *sozialen Hintergrund dieser Gesellschaft* projiziert werden muß.

Literatur. WILLECKE, R., H. D. BÖGEL u. K. ENGELS: Möglichkeiten einer Wirtschaftlichkeitsrechnung im Straßenbau unter besonderer Berücksichtigung der Unfallkosten. Düsseldorf: Handelsblatt 1967, S. 30. — OETER, F.: Die Paradoxie der Wirtschaftsfreiheit. Frankfurter Hefte **22** (XII), S. 829 ff. (1968).

Aussprache

P. V. LUNDT, Dr., Berlin:

Lassen sich *Unterschiede des Verhaltens* der „*mittelbar Betroffenen*" wie der Umwelt in *Abhängigkeit von der Altersgliederung* der Untersuchungskollektion bzw. vom *Alter des Unfallopfers* feststellen?

STOECKEL, Dr., Bonn-Godesberg:

Hier wurden als „*mittelbar Betroffene*" nur die verwandten Angehörigen des Unfallopfers hinsichtlich ihres materiellen Betroffenseins besprochen. Betroffene sind aber im allgemein menschlichem Sinne auch die *Augenzeugen des Unfalls*. Unter ihnen, die im Schreckschock untätig stehen, hat der ausgebildete Ersthelfer es gelernt seinen Schreckschock zu überwinden und durch sein Eingreifen manchen Verkehrsunfalltod im letzten Augenblick noch abzuwenden. — Man sollte bei detaillierter Untersuchung der materiellen Ergebnisse dieses prozentual positiven Ergebnisses bedenken und auch erwähnen.

M. Höbich, Dipl.-Kaufm., Berlin:

1. Frage: Altersgliederung. Altersgliederung der Untersuchung entspricht in etwa der tatsächlichen bei tödlichen Unfällen.

2. Frage: Definitionsfrage. In Untersuchung: heißt mittelbar Betroffene = Angehörige des Betroffenen.

M. Höbich, Dipl.-Kaufm., Berlin:

Vielleicht nur ganz kurz zu der *1. Frage der Altersgliederung.* Unsere Stichprobe ist so geschichtet, daß sie genau der tatsächlichen Altersschichtung dieser tödlichen Unfälle entspricht oder in etwa entspricht, bis auf die über 65jährigen und unter 18jährigen, wie ich das ja schon erwähnt habe. Ich kann Ihnen gerade die Prozentzahlen geben, daß wir in der mittleren Altersklasse, die Sie ja angesprochen haben, etwa 18% in den 25—34jährigen und 33% in den 35—49jährigen sich befinden. Daß wir also in dieser Gruppe fast 60%, wenn man die Randgruppen noch dazu nimmt, drin haben, so daß man schon diese Ergebnisse verallgemeinern kann, insbesondere die Ergebnisse, die die Isolation der Betroffenen betreffen.

Zur 2. Frage kann ich nicht sehr viel sagen, das ist wohl mehr ein Stedment gewesen. Wir verstehen in unserer Untersuchung unter *mittelbar Betroffenen* die Verwandten und Angehörigen der unmittelbar Betroffenen. Diese mittelbar Betroffenen brauchen natürlich nicht am Unfallort zu sein. Natürlich kann man mittelbar Betroffene auch so definieren, daß man die Augenzeugen hiermit bezeichnen will. Natürlich müßte man hier, glaube ich, sicher aufklärend wirken von allen Seiten, daß gerade die Erste Hilfe am Unfallort mehr forciert wird, aber davon wissen Sie wahrscheinlich mehr als ich.

U. Undeutsch, Prof. Dr., Direktor des Psychologischen Institutes I der Universität zu Köln:

Die Arbeit des Komitees „Sicherheit für das Kind".

Die *Unfälle in ihrer heutigen Gestalt* sind zumeist ein *Zivilisationsphänomen.* Die gleiche Zivilisation, die uns vor den Gefahren aus der natürlichen Umgebung abschirmt, birgt neue Gefahren in sich. Gegenüber den *Gefahren,* die aus der künstlichen Welt der vom Menschen selbst geschaffenen *technischen Zivilisation* erwachsen, fehlt es an einer natürlichen Schutzausrüstung. Die Instinkte sind blind und taub gegenüber den Gefahren aus dieser künstlichen Welt.

Innerhalb des gesamten Unfallgeschehens nehmen die *Kinderunfälle* eine Sonderstellung ein. Während man allgemein feststellen kann, daß bei 80 bis 90% aller Unfälle in irgendeiner Form eigenes Verschulden des Verunglückten vorliegt, kann man gerade bei *Kinderunfällen* von solchem *Verschulden* zumeist *nicht sprechen,* weil die Voraussetzungen dafür — *Fähigkeit zur Einsicht* in die Gefährlichkeit und *Fähigkeit zur einsichtsgemäßen Steuerung des Verhaltens* — noch völlig oder weitgehend *fehlen.*

Während der Erwachsene viele Gefahren in seiner Umgebung aus *Erfahrung* kennt, fehlt es dem Kind weitgehend an solcher Erfahrung. Was ihm in Form von Belehrungen und Ermahnungen davon bekannt gemacht wird, bleibt — wiederum mangels eigener Erfahrung — „theoretisches Sachverhaltswissen", durch welches das menschliche Verhalten bekanntlich viel weniger bestimmt wird als durch „existentielles Erlebniswissen" (LERSCH).

Das Kind hat auch noch nicht die *Fähigkeit, Überblick über verwickeltere Zusammenhänge zu gewinnen.* So haben z.B. Versuche der schwedischen Kinderpsychologin STINA SANDELS sehr eindrucksvoll gezeigt, daß es dem Kind viel schwerer fällt und viel weniger gut gelingt, die Richtung anzugeben, aus der ein Laut erschallt.

Schließlich ist das *Kind in seinem Verhalten* in hohem Maße *impulsiv,* augenblicksbestimmt. Es handelt aus den anschaulichen Gegebenheiten des Augenblicks heraus und unterläßt es dabei, vorsorglich oder vorausschauend die Folgen seines Verhaltens zu überlegen, gelerntes Regelwissen kommt ihm im Moment nicht in den Sinn usw.

Das hat die Konsequenz, daß wir bei unseren *Bemühungen um Vermeidung der Unfälle* viel weniger an das Kind selbst appellieren können, sondern als *Erwachsene* viel stärker eine *Beschützerfunktion* haben.

Zahlenmäßig fallen die *Kinderunfälle sehr stark ins Gewicht.*

In den letzten 10 Jahren ist die Kindersterblichkeit zwar zurückgegangen, dagegen hat sich die Zahl der an unnatürlichen Todesursachen gestorbenen Kinder im gleichen Zeitraum stetig erhöht. Fast die Hälfte der gestorbenen Kinder sind durch einen Unfall ums Leben gekommen: 1967 starben 3430 Kinder den Unfalltod. Das sind 42,6% der gesamten Kindersterbefälle.

Jährlich werden über 400000 Kinder durch einen Unfall verletzt: 1967 betrug die Zahl der bei Straßenunfällen verletzten Kinder 61410.

Auf Grund dieser alarmierenden Nachrichten wurde 1967 auf Initiative der Winterthur-Versicherung das *Komitee Sicherheit für das Kind* gegründet. Es *widmet sich ausschließlich dem Kinderunfall,* und zwar in allen seinen Bereichen: im Haus, auf der Straße, bei Sport und Spiel, und will wichtige Beiträge zur Unfallforschung, zur Unfallverhütung, zur Behandlung, zur Rehabilitation, zur späteren Eingliederung unfallverletzter Kinder in den Arbeitsprozeß, zu Versicherungsfragen leisten und die Öffentlichkeit entsprechend informieren. Dem Komitee gehören Experten für die verschiedenen Aspekte des Kinderunfalles an. Unter fachlichen Gesichtspunkten sind die Mitglieder so ausgewählt worden, daß das große Problem Kinderunfall breit ausgeleuchtet werden kann und zwar aus der Sicht des Mediziners, des Psychologen, des Pädagogen, des Verkehrexperten und des Soziologen. Freilich sind die Arbeitsergebnisse von heute auf morgen nicht sichtbar, aber wir wollen die Öffentlichkeit immer wieder informieren, Institutionen aufrütteln, Gefahrenpunkte untersuchen und Forschungsarbeiten durchführen, deren Ergebnisse zur Unfallverhütung und zur Linderung der Folgen von Kinderunfällen beitragen.

Erlauben Sie mir nun, Ihnen einen Rückblick auf die *bisher geleistete Arbeit des Komitees* zu geben. Folgende *Aktionen und wissenschaftliche Arbeiten* sind durchgeführt worden:

Analyse der Unfallgefahren im Kindergarten,

Unfallsoziographie der Großstadt München,

Unfallgefahren in der Schule,
Verkehrserziehung,
Zusammenstellung einer internationalen Bibliographie über den
Kinderunfall,
Kinder-Verkehrstest in Zusammenarbeit mit einer großen Eltern-
Zeitschrift,
Kinderpreisausschreiben „Ich im Straßenverkehr",
Aktion „Frühschwimmer".

Die erste Tonbildschau, „*Die Arbeit des Komitees Sicherheit für das Kind zur Unfallverhütung*", ist abgeschlossen; sie wird vor allem bei Elternversammlungen durch Verbindungsstellen des Komitees vorge-führt.

28 *Presseinformationen* sind bisher vom Komitee den Massenmedien übergeben worden. Folgende Themen wurden u. a. behandelt:
Vergiftungen,
Verkehrsunfälle,
Alkohol und Kinder,
Verbrennungen und Verbrühungen,
Unfälle beim Turnunterricht,
Unfälle im Haus,
Unfälle in der Schule,
Unfälle im Kindergarten,
Erste Hilfe,
Rehabilitation.

Bisheriges *Ergebnis der Öffentlichkeitsarbeit:*

Meldungen des *Komitees Sicherheit für das Kind* zur Unfallverhütung wurden gebracht von Zeitungen/Zeitschriften mit einer Auflage von ca. 140 Millionen und einer Leserzahl von ca. 450 Millionen, insgesamt: 5200 Meldungen. Darüber hinaus brachten Rundfunkanstalten und Fernseh-anstalten diverse Berichte. An weiteren Forschungen über Unfallursa-chen wird z. Z. gearbeitet. Es wurden in München die Eltern von 20000 Schülern nach Hausunfällen befragt. Eine Tonbildschau über das Thema *Vergiftungen* wird z. Z. hergestellt. Eine *Frühschwimmerfibel* wird erar-beitet und soll dann an Eltern verteilt werden.

Immer mehr wird das Komitee zu einer *Auskunftsstelle* für Journa-listen, Ärzte und Behörden. Auch aus der Bevölkerung kommen Anre-gungen und Beschwerden. Die Beschwerden über dieses oder jenes Pro-blem werden behandelt. Das Komitee setzt sich mit der zuständigen Stelle in Verbindung.

Die Winterthur-Versicherung hat bisher für die reinen Förderungskosten einen Aufwand von ca. 100000 DM geleistet.

Aussprache

MÜLLER-LIMMROTH, Prof. Dr., München:

Bei telemetrischen Messungen der Pulsfrequenz und der Pulsarrhythmie an *Kindern im Straßenverkehr* hat sich ergeben, daß ein *Kind vom Straßenverkehr* und von Straßensituationen *kaum emotional berührt* wird. Selbst Notbremsungen mit dem Anhalten eines Kraftfahrzeugs unmittelbar vor dem Kind bewirken keine signifikante Pulsfrequenzerhöhung. Lediglich die Betätigung des Schaltknopfes einer Ampel am Fußgängerüberweg erzeugte eine deutliche, emotional bedingte Pulsfrequenzerhöhung. Auch beim Kind, das im Kraftfahrzeug mitgenommen wird, ist die emotionale Beteiligung am Verkehr minimal. Lediglich wenn die Mutter während einer Reise das Fahrzeug verläßt, oder wenn das Kind zur Belohnung ein Eis erhält, steigt die Pulsfrequenz an, bzw. nimmt die Pulsarrhythmie zu.

K. SOEHRING, Prof. Dr., Hamburg:

Sie sprachen über die *häuslichen Unfälle*. Aus früherer eigener psychologischer Tätigkeit und aus engem Kontakt mit vielen Psychiatern glaube ich, würden Sie sehr viel Gutes tun, wenn Sie diesen Begriff definieren würden. Denn wenn Sie Umfragen machen bei Eltern, dann gibt es eine kleine Gruppe die sagt: „Ach Gott, das Kind ist ja mal von der Wickelkommode gefallen, hat sich aber dann wieder normal verhalten". Fast alle anderen haben das auch erlebt und nehmen das nicht in die Kategorie „Unfälle". Also bei solchen Umfragen, das wollte ich ganz gerne wissen, wie definieren Sie und wo fängt bei Ihnen der häusliche Unfall an?

W. PERRET, Dr., München:

Darf ich auch noch, Herr Professor UNDEUTSCH, eine Frage an Sie richten? Sie sprachen von 3430 *tödlichen Kinderunfällen* im Verkehr. Das entspricht 0,3% der Gesamtsterblichkeit der Bevölkerung. Wissen Sie wie in Ländern, außerhalb der Bundesrepublik, in Europa oder in Amerika die Zahl, die Quote dieser kindlichen Todesfälle im Verkehr ist? Ist sie höher, ist sie niedriger, steigt sie dort an oder fällt sie? Diese Zahlen, die sicherlich interessant wären, habe ich bisher noch nicht gefunden.

M. HÖBICH, Dipl-Kfm., Berlin:

Das ist keine Frage, das ist vielleicht nur eine Ergänzung zu Ihrer Frage. Wenn man internationale Vergleiche heranzieht, muß man furchtbar vorsichtig sein, weil der *tödliche Straßenverkehrsunfall* zumindest sehr unterschiedlich definiert wird, und zwar in der Bundesrepublik ist jeder Fall als im Straßenverkehr getötet statistisch definiert, der entweder sofort bei dem Unfall stirbt oder innerhalb von 30 Tagen nach dem Unfall. Es gibt aber Länder, da geht das nur bis zu 3 Std oder 24 Std so in etwa. Man muß, wenn man internationale Vergleiche anstellt, sehr vorsichtig sein. Ich weiß, daß irgendwo mal etwas veröffentlicht worden ist, das ist etwa 3—4 Jahre her und die Zahlen waren absolut falsch, weil man die Basis nicht berücksichtigt hat. Das vielleicht nur zur Ergänzung.

U. UNDEUTSCH, Prof. Dr., Köln:

Herr Kollege MÜLLER-LIMMROTH, ich bedanke mich außerordentlich herzlich für die Information, die Sie mir haben zuteil werden lassen. Mich hat also außerordentlich interessiert, daß Sie die *Pulsfrequenzmessungen* haben durchführen können. Die Ergebnisse waren mir nicht bekannt. Es ist ja in der Tat ein sehr guter Indikator, eigentlich für das, womit sich ein Mensch psychisch beschäftigt, was einen Menschen eben psychisch in Spannung versetzt. Wir können es eigentlich gar nicht objektiver bekommen als durch diese Untersuchungen. Es läuft auf das hinaus, womit ich angefangen habe, eine *Instinktausstattung*, die uns sozusagen als angeborene innere Stimme sagen würde: Was ist Lebewesen unserer Art gefährlich und abträglich für diese Gefahren, die aus der künstlichen Welt der modernen technischen Zivilisation kommen. Diese Instinktausstattung ist bei unseren Kindern durchaus vorhanden. Denn wenn wir einem Kind sagen, es soll nachts zwischen 24 und 1 Uhr allein durch den Wald gehen, so hat es eine schauerliche, unausdrückbare Angst und alle unsere Erklärungen, daß es keine Wölfe mehr gibt, die nützen nichts, weil das Instinktsystem im Rahmen der phylogenetischen Entwicklung der invarianteste Bestandteil ist. Wir wissen, daß sich im Laufe von 2 Millionen Jahren eher das knöcherne Skelettsystem an der Rasse verändert, da hat sich aber immer noch nicht die Instinktausstattung verändert. Ich kann mich jetzt nur bedanken für die Informationen, die Sie mir gegeben haben.

Definition *Kinderunfall*. Es gehört zu dem Mikrozensus und bei diesem Mikrozensus ist die Frage nach dem Kinderunfall gestellt worden ohne eine nähere Erläuterung, so daß es den befragten Eltern überlassen ist, was sie sich darunter vorstellen und ich teile diesbezüglich ganz Ihren Einwand, daß das seitens der Befragten ein unendlich dehnbarer Begriff ist. Was wir weiter machen müssen, das ist, daß wir solche Befragungen nicht nur einhängen dürfen in eine ganze Frageliste, sondern daß eine Spezialbefragung durchgeführt werden muß, eine solche, die in München durchgeführt worden ist. Dann kann man das auch konkret mit den Eltern erörtern, und in jeder Statistik muß die Definition vorangestellt werden.

Ich kann Ihnen leider keine Antwort geben auf die letzte Frage nach dem *internationalen Vergleich*. Es liegen mir keine Zahlen darüber vor. Ich darf nur mal in Parenthese sagen, wegen der stark unterschiedlichen Definition des Verkehrstoten müssen natürlich alle Zahlen im internationalen Vergleich irgendwie korrigiert werden. Wir wissen aus der eigenen Statistik, wieviele in den folgenden 30 Tagen sterben. Wir müssen diesen Prozentsatz, z.B. zu den Verkehrstoten in Belgien dazu addieren usw. Außerdem gehen aber in solchem Vergleich noch andere Indexwerte ein, z.B. Fahrzeugzahl zur Bevölkerung, Jahreskilometerleistung, die in Deutschland besonders hoch ist, die Verkehrsdichte auf den einzelnen Straßen. Gerade in letzter Zeit ist der Versuch gemacht worden unter Einbeziehung solcher Indexzahlen einmal die Zahl der Verkehrstoten in Relation zu setzen zu anderen Ländern. Dann steht Deutschland auf einmal nicht mehr ungünstig da. Ein erster Vorausbericht dieser wissenschaftlichen Untersuchungen war in der vorletzten Nummer von ,,Auto, Motor und Sport". Weiter kann ich speziell über Kindertodesfälle im Verkehr nichts sagen aus dem internationalen Vergleich.

H. Baark, Dr., Leiter des Ärztlichen Dienstes der Deutschen Lufthansa AG, Maspfuhl, Frau Dr., Hamburg:

Fluggast-Risiko.

Die *Flugreise*, vor 20 Jahren noch den Geschäftsleuten und einem kleinen Kreis der sog. wohlhabenden Bevölkerung vorbehalten, gehört heute bereits in den Bereich des Alltäglichen. Der kometenhafte Anstieg des Flugreiseverkehrs stellt dem behandelnden Arzt fast täglich die Frage: *Kann ich meinem Patienten eine Flugreise zumuten?*

Schon lange haben die großen internationalen Gesellschaften bestimmte *Richtlinien* für den Fall des *Transportes eines kranken Passagiers* herausgegeben. Diese sind leider vielen Ärzten nicht bekannt. So wird oft aus Unkenntnis der Lage von einem Flug abgeraten, oder, was gefährlicher ist, zu einem Flug geraten, der nicht hätte erfolgen dürfen.

Ich will versuchen, in diesem Beitrag den neuesten Stand der Erfahrungen, die bei der *Beförderung von kranken Passagieren* in den letzten Jahren gewonnen wurden, kurz zu schildern. Angelehnt werden sollen diese Ausführungen an die bestehenden Bestimmungen über den Transport von Kranken in Flugzeugen. Die Weltgesundheitsorganisation (WHO) hat seit vielen Jahren Empfehlungen hierüber herausgegeben. Diese sind mit kleinen Abweichungen für alle Mitglieder der IATA (International Air Transport Association) bindend. Auch die Richtlinien der Deutschen Lufthansa sind diesen Empfehlungen angelehnt.

Mit *zunehmender Höhe über dem Meeresspiegel* nimmt der *Sauerstoffpartialdruck der Luft* parallel dem Luftdruck ab. In den *Druckkabinen der Flugzeuge* ist diese Abnahme bedeutend weniger steil.

Hat ein Düsenflugzeug z.B. eine Höhe von 12000 m erreicht, so entspricht der Innendruck der Kabine einer Höhe von etwa 2100 m über dem Meeresspiegel, d.h. einem Luftdruck von 581 mm Hg und einem Sauerstoffpartialdruck in der Einatmungsluft von etwa 113 mm Hg, gegenüber dem von 149 mm Hg in Meereshöhe. Hier beträgt dann normalerweise die Sauerstoffspannung im Blut etwa 100 mm Hg, dagegen in 2100 m Höhe 55—75 mm Hg. Bei einer Sauerstoffspannung von 100 mm Hg beträgt die Sauerstoffsättigung im arteriellen Blut ca. 97—98%. Es ist also fast alles Hämoglobin in Oxyhämoglobin übergeführt. Sinkt nun der Sauerstoffdruck, wird naturgemäß das Blut in geringerem Maße gesättigt; allerdings erfolgt bei sinkendem Druck anfangs, entsprechend der Sauerstoffbindungskurve des Hämoglobins nur eine geringe Abnahme der Sauerstoffsättigung. Noch bei einer Höhe von 5000 Metern mit einem PO_2 von ca. 40 mm Hg ist das Arterienblut zu fast 80% mit Sauerstoff gesättigt.

Da der Innendruck in unseren Kabinen auch bei den 1970 erstmalig fliegenden Großraumflugzeugen mit 400—500 Personen und ebenso bei den Mitte der 70er Jahre fliegenden Überschallmaschinen maximal 2500 Meter nicht überschreitet, haben wir es also niemals (Unglücksfälle ausgeschlossen) mit einer *niedrigen arteriellen Sauerstoffsättigung im Blut* zu tun.

Im Hinblick auf diese physikalischen und physiologischen Bedingungen, die vor allen Dingen *Atmung und Kreislauf* betreffen, ist es schwierig, einen Krankheitskatalog aufzuführen. Bedeutsamer als die Diagnose per se ist für die Flugtauglichkeit eines Patienten die *Schwere des Krankheitsbildes*, bzw. das *Ausmaß der Kompensation einer Funktionsstörung*.

Bei den folgenden Erkrankungen sollte vor Antritt einer Flugreise unbedingt ein Arzt zu Rate gezogen werden:

Anämie: Patienten mit schweren Anämien (Hb unter 60%, Erytrocyten unter 3 Mill/cm³) dürfen nicht fliegen, da trotz des geringen Unterschieds des Sauerstoffpartialdruckes zum Meeresspiegel hier Sauerstoffmangelerscheinungen auftreten können. Der verminderte Hb-Gehalt bedingt trotz an sich noch ausreichender O_2-Sättigung eine deutliche Minderung des O_2-Gehaltes.

Angina pectoris. Patienten mit schweren Angina-pectoris-Anfällen sind wegen der durch Untersättigung des Blutes möglichen Infarktgefährdung nicht reisefähig.

Herzinfarkt. Auf der Zusammenkunft aller Lufthansa-Ärzte im Herbst 1965 in Bad Godesberg wurde festgelegt, daß 6 Monate nach einem klinisch ausgeheilten Herzinfarkt keine Bedenken mehr gegen eine Flugreise bestehen, wenn der Patient beschwerdefrei ist. Hat ein entsprechendes Urteil eines Facharztes, nach Möglichkeit eines Kardiologen, vorgelegen, bestehen bereits 6 Wochen nach Ausheilung eines Herzinfarktes keine Bedenken gegen eine Flugreise. Antikoagulantien können weitergegeben werden.

Herzschrittmacher. Nach dem großen Erfahrungsgut amerikanischer Luftverkehrsgesellschaften bestehen gegen den Flug eines Patienten mit einem Herzschrittmacher keine grundsätzlichen Bedenken. Eine Beeinflussung durch elektrische und magnetische Felder in der Flugzeugkabine ist nicht bekannt.

Schlaganfall. Ähnlich wie beim Herzinfarkt entscheidet hier die Schwere des Krankheitsgeschehens. Der Patient darf nicht befördert werden, wenn er bewußtlos oder stark bewußtseinsgetrübt ist. Im übrigen muß die mutmaßliche Ätiologie des Schlaganfalles berücksichtigt werden. Hypotoniker mit ischämischem Insult sollten blutdruckmäßig stabilisiert sein. Patienten mit einer Stenose der zuführenden Hirngefäße sind bei niedrigem Blutdruck besonders gefährdet, während des Fluges einen Insult zu erleiden. Diese Kranken sollten nur transportiert werden, wenn sie sich zu einem Hospital zwecks einer Operation fliegen lassen. Dagegen soll bei Patienten, die einen Schlaganfall erlitten hatten und einen excessiven Hypertonus aufweisen, eine Senkung des arteriellen Druckes angestrebt werden. Hierbei ist allerdings an den durchaus berechtigten Begriff des Erfordernishochdrucks bei älteren Arteriosklerotikern zu denken. Der Zeitpunkt der Beförderung nach einem Schlaganfall sollte so gewählt werden, daß man das akute Bild als klinisch abgeheilt betrachten kann. Ob der Patient sitzend oder liegend befördert werden soll, muß von Fall zu Fall entschieden werden. Darüberhinaus sollte der behandelnde Arzt im Betreuungshinweis darauf aufmerksam machen, daß der Patient nach Möglichkeit im Schwerpunkt der Maschine untergebracht wird, weil das Flugzeug dort bei Turbulenz am ruhigsten liegt. Eine Vorbehandlung mit Antiemetika sollte eventuell durchgeführt werden.

Das Problem des Transports dieser Patienten ist sehr vielschichtig, so daß ich es hier eingehend behandeln möchte. Beim *Transport von Patienten*, die auf einer Geschäftsreise oder im Urlaub einen *Schlaganfall* erlitten und nun unbedingt zurücktransportiert werden müssen, sollte der behandelnde Arzt unter Umständen einen etwas weiteren Maßstab anlegen und dies auch gegenüber den Fluggesellschaftsärzten vertreten, da eine Behandlung fern vom Heimatort oft viel langsamere Fortschritte zeigt, als solche in der gewohnten Umgebung. Der behandelnde Arzt soll zuerst entscheiden, ob, falls der Patient nicht zu weit vom Heimatort entfernt ist, nicht doch ein Transport mit dem Auto oder der Bahn schonender ist. Andernfalls dürfen diese Patienten nicht ohne Begleitperson fliegen. Diese Forderung gilt besonders für Patienten mit einer *Cerebralsklerose*, die sonst beim Umsteigen auf den großen Weltflughäfen, zumal bei Maschinen, die oft bis auf den letzten Platz gefüllt sind, hilflos und verlassen wären. Selbst bei gut geschultem Stationspersonal kann in solchen Fällen nicht eine Einzelperson bei 160 oder später 400 Fluggästen während der ganzen Transitzeit von einem Angestellten der jeweiligen Fluggesellschaft betreut werden.

Selbstverständlich ist ein *Patient mit Verwirrtheitszuständen* nicht flugtauglich. Bei jedem *Transport Kreislaufkranker* gilt die Überlegung: Würde ich dem Patienten mit seinem Krankheitsbild einen Aufenthalt in 2300 m Höhe erlauben?

Hypertonie. Sie stellt keine Gegenindikation für die Reise in Flugzeugen mit Druckkabinen dar, solange der Blutdruck systolisch 200 mm Hg und diastolisch 120 mm Hg nicht überschreitet. Selbstverständlich sind diese Werte nur Richtzahlen. Gerade der behandelnde Arzt weiß, daß es manche Patienten gibt, die bei 210 oder 220 mm Hg systolisch seit vielen Jahren fest eingestellt sind. Diese können natürlich fliegen, denn bei einer abrupt durchgeführten Blutdrucksenkung könnten sonst gerade hier cerebrale Durchblutungsstörungen auftreten.

Zustand nach Operation. Sind nach einer Operation die Wunden so weit verheilt, daß der Patient aus dem Krankenhaus entlassen werden kann, bestehen auch gegen eine Flugreise keine Bedenken. Hier muß aber von Fall zu Fall nach Art der Operation vom LH-Vertragsarzt entschieden werden; z.B. erfordert die Vossche Hängeoperation andere Betreuungshinweise als eine normal verlaufende Blinddarmoperation. Andererseits kann es für einen relativ frisch operierten Patienten durchaus günstiger sein, nach München oder Rom zu fliegen, als mit dem Auto oder der Eisenbahn zu fahren, da er 1. in kurzer Zeit an seinen Bestimmungsort gelangt und 2. nicht den Stößen von Straße und Schiene ausgesetzt ist. Wichtig ist, daß ein *Meteorismus* medikamentös bekämpft wird, da bei niedrigerem Luftdruck die Darmgase einen größeren Raum einnehmen.

Epilepsie. Unsere Bestimmung, Epileptiker im allgemeinen nicht fliegen zu lassen, ist mehrfach angegriffen worden. Ich zitiere hier noch einmal den Wortlaut: Patienten mit Epilepsie sind im allgemeinen nicht reisefähig, da durch psychisch bedingte Hyperventilation Anfälle ausgelöst werden können. Dies gilt nicht für medikamentös gut eingestellte Kranke. Auch hier sollte auf jeden Fall der behandelnde Arzt eingehend Stellung nehmen. Wir lehnen den Flug also nicht grundsätzlich ab; der behandelnde Arzt sollte aber, wenn er Praktiker ist, einen Nervenarzt zu Rate ziehen. Wir wissen, daß eine Flugreise für diese Kranken eine nicht unbedeutende Aufregung darstellt, und allein aus diesem Grund die Normaleinstellung mit Antiepileptica nicht ausreicht.

Geisteskranke. Geisteskranke, die eine Gefahr für die Sicherheit des Fluges und seine Insassen bedeuten, sind nicht reisefähig. Bei allen anderen Fällen von Geisteskranken darf der Patient nur mit einer ärztlichen Begleitperson fliegen. Im Rahmen unserer Bestimmungen, die auch für die Aquisiteure, für das Buchungs- und Stationspersonal gedacht sind, können naturgemäß Geisteskrankheiten nicht noch unterteilt werden. Die Zahl der zu befördernden Nervenkranken wächst von Jahr zu Jahr und stellt die Luftverkehrsgesellschaftsärzte immer wieder vor neue Probleme. Jeder Lufthansa-Arzt ist angewiesen, vor der Beförderung dieser Patienten grundsätzlich mit dem behandelnden Nervenarzt in Verbindung zu treten. Mehr und mehr setzt sich bei uns die Ansicht durch, daß die Kranken, wenn sie überhaupt reisefähig sind, nur mit dem Arzt fliegen sollten, der sie behandelt hat. Diese Patienten — oft handelt es sich um Menschen, die fern ihrer Heimat erkranken — hängen sich, besonders bei den Aufregungen, die eine Flugreise mit sich bringt, gern an den Menschen, der sie in den letzten Wochen und Monaten betreut hat.

Schwangerschaften. Schwangeren bis zum 8. Monat sind Flüge gestattet, sofern allgemeine Reisefähigkeit vorhanden ist. Sollen Flugreisen nach diesem Termin unternommen werden, bedarf es einer Bescheinigung des behandelnden Arztes, daß er keine Bedenken hegt. In den letzten 4 Wochen vor dem voraussichtlichen Niederkunftstermin wird eine Flugreise nicht mehr erlaubt.

Passagiere mit *akuten Infektionskrankheiten* sind selbstverständlich vom Flug ausgeschlossen.

Asthma. Patienten mit Asthmaanamnesen können fliegen, sofern die Anfälle von ihnen selbst mit normalen Mitteln beherrscht werden und allgemeine Reisefähigkeit vorhanden ist.

Pneumothorax. Ein therapeutischer Pneumothorax muß vor der Flugreise, wenn nicht das Grundleiden wegen Infektionsgefahr eine Beförderund sowieso ausschließt, aufgelassen werden. Patienten mit Spontanpneumothorax sind nach Wiederherstellung normaler Verhältnisse reisefähig, falls ein Rezidiv im normalen Leben nicht zu erwarten ist.

Tuberkulose. Eine aktive Lungentuberkulose schließt eine Flugfähigkeit aus. Bei einer ausgeheilten Lungentuberkulose, die klinisch und röntgenologisch zum Stillstand gekommen ist und bei der das Sputum negativ ist, bestehen keine Bedenken.

Selbstverständlich hat diese kurze Aufzählung keinen Anspruch auf Vollständigkeit. Es sind dies aber die Krankheiten, deretwegen die Ärztlichen Dienste der verschiedenen Luftfahrtgesellschaften immer wieder zu Rate gezogen werden. Am Schluß werde ich noch einige Beispiele nennen, bei denen der Transport ohne weiteres genehmigt werden konnte.

Wichtig zu wissen für jeden behandelnden Arzt ist, daß heute alle größeren Fluggesellschaften mit *Flugzeugen* fliegen, die *mit Druckkabinen* ausgerüstet sind. Treten allerdings Patienten Reisen in verkehrsmäßig weniger aufgeschlossene Gebiete an, muß damit gerechnet werden, daß der Weiterflug in kleineren Maschinen ohne Druckkabine durchgeführt wird. Da diese Flugzeuge aber sehr oft Gebirge von 4000 m Höhe und mehr überfliegen, kann dieses zu einer beträchtlichen Belastung des Kreislaufs oder anderer Organe führen. Eine wichtige *Frage des Arztes an seine Patienten* ist also die, *welchen Flugzeugtyp* er benutzen will.

Patienten, die an sogenannten *vegetativen Kreislaufstörungen* leiden, sollten nach Möglichkeit vor dem Flug von ihrem behandelnden Arzt mit einem der bekannten Meprabomate versehen werden. Bekanntlich bringt eine Flugreise für denjenigen, der nicht oft fliegt, doch immer wieder gewisse Aufregungen mit sich, so daß es besser ist, einen nervösen Patienten zu dämpfen.

Bei allen Jetflugzeugen befindet sich über dem Sitz eine *Sauerstoffmaske,* die bei plötzlichem Druckverlust an einem Schlauch befestigt, herausfällt. Die Handhabung wird zu Beginn jedes Fluges vom Kabinenpersonal erklärt. Darüberhinaus stehen Sauerstoffflaschen für plötzlich eintretende Zwischenfälle zur Verfügung. An dieser Stelle sei nochmals allen Ärzten gesagt: Wenn Sie einem Patienten einen schnellen *Aufstieg bis zu einer Höhe von 2200—2500 m* nicht zumuten können, dürfen Sie ihn auch nicht in einem Jetflugzeug fliegen lassen, da die Reisehöhe nach ca. 20 min erreicht wird.

Ein anderer wichtiger Punkt ist die *Beförderung von Passagieren*, die *pflegebedürftig* sind. Hier muß sich der Arzt vor Augen halten, daß es u. U. zu einer nicht zumutbaren Belästigung der übrigen Passagiere kommen kann, auch wenn eine Begleitperson mitfliegt. Ich denke hier an entstellende Gesichtsnarben, schweren Lupus, Lepra oder an Patienten mit übelriechenden Ausflüssen aus Nase und Mund oder mit flächigen eitrigen Ekzemen an sichtbaren Hautpartien.

Es mehren sich die Fälle, daß beim *Transport von erkrankten oder körperbehinderten Passagieren* die Begleitperson nicht in der Lage ist, dem Patienten beim Aufsuchen der Waschgelegenheiten an Bord wirksam zu unterstützen, bzw. ihm auf der Toilette Hilfe zu leisten. Das Flugbegleitpersonal gibt diesen körperbehinderten und kranken Passagieren gewiß gern jede erdenkliche Hilfe. Es ist aber, vor allem bei einer bis auf den letzten Platz besetzten Maschine weder aus zeitlichen, noch aus hygienischen Gründen möglich, daß der Kranke von einem Angehörigen des Kabinenpersonals versorgt wird. Bei der *Beförderung erkrankter Kinder* ist vor allen Dingen darauf zu achten, daß diese wegen der Art ihrer Erkrankung (z. B. schwer debile Kinder) nicht unter sich lassen. Gegen den Transport *erblindeter Passagiere* bestehen keine Bedenken.

Allgemein wäre noch zu bemerken, daß der behandelnde Arzt von Fall zu Fall *für seine Flugreise mit entsprechenden Medikamenten* plus genauer Gebrauchsanweisung versehen sollte.

Wollen Sie nun einen kranken Passagier befördern lassen, händigt das Stadtbüro der Lufthansa dem betreffenden Antragsteller ein Formular aus. Dieses füllt der behandelnde Arzt aus und läßt es dem zuständigen LH-Arzt zustellen, der über den Transport entscheidet.

Alle *Stewardessen* sind *in Erster Hilfe ausgebildet*, an Bord jedes Flugzeuges befindet sich eine kleine *Bordapotheke*, die aber nur für sog. Bagatellfälle ausreicht. Der *große Sanitätskasten* ist für Unglücksfälle eingerichtet. An diesem ist außen ein Inhaltsverzeichnis angebracht, welches innen noch einmal in englischer, französischer und spanischer Sprache vorliegt. Außer dem üblichen, für Unglücksfälle vorgesehenen Verbandmaterial, enthält dieser Kasten noch ein Spasmolytikum und Kalzium, welches zufällig an Bord befindliche Ärzte intravenös injizieren können; dazu sind Einmalspritzen vorhanden. Wichtig zu wissen ist außerdem, daß in allen von der LH angeflogenen Städten im In- und Ausland Vertragsärzte eingesetzt sind. Es sind meistens deutsche oder deutschsprechende Ärzte, die nach Besichtigung ihrer Praxis und der dazu gehörigen Krankenhäuser vom Ärztlichen Dienst der LH ausgesucht werden.

Nun noch einige Fälle, bei denen der *Transport abgelehnt* und einige andere, bei denen er von uns genehmigt wurde.

Eine etwa 60jährige Frau erlitt während ihres Urlaubs in Spanien einen Schlaganfall und war bereits 14 Tage bewußtlos. Sie sollte mit dem Flugzeug nach Hamburg zur Operation gebracht werden. Dieser Flug wurde abgelehnt. Ebenso der Flug einer 66jährigen Frau von Frankfurt nach Los Angeles, die an schweren paroxysmalen Tachycardien litt. Ein 78jähriger Mann, der von Frankfurt nach London fliegen wollte, hatte einen apoplektischen Insult durchgemacht, es bestanden noch Halbseiten- und Schlucklähmungen; er wurde ebenfalls von der Beförderung ausgeschlossen.

Nun einige Beispiele, bei denen der *Transport genehmigt* wurde.

Eine 41jährige Frau mit einem Zustand nach Wertheimscher Operation, Leber- und Knochenmetastasen flog von Hamburg nach Zürich. Sie benötigte Hilfe auf dem Weg vom und zum Flugzeug. Dieselbe Patientin wurde 8 Wochen später von Zürich nach Hamburg in Begleitung unserer Werkschwester zurücktransportiert.

Ein 47jähriger Mann flog von Frankfurt nach Hamburg mit einem operierten Hirntumor, polymorphzelliges Glioblastom re. frontal, palliative Operation. Er konnte nur auf einer Tragbahre und in Begleitung befördert werden, benötigte ständige pflegerische Betreuung. Auf Zwischenlandeplätzen war ärztliche Hilfe erforderlich. Eine 58jährige Frau wurde von Hamburg nach London nur in Begleitung befördert. Sie hatte eine Schenkelhals- und Radiusfraktur re. Zustand nach Nagelung. Sie brauchte eine Tragbahre in das Flugzeug hinein und nach der Landung heraus. Ein 21jähriges Mädchen flog von Hamburg nach Düsseldorf: Hirnorganisches Anfallsleiden, Zustand nach Toxoplasmose. Sie wurde nur auf der Tragbahre befördert und flog in Begleitung ihres Arztes.

Ein schizophrener 41jähriger Mann flog in Begleitung seines Nervenarztes von Hamburg nach New York.

Leider ereigneten sich in den letzten Jahren auch *Todesfälle an Bord.* Bezeichnenderweise waren dies alles Personen, die vor Antritt der Reise ihren Krankheitszustand der LH nicht mitgeteilt hatten. Die während des Fluges zum Tode führende Krankheit war in fast allen Fällen schon lange vorher behandelt worden. Die behandelnden Ärzte hätten in diesen Fällen von einem Flug abraten sollen.

Sie sehen aus meinen Ausführungen, wie das *Flugrisiko für unsere Patienten* in vielen Fällen *vermindert* werden kann, wenn die Beförderungsbestimmungen für erkrankte Passagiere sorgfältig beachtet werden.

Aussprache

GREWE, Dr., Hamburg:

1. Frage: Sie sagten, daß Patienten erst 6 Monate *nach klinischer Ausheilung* fliegen dürfen. Wie ist das genau zu verstehen?

2. Frage: Welche Erfahrungen haben Veranlassung gegeben, *aktive Lungentuberkulosen* grundsätzlich auszuschließen. Ich könnte verstehen, wenn man offene Fälle grundsätzlich ausschließt. Ich hätte gerne gewußt, warum man Patienten, die noch an einer aktiven Tuberkulose leiden, aber geschlossen sind, auch vom Flug ausschließt?

MASPFUHL, Dr., Hamburg:

1. Nach klinischer Entlassung.

2. Wenn das Sputum negativ ist, dann meine ich, könnte man ohne Bedenken den Patienten fliegen lassen. Aber in solchen Fällen sollten sich dann der Lufthansaarzt und der Behandelnde früh genug in Verbindung setzen und den Fall im Einzelnen besprechen.

SOEHRING, Prof. Dr., Hamburg:

Ich fliege eigentlich ziemlich viel, und zwar besonders auf der Strecke Südamerika. Haben Sie eine Vorstellung von der echten *Dunkelziffer*, die die Leute eben gar nicht wissen, weder ihr eigener Arzt, noch die Buenos-Aires oder sonstige Lufthansaärzte auch nur kennen?

MASPFUHL, Dr., Hamburg:

Diese Ziffer ist natürlich nicht bekannt, das ist unser Risiko und das Risiko der mitfliegenden Passagiere. Aber unser Personal in den Stadtbüros und auch an den Schaltern auf den Flughäfen ist doch ziemlich hellhörig und recht gut geschult. Wenn ein Angehöriger kommt und ein Ticket löst und es fällt unwillkürlich die Bemerkung, meine Mutter kann selbst nicht kommen, sie liegt noch in der Klinik, dann werden wir sofort benachrichtigt und wir setzen uns mit ihr in Verbindung. Oder es fällt am Schalter auf, daß der Patient hinfällig wirkt und kurzatmig ist, dann werden wir auch sofort benachrichtigt, dann stoppt das Flugpersonal sofort den Flug und sagt: ‚Hören Sie mal, wir müssen erst noch einmal einen Arzt zu Rate ziehen.“

PERRET, Dr., München:

Mich interessiert persönlich, ob Sie Erfahrungen haben oder mir sagen können, ob frische *Querschnittslähmungen transportfähig* sind?

MASPFUHL, Dr., Hamburg:

Die *Querschnittslähmungen* sind die liegenden Fälle, die auf Tragbahren transportiert werden. Das läßt sich einrichten nach vorheriger Absprache. Sie werden auf der Tragbahre transportiert hinter einem Vorhang und es muß dann vorher als Betreuungshinweis manches besprochen werden. Es kommt uns bei den Querschnittsgelähmten darauf an, daß sie eben nicht unter sich lassen. Es kommt darauf an, ist es ein Flug Hamburg—Frankfurt oder ist es ein Flug Frankfurt—New York. Es können ja Opiate gegeben werden oder es stehen auch Flaschen zur Verfügung. Meistens fliegen sie in Begleitung einer Schwester oder einer Betreuungsperson.

PERRET, Dr., München:

Ich habe noch eine Frage. Ich habe gehört oder gelesen, daß *frische Augenperforationen* eine Kontraindikation sind, und zwar soll es zu Blutungen oder ähnlichem kommen, ich bin kein Ophthalmologe. Können Sie mir sagen, wie es mit Augenperforationen frischer Art bestellt ist oder ob das, was mir so vorschwebt, richtig oder falsch ist?

MASPFUHL, Dr., Hamburg:

Das ist ein recht seltener Fall und ich glaube, in dem Falle würden wir uns auch mit der Augenklinik bzw. mit dem Augenarzt in Verbindung setzen, damit es entweder keine Thrombosegefahr gibt bzw. wenn eben der Augendruck gefährdet ist durch die Druckhöhe in unseren Kabinen. Solch einen Fall würden wir in jedem Falle noch besprechen, den könnten wir nicht ohne weiteres machen.

SCHEPPOKAT, Dr., Hamburg:

Ich würde gerne 1. fragen, ob es stimmt, daß die *Luftfeuchte* in den Flugzeugen künstlich erniedrigt ist, und wenn es stimmt, ob irgendwelche Informationen darüber vorliegen, wie sich das auf Kranke auswirken kann, die gefährdet sind durch die Hydratation?

2. wollte ich fragen, ob Sie Informationen darüber haben, wie häufig nach einem Langstreckenflug *Thrombosen*, die möglicherweise durch das lange Sitzen ausgelöst werden, aufgetreten sind?

MASPFUHL, Dr., Hamburg:

Die Zahlen für die Luftfeuchtigkeit kann ich Ihnen nicht sagen, Herr SCHEPPOKAT.

H.-J. KRUPKE, Dr., Münster:

Wir haben soeben gehört, daß Sie Patienten mit einer *chronischen Anaemie* nicht befördern. Meine Frage geht dahin, ob Sie *chronische Dialysepatienten* befördern, da ja bekannt ist, daß die Hb-Mittelwerte bei diesen Patienten um 50% liegen?

MASPFUHL, Dr., Hamburg:

Nein, die könnten wir nicht transportieren, das müssen wir leider ablehnen.

LUNDT, Dr., Berlin:

Die *Regelung hinsichtlich der Tuberkulose* erscheint problematisch. Wie vollzieht sich die *Desinfektion* eines Flugzeuges? Hier ist an Korrosionsschäden zu denken, die die Flugsicherheit beeinflußen können.

MASPFUHL, Dr., Hamburg:

Wenn Infektionskrankheiten, ich denke hier an unsere *Pockenfälle*, bekannt werden, dann wird diese Maschine sofort aus dem Verkehr gezogen und vorschriftsmäßig nach allen solchen hygienischen Bestimmungen *desinfiziert*.

FAULWETTER, Dr., Bardenberg/Aachen:

Ich möchte auf die Beschwerden hinweisen, die bei *Fluggästen mit Nasennebenhöhlenerkrankungen*, besonders bei Start und Landung, auftreten können und ggf. zum Flugverbot führen sollten.

MASPFUHL, Dr., Hamburg:

Bei *Nasennebenhöhlenerkrankungen* müßten wir oder der behandelnde Arzt zu schleimhautabschwellenden Mitteln raten, gerade auch wenn Kinder transportiert werden. Es verursacht nämlich starke Schmerzen bei Start und Landung.

TÜRECI, Dr., Herford/Westf.

Meine Frage betrifft die *Asthmatiker* und die *Frühgeborenen*. Sind sie transportfähig? Wenn es nicht der Fall ist, kann man dies bei dringenden Fällen ermöglichen? Welche Maßnahmen treffen Sie?

MASPFUHL, Dr., Hamburg:

Ein Sauerstoffzelt haben wir selbstversändlich nicht an Bord, aber *Sauerstoffflaschen*. Die Stewardessen sind soweit ausgebildet, daß sie die Patienten im Notfall mit Sauerstoff während des Fluges versorgen können.

Normale Säuglinge lassen wir 2 Wochen nach der Geburt mitfliegen. Bei *Frühgeburten* würde ich doch zunächst davon abraten. *Asthmatiker* können fliegen, wenn sie mit ihren Asthmamitteln ihre Anfälle beherrschen. Sauerstoff ist an Bord.

N. Heinz, Dr., K. D. Scheppokat, Doz. Dr., u. P. Kalmar, Dr.: Kardiologische Arbeitsgruppe der Hamburger Universitäts-Kliniken:

Schrittmacherpatienten im Straßenverkehr. (Mit 6 Abb.)

Künstliche Herzstimulation ist bei intermittierenden oder dauernd bestehenden bradykarden Störungen indiziert, wenn sie zu unzureichender Herzauswurfleistung oder Stauungsorganen führen. Sie wird *passager*, z. B. bei manchen Herzinfarktarrhythmien, oder *permanent* durchgeführt. Im folgenden ist ausschließlich von Patienten die Rede, die mit *permanenter Stimulation* behandelt wurden.

Wir haben *transvenös placierte endocardiale Elektroden* und *4 Arten von Stimulationsgeräten* verwendet:

1. Asynchrone Geräte mit fester Frequenz. Die Bradykardie wird beseitigt; bei nicht mehr veränderlicher Frequenz bleibt die AV-Dissoziation bestehen.

2. Vorhofgesteuerte Schrittmacher: Über eine Vorhofelektrode wird die spontane Vorhofaktion aufgenommen und steuert mit einer Verzögerung von 0,12 sec die Ventrikelstimulation.

3. Der *negativ* QRS-gesteuerte Pacemaker registriert spontane QRS-Komplexe und stimuliert nur bei unzureichender Spontanfrequenz.

4. Der *positiv* QRS-gesteuerte Pacemaker läßt jedem spontanen QRS-Komplex einen künstlichen Stimulus folgen, der in die Refraktärphase fällt und unwirksam bleibt. Fällt die Spontanfrequenz unter ca. 70 Schläge/min, wird mit fester Frequenz wirksam stimuliert.

Einige Patienten tragen den Schrittmacher extern. Bei den meisten ist er am linken Oberbauch subkutan implantiert. Ambulante Kontrolluntersuchungen der Schrittmacherpatienten werden in Abständen von ca. 3 Monaten vorgenommen und umfassen Zwischenanamnese, physikalische Untersuchung, Elektrocardiogramm und oszilloskopische Aufzeichnung des Stimulusartefaktes.

Unsere *Aussagen über die Verkehrstauglichkeit* betreffen ein derartig regelmäßig überwachtes Patientenkollektiv. Die Daten basieren auf spezieller schematisierter Befragung von 145 Schrittmacherträgern während ambulanter Routinekontrollen und stationären Aufenthalten zum Gerätewechsel. Ganz überwiegend müssen *60—80jährige* sich einer *Schrittmacherbehandlung* unterziehen. *Für die Verkehrstauglichkeit* ergeben sich damit *Einschränkungen*, die nicht ausschließlich, häufig nicht einmal überwiegend von der notwendigen Elektrostimulation des Herzens bestimmt werden.

Die *Altersverteilung* der 27 tatsächlich *Auto fahrenden Schrittmacherträger* (s. Abb. 1) entspricht der Altersverteilung aller übrigen Patienten, wenn man davon absieht, daß in dieser Altersgruppe keine Auto fahrenden Frauen enthalten sind. In der gleichen Abbildung ist eine Verteilung des „Führerscheinalters" dieser Patienten enthalten. Vielleicht kann schon aus der großen Verkehrserfahrung, die bei diesem „Alter der Führerscheine" für die Mehrzahl der Patienten unterstellt werden darf, eine gewisse Erklärung für die erstaunlich *störungsarme Teilnahme am Straßenverkehr* abgelesen werden. Ferner zeigt Abb. 1 die *gefahrenen Kilometer* nach den Angaben der Patienten. Die *jährliche Fahrstrecke* ist nach Einleitung der Therapie *kleiner* geworden. Während vor der Schrittmacherimplantation im Durchschnitt 22 000 km gefahren worden sind, sind es nachher 14 000 km pro Jahr. Wir übersehen insgesamt ca. 700 000 von Schrittmacherpatienten am Steuer zurückgelegte Kilometer. Dabei ist *kein einziger tödlicher Unfall* aufgetreten. Ferner wurde auch *kein einziger schwerer Unfall* angegeben. Von den 5 aufgetretenen Bagatellunfällen, bei denen nur Blechschäden verursacht wurden, war einer selbstverschuldet. Bei diesem einen Unfall hat es sich um einen Auffahrunfall

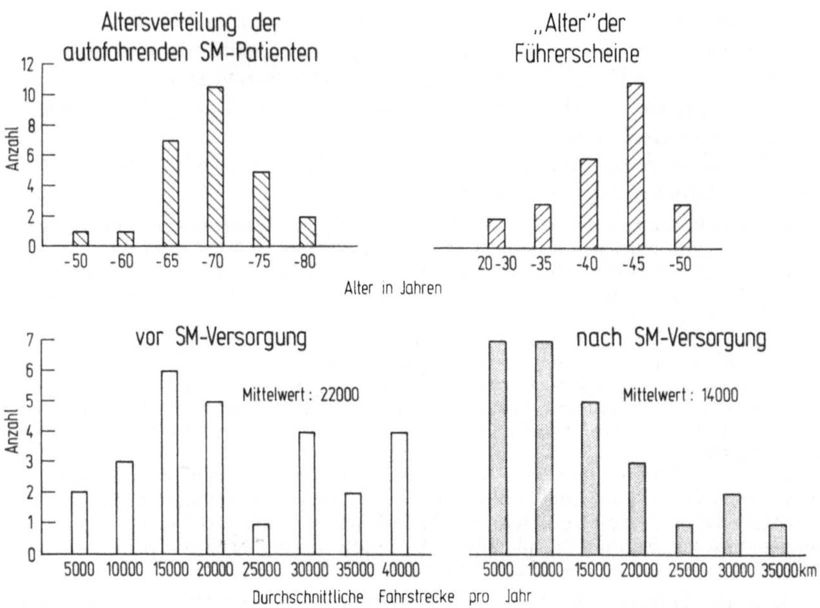

Abb. 1. Altersverteilung der 27 autofahrenden Patienten mit einem im li. Oberbauch implantierten Schrittmacher (*SM*), Verteilung des „Führerscheinalters" und der durchschnittlichen jährlichen Fahrstecke bei diesen Patienten

gehandelt. Bei keinem Patienten ist ein amtliches Verfahren zum Führerscheinentzug eingeleitet oder von uns empfohlen worden. In keinem Fall ist vom Patienten selbst oder anderweitig eine *Schrittmacherfunktionsstörung als Unfallursache* angesehen worden. Bei diesen erstaunlich niedrigen Zahlen liegt die Frage nach Dunkelziffern nahe. Die Zahl der Bagatellunfälle ist wahrscheinlich größer als angegeben. Einen *Verkehrstoten* hat es aber *sicher nicht* gegeben. Auch ein schwerer, durch einen Schrittmacherpatienten verursachter Unfall wäre bei uns nicht unbekannt geblieben. Zum Vergleich möchten wir anführen, daß laut Auskunft des Statistischen Landesamtes jährlich in Hamburg durchschnittlich 300 Verkehrstote und ca. 5000 Schwerverletzte registriert werden müssen.

Aus diesen Zahlen kann nicht geschlossen werden, elektrische Herzschrittmacher seien nach ihrer Implantation weitgehend störungsfrei. Sie waren im Gegenteil besonders während der ersten Jahre bis etwa 1967 in erheblichem Umfang störanfällig. Für die vorliegende Untersuchung haben wir die *aufgetretenen Störungen* unterteilt in allmählich auftretende Schädigungen, die zu keiner akut bedrohlichen Situation geführt haben, und die eine Korrektur ohne Zeitdruck zuließen und ferner in akut aufgetretene Defekte, die eine Notfallsituation zur Folge hatten. Daneben gibt es noch Störungen, welche die Patienten zeitweise beeinträchtigt haben, die aber nicht Anlaß zu einem Gerätewechsel wurden.

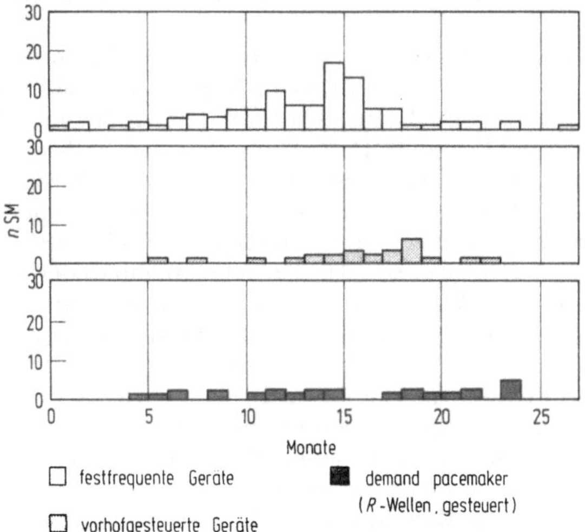

Abb. 2. Implantationsdauer verschiedener Schrittmachertypen bei 145 Patienten vom September 1963 bis April 1969. ($n\ SM$ Anzahl der Schrittmacher-Geräte)

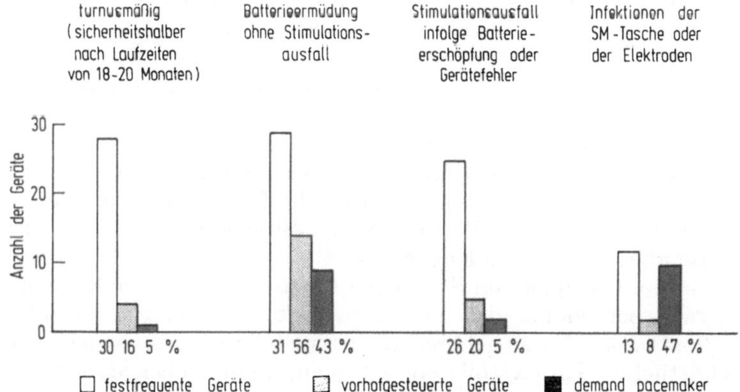

Abb. 3. Ursachen der Schrittmacherexplantationen bei 145 Patienten von 1964 bis 1968 in Absolut- und Prozentzahlen. Berücksichtigung der verschiedenen Gerätetypen

Die *Implantationsdauer der Geräte* streut sehr stark (Abb. 2). Der Medianwert kann zwischen 12 und 16 Monaten angenommen werden. Anlaß der *Explantationen* zu diesem Zeitpunkt war der routinemäßige Ersatz eines Gerätes wegen vermuteter oder bereits nachweisbarer *Batterieermüdung* bei noch einwandfreier Stimulation (Abb. 3). Weitere der leider nicht seltenen vorzeitigen Explantationen (vorzeitig soll heißen: nach weniger als 18 Monaten Laufzeit) sind z. B. wegen Infektionen der Schrittmachertasche oder des Elektrodensystems erfolgt, also wegen Schädigungen, die keine akut bedrohliche Kreislaufsituation zur Folge hatten. Alle vorstehend genannten *Indikationen zur Explantation* sind *verkehrstechnisch nicht relevant*.

Der *Anteil der verkehrstechnisch relevanten Störungen* mit akutem Stimulationsausfall oder mit akuten bedrohlichen Arrhythmien ist bei dem Krankengut, das auch unsere ersten Patienten seit 1963 enthält, noch ziemlich groß. Folgende Ursachen haben sich dabei ergeben:

1. *Elektrodenbrüche*, die aber bei endocardialen Elektroden sehr selten sind. Nach 1966 ist bei uns nur noch einmal ein Elektrodenbruch beobachtet worden, und zwar an einer indifferenten Elektrode.

2. *Schrittmachertachykardie*. Als Ursache ist entweder eine Batterieerschöpfung oder ein Kurzschluß in der Geräteschaltung durch eingedrungenes Gewebswasser oder ein Gehäuseriß anzusehen. Diese Schrittmachertachykardie hat nach technischer Verbesserung der Geräte in den letzten Jahren etwas von ihrem Schrecken verloren, da infolge entsprechender Schaltelemente bestimmte obere Grenzfrequenzen zwischen 120 und 150 Schlägen/min nicht mehr überschritten werden. Im übrigen ist echtes Schrittmacherrasen mit extrem hoher Frequenz und wirksamer Stimulation selten. Die Zunahme der Stimulationsfrequenz durch Batterieerschöpfung geht in der Regel mit einem Stimulationsausfall einher. Der Defekt wird deshalb bei den meisten Fällen korrekter unter dieser Bezeichnung klassifiziert.

Bei einer weiteren Anzahl von *akuten Stimulationsausfällen* ergibt die Überprüfung des explantierten Gerätes keine ausreichende Ursache, so daß eine Reizschwellenerhöhung, eine endocardiale Elektrodendislokation oder eine intermittierende bzw. von uns nicht erfaßte Schrittmacherstörung angenommen werden müssen.

Die vorstehend genannten Störungen können z. T. rasch behoben werden. Inwiefern sie als Letalfaktoren in Betracht kommen, wird weiter unten noch untersucht. Sie sind als Ursache für Verkehrsunfälle denkbar, da in einigen wenigen Fällen ein Adams-Stokes-Anfall auftrat, glücklicherweise aber nie im Straßenverkehr.

Eine weitere Gruppe von Störungen führte bisher in der Regel nicht zum Gerätewechsel, nämlich *intermittierende Arrhythmien bei intakter Elektrostimulation*. Hierzu gehören an erster Stelle alle *Parasystolien*. Von einer künstlichen Parasystolie spricht man, wenn neben dem Schrittmacher als Stimulator der Herzaktion intermittierend oder auch dauernd ein herzeigenes Rhythmuszentrum wirksam wird. Diese Störungsart betrifft im wesentlichen nur asynchrone, festfrequente Geräte, deren Anteil an den implantierten Schrittmachern infolge Verbesserungen und Verbilligung der Bedarfsschrittmacher ohnehin laufend kleiner wird. Seit Beginn dieses Jahres wurden bei uns keine festfrequenten Geräte mehr implantiert. *Parasystolien* sind in der Regel *nicht unmittelbar lebensbedrohlich*. Sie können hinsichtlich der Kreislaufmechanik etwa mit einer mittelschnellen absoluten Arrythmie verglichen werden. Wenn der

Schrittmacherstimulus in die vulnerable Phase einer spontanen Kammer-
depolarisation fällt, kann er unter wahrscheinlich selten verwirklichten
Bedingungen Kammerflattern und plötzlichen Tod bewirken! Die Gesamtletalität der mit einem festfrequenten Schrittmacher versorgten Patienten
scheint nach einer bei uns laufenden Untersuchung etwas größer zu sein
als bei Patienten, die einen Demand-Pacemaker tragen.

Verkehrstechnisch relevant ist besonders die *Interferenz mit externen
elektromagnetischen Feldern*, auf die im Folgenden eingegangen werden
soll. Die Bedarfsschrittmacher treten in Tätigkeit, wenn über die endocardiale Elektrode kein ausreichend frequenter Eigenrhythmus des

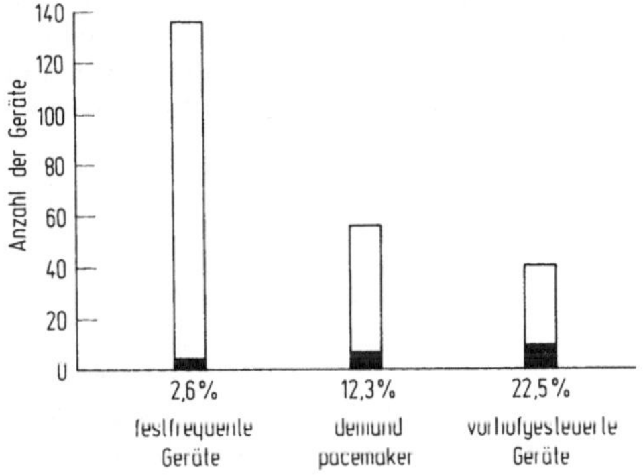

Abb. 4. Häufigkeit der subjektiv registrierten Störungen durch elektromagnetische
Felder bei 145 Schrittmacherpatienten. (*SM* Schrittmacher)

Herzens signalisiert wird. Die QRS-gesteuerten Schrittmacher haben eine
Eingangsempfindlichkeit für das Steuerpotential von 1,2—1,6 mV. Gerät
ein Patient mit einem *negativ QRS-gesteuerten Schrittmacher* in ein ausreichend starkes *elektrisches Feld*, so kann im Elektrodensystem oder in
einem Spulenteil mancher Geräte selbst ein Strom *induziert* werden,
der eine ausreichende *Eigenaktivität des Herzens vortäuscht* und die Abgabe von Schrittmacherstimuli blockiert. Bei einem *positiv* QRS-gesteuerten Schrittmacher, kann die Exposition in einem ausreichend
starken elektrischen Feld die Induzierung einer Schrittmachertachy-
cardie verursachen. Der Schrittmacher verkennt in diesem Fall die im
Elektrodensystem induzierten Potentialschwankungen als Herzeigen-
aktionen, die er bis zu seiner oberen Frequenzgrenze beantwortet und
dabei das Herz entsprechend stimuliert. *Interferenzeffekte* sind auch eine
häufige *Störung bei vorhofgesteuerten Schrittmachern*. Vorhofgesteuerte
Schrittmacher haben eine niedrigere Eingangsempfindlichkeit des Vor-
hofrezeptorbauelementes, in der Regel 0,5—0,9 mV; die Exposition in
einem elektrischen Feld simuliert dehsalb sehr leicht eine rasche Vorhof-
tätigkeit, die wiederum mit der oberen Grenzfrequenz des Gerätes beantwortet wird.

Solche Interferenzeffekte sind keineswegs sehr selten (Abb. 4). Sie
kommen auch im Straßenverkehr vor, vor allem im Führerwagen der

Straßenbahn. Aus Amerika liegen auch einzelne Mitteilungen über Interferenzstörungen durch die Zündanlage von Automobilen vor. Wir haben einen wahrscheinlich vergleichbaren Fall gesehen. Ein Patient mit vorhofgesteuertem Schrittmacher hatte beim Antreten seines Mopeds kurze Bewußtseinsstörungen, die aber keine wesentlichen Folgen hatten.

Phantomversucher in unserer Arbeitsgruppe (KALMAR) mit vorhofgesteuerten Schrittmachern unterschiedlicher Eingangsempfindlichkeit haben ergeben, daß *Störungen durch folgende Geräte* eintreten können: Elektrokauter, Mikrowellen-Diathermiegeräte, elektrische Rasierapparate, Straßenbahnführerwagen und E-Lok, Radaranlagen und industrielle Großgeneratoren. Dagegen haben Rundfunk- und Fernsehempfänger, Röntgen-, Diagnostikgeräte und Automobile nur bei sehr niedriger Eingangsempfindlichkeit (0,1 und 0,3 mV) einzelne Störimpulse verursacht, zur Erzeugung einer kontinuierlichen Tachykardie ist es bei diesen Geräten nicht gekommen. Entsprechende Angaben erhalten wir auch von vielen Patienten, ohne daß in unserer Klientel allerdings bisher ein ernstlicher Verkehrszwischenfall aufgetreten wäre. Darüberhinaus lernen die Patienten auch sehr rasch, entsprechenden Expositionen aus dem Wege zu gehen. Während also positiv QRS-gesteuerte und vorhofgesteuerte Schrittmacher im elektromagnetischen Feld auf ihre obere Grenzfrequenz ausgesteuert werden, erfolgt bei negativ QRS-gesteuerten Geräten eine Stimulationsunterbrechung und damit unter Umständen ein Adams-Stokes-Anfall. Wir verfügen über entsprechende Beobachtungen in Arztpraxen, wenn Patienten mit einem negativ QRS-geteuerten Schrittmacher an einem eingeschalteten Kurzwellen-Diathermie-Gerät vorbeigingen. Einen Todesfall durch diesen Mechanismus haben wir nicht beobachtet.

Die aufgeführten *Gefahren der Schrittmachertherapie* werden durch den klinischen Haupterfolg dieser Behandlung bei weitem überwogen, nämlich die Unterdrückung von Adams-Stokes-Anfällen. Nach der Behandlung nimmt die Häufigkeit von Adams-Stokes-Anfällen beträchtlich ab (Abb. 5). Die 12 *Anfälle*, die bei unseren 145 Patienten seit 1963 *nach der Schrittmacherversorgung* noch aufgetreten sind, waren *durch Defekte* bedingt, die wir bereits vorgetragen haben.

Unsere Patienten mit Adams-Stokes-Anfällen sind vor der Schrittmachertherapie sehr wahrscheinlich auch Auto gefahren. Zuverlässige Zahlen konnten wir darüber leider nicht beibringen. Es kann aber keinem Zweifel unterliegen, daß etliche *Patienten vor der Schrittmachertherapie am Steuer eines Autos Adams-Stokes-Anfälle* erlitten und eine ungleich größere Verkehrsgefährdung dargestellt haben.

Von 301 Patienten mit abgeschlossener Dauerversorgung vom September 1963 bis April 1969 sind 73, also 24,3%, verstorben. Dieser Anteil scheint in den letzten Jahren konstant zu sein (Abb. 6). Wir haben versucht, diese Letalität weiter aufzuschlüsseln. 23. also 31%, sind plötzlich und unerwartet verstorben. Über 8 weitere verstorbene Patienten haben wir keine Informationen. Bei den übrigen 42 haben andere Grundleiden ohne Zusammenhang mit der Elektrostimulation zum Tode geführt. Bei den 23 Mors-subita-Fällen haben wir mit einer Ausnahme post mortem die ausgebauten Schrittmacher untersucht. 3 Geräte und ein Elektrodensystem waren defekt. Von den übrigen 19 Patienten hatten 5 mit einem festfrequenten Schritt-

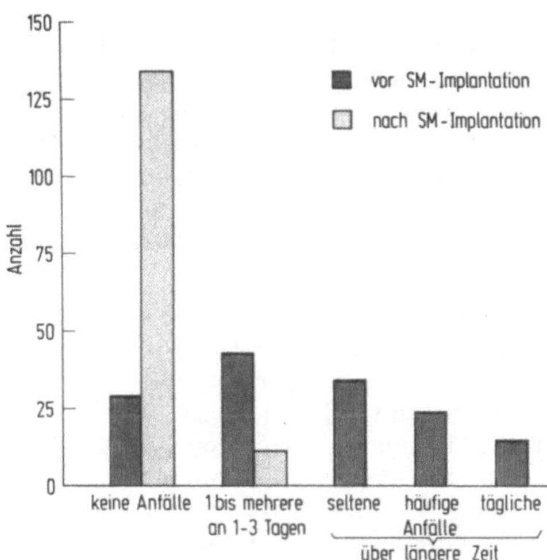

Abb. 5. Anzahl der Patienten mit Adams-Stokes-Anfällen unterschiedlicher Häufigkeit vor und nach der Schrittmacher-Implantation (von 145 Schrittmacherträgern vom September 1963 bis April 1969)

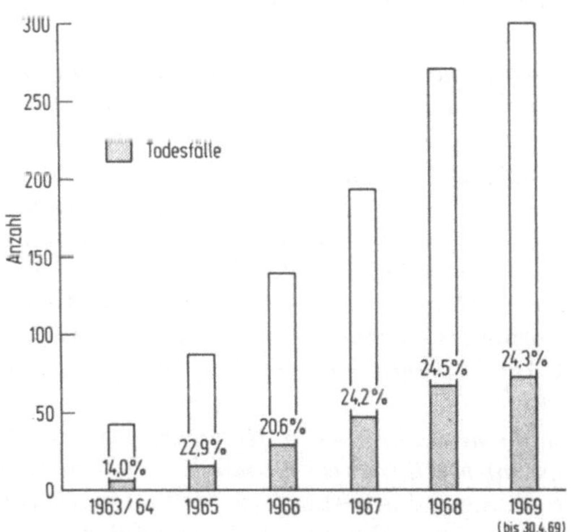

Abb. 6. Summenkurve aller vom September 1963 bis April 1969 mit einem implantierten Schrittmacher versorgter Patienten und Summenkurve aller bis zum 30. 4. 69 Verstorbenen

macher versorgte eine massive Parasystolie gezeigt. Bei ihnen ist eine Stimuluseinfall in die vulnerable Phase mit nachfolgendem Kammerflattern als Todesursache zu erwägen. Bei den restlichen 14 Patienten war trotz Autopsie entweder keine ausreichend fundierte Beurteilung möglich, oder die Sektion hat Todesursachen, wie Herzinfarkte, Lungenembolien und Cerebralinfarkte ergeben, die nichts mit der Elektrostimulation zu tun hatten.

Wenn wir die unklar gebliebenen *Todesfälle* und den Anteil der Verstorbenen, über die wir keine Informationen bekommen konnten, zur Hälfte als Schrittmacher-bedingt schätzen, so sind ca. 12 von 72, oder *ca. 17%, an einem Versagen oder infolge der Schrittmachertherapie verstorben.* Scheppokat und Kirsch haben vor kurzem die Zahl bei einem größeren Krankengut dreier Hamburger Kliniken auf 20% aller verstorbenen Schrittmacherpatienten geschätzt. *Auf alle Schrittmacherpatienten* bezogen, ergäbe sich somit eine *therapiebedingte Letalität von ca. 4%.*

Aus anderen verkehrsmedizinischen Untersuchungen ist bekannt, daß *akute Herz- und Kreislaufkrankheiten* trotz spektakulärer Einzelfälle *in der Verkehrsunfallstatistik* eine *sehr geringe Rolle* spielen. Nach vorliegenden Literaturberichten sind 0,15—1,5 °/$_{00}$ aller Verkehrsunfälle durch akute interne Erkrankungen verursacht oder wahrscheinlich verursacht worden. Über chronische interne Erkrankungen liegen widersprüchliche Berichte vor. Während Waller 1965 in Californien bei chronisch Kranken doppelt so viele Verkehrsunfälle fand, wie bei einer gesunden Vergleichsgruppe, waren es in einer Untersuchung von Ysander 1966 in Schweden nur halb so viele. Im amerikanischen Krankengut waren 43% der Patienten Epileptiker, in Schweden nur knapp 1%. Epileptiker ausgenommen, scheint demnach zwischen chronisch Kranken und Gesunden hinsichtlich der Verursachung von Verkehrsunfällen kein wesentlicher Unterschied zu bestehen.

Die *geringe zusätzliche akute Morbidität und Letalität,* die *Schrittmacherpatienten infolge defekter Geräte* zum großen Pool der chronisch Herzkranken beitragen, dürfte *statistisch nicht meßbar* ins Gewicht fallen.

Für die abschließende *Beurteilung der Verkehrstauglichkeit von Schrittmacherpatienten* möchten wir von der *gegenwärtigen Situation* ausgehen. In den vergangenen Jahren, besonders in den ersten Jahren der neuen Therapie, war eine Einschränkung der Verkehrstauglichkeit sicherlich häufiger anzunehmen. Heute werden bei uns keine festfrequenten — und neben wenigen vorhofgesteuerten — nur noch positiv QRS-gesteuerte Geräte eingebaut. Die *implantierten Schrittmacher* sind mit intakter Batterie *kaum störanfällig.*

Ein *Patient mit einem künstlichen Herzschrittmacher* ist unseres Erachtens *für den privaten PKW-Verkehr tauglich,* sofern nicht Alter und/oder andere Erkrankungen das verhindern. Außerdem ist vorauszusetzen, daß regelmäßige *fachärztliche Kontrollen* durchgeführt werden und keine Hinweise auf Funktionsstörungen ergeben. *Bei Taxifahrern* ist die Situation im Einzelfall sehr sorgfältig zu prüfen, *Berufsfahrer von Bussen und von Lastwagen* sind aber als Schrittmacherträger berufsunfähig.

Wenn die maximale Lebensdauer der Geräte voll ausgenutzt werden soll, ergeben sich Einschränkungen. Das übliche vierteljährliche Kontrollintervall muß dann nach ca. 15—18 Monaten Gerätelaufzeit auf monatliche Kontrollen verkürzt werden. Gelegentlich muß dem Patienten während dieser Zeit empfohlen werden, vorübergehend kein Kraftfahrzeug zu führen.

Literatur. BRUCK, A.: Gegenwärtiger Stand der Therapie mit elektrischen Schrittmachern. Z. Kreisl.-Forsch. **54**, 853 (1965). — CHARDACK, W. M.: Heart block treated with an implantable pacemaker. Progr. cardiovasc. Dis. **6**, 507 (1964). — CHARDACK, W. M., A. A. GAGE and W. GREATBACH: A transistorized, selfcontained, implantable pacemaker for the longterm correction of complete heart block. Surgery **48**, 643 (1960). — Fa. CORDIS, Miami/Florida: Persönliche Mitteilung 1969. — DÖRKEN, H.: Der Herzinfarkt am Steuer. Dtsch. Ärztebl. **62**, 17 (1965). — FRANKE, H.: Verkehrsgefährdung bei internen Krankenheiten. Dtsch. med. Wschr. **90**, 981 (1965). — GIEBEL, O., H. HARMS, P. KALMAR, G. RODEWALD u. K. D. SCHEPPOKAT: Klinische Anwendung eines QRS-gesteuerten Schrittmachers; — Z. Kreisl.-Forschg. **56**, 235 (1967); — Methodik und Ergebnisse klinischer Behandlung mit elektrischen Schrittmachern. Langenbecks Arch. klin. Chir. **319**, 1214 (1967). — GRATTAN, E., and G. O. JEFFCOATE: Medical factors and road accidents. Road Research Laboratory, RRL Report LR 143, Crowthorne Berkshire 1967. — HARRIS, A., R. BLUSTONE, E. BUSBY, G. DAVIES, A. LEATHMAN, H. SIDDONS, and E. SOWTON: The management of heart block. Brit. Heart J. **27**, 469 (1965). — HERNER, B., B. SMEDBY, and L. YSANDER: Sudden Illness as a cause of motor-vehicle accidents. Brit. J. industr. Med. **23**, 37 (1966). — KALMAR, P.: Noch unveröffentlichte Befunde. — LAGERGREEN, H., L. JOHANSSON, J. LANDEGREN, O. EDHAG, N. SCHÜLLER, J. KUGELBERG, G. BOJS, K. ALESTIC, E. LINDER, H.-G. BORST, A. SCHAUDIG, O. GIEBEL, H. HARMS, G. RODEWALD, and K. D. SCHEPPOKAT: 305 cases of permanent intravenous pacemaker treatment for Adams Stokes syndrome. Surgery **59**, 494 (1966). — NASSERI, M., M. SCHALDACH u. E. S. BÜCHERL: Klinische Anwendung sog. elektrischer Herzschrittmacher. Dtsch. med. J. **17**, 164 (1966). — NORMAN, L. G.: Medical aspects on road safety. Lancet **1960I**, 989. — RODEWALD, G., O. GIEBEL, H. HARMS u. K. D. SCHEPPOKAT: Vorteile und Probleme der Anwendung vorhofgesteuerter Schrittmacher. Langenbecks Arch. klin. Chir. **313**, 600 (1965). — RODEWALD, G., O. GIEBEL, H. HARMS, P. KALMAR u. K. D. SCHEPPOKAT: Elektrostimulation des Herzens bei Bedarf. Langenbecks Arch. klin. Chir. **316**, 882 (1966). — SCHEPPOKAT, K. D., P. M. BANTZ, O. GIEBEL, H. H. HAUCH, P. KALMAR, U. KIRSCH, G. RODEWALD, F. SABOROWSKI, V. TILSNER, H. VOSS, and K. G. WESTERMANN: Comparison of asynchronous and demand pacing. Ann. N. Y. Acad. Sci. (zur Veröffentlichung eingereicht). — SCHEPPOKAT, K. D., O. GIEBEL, H. HARMS u. G. RODEWALD: Verfahren und Ergebnisse der Schrittmacherbehandlung des Herzens. Dtsch. Ges. f. Kreisl.-Forsch., 31. Tagg., 107 ff. Darmstadt: Steinkopff-Verlag 1965. — SCHEPPOKAT, K. D., u. U. KIRSCH: Störungen und Gefahren der künstlichen Herzstimulation. Verh. dtsch. Ges. Kreisl.-Forsch. **35** (1969) (im Druck). — SIDDONS, H., and E. SOWTON: Cardiac pacemaker. Springfield (Ill.): Ch. C. Thomas 1967. — Statistisches Landesamt Hamburg, Abteilung Straßenverkehrsunfallstatistik. Persönliche Mitteilung 1969. — TRAPNELL, J. M. JR., and H. D. GROFF: Myocardial infarction in commercial drivers. J. occup. Med. **5**, 182 (1963). — WALLER, J.-A.: Chronic medical conditions and traffic safety. New Engl. J. Med. **273**, 1413 (1965). — YSANDER, L.: The safety of drivers with chronic disease. Brit. J. industr. Med. **23**, 28 (1966).

A. SELING, Dr. u. H. J. SYKOSCH, Dr., Chirurgische Klinik der Universität Düsseldorf:

Kritische Bemerkungen zur Fahrtüchtigkeit des Schrittmacherpatienten.
(Mit 1 Abb.)

Unabhängig der hier aufgeworfenen Fragestellung sind *Fahrtüchtigkeit* und *Fahrtauglichkeit* vage Begriffe. Subjektiv beinhalten sie ein körperliches Sichwohlfühlen und objektiv sollten Umstände fehlen, die das gewünschte Leistungsniveau beeinträchtigen. In mancher Hinsicht wird dieser Status *nach erfolgter Schrittmachereinpflanzung* erreicht. Der

Patient, sein Arzt und die Umwelt sind in der Regel über die rasche Erholung erstaunt. Mangelnde Bereitschaft zur Rehabilitation kann nur selten beobachtet werden. Im Gegenteil, die Fehleinschätzung, d.h., die Unterschätzung des Krankheitswertes ist häufig. Die Inkorporation des Schrittmachers hinterläßt bei den Patienten fast nie den Eindruck, als sei ihm eine „Prothese" an die Hand gegeben, die nur *in Grenzen* eine *Mobilität* erlaubt.

Bei einer Umfrage, die wahllos 200 von 600 Schrittmacherpatienten erfaßte, bestätigten fast 30% der Gefragten, selbst Autofahrer zu sein. Der Prozentsatz war unter dem Privatklientel noch höher. Eine Patientin nahm erstmals Fahrstunden, nachdem der Schrittmacher den jahrelangen Herzattacken ein Ende gesetzt hatte.

Weniger der *Prozentsatz der Autofahrer* als vielmehr die *Variationsbreite des Krankengutes* bedarf einer Analyse.

Die meisten Patienten waren über 60 Jahre alt, als die Schrittmachereinpflanzung notwendig wurde. Diese Altersstufe muß auch im Zusammenhang mit der Multimorbidität des älteren Menschen genannt werden (coronare und myogene Insuffizienz, Kreislaufstörungen, Hypertonie, Cerebralsklerose, Diabetes, erworbene Herzfehler u.a.). Die Herzrhythmusstörung wird in diesen Fällen mittels Schrittmacher beseitigt, und in der Regel bessert sich auch die allgemeine Situation des Patienten erheblich. Bei kritischer Betrachtung ist die Schrittmachertherapie bei diesen Patienten als die derzeit beste Zusatztherapie anzusehen. Die coronare, myogene oder cerebrale Insuffizienz ist weiterhin eine latente Gefahr. Das *Risikoerlebnis* am Steuer birgt viele *Gefahrenmomente*. Die Fahrtauglichkeit dieses Patientenkreises kann nicht bejaht werden.

Aktualisiert wird unsere Fragestellung eigentlich nur durch eine Gruppe von Schrittmacherpatienten, bei denen *außer der Störung des Reizleiterssystems keine weitere Erkrankung* vorliegt. Diese vielfach noch jüngeren Patienten sind meistens voll verantwortlich in ihren Berufen tätig. Die Gefahr der *momentanen Handlungsfähigleit* droht diesen Patienten bei plötzlichem Ausfall des Gerätes oder der Elektroden. Die Ansicht, daß der plötzliche Stimulationsausfall die Patienten nicht schlechter stelle als vor der Schrittmachereinpflanzung, ist falsch. Wir haben in

Tabelle. *Schrittmacheraustausch. 1. Quartal 1969*

		Asystolie
Selektiv	5	1
Frequenzanstieg	18	8
Frequenzabfall	5	3
Ausfall	5	4

jahrelangen Beobachtungen beim Schrittmacheraustausch die Erfahrung gemacht, daß die *Gefahr der Asystolie umso größer* ist, *je länger die Schrittmacherstimulation erfolgte.* In der *Tabelle* sind lediglich jene Patienten aufgeführt, die im 1. Quartal 1969 zwecks Schrittmacheraustausch operiert worden sind. Erstaunlich häufig trat bei Lösung der Elektrode vom Gerät eine anhaltende Asystolie auf. Analog diesen Beobachtungen, bei denen praktisch ein Kontaktverlust simuliert wurde, ist anzunehmen, daß diesen Patienten unter gleichen Umständen eine große Gefahr droht. Die Frage nach der Fahrtauglichkeit dieser Patientengruppe kann eigentlich nur lauten: Inwieweit ist das *Sicherheitsrisiko des Schrittmachergerätes* einschließlich Elektrode *prognostizierbar?*

Die *Zuverlässigkeit der Geräte* hat in den letzten Jahren erheblich zugenommen. Die nachlassende Kapazität der Geräte kann sicherer bestimmt werden. Künftig wird der selektive Schrittmacheraustausch die Regel sein. In situ verbleiben die Elektroden.

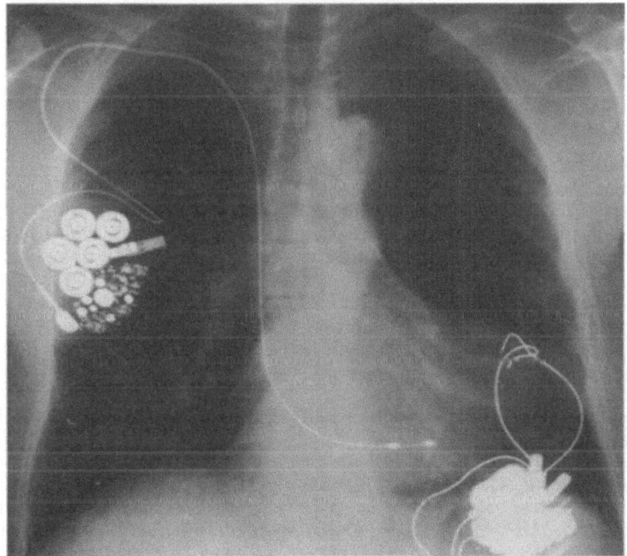

Abb. 1

Die *Ermüdungsfraktur der älteren Elektroden* ist derzeit die größte unberechenbare Gefahr. Um das Sicherheitsmoment absolut zu erhöhen, haben wir bei einem Patienten, bei dem kein Eigenrhythmus zu erwarten ist, die Stimulation seit 4—6 Jahren über die gleichen Elektroden erfolgte, von denen bereits eine frakturiert ist und die andere eine baldige Fraktur erwarten läßt, ein Zweitgerät implantiert (Abb. 1). Mit der Entwicklung des Schrittmachers bei Bedarf ist dieser Weg gangbar geworden. Der Frequenzwechsel oder die Änderung des Schenkelblockbildes im EKG zeigt an, daß der Bedarfsschrittmacher rettend einspringen mußte.

Die *Schlußfolgerung*, aus beobachteten und meßbaren Tatsachen abgeleitet, muß deshalb in unserer Fragestellung heißen: Nur wenn *bei guter Kondition des Patienten Schrittmachergerät und Elektrode* ein *Höchstmaß an Sicherheit* erwarten lassen, sollte die *Fahrtauglichkeit nicht verneint* werden. Das generelle „Nein" zur Fahrtauglichkeit des Schrittmacherträgers sollte uns aber näherstehen, als eine wohlwollende Befürwortung.

Fahrpraxis, bisheriges Verhalten, defensives Fahren etc. darf die Einstellung nicht entscheidend beeinflussen.

Der *Stimulationsausfall* mit der nachfolgenden Synkope hat keine Prodromi analog anderer Krankheitsbilder, die im Rahmen der Fahrtauglichkeit schon seit Jahren diskutiert werden.

Unsere Einstellung kann keine endgültige sein. Der Fortschritt, insbesondere im Hinblick auf die Zuverlässigkeit der Schrittmachertherapie, wird uns zu einer erneuten Orientierung zwingen.

Aussprache

K. D. Scheppokat, Doz. Dr., Hamburg:

Das *Krankengut der Schrittmacherpatienten* unterscheidet sich durch einige Besonderheiten von anderen: *Leben und Wohlbefinden der Patienten hängen von einem elktronischen Gerät ab. Fremdstoffe sind langfristig intrakorporal implantiert.* Die Gruppe der mit künstlichen Schrittmachern Behandelten erscheint nahezu vollständig zu den Nachuntersuchungen und ist daher in einer Weise überschaubar, wie wir es von keiner anderen Patientengruppe kennen. Die Behandlung mit Schrittmachern ist einerseits ein Modell für moderne und ungewöhnliche Behandlungsverfahren; andererseits ist diese therapeutische Methode doch im Laufe der letzten Jahre zu einer Routinemethode geworden. Die Schrittmacherbehandlung bringt Probleme mit sich, die z. T. die von anderen noch eingreifenderen Therapieverfahren der Zukunft andeuten.

Die *Vorteile*, die sich aus diesem Schrittmacher-Krankengut für die ärztliche Führung und die wissenschaftliche Auswertung ergeben, dürfen *nicht zu Nachteilen für den Patienten* werden. Meines Erachtens besteht die Tendenz, die Fahrtüchtigkeit einer bestimmten Gruppe von Kranken nur deshalb anzuzweifeln, weil ihr Status so viel leichter definierbar ist als bei anderen Behandlungsformen und Krankheitsbildern. Mit welchem Recht dürfen wir dekretieren, daß Schrittmacherpatienten der Führerschein abzuerkennen sei, wenn wir nicht ähnliche Regeln für andere Krankheitsbilder anwenden, die im gleichen Alter auftreten, und deren Träger den Verkehr u. U. mehr gefährden, als die Schrittmacherträger?

Unsere Ansicht ist ja im Vortrag niedergelegt worden: *Schrittmacherträger* sind u. E. dann als *verkehrstüchtig* anzusehen, wenn nicht zusätzliche kardiovasculäre oder andere Leiden beeinträchtigend wirken, und wenn die Patienten regelmäßig zu den Routinekontrollen erscheinen, wenn diese Routinekontrollen günstige Resultate ergeben. Diese unsere Ansicht wird weitgehend oder vollständig von allen Mitgliedern unserer Gruppe und m. W. auch von den Kollegen der anderen Krankenhäuser, die in Hamburg Schrittmacherbehandlungen ausführen, geteilt.

Darf ich mir folgenden Vorschlag erlauben: Zum gegenwärtigen Zeitpunkt besteht m. E. die Möglichkeit, einer erheblichen Unsicherheit in der Gutachterpraxis beizeiten zu steuern. Wäre es nicht möglich, daß die *Präsidien der beiden hier vertretenen Gesellschaften in Zusammenarbeit* mit einigen auf dem Gebiet der Elektrotherapie des Herzens erfahrenen Kollegen die *Meinung der verschiedenen Schrittmacherzentren in Deutschland und einiger Zentren im Ausland zur Frage der Verkehrssicherheit von Schrittmacherpatienten einholen?* Auf diese Weise ist es vielleicht möglich, ein besser abgerundetes und durch größere Zahlen als bisher belegtes Urteil zu gewinnen.

H.-J. Krupke, Dr., J. Honkomp, Dr., H. Portheine, Dr., Münster:

Seit 1961 haben wir in Münster an der Chirurgischen Universitätsklinik (Direktor Prof. med. P. Sunder-Plassmann) in enger Zusammenarbeit mit der Medizinischen Universitätsklinik (Direktor Prof. Dr. med. W. H. Hauss) mehr als 270 elektrische Herzschrittmacher bei rund 170 Patienten implantiert. Aufgrund der in diesen Jahren gesammelten Erfahrungen sind wir der Meinung, daß eine *grundsätzliche Beantwortung der Frage nach der Fahrtüchtigkeit der Herzschrittmacher-Patienten* nicht möglich ist. Wir vertreten vielmehr die Ansicht, daß bei sorgfältiger, *individueller* Beurteilung manche Patienten ihre Fahrerlaubnis behalten können, obwohl sie auf einen Schrittmacher angewiesen sind. Bei dieser Beurteilung sollten die folgenden Punkte besonders beachtet werden:

1. Alter der Patienten,
2. Grunderkrankung, die zum Adams-Stokes-Anfall führte,
3. apparative Sicherheit und
4. Kooperationsfähigkeit und Intelligenz des Patienten.

Bei den von uns bisher behandelten Patienten differierte das Lebensalter von 32—89 Jahren, woraus sich ein Durchschnittsalter von 66 Jahren ergab. Die weit überwiegende *Mehrzahl der Patienten* hat also jene *Altersgrenze erreicht*, bei der man auch einen noch als gesund zu bezeichnenden Menschen aus dem Nahkampf des täglichen Verkehrs in die Etappe des Spaziergängers zurückziehen sollte.

Bei den jüngeren Patienten wird man eine weitere Auswahl treffen müssen, die sich auf die Progredienz und Komplikationsrate des Grundleidens erstreckt. Sicherlich wird man mit Recht allen jenen Patienten die Fahrerlaubnis entziehen müssen, bei denen ein Adams-Stokes-Anfall durch einen Herzinfarkt oder eine hochgradige Coronarsklerose ausgelöst wurde. Der verkehrsgefährdende Unsicherheitsfaktor eines lebensbedrohlichen Rezidivs ist in diesen Fällen nicht mit genügender Sicherheit auszuschließen. Es ist zu betonen, daß wir bisher die meisten unserer ad Exitum gekommenen Schrittmacherpatienten an dieser Komplikation verloren haben.

Dem gegenüber hat sich u. E. die *apparative Sicherheit* in den letzten Jahren ständig erhöht: Dislokationen der intracardialen Elektrodenkabel kommen zwar auch heute immer wieder vor, beschränken sich in der Regel jedoch auf die ersten 4 Wochen nach der Erstimplantation, da später eine bindegewebige Fixierung erfolgt. Zumindest in den letzten 3 Jahren haben wir keinen unserer Patienten mehr nach diesem Zeitpunkt wegen dieser Komplikation verloren. Elektrodenbrüche und auch die aus den Anfangszeiten her bekannten Batteriegehäusebrüche wurden in den letzten Jahren nicht mehr beobachtet. Einen gewissen Unsicherheitsfaktor stellte bisher noch die unterschiedliche Betriebsdauer der Batterie dar. Seitdem es Kontrollmöglichkeiten gibt und seitdem das früher gefürchtete Batterierasen kurz vor der Battereierschöpfung technisch in ein allmähliches Absinken der Impulsfrequenz umgewandelt werden konnte, erscheint uns diesbezüglich eine zumindest ausreichende apparative Sicherheit vorzuliegen.

Es nützen aber die besten apparativen Kontrollmöglichkeiten nur wenig, wenn der Patient im Vollgefühl seiner scheinbar wiedergewonnenen Sicherheit die vorgeschriebenen ärztlichen *Kontrolluntersuchungen* nicht wahrnimmt. Ein bestimmtes Maß von Kooperationsfähigkeit und Intelligenz, welche die Einsicht in den schicksalhaften Verlauf der Krankheit und in die verminderte eigene Leistungsfähigkeit ermöglicht, muß unbedingt gefordert werden.

Wenn derartige Vorbedingungen erfüllt sind, möchten wir in geeigneten Fällen die Pflichtenkollision zwischen einem Eingriff in die persönliche Freiheit des Patienten und den berechtigten Forderungen der Allgemeinheit nach größtmöglicher Verkehrssicherheit zugunsten des Patienten entscheiden.

H.-J. Wagner, Prof. Dr., Homburg/Saar:

Die mitgeteilte *niedrige Versagenszahl von Schrittmacherpatienten* im Straßenverkehr am Steuer eines Kraftfahrzeuges fällt auf. Es drängt sich der Verdacht auf, daß die *Angst vor dem Führerscheinentzug* vielfach das *Motiv zur Verheimlichung eines kardialbedingten Unfalls* ist. Eine Parallele zeigt sich im Vergleich zwischen der Erfassung von krankheitsbedingten Unfällen im Straßenverkehr in der amtlichen Unfallstatistik einerseits und bei Stichprobenuntersuchungen durch Ärzte nach Unfällen andererseits. Im ersteren Fall ist der Anteil ca. 0,02%, bei gezielten Untersuchungen liegt er zwischen 10 und 15%.

HANSJÜRGEN FREICK, Dr., Dortmund:

Als *Ursache* plötzlichen und daher folgenschweren *Schrittmacherversagens* kommen nicht nur technische, sondern auch bewegungsmechanische Komplikationen in Frage, die vom Patienten selbst ausgelöst werden.

So beobachteten wir bei subpectoral implantierten Schrittmachern mit transvenöser Elektrodenführung ein uns bislang unbekanntes Phänomen. Nach abrupten Armbewegungen war bei vier Patientinnen das Elektrodenkabel aus dem rechten Ventrikel herausgeglitten. Was war geschehen? Wie vergleichende Röntgenaufnahmen bewiesen, hatte sich die Batterie offenbar aufgrund ruckartiger Anspannung des Musculus pectoralis major um 180 bzw. 360 Grad gedreht und das Elektrodenkabel regelrecht aufgespult.

Röntgenologisch kam in Batterienähe jeweils eine Kabelschlinge mehr als auf der ersten postoperativen Kontrollaufnahme zur Darstellung, während die Reserveschlinge am Hals in Form und Weite erhalten geblieben war. Bei der Elektrodenkorrektur stellte sich heraus, daß trotz zahlreicher Fixationsnähte das Kabel innerhalb der zwischenzeitlich gebildeten fibrinösen Umscheidung mühelos vor und zurückgeschoben werden konnte.

Gerade im Straßenverkehr ist oftmals blitzschnelles Reagieren, das meist ausfahrende Armbewegungen zur Folge hat, erforderlich. Dabei kann bei subpectoral implantierten Schrittmachern ein solches Spulphänomen ausgelöst werden, wenn gemäß den Empfehlungen der Herstellerfirmen das überschüssige Kabel ursprünglich um die Batterie gewickelt worden war.

Wir sehen diese Komplikationen nicht mehr, seit wir nur noch lockere Kabelschlingen neben und nicht mehr um die Batterie legen.

W. MÜLLER-LIMMROTH, Prof. Dr., München:

Frequenzanstieg bei Patienten mit vorhofgesteuerten Schrittmachern treten offenbar *durch elektromagnetische Felder* auf. In Kraftfahrzeugen und auf Lokomotiven werden die Störungen durch das Fahrzeug mehr oder weniger abgeschirmt, da dieses wie ein Faradey-Käfig wirkt. Es würde interessieren, wie sich *Patienten mit Schrittmachern im elektromagnetischen Feld von Sendern* verhalten (im Antennenfeld). Ist ferner geklärt, ob diese elektromagnetischen Felder direkt auf den Schrittmacher oder indirekt über das ZNS wirken (z. B. Veränderungen der Erregbarkeit durch die bathmotrope Wirkung des Sympathicus). Versuche an der TH München (Institut für technische Elektronik) haben ergeben, daß *elektromagnetische Felder* einen *Einfluß auf das ZNS* haben, erkennbar am EEG und an der Reaktionszeit.

GREWE, Dr., Hamburg:

Frage an die Herren Vortragenden. Ich möchte fragen, wie die *Tauglichkeit eines Seemannes* zu beurteilen ist, dem ein *Schrittmacher eingepflanzt* wurde. Dabei möchte ich darauf hinweisen, daß es auf Seeschiffen sicherlich manche elektronische Störquellen gibt.

G. DOTZAUER, Prof. Dr., Köln:

Die Anregung über eine nationale bzw. *internationale Umfrage* über die Einstellung der Kliniker *zur Frage der Verkehrstauglichkeit* ist zu begrüßen. Man sollte jedoch das Problem ebenfalls aus negativer Sicht angehen. Konnten wir doch 2 Todesfälle im letzten Jahr in Köln untersuchen, teilte mir Herr VOIGT-LUNDT doch mit, daß er über 6 Todesfälle von Schrittmacherpatienten am Steuer verfügte.

N. HEINZ, Dr., I. Medizinische Univ.-Klinik, Hamburg:

1. Großgeneratoren (Rundfunk- und Fernsehsendeanlagen) und Schiffsradareinrichtungen sind wirksame Störquellen für interferenzanfällige Schrittmacher. Wir halten Schrittmacherpatienten nicht für seediensttauglich.

2. Interferenzeffekte sind direkte Einwirkungen auf das installierte Kabel- und Gerätesystem, sie kommen nicht über Zwischenhirneffekte zustande.

3. Wir gehen *nicht* davon aus, daß Patienten mit subjektiver Beeinträchtigung durch ein wahrscheinlich defektes Schrittmachersystem selbst am Steuer eines Autos anreisen. Wir beobachten vielmehr, daß solche Patienten sich sofort telefonisch an uns wenden. Von einer Anreise als Selbstfahrer raten wir in einer derartigen Situation natürlich ganz dringend ab.

4. Wir haben keine Schrittmacher subpectoral implantiert; ferner wurden nie Elektrodenschleifen um den Schrittmachergenerator beim Implantieren herumgeführt.

5. Unsere Kenntnisse über Schrittmacherpatienten am Steuer beruhen nicht auf zufälligen Mitteilungen einzelner Patienten, sondern auf systematischer Befragung aller Schrittmacherträger, die innerhalb eines Vierteljahres von uns nachuntersucht wurden.

6. Der aus Abb. 3 ablesbare Anteil akuter Stimulationsausfälle ist zwar hoch, er betrifft aber unsere Beobachtungen seit 1963, damit auch einen Zeitraum mit anfälligeren Geräten und geringerer Erfahrung des Teams. Objektiv ist der Anteil von Notaufnahmen wegen defekter Geräte rückläufig.

Herr Perret schließt die Vormittagssitzung mit dem Dank an alle Referenten und Diskussionsteilnehmer. Gemeinsam mit Herrn Söhring soll eine Umfrage veranstaltet werden, die Auskunft gibt über die positiven bzw. negativen Auswirkungen der Schrittmacher für die Führer von Kraftfahrzeugen.

W. Döhner, Prof. Dr., Direktor des Landeskrankenhauses Schleswig:

Berücksichtigung einer geistigen Behinderung bei Durchführung von Rehabilitationsmaßnahmen.

Infolge der Zivilisation und der damit verbundenen *zunehmenden Technisierung der Arbeitsverhältnisse* sind *geistig Behinderte* immer *schwerer zu vermitteln,* während sie früher oft ohne weiteres in untergeordnete Funktionen einzusetzen waren. Andererseits müssen sie auch heute noch als unentbehrliche Arbeitskräfte gelten, zumal wenn sie sich im Leben bewähren, ihre an sich bestehende intellektuelle Minderbegabung nach außen hin kaum ins Gewicht fällt oder durch Hilfestellung der Umwelt und Rücksichtnahme gerade noch ausbalanciert wird (Schulte).

In den Vereinigten Staaten ließ sich beispielsweise feststellen, daß *trotz weitgehender Automation* noch eine Reihe von *Arbeitsplätzen für geistig Behinderte* zu finden waren, u. a. in Tätigkeiten als Hausbursche im Hotel, Gartenarbeit, Handlangern, Helfer in einer Hühnerfarm, Helfer beim Obstbau, Straßenkehrer, Gebäudereiniger, Helfer bei Lagerarbeiten. Auch in der Bundesrepublik sind solche oder ähnliche Möglichkeiten gegeben. Sie sollten noch stärker als bisher genutzt werden, zumal wenn man bedenkt, daß *in der Bevölkerung mit 2—3%* an *geistiger Behinderung* aller Schweregrade zu rechnen ist.

Auf dem allgemeinen Arbeitsmarkt genügt es, *zwischen leichten und mittelschweren Graden geistiger Behinderung zu unterscheiden,* wobei die Grenzen — ebenso wie die zur Dummheit hin — fließend sind, man gleichsam von einer gleitenden Intelligenzskala ausgehen kann (Geyer).

Der *Mangel an Denkvermögen*, ein gewisses denkerisches Versagen also, Schwierigkeiten, Wesentliches von Unwesentlichem zu unterscheiden, stehen neben einer praktischen Lebensbewährung ganz im Mittelpunkt.

Bei einem *Intelligenzquotienten von 80 und darüber* gelingt in der Regel die *Ausbildung in Sonderschulen bis zum Anlernberuf* und gelegentlich *auch mit Erfolg in Lehrberufen. Bei Schwachbegabten* ist im allgemeinen eine *Berufseignung möglich*, auch wenn das theoretische Lernen und vor allem ein Umlernen erschwert sind. Die *soziale Anpassung* ist allerdings *abhängig von den jeweiligen charakterlichen Veranlagungen*. Leider führen immer wieder falsche Einstellungen der Umwelt zu abschätzigen Wertungen und zu einer Ablehnung, einer sich ungünstig auswirkenden Mitleidshaltung oder auch gelegentlich zu unzweckmäßiger Verwöhnung und Schonung (BANK-MIKKELSEN).

Das *Ziel der modernen Rehabilitation* ist die *möglichst weitgehende Wiederherstellung der Gesundheit*, die dem Grade der Wiederherstellung entsprechende Eingliederung in die Gesellschaft und die Befähigung zum Mittun im Arbeitsprozeß, also die Ermöglichung, den Unterhalt selbst zu verdienen und mit dem Nächsten ein geordnetes Leben zu führen (ZUTT). Hierbei gehen wir von der klassischen *Dreiteilung der Rehabilitation* in eine *medizinische, berufliche und soziale Phase* aus. Leider sind bei uns heute noch erhebliche *Mängel im Übergang von der medizinischen zur beruflichen Phase* zu verzeichnen.

Die *Rehabilitation geistig Behinderter* wurde bisher im Schrifttum, vor allem aber in der Praxis *sträflich vernachlässigt*, obwohl auch für diese Behindertengruppe grundsätzlich der Rechtsanspruch auf Arbeit zu bejahen ist. Allerdings sollte dabei der *Akzent weniger auf den Nutzen des Kollektivs* als auf die *Interessen und Bedürfnisse des Einzelnen* ausgerichtet sein.

Nach den Ausführungen von SOMMER u. a. hat der *geistig Behinderte* ebenso wie alle anderen Behinderten einen *Anspruch auf eine Berufs- und Arbeitserziehung* mit einer sich anschließenden Vermittlung in einen freien oder geschützten Arbeitsplatz. Praktische Erfahrungen gehen dahin, daß bei leicht geistig Behinderten geringe Fehlzeiten an der Arbeitsstelle zu verzeichnen sind, keine nennenswerten Arbeitsunfälle beobachtet werden, die Bindung der Behinderten an die Führungskräfte im Betrieb gut ist und damit die Einordnung erleichtert wird (BÖGER). Auch eine *Trennung von geistig Behinderten und Körperbehinderten* hat sich *nicht als unbedingt notwendig erwiesen*, worauf vor allem im Ausland immer wieder hingewiesen wird im Gegensatz zu häufig negativen Erfahrungen in der Bundesrepublik. Letztere sind wesentlich zurückzuführen auf die bereits erwähnten kollektiven Vorurteile und einseitige utilistische Erwägungen, bei denen der Mensch fast ausschließlich in seiner Nutzfunktion für die Gesellschaft und damit als Objekt gesehen wird.

Durch Maßnahmen der Arbeits- und Berufsförderung lassen sich vorübergehend oder langfristig Leistungsschwache und damit auch geistig Behinderte ebenfalls auf dem allgemeinen Arbeitsmarkt vermitteln (HÜLSMANN). Dabei reicht selbstverständlich der lapidare Rat: „Suchen Sie sich eine leichte, untergeordnete Arbeit!" nicht aus.

Für einen *erfolgversprechenden Rehabilitationsplan* sind *neben berufskundlichen* noch andere weitgehende *Spezialkenntnisse erforderlich über die wirtschaftliche Struktur des Bezirkes*, ein *Wissen der objektiven Arbeitsanforderungen* und *Arbeitsumweltverhältnisse*, aber auch die *Kenntnis der oft schwierig zu übersehenden gesetzlichen Bestimmungen und Vorschriften*. Es geht um die Möglichkeiten und Maßnahmen der Arbeits- und Berufsförderung, Anlernmaßnahmen, berufliche Bildungsmaßnahmen, Maßnahmen zur Arbeitseingewöhnung, Übungs-, Befähigungs- und Fortbildungsmaßnahmen und Umschulungsmaßnahmen (Reichel).

Die *Zuständigkeit* liegt in erster Linie *bei der Bundesanstalt für Arbeitsvermittlung und Arbeitslosenversicherung*. Das kürzlich im Bundestag verabschiedete Arbeitsförderungsgesetz eröffnet — auch für den geistig Behinderten — neue Möglichkeiten. Über die Bundesarbeitsgemeinschaft zur Koordinierung der Rehabilitation ist in Zukunft eine leichtere Überwindung der vielen Kompetenzstreitigkeiten zu erwarten.

Von all diesen Möglichkeiten wird aber immer noch zu wenig Gebrauch gemacht. Es hängt wesentlich damit zusammen, daß sie in der Ärzteschaft zu wenig bekannt sind, besonders hinsichtlich der Rehabilitationsmöglichkeiten, die sich heute für auch psychisch Kranke und geistig Behinderte ergeben. Hinzu kommt, daß die *Umstellung von einer curativen Medizin*, die mehr oder weniger auf die Behebung des Krankheits- oder Unfallgeschehens gerichtet ist, zu einer „*Rehabilitationsmedizin*" aus vielen Gründen viel zu langsam voranschreitet.

Nicht nur für den Psychiater sondern für jeden Arzt sollte es heute selbstverständlich sein, daß er *nach Krankheiten* aber vor allem auch *nach Unfällen* versucht, sich ein möglichst *genaues Bild von der prämorbiden- bzw. prätraumatischen Persönlichkeitsstruktur* zu machen. Denn diese ist für die Anpassung und Überwindung traumatisch- oder krankheitsbedingter Funktionsstörungen ebenso wichtig wie für die Einschätzung der weiteren Verwendungsfähigkeit auf dem allgemeinen Arbeitsmarkt. Über die Bedeutung der prätraumatischen Persönlichkeitsstruktur in der Begutachtung Hirnverletzter konnte ich vor zwei Jahren bei unserer Tagung in Berlin ausführlich berichten.

Leider läßt sich immer wieder feststellen, daß Chirurgen aber auch Ärzte anderer Fachgebiete eine *intellektuelle Minderbegabung oft nicht berücksichtigen* oder gar nicht erkennen. Fehleinschätzungen, unzweckmäßige therapeutische Maßnahmen und beträchtliche pekuniäre Fehlinvestierungen sind die Folge.

Bei *Beachtung der psychologischen Sonderstellung* intellektuell Minderbegabter — sie können sich durchaus bisher im Leben und Beruf bewährt haben — läßt sich immer wieder feststellen, daß sie oft bereits nach harmlosen Unfällen fehlerhaft reagiern können, das Unfallgeschehen falsch verarbeiten und durch eine starke Beeinflußbarkeit Induzierungen von Familienangehörigen, Berufskollegen, aber auch Ärzten nach den verschiedensten Richtungen unterliegen.

So können z. B. *nach Gliedmaßenverlust in Unkenntnis einer geistigen Behinderung* überaus komplizierte moderne Prothesen angefertigt werden wo eine einfache *Prothesenart* in Form eines Hakens oder Ringes bei Handverlust sehr viel besser wäre, weil der Verletzte auf Grund seiner intellektuellen Minderbegabung den optimalen Gebrauch komplizierter technischer Hilfsmittel nur schwer erlernt, auch wenn er oder seine Angehörigen zunächst aus Gründen des Sozialprestiges und um mit anderen Verletzten gleichgestellt zu werden, auf den Erhalt modernster Prothesen drängt. In solchen Fällen sollte es aber bei richtiger Aufklärung in der Regel gelingen, die Zweckmäßigkeit einer einfacher gebauten Prothese mit leichterer Bedienung auch in der Richtung durchzusetzen, daß der Betreffende später an seiner Arbeitsprothese keinen Anstoß nimmt. *Für Rehabilitationsmaßnahmen besonders ungünstige Konstellationen* ergaben sich, wenn *zu einer leichten Minderbegabung* ein *beginnender Altersabbau* hinzukommt und damit Wiedereingliederungsmaßnahmen durch involutive Erscheinungen erschwert werden.

Auch *für den geistig Behinderten* ist es *am besten*, wenn er nach Krankheit oder Unfall weiterhin *in seinem bisherigen Beruf verbleiben* kann und sein Arbeitsplatz gesichert ist. Die richtige psychologische Einstellung von Vorgesetzten und Arbeitskollegen ist wichtige Voraussetzung, ein vorübergehend verlorenes Selbstvertrauen wiederzufinden und sich ein „doch noch arbeiten können" bewußt zu machen. Auf der anderen Seite geht es darum, den Betreffenden die *Grenzen seiner Leistungsfähigkeit* erkennen zu lassen und ihn zugleich zu aktivieren, die im Rahmen des verbliebenen Leistungsvermögens gegebenen Möglichkeiten zu nutzen.

Umschulungen erweisen sich oft auf Grund von Lernschwierigkeiten und Mängeln an theoretischen Kenntnissen als *wenig aussichtsreich*. Andererseits sind eine häufig zu beobachtende besondere Sorgfalt und Gewissenhaftigkeit, Treue und Anhänglichkeit positive Faktoren für die Rehabilitation. Eine Aufteilung der Arbeiten in überschaubare Teilaufträge und eine entsprechende Anerkennung von gezeigter Mühegabe und Einsatzbereitschaft erleichtern alle berufs- und arbeitsfördernden Maßnahmen.

Um zu vermeiden, daß *geistig Behinderte nach Krankheit und Unfall unlösbare Schwierigkeiten* haben, ist gerade bei ihnen die *Gründlichkeit und Differenzierung der vorberuflichen aber auch beruflichen Ausbildung* besonders wichtig. Erst in den letzten Jahren sind erfreuliche Ansätze zu sehen, den Vorsprung mancher Nachbarstaaten langsam aufzuholen. Dies gilt auch für den *Ausbau beschützender Werkstätten* und ähnlicher Einrichtungen, deren Sinn es ist, *therapeutisches Klima mit Arbeits- und Verdienstmöglichkeiten* zu verbinden, um auch den geistig Behinderten zu einem sinnvollen und befriedigenden Leben zu verhelfen, die trotz aller Resozialisierungsbemühungen nie oder nicht mehr auf dem freien Arbeitsmarkt unterzubringen sind.

Schrifttum kann vom Verfasser angefordert werden.

K. F. Dietrich, Prof. Dr. Dr., Medizinaldirektor der Süddeutschen Knappschaft, München:

Rehabilitation und Einschätzung der Restleistungsfähigkeit bei Unfallverletzten.

Nach der Definition des Internationalen Arbeitsamtes ist *Rehabilitation die Wiederherstellung Körperbehinderter bis zum höchstmöglichen Grad ihrer Fähigkeiten in körperlicher, geistiger, sozialer, beruflicher und wirtschaftlicher Hinsicht.* Rehabilitation ist also eine sozial-medizinische Konzeption, die „helfen und fordern" lautet. Das bedeutet, daß einerseits der Staat oder die verschiedenen Organisationen einem Behinderten bei der Rehabilitation zu helfen haben; der Behinderte hat jedoch andererseits die Pflicht, durch seine Aktivität diese Maßnahmen zu unterstützen und den dafür aufgewandten Kosten somit zum größtmöglichen Erfolg zu verhelfen.

Verschiedene *Schwierigkeiten*, die *bei der Durchführung eines* derart umfassenden *Rehabilitationsplanes* auftreten, rechtfertigen ein kritisches Wort. Es ist menschlich nur allzu verständlich, daß das *System der sozialen Sicherung* auch die Einstellung, mehr zu fordern, als man selbst zu geben bereit ist, gefördert hat. Dazu kommt noch, daß oft durch eine Unterschätzung der Restleistungsfähigkeit oder durch die überhöhte Einschätzung der Verletzungsfolgen das Gefühl der Leistungsunfähigkeit verstärkt wird. Dieses Insuffizienzgefühl wird dann bewußt oder unbewußt zum Schrittmacher für einen weiteren, oft unaufhaltsamen Leistungsabfall. Je länger derartige Verfahren dauern, umso intensiver wird der Wunsch nach Rente ein Begehren. Hat sich schließlich der Behinderte psychologisch und ökonomisch auf seine Rente eingestellt, so verteidigt er diesen „Besitz" mit großer Zähigkeit und verhält sich gegenüber Rehabilitationsmaßnahmen nahezu immer ablehnend.

Als Beispiel für diese *sozialversicherungsrechtliche Betrachtung* sei ein überschaubarer Gliedmaßenverlust gewählt, nämlich die Oberarmamputation bei einem Hauer. Anfänglich bestand bei dem noch jungen Facharbeiter ein verständliches Interesse an Rehabilitationsmaßnahmen. Die persönliche Zielsetzung verschob sich jedoch bereits nach der ersten Rentenbegutachtung. Der kurze Amputationsstumpf war infolge Hyperpathie und rezidivierender Entzündungsprozesse zur Führung und Befestigung eines Kunstgliedes nicht geeignet und wurde mit einer MdE von 80% eingeschätzt; dadurch war bereits mehr als die Hälfte des Lebensunterhaltes gesichert. Außerdem bestanden Ansprüche aus der knappschaftlichen Rentenversicherung der Arbeiter. Durch Kumulation der Unfall- und Berufsunfähigkeitsrente konnte der vor dem Unfall bezogene Nettoverdienst nicht nur erreicht, sondern um $1/_4$ überschritten werden, so daß *für Rehabilitationsmaßnahmen* auch *wirtschaftlich kein Anreiz* mehr vorlag.

Es erschien zweckmäßig, dieses Beispiel vorauszuschicken, um zu zeigen, daß manchmal *Rehabilitationsmaßnahmen nicht nur am fehlenden Willen des Behinderten scheitern.* Auch die ständige Rechtsprechung erleichtert zumindest bei *Kumulation von Rentenansprüchen* die *Sicherung des Lebensstandards* ohne eine im Rehabilitationsverfahren geförderte Eigenleistung. Verschiedentlich *verhindert* auch der *Gesetzgeber durch den § 183 Abs. 7 RVO die Rehabilitation*, indem er den Behinderten in die Passivität lockt. Denn hier wird der Behinderte aus fiskalischen Gründen kraft Gesetzes bereits nach sechswöchiger Arbeitsunfähigkeit aufgefordert, einen Antrag auf Rente zu stellen, wenn er nach einem ärztlichen Gutachten als erwerbsunfähig anzusehen ist.

Das angeführte Beispiel des jungen Hauers stellt aber keine Rarität dar. Wie aus dem kürzlich vom Hauptverband der Berufsgenossenschaften herausgegebenen Bericht hervorgeht, der unter dem Motto „… mit allen geeigneten Mitteln…'' steht, ist *in der beruflichen Rehabilitation* während des letzten fünfjährigen Beobachtungszeitraumes eine von 90 auf 85% *fallende Erfolgsquote* zu erkennen. In diesem Zeitraum stieg die „scheinbare Ausfallsquote'', bei der also die *Berufshilfe* aus persönlichen Gründen nicht durchführbar war, um über 25% an.

Aus der Statistik der Berufsgenossenschaften ist weiterhin ersichtlich, daß seit 1964 relativ gleichbleibend jährlich in etwa 9000 Fällen eine Berufshilfe durchgeführt wurde; diesen stehen 26000 Berufsförderungsmaßnahmen der Rentenversicherungsträger im vergangenen Jahr gegenüber. Trotz ihres höheren Anteiles an jüngeren Behinderten ist die *Unfallversicherung mit ihrer Berufshilfearbeit* also *nie* besonders *in den Vordergrund getreten*. Das mag daran liegen, daß infolge des berufsständischen Aufbaues der Unfallversicherungsträger und der engen Beziehungen zu den ihnen als Mitglieder angehörenden Unternehmen die Unterbringung der Behinderten in den Betrieben meist keine Schwierigkeiten bereitet. Kann der Behinderte im alten Betrieb aber nur eine Tätigkeit aufnehmen, die einen sozialen Abstieg bedeutet, so ist damit die Berufsunfähigkeitsrente verbunden. Hier spielt die günstige Rechtslage im Hinblick auf die gesetzliche Rentenversicherung eine beträchtliche Rolle.

In den Gutachten-Vordrucken aller Sozialversicherungsträger wird deswegen stets die Frage gestellt, ob *berufsfördernde Maßnahmen* angezeigt sind. Mit dem früher geübten Hinschreiben „nur noch für leichte Arbeiten einsatzfähig'', vielleicht sogar mit dem Zusatz, daß ein Facharbeiter lediglich die Tätigkeit als Telefonist, Bote oder Fahrradwächter verrichten könne, ist es also heute nicht mehr getan. Denn diese Tätigkeiten sind unzumutbar und oft könnte z. B. ein Schlosser, der nach ärztlichem Urteil nur für körperlich leichte Arbeiten einsatzfähig ist, noch zum Schlossermeister oder Maschinentechniker ausgebildet werden. Dadurch würde die berufliche Leistung nicht nur gesteigert, sondern der Behinderte wäre trotz der Schädigung zufriedener, als wenn er von der gesetzlichen Unfall- und Rentenversicherung zwar laufend Rente erhält, jedoch letzten Endes unbefriedigt ist und ständig die Ungewißheit der Kontrollbegutachtung vor sich hat.

Die *Frage nach berufsfördernden Maßnahmen* in den Gutachten der Sozialversicherungsträger ist bei Unfallverletzten auch deshalb so bedeutungsvoll, weil seit dem 1. 8. 1967 zwischen der Unfallversicherung und der Rentenversicherung eine Vereinbarung über die Koordinierung von Arbeits- und Berufsförderungsmaßnahmen besteht. Es würde zu weit führen, diese Vereinbarung hier im einzelnen zu erläutern, die besagt, daß in allen Fällen, in denen der Unfallversicherungsträger keine die Berufsunfähigkeit behebende Ausbildungsmaßnahme durchführt, diese der Rentenversicherungsträger übernehmen kann, der dann 50% der Kosten erstattet erhält.

Obgleich in diesem Kreis die besonderen *Schwierigkeiten der Begutachtung für Rentenversicherungsträger* bekannt sind, so möchte ich doch erneut daran erinnern, daß es nie Aufgabe des Gutachters ist, Rechtsentscheidungen zu treffen. Manche Gutachter begnügen sich nicht mit einer genauen Einschätzung der Restleistungsfähigkeit, sondern konstatieren, daß der Unfallverletzte z.B. noch „100% erwerbs- und berufsunfähig sei." Über die Rechtsbegriffe „berufsunfähig" oder „erwerbsunfähig" hat aber der Gutachter gar nicht zu entscheiden. Auch ist die Erwerbsunfähigkeit i. S. der Unfallversicherung nicht mit der Erwerbsunfähigkeit i. S. der Rentenversicherung identisch, für die nur zeitliche und finanzielle Elemente maßgeblich sind. *Erwerbsunfähigkeit* liegt lediglich dann vor, wenn eine Tätigkeit nicht mehr in gewisser Regelmäßigkeit ausgeübt werden kann. Der Begriff „in gewisser Regelmäßigkeit" ist jedoch nicht mit „ständig" gleichzusetzen. Ein Behinderter, der an sich noch regelmäßig eine Erwerbstätigkeit von 3—4 Stunden täglich ausüben kann, ist nicht erwerbsunfähig, nur weil er häufig krank ist.

Die *Berufsunfähigkeit* enthält auch zwei Grundelemente als Rechtsgrundlage, nämlich die *Verdienstgrenze*, die unterhalb der Hälfte einer Vergleichsperson herabgesunken sein muß und die *individuelle Beschränkung der Erwerbstätigkeit* mit den wichtigen Begriffen der „Verweisbarkeit" und „Zumutbarkeit". Ein in der Unfallversicherung mit 70, 80 oder sogar 100% anerkannter Beschädigter braucht jedoch durchaus noch nicht berufsunfähig zu sein. Denn ein Blinder, der noch seine frühere Tätigkeit als Masseur oder Maschinenschreiber ausüben kann, ist in keiner Weise berufsunfähig i. S. der Rentenversicherung.

Ob der *Vorschlag für eine Erwerbsunfähigkeitsrente auf Zeit* oder die Verdachtsdiagnose heute noch angebracht sind, nachdem der Versicherte Verletzten- bzw. Krankengeld für die Dauer bis zu 78 Wochen erhält, erscheint mir zweifelhaft. Bei den meisten Verletzungen ist es meines Erachtens sinnvoller, sofern innerhalb von 26 Wochen mit einer entsprechenden Besserung zu rechnen ist, *lediglich* eine *Berufsunfähigkeit* anzunehmen, die wegen einer vorübergehenden Arbeitsunfähigkeit nicht schon zur Erwerbsunfähigkeit geführt hat.

Darf ich abschließend noch einmal hervorheben, daß *berufliche Bildungsausgaben keine unproduktiven Aufwendungen* sind, sondern *Ausgaben mit Investitionscharakter* darstellen, die *menschlich* und auch *volkswirtschaftlich* einen *Gewinn bringen*. Außerdem würde man die *Bestrebungen der Rehabilitation* verfälschen, wenn man Passivität und egoistische Interessen über Verantwortung und Mitarbeit für die eigene Gesundheit triumphieren ließe. Sicherlich könnte das ständig anwachsende Heer der Frühinvaliden leichter eingedämmt werden, wenn die Sozialgesetzgebung einen stärkeren wirtschaftlichen Anreiz zur Inanspruchnahme der gebotenen Rehabilitationschancen bieten würde.

Solange jedoch noch keine Revision der Gesetze, besonders auch des
psychologisch ungünstigen § 183, Abs. 7, RVO erfolgt, müssen wir oft noch
Kompromisse schließen, um den Forderungen der Rehabilitation möglichst nahe zu kommen. Das sind wir sowohl den Behinderten als auch
der uns gestellten Aufgabe schuldig.

Aussprache

F. W. MEINECKE, Dr., Bochum:

Der erste Anstoß zur *Einleitung von sozialen und beruflichen Rehabilitationsmaßnahmen* muß vom erstbehandelnden Arzt während des ersten Krankenhausauf-
enthaltes gegeben werden. Kommissionsbesprechungen im Krankenhaus mit dem
Patienten, dem Arzt, dem Psychologen, dem Rentenversicherungs- und Sozialhilfe-
träger sowie der Arbeitsverwaltung zur Festlegung des weiteren beruflichen und
sozialen Weges des Patienten haben sich an unserer Klinik sehr bewährt.

J. REHN, Prof. Dr., Bochum:

Bei der *Indikation zur Osteosynthese* sind wir mitunter gezwungen, bei geistig
Behinderten ein Vorgehen, welches wir sonst anwenden, nicht zum Einsatz zu bringen. Es fehlt dem Patienten die Einsicht für eine gezielte Übungsbehandlung wie
auch für den Begriff der Übungsstabilität. Auch bei der *Begutachtung geistig Behinderter* ergeben sich Schwierigkeiten. Der Patient beharrt u.U. auf einem vermeintlichen Rentenanspruch. Auch die Wiedereingliederung ins Berufsleben kann Schwierigkeiten bereiten.

W. PERRET, Dr., München:

Herr DÖHNER, Sie haben sehr instruktiv und sicherlich für uns alle auch verständlich dargelegt, in welchem Umfange noch etliches zu tun ist, und was dringend
erforderlich ist. Sie haben uns auch vor Augen geführt, daß an falschen Stellen viel
Geld investiert worden ist, weil zuvor nicht fachlich genug danach gesehen worden
ist. Sie wissen aber selbst aus der Praxis, wie schwierig es ist, alle Stellen, die für eine
Rehabilitation, sei es für die normalen, sei es für die geistig Behinderten zu koordi-
nieren ist. Es ist ungeheuer, welche Schwierigkeiten man in der Praxis sieht. Die
Schwierigkeiten protenzieren sich, wenn neben den Ansprüchen an die soziale Versicherung noch ein Anspruch zivilrechtlicher Art daneben besteht, dieses auf der
einen Seite. Auf der anderen Seite muß ich sagen, ich bin Herrn DIETRICH sehr dankbar, daß er eine Tatsache, die schon sehr lange bekannt ist, sehr instruktiv noch
einmal uns vor Augen geführt hat, daß die *Verlockung der sozialen Versicherung* die
Aktivität des Einzelnen lähmt, man muß schon sagen, erstickt. Erstickt und lähmt
nicht nur bei den Normalgeistigen, sondern im vermehrten Umfang auch bei den
geistig Minderbemittelten. Meine Frage ist an Herrn DÖHNER, wie man diese un-
überbrückbar erscheinenden Schwierigkeiten meistern könnte und was wir im einzelnen in der Praxis tun können. Wenn wir auf den bürokratischen Apparat, die
Exekutive, warten wollen, dann können wir gleich einpacken.

J. REHN, Prof. Dr., Bochum:

Bei Trägern hoher Renten wird die *Anzeigestellung zu einem Eingriff* u.U. durch
eine Unterhaltung mit dem Patienten mit genauer Befunderhebung beeinflußt. Ich
denke hier an posttraumatische Arthrosen der Gelenke mit subjektiv überwerteten
Beschwerden. Bei manchen Patienten werden auch nach einer Arthrodese ständige

Klagen vorgebracht, die immer wieder zum Arzt führen. Letztlich erscheint der Eingriff in seinem Erfolg zweifelhaft, zumindest vonseiten des Patienten. Eine berufliche Wiedereingliederung wird durch sein Verhalten verhindert.

Die *berufsfördernden Maßnahmen* werden nicht immer von den Ärzten zu spät eingeleitet. Häufig sind es bürokratische Abläufe, die eine erhebliche Verzögerung bedingen.

K. F. DIETRICH, Prof. Dr., München:

Wie ich heute gemerkt habe, sitzen natürlich hier alles Fachleute auf dem Gebiet hier. Ich hatte angenommen, daß der Vortrag mehr vor Chirurgen, die gerade in ihrer Begutachtung, selbst von Krankenhäusern mit eigener Gutachtenabteilung, eben leider in Punkto *Rentenversicherung* nicht besonders erfahren sind, gehalten wurde. Erfährt nun mal der Unfallverletzte, daß ihm eine Berufs- oder Erwerbsunfähigkeitsrente zusteht, dann wird er natürlich seinen Doktor entsprechend stützen und sagen, diese Rente möchte ich haben. Also ein großer Fehler, der immer wieder gemacht wird, wenn eine Fehleinschätzung oder sagen wir mal eine variable Einschätzung von einem bekannten Gutachter, der sicherlich in der Unfallversicherung mehr erfahren ist als in der Rentenversicherung. Sie haben ja in der Knappschaft, Herr REHN, 3 Möglichkeiten. Sie haben die verminderte bergmännische und die Berufs- und die Erwerbsunfähigkeitsrente, insofern ist das noch bedeutend schwieriger. Wenn der Patient einmal eine Rente bekommen hat, entweder die verminderte Bergmannsrente oder die Berufsunfähigkeitsrente, dann ist er nicht mehr von dieser Rente herunterzukriegen. In der Unfallversicherung kann man jemanden von 60 auf 50% herabsetzen, wenn eine sogenannte Besserung da ist. Sie muß nicht unbedingt fundiert bewiesen werden. Aber jemanden von einer Berufsunfähigkeitsrente herunterzuholen, wird jeder, der in der Branche tätig ist, wissen, das ist sehr, sehr schwierig.

W. DÖHNER, Prof. Dr., Schleswig:

Schlußwort

Herr MEINECKE hat völlig recht, wenn er statt des umständlichen bürokratischen Weges frühzeitig das *Zusammentreten einer Kommission* fordert, die sich aus den verschiedensten Spezialisten zusammensetzt. Bei der Rehabilitation von Behinderten auf neurologisch-psychiatrischem Fachgebiet hat sich dieses Verfahren überaus bewährt. Zum Beispiel gelingt es so, selbst Schwer-Hirnverletzte, die bisher nicht zu rehabilitieren waren, wieder beruflich einzugliedern.

Herrn REHN möchte ich sagen, daß es gar nicht so wenige *intellektuelle Minderbegabte* gibt, die eigentlich ihrer Arbeit nie voll gewachsen waren, diese Feststellung aber erst zufällig nach Krankheit oder Unfall erfolgt. Man muß dann den Mut haben, dem Behinderten eine erforderliche berufliche Herunterstufung klar zu machen.

Herr PERRET hat das leidige *Problem der Kompetenzüberschneidungen* und *bürokratischen Hemmnisse* angesprochen. Meines Wissens ist gerade die Gründung der Bundesarbeitsgemeinschaft zur Koordinierung in erster Linie davon ausgegangen, hier eine Änderung zu schaffen.

H. MAYR, Reg.-Med.-Direktor Dr., Chefarzt des Versorgungskrankenhauses Bad Tölz:

Versehrtensport.

Wir haben in Deutschland *durch Kriegsfolgen, Straßenverkehrs-, Arbeits- und Sportunfälle* sowie *als Krankheitsfolgen* 7% *Körperbehinderte.* Behindert sein durch einen bleibenden Körperschaden bedeutet zunächst — ob vom Einzelnen eingestanden oder nicht — ein Gefühl der

Benachteiligung, der Wertminderung, schließlich die Gefahr mangelnden Selbstvertrauens, im Ganzen die Gefahr des Abgleitens in einen neurotischen Zustand. Mancher wird damit fertig, viele nicht, besonders dann nicht, wenn ein beruflicher oder gesellschaftlicher Nachteil daraus zu entstehen droht. Viele bringen von sich aus die Kraft nicht auf, ein „nun erst recht" trotz ihres Körperschadens zu sagen und hier setzt für uns eine echte ärztliche Aufgabe und dazu noch eine sehr dankbare ein, eine Aufgabe, die über das Bemühen möglichst guter Wiederherstellung des Körpers hinausgeht, eine Aufgabe, die mit der Wundversorgung, der Verpassung von Körperersatzstücken und dgl. nicht abgeschlossen ist. Jetzt gilt es, wie Hoske den Auftrag an uns alle formulierte, „die bestmögliche Anpassung der Person mit ihrer verbliebenen Leistungsmöglichkeit an die Lebenserfordernisse" durch *Wiederertüchtigung* zu erzielen. Dieser Aufgabe dienen vom physischen wie vom ethischen Auftrag des Arztes her die *Leibesübungen mit Versehrten*, da diese — was Becker, Altdorf, so treffend formulierte — „Selbstvertrauen und Arbeitswilligkeit wecken und die Freude an der eigenen Leistung, den Lebenswillen stärkt und die Gefahr seelischer Beeinträchtigung bekämpft".

Bedeutende, besonders deutsche und österreichische Ärzte, Chirurgen und Orthopäden, die ihre Lebensaufgabe in der Krüppelfürsorge, in der Kriegsopferversorgung und in der Unfallheilkunde sahen, wie Biesalski, Witteck, Spitzy, Fritz und Max Lange, Böhler, Schede, Kreuz, Witt, von Mallwitz und viele Andere legten deshalb schon sehr früh die Grundlagen für das, was wir heute in der ärztlichen *Aufgabe des Versehrtensportes* sehen. Aus den nach solchen Gesichtspunkten versorgten Kriegsopfern vor allem des II. Weltkrieges wuchsen die Wegbereiter der Versehrtensportidee unter den Versehrten selbst, die für ihre Kameraden die Sportverbände gründeten, um diesen ihren Lebensweg zu erleichtern.

Auf der Basis der erfreulichen Ergebnisse, die mit dem *Versehrtensport* in Lazaretten, Versorgungsanstalten und Unfallkrankenhäusern gemacht wurden, entschloß sich schließlich auch der Gesetzgeber, diese *ärztlichen Maßnahmen in die Sozialgesetzgebung* mit einzubeziehen. An dieser Stelle sei es mir erlaubt, die Verdienste Thannheisers als des eifrigsten Fürsprechers von staatlicher Seite herauszustellen. Für die Kriegsopferversorgung erfolgte die staatliche Anerkennung in Form der Einführung heilgymnastischer Kuren in versorgungseigenen Anstalten sowie der Beauftragung der Versehrtensportverbände mit der Durchführung ambulanter Leibesübungen durch die 5. Novelle zum BVG 1956 bezw. 1960, für den berufsgenossenschaftlichen Bereich durch das Unfall-Vers.-Neuregelungsgesetz vom 1. 7. 1963.

Gerade aus dem Erfahrungsgut eines Hauses wie Tölz, in dem Kriegsversehrte in gleicher Weise wie alt- und frisch-Unfallverletzte Erst- und Spätbehandlung, wie nachgebende Weiterbetreuung im Versehrtensport finden, kann mit besonderem Gewicht und Überzeugung die sozialpolitische Bedeutung dieser Heilmaßnahme herausgestellt werden. Sieht doch gerade hier der erst kurz Arbeitsverletzte, wie viele Kriegsversehrte sich Kraft und Lebensmut in dauerndem Üben der verbliebenen Fähigkeiten durch *Teilnahme an den Leibesübungen in der Gemeinschaft* holen.

Der *Erfolg solcher Leibesübungen* steht und fällt aber mit der *sachgerechten Durchführung* sowohl der Kurmaßnahmen wie der Übungsabende für Versehrtensportgruppen. Es ist z.B. vom Grundsatz her falsch, Beschädigte mit Nichtbeschädigten üben zu lassen oder Schwer- mit Leichtbeschädigten. Ein Üben Versehrter im Rahmen eines Turn- vereins mit Nichtversehrten muß das Selbstvertrauen mindern. *Übungs- gruppen* etwa *in ihrem Schweregrad Gleichbeschädigter* müssen gebildet werden. Die Übungsabende müssen sorgfältig und abwechslungsreich aufgebaut werden, beginnend etwa mit Gymnastik, Lockerungsübungen, kurzem Lauf fortgeführt mit Leichtathletik, Turnen am Gerät oder Ähnl. Einen großen Raum sollen Spiele wie Faustball, Volleyball, Sitzball u. ähnl. einnehmen. Die Spiele werden gerade auch von älteren Versehrten sehr gern angenommen. *Für Amputierte* sollte eine kurze Zeit stets für *Gehschule* mit Hindernisgehen, Treppengehen und auch gelegentlich mit Gehwettbewerben in möglichst unauffälligem Gehen eingeplant werden. Und schließlich soll als wertvollster Leibesübung gerade für den Ampu- tierten oder Gelenkversteiften dem *Schwimmen* ein besonderes Augen- merk gewidmet werden.

Die *Übungsabende* und die *Gruppeneinteilung* können und dürfen nur in engster *Zusammenarbeit zwischen Versehrtensportarzt* und *Übungsleiter* geplant und durchgeführt werden, will man *Überlastungen* und *Schäden vermeiden.* Die *Leibesübung* kann nur *Breitenarbeit*, nicht Wettkampf- vorbereitung oder Vorbereitung für Spitzenleistung Einzelner sein. Es ist und muß Gruppenarbeit sein. Gegen gelegentliche, nicht zu häufige Wett- bewerbe solcher Gruppen ist allerdings nichts zu sagen. Ich möchte für die Einzelheiten der sportlichen und sportärztlichen Arbeit mit Beschä- digten besonders auf die Veröffentlichungen von Ahrens, Lorenzen, Späth u. a. verweisen.

Ein kurzer *Film* mag Ihnen einzelne *Übungen eines solchen Pro- gramms* nachhaltiger zeigen als dürre Worte. Er mag Ihnen auch zur Darstellung bringen, mit welcher Aufgeschlossenheit, welchem Eifer und oft Frohsinn Schwerbeschädigte an einem solchen Tun teilnehmen. Und es wird für Sie die Feststellung von Interesse sein, daß ein erstaunlich hoher Prozentsatz der am Versehrtensport aktiv Teilnehmenden trotz oft schwerster Schädigung im Berufsleben steht und damit den Anschluß an das Leben wieder gefunden hat.

W. Arens, Dr., Chefarzt der Berufsgenossenschaftlichen Unfallklinik Ludwigshafen a. Rh.:

Versehrtensport mit Rückenmarkversehrten.

Bis vor knapp 20 Jahren starben weit über 50% der *Querschnitts- gelähmten* innerhalb eines Jahres im Bettensarg. Das wurde grundlegend anders, nachdem uns die neuen Behandlungsmaßnahmen Sir Ludwig Guttmanns, die dieser zum Ende des 2. Weltkrieges in England erar- beitet hatte, bekannt geworden waren. Er hat den *Versehrtensport aus dem Rollstuhl* als wichtige Säule in den Behandlungsplan eingebaut. Ihm verdanken es inzwischen zehntausende von Gelähmten in der ganzen Welt — allein in der Bundesrepublik leben etwa 8000 „Querschnitte" —, daß sie sich wieder als vollwertige Mitglieder der Gesellschaft fühlen. Zuerst skeptisch, dann aber mit Begeisterung haben wir Anfang der Fünfziger Jahre die Guttmannschen Ideen aufgegriffen. Heute bringen wir die Gelähmten schon nach 8—10 Wochen in den Selbstfahr-Rollstuhl. Im Rahmen der nahtlosen Rehabilitation der Rückenmarksverletzten können wir den Sport einfach nicht mehr missen.

Kugelstoßen, Speerwerfen, Keulen- und Diskuswerfen, Geschicklichkeitsfahrten mit dem Rollstuhl, Schwimmen, Bogenschießen, Basketball, Kegeln und Tischtennis sind die Sportarten, die das Programm voll ausfüllen. Es ist immer wieder erstaunlich, welche Leistungen dabei vollbracht werden. Im Bogenschießen sind die Ergebnisse im Schnitt besser, als bei den Nichtversehrten.

Immer wieder erleben wir es, wie diese *Schwerstversehrten durch den Sport* entscheidend *aufgerichtet* werden.

Als Beispiel möge dieser Fall gelten. Mit diesem großen Decubitalgeschwür, Harnröhrenfistel und Harnwegsinfektion kam ein 19jähriger Hilfsarbeiter, der nie aktiv Sport getrieben hatte, physisch und psychisch als Wrack zu uns. Nach seiner ärztlichen Rehabilitation nahm er begeistert am Sport teil, so daß wir ihn zu den Stoke Mandeville-Spielen mitnehmen konnten. Dieses sportliche Erlebnis war für den Schwerstversehrten ein solcher Meilenstein, daß auch die berufliche Rehabilitation ein Leichtes wurde. Er ist heute Facharbeiter, der mit seinem Auto täglich zur Arbeit fährt und nicht zuletzt dank seiner sportlichen Schulung als Querschnittsgelähmter gut im Leben zurecht kommt.

Wer einmal die internationalen *Stoke Mandeville-Spiele*, die jährlich stattfinden — im Jahr der olympischen Spiele am Olympiaort — mitgemacht hat, der ist tief beeindruckt, welche Leistungen und welche Lebensfreude er hier zu sehen bekommt. Die laufende Diaserie berichtet über diese Spiele.

Da aus der Bundesrepublik immer nur ein kleiner Teil der Gelähmten an diesen Spielen teilnehmen kann, habe ich 1966 das Nationale Sportfest für Querschnittsgelähmte in Duisburg eingeführt, das in diesem Jahr, zum 4. Male, in Murnau durchgeführt wird. Mit großzügiger Unterstützung der Bundeswehr treffen sich hier rund 150 Versehrte zu Sport und Spiel und zum gemeinsamen Gedankenaustausch. Naturgemäß ist es schwer, in den normalen Versehrtensportgruppen des DVS Querschnittssport zu betreiben. Aus diesem Grunde haben wir *Versehrtensportgruppen nur für Querschnittsgelähmte* geschaffen. So besteht jetzt in Duisburg eine Versehrtengruppe mit 60 Mitgliedern, die sich jeden Samstag zum Sport treffen. Auch an den anderen Berufsgenossenschaftlichen Kliniken und Sonderstationen sind solche Sportgruppen aufgebaut worden oder noch in der Planung, so daß es heute fast allen Querschnittsgelähmten möglich ist, am Sport nach Abschluß des Heilverfahrens teilzunehmen. Und darauf kommt es ja ganz besonders an. Nicht nur während des stationären Heilverfahrens soll Sport getrieben werden, sondern die *dauernde Teilnahme am Versehrtensport* ist das Mittel, das die Querschnittsgelähmten am ehesten gesund und einsatzfähig erhält.

Durch das Unfallversicherungsneuregelungsgesetz besteht die Möglichkeit, daß die *Kosten für die Teilnahmen am Versehrtensport*, auch die Fahrtkosten, von den Berufsgenossenschaften getragen werden.

Diese Möglichkeiten sollten wir im Interesse unserer Patienten voll ausschöpfen.

Ein gesunder und lebensbejahender Geist in einem querschnittsgelähmten Körper ist der Lohn und Preis des Versehrtensportes mit Querschnittsgelähmten.

C. Holland, Dr. u. W. Reiter, Dr., Orthop. Univ.-Klinik, Kiel:

Oberarmamputation und Wirbelsäulenstatik. Zur Zusammenhangsfrage von Oberarmamputation und Cervikalsyndrom. (Mit 5 Abb.)

Der *Verlust einer Extremität* bedeutet für den Betroffenen immer einen schweren körperlichen Schaden. Wir wissen, auch aus unseren eigenen Untersuchungen, daß die Amputierten in sehr unterschiedlicher Weise ihr persönliches Schicksal tragen. Neben aktiven und erfolgreichen Persönlichkeiten in leitenden Stellungen beobachten wir am anderen Ende der Skala verbitterte und inaktive Menschen, die sich aus der Gemeinschaft der Unversehrten ausgestoßen fühlen. Vom Charakter und von der Intelligenz des einzelnen ist im entscheidenden Maß abhängig, wie er sein Leben meistert. Äußere Faktoren wie Beruf, Umgebung und Alter spielen eine geringere Rolle. Unabhängig aber von der sozialen Situation des Amputierten besteht eine *verständliche Neigung*, sich *mit möglichen Auswirkungen des Gliedmaßenverlustes auf den Organismus* auseinanderzusetzen. Laienhafte Vorstellungen einer gesetzmäßigen Koppelung von körperlicher Inaktivität und Fettsucht mischen sich mit differenzierteren *Überlegungen zur Statik des Bewegungsapparates nach dem Verlust eines Armes oder Beines.* Scheinbar logische Zusammenhänge werden häufig kritiklos auch von Ärzten vermutet und gewichtig begründet. Neben *Gelenkschäden der erhaltenen Gliedmaßen* werden in den meisten Verschlimmerungsanträgen der Arm- und Beinamputierten *indirekte Wirbelsäulenschäden* geltend gemacht und mit „Verlagerung oder einseitiger Belastung" erklärt.

Die Tabelle enthält eine Zusammenstellung des entsprechenden Gutachtenmaterials unserer Klinik. Die Oberarmamputierten stellen darunter

Tabelle. *Übersicht über Begutachtungen wegen möglicher indirekter Wirbelsäulenschäden. Orthop. Univ.-Klinik Kiel 1959—1968*

1959	1960	1961	1962	1963	1964	1965	1966	1967	1968		Summe
2	1	0	0	10	9	10	16	3	21	BLD	72
0	1	3	2	4	4	4	6	9	4	US	37
0	1	0	2	8	13	18	23	15	12	OS	92
0	0	0	0	1	0	1	1	0	1	UA	4
0	0	0	0	1	4	6	5	2	3	OA	21
0	0	0	0	0	3	2	2	3	0	KV	10
2	3	3	4	24	33	41	53	32	41		236

BLD = Beinlängendifferenz, US = Unterschenkelamputation, OS = Oberschenkelamputation, UA = Unterarmamputation, OA = Oberarmamputation, KV = Kombinierte Verletzung (Mehrfachamputation, Armamputation und BLD).

nur einen relativ kleinen Anteil dar. Auch im Schrifttum überwiegen Arbeiten, die sich mit *indirekten Folgeschäden bei Beinamputierten* beschäftigen.

Nur zwei Arbeiten von Loos (1958) und von z. Verth (1959) befassen sich mit dem Achsenorgan bei Oberarmamputierten — abgesehen von zahlreichen internistisch geprägten Publikationen zur Zusammenhangsfrage von Armamputation und Herzerkrankungen.

Während bei den *Oberschenkelamputierten* die *Lendenwirbelsäule* sekundär in Mitleidenschaft gezogen werden kann, haben wir bei *Oberarmamputierten* uns gutachterlich vorwiegend mit der Frage zu beschäftigen, ob ein *Cervikalsyndrom* durch den einseitigen Armverlust ausgelöst oder gefördert sein könnte.

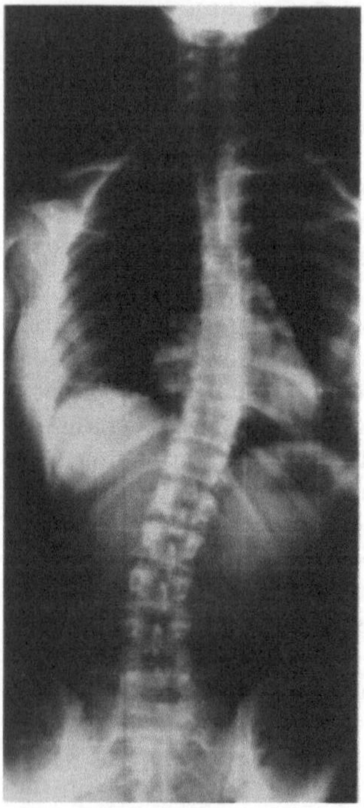

Unsere eigenen Untersuchungen umfassen 100 Oberarmamputierte mit einem Durchschnittsalter von 53,6 Jahren (40—83 Jahre), bei denen die Amputation durchschnittlich 27 Jahre (11—53 Jahre) zurücklag. Die Amputierten wurden von uns überwiegend zu Hause aufgesucht und für die Untersuchung gewonnen. Es handelt sich also nicht um Gutachtenfälle. Wir hoffen, durch dieses Verfahren ein weitgehend auslesefreies Kollektiv gewonnen zu haben. 78 anamnestische, klinische und röntgenologische Daten wurden verschlüsselt und ausgewertet.

Die *Wirbelsäule* erfährt *durch den einseitigen Verlust des Armes* eine *Formveränderung*, die durch eine Neuausbalancierung des Oberkörperschwerpunktes bedingt ist. Z. Verth hat erstmals die verschiedenen Formen dieser statischen Biegungen beschrieben. Wir haben seine Untersuchungsergebnisse im wesentlichen bestätigt gefunden und darüber im Oktober 1968 in Salzburg vor den Österreichischen Unfallchirurgen berichtet. Die Grundform einer solchen funktionellen Biegung ist in Abb. 1 dargestellt.

Abb. 1. Erklärung siehe Text

Bei geradem Beckenstand führt hier die *isolierte Belastung eines Armes* durch Stemmen eines schweren Tablettes mit gewinkeltem Ellenbogen durch Ausbalancierung des veränderten Oberkörperschwerpunktes zu einer typischen *funktionellen S-förmigen Wirbelsäulenbiegung*. Die Bezeichnung „Skoliose" vermeide ich bewußt; sie sei den kontrakten strukturellen Wirbelsäulenbiegungen vorbehalten. Eine *Verbiegung der Wirbelsäule* haben wir also *bei nahezu jedem Oberarmamputierten* zu erwarten. In unserem eigenen Material fanden sich nur vier fast lotrecht aufgebaute Wirbelsäulen unter den 100 Wirbelsäulenganzaufnahmen. Welche Form der Wirbelsäulenbiegung im Einzelfall zu beobachten ist, hängt von mehreren Faktoren ab, die wir noch nicht in ihrer Bedeutung abschätzen können, bzw. nicht mehr beurteilen können, weil uns wichtige Ausgangsbefunde aus dem Zeitraum vor der Amputation fehlen. Hier spielen Beinlängendifferenzen und die Tatsache der vorwiegenden Rechtshändrigkeit eine Rolle.

Nicht übersehen werden darf, das ist für Begutachtungen besonders wichtig, das *relativ häufige Vorkommen echter struktureller Skoliosen*, die also im Wachstumsalter entstanden sein müssen. Wir sahen solche Veränderungen in 7% bei Oberarmamputierten und in 8% bei Oberschenkelamputierten. Die durch die Oberarmamputation erzwungenen statischen Biegungen der Wirbelsäule wirken sich natürlich auch auf die Lage der Halswirbelsäule aus. Ihr Ausmaß läßt sich verdeutlichen durch eine Messung der Abweichung des Zahnfortsatzes des 2. Halswirbels vom Lot in der Kreuzbeinmitte:

nicht verlagert ($\pm$ 0,5 cm)	11%
0,5—1,0 cm	8%
1,0—1,5 cm	7%
1,5—2,0 cm	16%
2,0—3,0 cm	17%
3,0—4,0 cm	23%
4,0—5,0 cm	10%
über 5,0 cm	8%

Diese zum Teil deutlichen Seitverlagerungen der Halswirbelsäule zur Kreuzbeinmitte lassen theoretisch besonders dann an *einseitige Mehrbelastungen der einzelnen Bewegungselemente* denken, wenn sie zusätzlich mit kompensatorischen Biegungen verbunden sind. Die immer *von einer leichten Rotation begleiteten Seitbiegungen der Halswirbelsäule* führen ja zu einer konvexseitigen Einengung der Zwischenwirbellöcher.

Bei der Befragung unserer Amputierten nach Symptomen sogenannten *Cervicalsyndromes* haben wir alle Angaben gewertet über Beschwerden im Schulter-, Arm-, Nacken- und Kopfbereich, die sich nach den vielen Arbeiten zu diesem Komplex in dem Begriff des „Halswirbelsäulensyndromes" unterbringen lassen. Darin enthalten sind z.B. auch Angaben über gelegentliches Ziehen im Nacken bei längeren Autofahrten. Bewußt nicht berücksichtigt haben wir Angaben über Herzbeschwerden. Rückwirkend lassen sich ohnehin nur Vermutungen anstellen, ob die Beschwerden tatsächlich vertebragen waren oder nicht. Eine solche Klärung ist selbst durch exakte klinische Untersuchung nicht immer möglich, wenn nicht eindeutige radikuläre Symptome bestehen. Die Bezeichnung „Cervikalsyndrom" sei hier deshalb nur als Arbeitsbegriff, nicht aber als eine wissenschaftliche Diagnose verstanden.

Von den 100 Amputierten haben 51 einmalig, mehrfach oder auch häufiger unter Beschwerden im Sinne des sog. Cervicalsyndromes gelitten (erstmalig im Durchschnittsalter von 40 Jahren). Die Frage nach ärztlicher Behandlung und nach der Arbeitsunfähigkeit stellt u.E. einen guten Gradmesser dar für das Ausmaß solcher Beschwerden: Von der Gesamtgruppe von 100 Oberarmamputierten befanden sich nur 6 in ständiger ärztlicher Behandlung (wenigstens einmal im Jahr), 5 waren nur einmal und nur 1 Amputierter mehrfach arbeitsunfähig gewesen. Bedenkt man dabei, daß zwei Drittel der Untersuchten eine rein sitzende

Beschäftigung versehen und die meisten sich in den Altersgrenzen zwischen 40 und 60 Jahren befinden, in denen das Cervicalsyndrom bevorzugt beobachtet wird, so wird durch diese Ergebnisse eindeutig bewiesen, daß *bei Oberarmamputierten das Cervicalsyndrom sicher nicht häufiger ist als bei gleichaltrigen Nichtamputierten* in ähnlichen beruflichen Belastungen.

Mit den Ergebnissen der anamnestischen Befragung decken sich die Ergebnisse unserer klinischen Untersuchung. *Bei keinem der Amputierten* bestand zum Zeitpunkt der Untersuchung *ein Halswirbelsäulensyndrom mit radikulärer Symptomatik*, wobei natürlich nicht unberücksichtigt bleiben darf, daß ein solches vertebragenes Geschehen sich nur auf der Seite mit erhaltenem Arm objektivieren läßt. Bei 2 Amputierten fanden sich umschriebene muskuläre Atrophien an der Hand, die unter Umständen auf einen älteren Wurzelschaden beruhen könnten.

Darüber hinaus interessierte uns die Frage, ob nicht doch die durch die Röntgenuntersuchung erfaßbaren *Aufbraucherscheinungen an der Halswirbelsäule* eine indirekt amputationsabhängige Topographie aufweisen könnten. Dazu wurden die in vier Ebenen angefertigten Rö-Aufnahmen der Halswirbelsäule ausgewertet und Veränderungen an den Zwischenwirbellöchern und den Wirbelgelenken ausgezählt.

Spondolytische Anlagerungen an der vorderen oder hinteren Wirbelkörperkante (bei Auswertung der seitlichen Röntgenaufnahmen) fanden sich in folgender Verteilung:

<pre>
an keinem Wirbelkörper   bei 10 Amputierten
an einem Wirbelkörper   bei 4 Amputierten
an zwei   Wirbelkörpern bei 22 Amputierten
an drei   Wirbelkörpern bei 30 Amputierten
an vier   Wirbelkörpern bei 20 Amputierten
an fünf   Wirbelkörpern bei 11 Amputierten
an sechs Wirbelkörpern bei 3 Amputierten
</pre>

Hier muß vermerkt werden, daß von uns alle spitzen Ausziehungen der vorderen Wirbelkörperkanten gewertet wurden. Da gerade an der Halswirbelsäule die Form der Wirbelkörper bei seitlicher Projektion sehr variiert, haben wir möglicherweise auch einige Normalbefunde als pathologisch im Sinne einer ventralen Spondylosis deformans gewertet. Bei Auszählung der jeweils am stärksten durch spondylochondrische Veränderungen betroffenen Zwischenwirbelräume (Abb. 2) erhalten wir eine ganz typische Verteilung mit einem Maximum zwischen C 5 und C 6, wie sie auch aus anderen Reihenuntersuchungen bekannt ist. Die reaktiven Veränderungen an den Proc. uncinati sind nach den Röntgenaufnahmen im dv. — und im schrägen Strahlengang ausgezählt worden. Sie sind verteilter an der Halswirbelsäule zu finden, zeigen aber gleichfalls (Abb. 3) im Segment C 5/C 6 ihre stärkste Ausprägung. Weniger häufig nachweisbar waren Veränderungen an den Wirbelgelenken. Sie fehlten in rund einem Drittel der Fälle. Die jeweils am stärksten veränderten Gelenke fanden wir (Abb. 4) zwischen C 6 und C 7 und in relativer Häufung zwischen C 2 und C 3. Nach pathologisch-histologischen Untersuchungen sind die *Gelenke im mittleren Halswirbelsäulenbereich* bevorzugt *von arthrotischen Veränderungen betroffen.* Ähnlich verteilt sind Einengungen von Nervenaustrittslöchern. Gemessen an der Häufigkeit der von uns beobachteten Veränderungen der Hakenfortsätze müßten Foramina-Einengungen eigentlich zahlreicher sein, wenn man eine — wenn auch nur geringe — Anlagerung an den Hakenfortsätzen schon als *Raumeinengungen im Zwischenwirbelloch* ansieht. Wir haben nicht so streng beurteilt, sondern nur die deutlichen Einengungen auf den schrägen Röntgenaufnahmen gewertet. Man findet auch hier (Abb. 5) eine *typische Häufung im untersten Halswirbelsäulenbereich.*

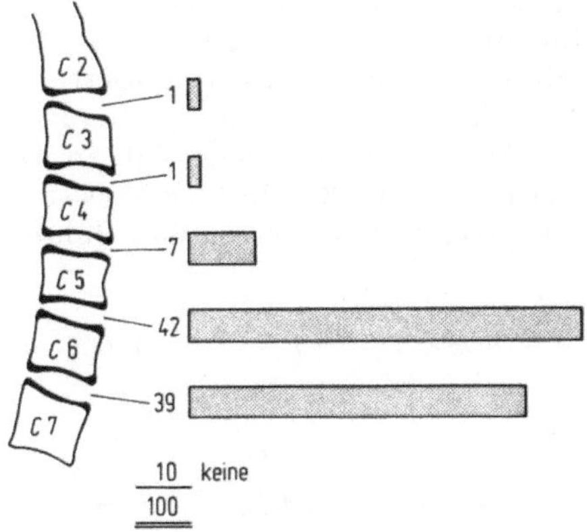

Abb. 2. Verteilung der durch spondylchondrotische Veränderungen jeweils am stärksten betroffenen Zwischenwirbelräume

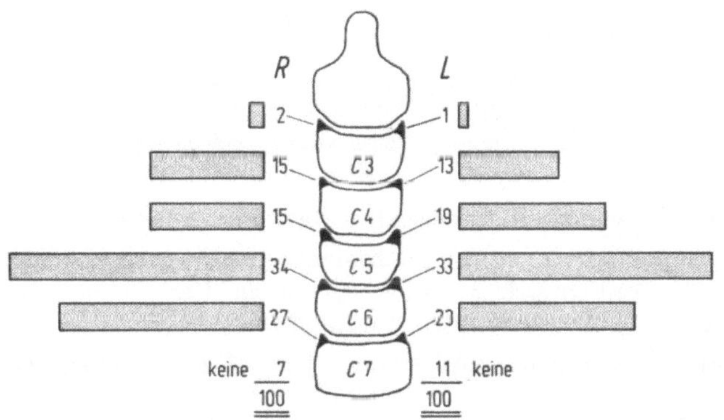

Abb. 3. Verteilung der jeweils am stärksten veränderten Hakenfortsätze

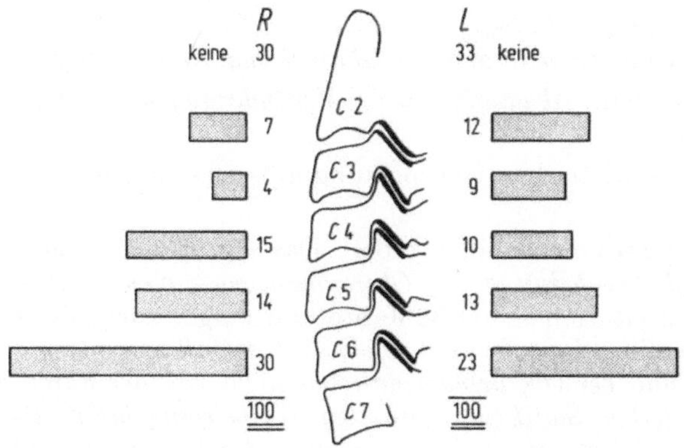

Abb. 4. Verteilung der jeweils am stärksten arthrotisch veränderten Wirbelgelenke

Nach Auszählung aller *reaktiven röntgenologisch faßbaren Veränderungen* ergibt sich für unser Material folgende Verteilung: Leichte Veränderungen (0—10 Merkmale) hatten 40 Amputierte mit einem Durchschnittsalter von 47,9 Jahren, mittelgradige Veränderungen (11—20 Merkmale) hatten 37 Amputierte mit 53,4 Jahren Durchschnittsalter und schwere Veränderungen (21—30 Merkmale) bestanden bei 23 Amputierten mit einem Durchschnittsalter von 63,4 Jahren.

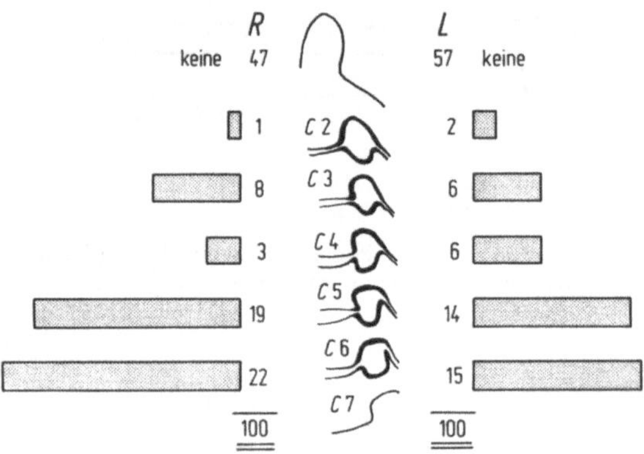

Abb. 5. Verteilung der jeweils am stärksten eingeengten Zwischenwirbellöcher

Es besteht, wie auch zu erwarten war, eine *Altersabhängigkeit*.

All diese Zahlen sagen nun noch nichts aus über die eigentliche Fragestellung, ob nämlich sich *amputationstypische Verteilungen* finden. Dazu wurden folgende Auswertungen durchgeführt:

1. Hat das *Amputationsalter* einen *Einfluß auf das Ausmaß der Veränderungen?*

2. Besteht bei den *rechtsseitigen Amputierten* eine *Häufung reaktiver Veränderungen* auf einer bestimmten Seite der Halswirbelsäule — und umgekehrt bei den linksseitig Amputierten?

3. Besteht eine *Abhängigkeit im Ausmaß und der Verteilung der Veränderungen* vom *Ausmaß der Densabweichung* vom Kreuzbeinlot?

4. Besteht eine *Abhängigkeit der Veränderungen von der Absetzungshöhe des Armes?*

Nach der statistischen Überprüfung müssen *alle* diese *Fragen verneint* werden.

Es kann zusammengefaßt werden: Das sog. *Cervicalsyndrom* ist *keine typische Begleiterscheinung von Oberarmamputationen*, auch dann nicht, wenn die Amputation schon 30 Jahre und länger zurückliegt. Das *Ausmaß* und die *Verteilung der röntgenologischen Veränderungen an der Halswirbelsäule* sind *bei Oberarmamputierten nicht von der durch die Amputation veränderten Statik der gesamten Wirbelsäule beeinflußt*. Cervicalsyndrom und degenerative Veränderungen der Halswirbelsäule sind vielmehr von amputationsunabhängigen individuellen Faktoren abhängig.

Literatur. Aufdermaur, M.: Die Spondylosis cervicalis. In: Wirbelsäule in Forschung und Praxis 17, (1960). — Brügger, A.: Über vertebrale, radikuläre und pseudoradikuläre Syndrome. Acta rheum. Geigy **1960**, 18. — Cocchi, U.: Spondylosis deformans und Rheumatismus. Radiol. clin. (Basel) **19**, 351 (1950). — Drexler, L.: Röntgenanatomische Untersuchungen über Form und Krümmung der Halswirbelsäule in den verschiedenen Lebensaltern. Wirbelsäule in Forschung und Praxis Bd. **23** (1962). — Exner, G.: Die Halswirbelsäule. Stuttgart: Georg Thieme 1954. — Gatzweiler, W.: Die Spondylochondrose der Halswirbelsäule. Z. Rheumaforsch. **14**, 368 (1955). — Hirsch, C., F. Schajowicz, and J. Glante: Structural changes in the cervical spine. Acta orthop. scand., Suppl. 109 (1968). — Hochrein, M., u. I. Schleicher: Zur Frage amputationsbedingter Herz-Kreislaufstörungen. Med. Klin. **49**, 1829 (1954). — Holland, C.: Wirbelsäulenganzaufnahmen bei Oberarmamputierten. H. Unfallheilk. **100**, 34 (1969). — Holland, C., u. H. Wölck: Oberschenkelamputation und Wirbelsäulenstatik. Arch. orthop. Unfall-Chir. **62**, 325 (1967). — Lechleitner, P., u. I. Schleicher: Über den Zusammenhang zwischen Amputation und Herzerkrankungen. Med. Mschr. 17, 422 (1963). — Loos, H.: Besteht ein Zusammenhang zwischen degenerativen Veränderungen der Halswirbelsäule und Oberarmamputation? Medizinische **1958**, 718. — Penning, L.: Functional pathology of the cervical spine. Excerpta Medica Foundation Amsterdam 1968. — Schoen, D.: Röntgenologische Untersuchungen über die Morbidität der Halswirbelsäule und deren klinische Wertigkeit. Klin. Wschr. **34**, 897 (1956). — Slapak, L.: Über die Entstehung von Herzinfarkten durch Irradiation nervaler Impulse aus einem Phantomschmerz. Wien. klin. Wschr. **67**, 863 (1955). — Sturm, A.: Zur Frage: Linksseitige Arm-Amputation und Angina pectoris. Hippokrates (Stuttg.) **27**, 205 (1957). — z. Verth, J.: Nachuntersuchung von 152 Armamputierten unter besonderer Berücksichtigung der Wirbelsäulenveränderungen. Arch. orthop. Unfall-Chir. **50**, 508 (1959).

H. J. Müller, Dr., Oberarzt am Berufsgenossenschaftlichen Unfallkrankenhaus Murnau/Obb.:

Stützmieder-Indikation. (Mit 1 Abb.)

Um die Zeit der Jahrhundertwende und darüber hinaus war es üblich, Wirbelsäulenverletzte für mehrere Monate im Bett zu lagern und für immer bei der Entlassung mit einem Stützmieder zu versorgen.

Marcus hat 1909 gefordert, daß auf keinen Fall ein Patient mit einer Wirbelkörperfraktur später ohne Stützmieder herumlaufen dürfe, da es sonst passieren könne, daß nach Ablauf von 2 Jahren die Unfallrente nicht herabgesetzt werden könne!

Aufgrund unserer Erfahrungen müssen wir heute gerade das Gegenteil sagen.

Schanz hat schon 1896 die mit einem Stützmieder entlassenen Patienten nach 3—4 Monaten zu sich bestellt, das Stützmieder abgenommen und erst durch eine Übungsbehandlung die endgültige Wiederherstellung erreicht. Damit zeigte er eine für seine Zeit sehr fortschrittliche Auffassung.

Thiem hat 1895 versucht, leichtere Stützmieder einzuführen, damit diese von den Patienten auch getragen wurden. Ein Hinweis also, daß die meisten Verletzten die unförmigen und oft lästigen Stützmieder wahrscheinlich nur bei Begutachtungen und bei Gerichtsverhandlungen getragen haben.

1914 beobachtete Iselin einen Patienten der im Delirium tremens mit einer relativ frischen Wirbelkörperfraktur behaftet in seiner Zelle umherlief und dabei keinen Schaden nahm. Bettliegezeit und Stützmiederverordnung wurden daraufhin weiter erheblich eingeschränkt. Durch diese und eigene Beobachtungen ermutigt haben Haumann (1926) und Magnus (1929) über ihre Erfolge bei der funktionellen Wirbelkörperbruchbehandlung berichtet. Die Bettliegezeit wurde dabei auf 6—8 Wochen gekürzt und die Massage- und krankengymnastische Bewegungsbehandlung schon nach 4 Wochen begonnen. Die Patienten durften nach 8—10 Wochen belasten.

Die Autoren wiesen besonders daraufhin, daß durch zu lange Bettruhe und durch das Stützmiedertragen die Rumpfmuskulatur geschwächt werde.

Der Begründer der Repositionsbehandlung bei Wirbelkörperbrüchen, Herr L. Böhler, hat 1938 klar Stellung gegen die Verordnung von Stützmiedern nach Wirbelkörperbrüchen bezogen und es durchgesetzt, daß die Kosten für Stützmieder von der Unfallversicherung nicht mehr übernommen wurden. Gleichzeitig hat er auf die Notwendigkeit der intensiven Übungsbehandlung hingewiesen.

In der folgenden Zeit sind sich die maßgebenden Autoren im wesentlichen darin einig, daß *bei Wirbelsäulenverletzungen in nur wenigen Fällen für begrenzte Zeit* ein *Stützmieder* erforderlich wird, *vorwiegend bei Verletzungen im Halswirbelsäulenbereich.*

Das heutige Wissen um die *sehr begrenzte Leistungsfähigkeit und Indikation des Stützmieders* bei seiner Anwendung nach einer Wirbelsäulenverletzung, das auf einer 50jährigen Facherfahrung basiert, scheint aber noch nicht Allgemeingut zu sein.

Bei Begutachtungen werden immer wieder einmal Stützmiederträger angetroffen, deren verletzte Wirbelsäulenabschnitte sich längst stabilisiert haben. Aus nur zu bekannten Gründen ist dann eine Entwöhnung vom orthopädischen Hilfsmittel nicht mehr möglich.

Die *Wirbelsäule* hat schon *primär durch eine mechanische Verkettung* durch Bindegewebszügel, Muskelzügel, durch den Brustkorb und die sog. Bauchblase eine *Stabilität*, die nur bei ausgedehnten Gewebszerstörungen weitgehend beseitigt wird. 80% aller Wirbelkörperbrüche sind *Stauchungsbrüche*, bei denen *wegen der primär festen Verzahnung* der ineinandergestauchten Spongiosabälckchen *sofort* eine *ausreichende Lagerungs- und bald auch Übungsstabilität* gegeben ist.

Durch Narbenbildungen im Bereich der gerissenen Bänder, durch Muskelhypertonisierung und durch Mark- und Periostcallusbildung ist bei diesen Stauchungsbrüchen *sehr bald* eine *Belastung* zu erreichen, ohne daß ein Stützmieder erforderlich wird.

Aber auch bei der von Lob sog. vollständigen Wirbelsäulenverletzung mit Subluxation oder Luxation eines Wirbels sieht man gute Dauerheilungen, wie Lob und Junghanns anhand von vielen Fällen nachweisen konnten.

Es ist bezeichnend, daß die maßgebenden Autoren in ihren ausführlichen Arbeiten und Büchern das Stützmieder nicht erwähnen.

Wegen der *begrenzten, direkten Kraftübertragung auf die Wirbelsäule* kann nach Untersuchungen von Maier selbst ein *hochgeführtes Reklinationskorsett* im Bereich der unteren und mittleren Brustwirbelsäule die *Beweglichkeit* in dorsoventraler Richtung *nur um* $^1/_3$ und *seitwärts kaum einschränken.*

Das kürzere, sog. *Blumentopfkorsett* ist gleichfalls in Bezug auf die Ruhigstellung und Entlastung verletzter Lendenwirbelsäulenabschnitte insuffizient. *Bei Halswirbelsäulenverletzungen* kann man durch eine, *auf der Schulter-Brust-Partie aufliegende Kopfstütze* wenigstens eine teilweise Immobilisation erreichen.

Warum also dieses oft vom Patienten als lästig empfundene, aufwendige orthopädische „Hilfsmittel" Stützmieder bei Wirbelsäulenverletzungen verordnen, wenn der Körper von sich aus bei fachgerechter

Unterstützung seines Reparationsbestrebens in der Lage ist, bei allen Wirbelsäulenverletzungen in kurzer und in schweren Fällen in entsprechend längerer Zeit, durch Narbenbildungen, Knochenneubildungen und Muskeltonussteuerung die geschädigten Wirbelsäulenbewegungssegmente zu stabilisieren.

EHLERT, MELZER und RICHTER berichteten 1966 und 1969 über die von ihnen erfolgreich durchgeführte Frühbehandlung der Wirbelkörperbrüche, wobei die Steh- und Gehbelastung ab dem 5. Tag nach dem Unfall erfolgt und durch eine intensive, gezielte krankengymnastische Übungsbehandlung die Atrophie der Muskulatur verhindert und ein kräftiges Muskelrumpfkorsett erstellt wird.

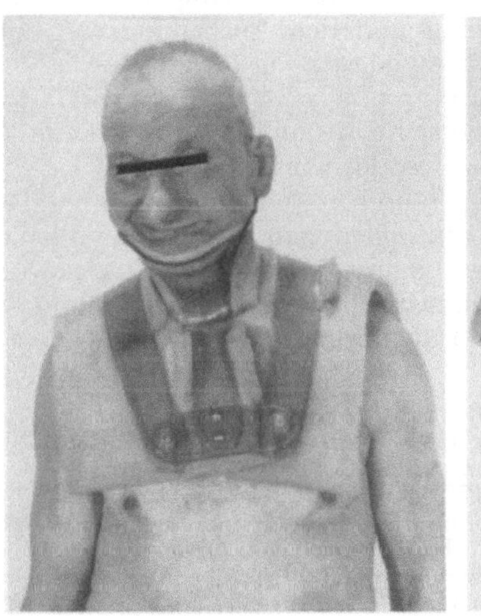
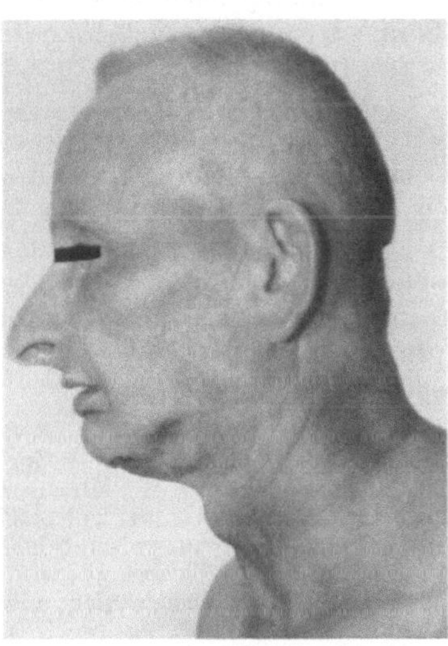

a   b

Abb. 1a u. b. Schädigung durch orthopädische Hilfsmittel. a Wegen kaum noch erkennbarer Subluxation des 6. über den 7. Halswirbelkörper wird „vorsichtshalber" diese Kopfstütz verordnet; b schon nach 1 Jahr erhebliche Druckschädigungen der Haut am Hinterkopf und am Kinn. Wegen einer M. Masseter-Kontraktur konnte der Mund kaum mehr geöffnet werden

Ausgeschlossen von dieser Behandlung sind Wirbelkörperfrakturen mit Lähmungsfolgen oder Mitverletzung der dorsalen und damit dem Wirbelkanal benachbarten Wirbelkörperzonen.

Zum Abschluß soll ein Fall für viele sprechen, bei dessen Behandlung die am meisten vorkommenden Fehler geschehen sind.

Herr P. hat sich am 22. 5. 1967 durch Sturz vom Rad einen Kompressionsbruch des 3. Brustwirbelkörpers und eine kaum erkennbare Subluxation des 6. über den 7. Halswirbelkörper nach vorne zugezogen. Mit 4 Monaten war die stationäre Behandlung lange genug. Nach Abnahme eines Schanzschen Watte-Stützverbandes bestanden noch mittelgradige Beschwerden und es wurde „vorsichtshalber" ein Kopfstützkorsett (s. Abb. 1a) ausgehändigt, obwohl kaum noch Unfallfolgen an der Halswirbelsäule selbst nachweisbar waren.

Leider erfolgte die erste Nachuntersuchung erst 1 Jahr nach Abschluß der stationären Behandlung und der Patient hatte sich in dieser Zeit so an die Kopfstütze gewöhnt, daß er sich sein Leben ohne diselbe nicht mehr vorstellen konnte oder wollte!

Hautdruckfurchen, Blutungen im Bereich der Haut des Unterkiefers, eine Unterkieferdruckatrophie und eine Masseterkontraktur mit erheblicher Behinderung der Mundöffnung waren neben dem Bewußtsein, ein schwerverletzter Mann zu sein, die Folgen einer mangelhaften Indikationsstellung und Kontrolle des weiteren Heilverlaufes (Abb. 1 b).

Die Fälle, bei denen wirklich eine *Fragmentverschiebung oder Vermehrung der Subluxationsstellung der Wirbel im Halsbereich* befürchtet werden muß, sind die wenigen *begründeten Indikationen für die zeitlich begrenzte Anwendung eines Stützmieders*, hier *Kopfstütze genannt*. *Bei Verletzungen im Lenden- und Brustwirbelsäulenbereich* sollte die *Stützmiederbehandlung endlich der Vergangenheit angehören* und durch eine, zum richtigen Zeitpunkt einsetzende Übungsbehandlung und den Ausheilungsvorgängen angepaßte, frühestmöglichste Belastung ersetzt werden.

Ausnahmen können hier nur *operativ behandelte Wirbelsäuleninstabilitäten* sein, wobei aber das *Stützmieder* auch nur *für eine begrenzte Zeit bis zur endgültigen Stabilisierung* angewendet wird.

Wir sahen uns in den letzten 10 Jahren in keinem Falle veranlaßt, nach Wirbelsäulenverletzungen ein Stützmieder zu verordnen, da bei der funktionellen Behandlung nach Magnus und Bürkle de la Camp wegen der früh einsetzenden krankengymnastischen Übungsbehandlung die Rumpfmuskulatur kräftig bleibt und die verletzte Wirbelsäule eine ausreichende Abstützung erfährt.

Literatur. Böhler, L.: Technik der Knochenbruchbehandlung, Bd. I. Wien: Maudrich 1938. — Ehlert, H.: Mtschr. Unfallheilk. **69**, 109—112 (1966). — Falk, E.: Verf. dtsch. orthop. Ges. **91**, 240—247 (1959). — Hoffmann, C.: Z. Orthop. **91**, 625—626 (1959). — Junghanns u. Schmorl: Die gesunde und die kranke Wirbelsäule. Stuttgart: Georg Thieme 1968. — Kirchner, H.: Z. Orthop. **82**, 624—627 (1952). — Lob, A.: Die Wirbelsäulenverletzungen und ihre Ausheilungen, Stuttgart: Georg Thieme 1954. — Maier, K.: Z. Orthop. **95**, 319—330 (1962). — Marcus: Mtschr. Unfallheilk. **16**, 253—266 (1909). — Melzer, B., u. R. Richter: Beitr. Orthop. Traum. **16**, 59—62 (1969). — Schanz, A.: Mtschr. Unfallheilk. **3**, 361—364 (1896). — Schlegel, K. F.: Verl. Dtsch. orthop. Ges., Beiheft zu Bd. 100 Z. Orthop. 1965. — Schwetlick, W.: Z. Orthop. **98**, 376—377 (1964). — Thiem, C.: Mtschr. Unfallheilk. **11**, 77—78 (1895). — Weller, S.: Mtschr. Unfallheilk. **68**, 239—243 (1965).

H. Henninger, Dr., Ärztlicher Leiter des Rehabilitationszentrums Stollhof der Allgemeinen Unfallversicherungsanstalt:

Die praktischen Erfahrungen mit der österreichischen Armprothese im Rehabilitationszentrum Stollhof.

Die *technischen Voraussetzungen*, die uns die Möglichkeit geben, *myoelektrische Signale* zu verwerten, haben in den letzten Jahren die *Problematik der Armamputiertenversorgung* wesentlich beeinflußt.

Die *bioelektrische Prothese* hat sich in relativ kurzer Zeit schon ihren Platz in der modernen Prothesentechnik erobert. Mit auch ein Beweis dafür, daß sich sonst technisch hochentwickelte Länder nach anfänglicher Skepsis jetzt umso eingehender mit eigenen Entwicklungen befassen und solche auf den Markt zu bringen versuchen.

Wie bekannt, wurden schon Anfang 1966 unter anderem auch eine *österreichische Produktion* vorgestellt. Im Rehabilitationszentrum Stollhof der Allg. Unfallversicherungsanstalt haben wir Ende 1966 mit den praktischen Erprobungen dieses Systemes begonnen. Die Testergebnisse waren derart positiv, daß wir schon ab Februar 1967 die *serienmäßige Versorgung von Vorderarmamputierten* durchzuführen begannen. Heute können wir sagen, daß die *Anpassung und Einschulung der Vorderarmamputierten* in unserem Zentrum bereits *zur Routinearbeit* geworden ist. Bisher haben wir 74 Vorderarmamputationen, einschließlich einen beidseitig Amputierten mit der bioelektrischen Prothese des österreichischen Systems ausgestattet. Vor allem waren es die *Einfachheit des Aufbaues dieses Systems* und die *Zuverlässigkeit seiner Funktion,* die uns ermutigte, einen immer größeren Kreis von Amputierten für diese Versorgungsart auszuwählen. Waren es zu Beginn vorwiegend Frischamputationen, das heißt Erstversorgungen (36), so begannen wir in der Folge zunehmend Altamputierte, die zumindest durch das Tragen herkömmlicher Prothesen, z. B. des Hook, bekannt waren, auf das neue System umzustellen. Durch diese Vorgangsweise kamen wir zu der wertvollen Erkenntnis, daß auch *atrophische* und jahrelang *muskelinaktive Stümpfe durch ein systematisches Training mit auffallend gutem Erfolg bioelektrisch gesteuerter Kunstarme* tragen und praktisch zu gebrauchen lernen. Interessant war unter anderem auch, daß Amputierte, die mit *sogenannten Dreharmen* (System *Zawodnik*) schon jahrelang versorgt gewesen waren, gut umgeschult werden konnten. Durch das lange Tragen solcher Dreharme waren besonders die Vorderarm-Beuger und -Strecker inaktiv und damit auch atrophisch geworden. Dagegen sind bei solchen Stümpfen die Vorderarmrotatoren durch die Betätigung des Drehmechanismuses entsprechend kräftiger ausgebildet. Im Gegensatz zum Hookträger handelt es sich bei diesen Stümpfen schon um einen ausgesprochenen muskelaktiven Stumpf. Mit einem *gezielten isometrischen Muskeltraining* konnte bei jedem dieser Fälle eine erfolgreiche Umstellung auf das bioelektrische System durchgeführt werden. Dabei wurde eine uns von der ganzen übrigen Prothetik bekannte Tatsache wieder bestätigt, daß die *Prothesenanpassung mit dem dazugehörigen Vor- und Hauptfunktionstraining nur während eines stationären Aufenthaltes* erfolgversprechend durchzuführen ist. Eine Erkenntnis, der in unserem Anstaltsbereich schon seit Jahren Rechnung getragen wird. Daher möchte ich noch einmal hervorheben, daß alle bisherigen *Versorgungen nur während eines durchschnittlich 3—4wöchigen Aufenthaltes* im Rehabilitationszentrum erfolgten. Aus den gewonnenen Erfahrungen besteht auch in Zukunft keine Veranlassung, davon abzugehen und evtl. aus Zeitmangel ambulant zu versorgen. Die Ergebnisse unserer laufenden Nachuntersuchungen haben uns besonders die *unbedingte Notwendigkeit einer intensiven Einschulung* bei genauester Anpassung bestätigt. Wir stehen damit wohl im Gegensatz zur Meinung manch Anderer, haben aber unsere guten Gründe, von dieser Vorgangsweise nicht abzugehen.

Mit besonderem Interesse haben wir uns in den letzten Monaten den Möglichkeiten zugewendet, die vorhandenen *Bauelemente, auch bei höheren*

Amputationen mit speziellen Versorgungen in Anwendung zu bringen. Bekanntlich müssen *bei Amputationen im Oberarmbereich*, praktisch schon ab Vorderarmkurzstumpf, *Ersatzmuskel zur Prothesensteuerung* gefunden und trainiert werden. Das isometrische Vor- und das Hauptfunktionstraining dann mit der Prothese, ist verständlicherweise in solchen Fällen etwas schwieriger. Gerade aber die Oberarmversorgung ist trotz des komplizierten Trainings ebenso erfolgversprechend, kann jedoch nur unter ständiger Kontrolle wirklich zufriedenstellend ausgeführt werden. Zu den letzterwähnten Oberarmversorgungen (8) haben wir uns entschlossen, da wir bis dahin über genügend Erfahrung in der Technik der Anpassung, vor allem aber in der Schulung von Vorderarmamputierten gesammelt hatten. Durch den jahrzehntelangen Umgang mit Versehrten unseres Anstaltsbereiches war uns bekannt, daß gerade der *Oberarmamputierte* nur dann wirklich seine *Prothese trägt* und *täglich gebraucht*, wenn die *Handhabung und Wartung so einfach wie möglich* gehalten wird. Selbstverständlich erwarten auch diese Amputierten, trotz gewünschter Einfachheit in der Steuerung, vor allem ein *gutes kosmetisches Aussehen* und eine weitgehend *natürliche Funktion der Prothese*.

Wie eingangs erwähnt, steht uns das österreichische System MM 3 D/digital für die eigentliche Versorgung zur Verfügung. Erprobungen werden zur Zeit mit dem Otto *Bock*-System und vor allem mit der österreichischen Weiterentwicklung, dem Myomot MM 3 P/proportional, durchgeführt.

Dazu kurz einige technische Angaben: Das *Prothesensystem Myomot* MM 3 D ermöglicht eine *digitale* (on — off) *Steuerung*, das bedeutet, daß der elektrische Antrieb für die Prothesenhand so lange wirksam ist, als der Muskel angespannt bleibt und bei Entspannung des Muskels abgeschaltet wird. Die angetriebene Handmechanik bewegt den ersten zum zweiten und dritten Finger, der vierte und fünfte Finger macht die Öffnungs- und Schließbewegung der Hand passiv mit. Eine Sperre verhindert das unbeabsichtigte Öffnen der Hand. Die Muskelaktionsströme werden durch zwei Doppelelektroden abgenommen. Die darin befindlichen Vorverstärker arbeiten nach dem Differenzverstärkerprinzip, dadurch ist dieses System besonders unempfindlich gegen elektrische Außenstöreinflüsse. Die Verstärkereinheit selbst ist voll transistorisiert und enthält praktisch keine der Abnutzung unterworfenen Teile wie z. B. Relais. Eine Frequenzbeschneidung sichert zusätzlich Fehlsteuerungen und Störspannungen ab. Eine eingebaute elektronische Motorbremse verhindert das Nachlaufen der Prothesenhand. Zur individuellen Anpassung der Verstärker sind abgesicherte Empfindlichkeitsregler eingebaut. Der Akku ist mit dem Verstärker eine Einheit, kann aber beim letzten Modell getrennt und gegen einen Reserve-Akku ausgetauscht werden. Für die Aufladung liegt ein Ladegrät bei. Die Greifkraft der Hand beträgt ca. 6 kg, die Öffnungsweite 85 mm, die Arbeitsgeschwindigkeit 42 mm Sek. (Stromaufnahme bei Vollbelastung ca. 450 mA). Das Gewicht der Hand ist ca. 450 g.

Mit dem System MM 3 P (bei uns noch in Erprobung) wird eine proportionale Steuerung ermöglicht. Die Muskelaktionsströme hängen von der Stärke der Kontraktion ab. Durch technische Ausnützung dieses Effektes, ist der Amputierte in der Lage, die Arbeitsgeschwindigkeit von 10—110 mm sec und die Greifkraft bis auf 6 kg maximal durch verschieden starke Kontraktionen willkürlich zu ändern. Durch die Möglichkeit einer kontinuierlichen Veränderung, erhält die Prothesenhand unvergleichlich bessere Funktionseigenschaften. Dies für die Praxis zu erproben ist zur Zeit im Gange.

Vorzeigung von Dias für das praktische Vorgehen

Wir beginnen mit der Inspektion des Amputationsstumpfes, eventuellen Narbenlockerungen und Bandagierung zur prothesengerechten Formung. Bei Frischamputierten, besonders nach myoplastischen Amputationen darf das Muskeltraining mit Rücksicht auf die Muskelvernähungen erst nach 3 Wochen begonnen werden.

Allgemeine Gymnastik mit den verschiedensten Übungsgeräten, dient auch zur Stumpfabhärtung.

Ballanceübungen wegen der bekannten Gleichgewichts-Haltungsstörungen bei Armamputierten, die, je höher die Amputation, desto störender in Erscheinung tritt.

Geschicklichkeitsübungen auch beim Ballspiel, ergänzen das allgemeine Trainingsprogramm.

Die Abhärtung des Stumpfes in den ersten Wochen erreichen wir mit einer Gipsbehelfsprothese, mit der gymnastische Übungen und Arbeitstherapie betrieben wird.

Selbstverständlich steht der Versehrtensport auch auf dem Rehabilitationsprogramm der Armamputierten.

Das spezielle Training der armamputierten Patienten beginnt mit der visuellen Begutachtung des Stumpfes, besonders des Muskelspieles (nächstes) und der Feststellung der Vorderarmdrehfähigkeit.

Mit Übungen des gleichzeitigen Faustschlusses und der Volarflexion der Hand (nächstes) sowie der Fingerstreckung mit Dorsalflexion wird fortgesetzt. Die erhaltene Hand soll immer die Bewegung zur Kontrolle mitmachen.

Die Beobachtung des Muskelreliefs im entspannten (nächstes) und kontrahiertem Zustand ist für die folgende Festlegung der Steuermuskeln notwendig.

Der palpatorischen Abgrenzung der Beuger- und Streckergruppe ist dann besondere Aufmerksamkeit zu schenken.

Wir markieren dann die festgelegten Muskelgruppen sowohl an der Beuge- (nächstes) wie auch an der Streckseite.

Jetzt erst erfolgt das erstmalige Anlegen der Testelektroden in den angezeichneten Feldern. Die Masseelektrode wird dabei in der erhaltenen Hand gehalten oder am Körper fixiert. Bei trockener Haut ist das Anfeuchten der Elektroden mit einer EKG-Paste empfehlenswert.

Wir beginnen mit der höchsten Empfindlichkeitsstufe 12 am Testgerät. Man sieht hier einen deutlichen Ausschlag an der Beugergruppe und ein gleichzeitiges Einstreuen der Strecker am zweiten Kanal. Dieser Antagonistenstrom ist durch Training weitgehendst auszuschalten. Ein Wert unter 10 Teilstrichen stört erfahrungsgemäß nicht mehr.

Hier ist schon ein starker Ausschlag in beiden Kanälen bei bereits reduzierter Empfindlichkeitseinstellung erkennbar. Trotzdem gilt die eine Kanalanzeige noch immer als störender Antagonistenstrom.

Als Trainingsergebnis ist jetzt der Antagonistenstrom weitgehendst reduziert, bzw. für den praktischen Gebrauch der Prothesenhand bei Empfindlichkeitsstufe 6 nicht mehr störend.

Nach versuchsweiser Parallelverschiebung der Elektroden im angezeichneten Muskelfeld werden die besten Elektrodenabnahmepunkte markiert.

Jetzt werden probeweise einfache Greifübungen mit einer Übungshand nach Fixation der Elektroden mit einer *Velcro*-Verschlußbandage ausgeführt.

Dieselbe Anordnung zur besseren Demonstration der Elektrodenfixation.

Der Patient beginnt nun systematisch unter Anleitung der Heilgymnastin die Hand zu öffnen (nächstes) und zu schließen. Gerade diese ersten Übungen machen auf die Patienten einen unvergeßlichen Eindruck. Die psychologische Wirkung auf alle weiteren Rehabilitationsmaßnahmen ist von da an unverkennbar. Nun hat der Amputierte wieder das Gefühl, eine eigene Hand zu haben und die täglichen Übungen werden fleißig mit noch mehr Freude und Ausdauer besucht.

Die Griffdosierung üben wir dann mit dem Gummischwamm. Die Verstärkerpotentiometer sind bereits individuell eingestellt.

Zum Erlernen der nötigen Griffweite, der Festigkeit und Geschicklichkeit, wird schon mit der Übungshand an Gegenständen verschiedener Größe, Form und Gewicht geübt.

Nach diesem Vortraining mit der schaftlosen Hand wird bei Frischamputierten vorerst eine Übungsprothese mit Probeschaft hergestellt, während bei Umschulung von Altamputierten gleich die komplette endgültige Prothese zum eigentlichen Funktionstraining eingesetzt wird. Sie sehen hier eine behelfsmäßig aufgebaute Trainingsprothese und endgültige Versorgungen. Am Steckbrett wird der feste

Haltegriff an verschieden geformten Holzstücken, die gegen Widerstand auf dem Brett umzustecken sind, erlernt.

Der feindosierte Spitzgriff zum Ergreifen kleiner und glatter Gegenstände wird an einem Plastiksteckspiel geübt.

Die in der heilgymnastischen Abteilung erlernten Griffe werden dann in den Übungswerkstätten der Arbeitstherapie durch die praktische Anwendung der Prothese verfeinert. Dabei ist die Verwendung eines Schutzhandschuhes zur Schonung des kosmetischen Prothesenüberzuges empfehlenswert.

Bei Hobelarbeiten kann der Sitz des Schaftes aber auch eventuelle Fehlsteuerungen durch die Ellbogenbewegung überprüft werden.

Drechselarbeiten erfordern wieder einen besonders festen und sicheren Haltegriff.

Das Festhalten von Gegenständen bei Treibarbeiten erfordert eine besonders konzentrierte Steuerung. Durch das laufende Drehen des Werkstückes ist der Griff immer wieder zu wechseln, aber auch der mechanische Drehzusatz der Hand muß, wenn vorhanden, eingesetzt werden.

Die Arbeiten an der Bohrmaschine zeigen den Patienten, daß er diese Prothese im Gegensatz zum Hook in jeder Lage, also auch über der Horizontalen, störungsfrei einsetzen kann, und außerdem erkennt er, daß elektrische Geräte sein Prothesensystem nicht beeinflussen.

Als Beispiel für eine Doppelversorgung ein beidseitig Vorderarmamputierter, der sehr geschickt seine Prothese zu betätigen gelernt hat und diese auch wirklich ganztägig im Beruf und während der Freizeit trägt.

Die Oberarmversorgung ist verständlicherweise etwas schwieriger, erfordert sie doch ein Umdenken des Versehrten bei der Betätigung der Steuermuskel für die Hand, denn dazu werden der Biceps und Triceps des Oberarmes verwendet.

Deutlich erkennt man den kontrahierten Bicepsrest und die gespannten Narbenzüge an der Stumpfkuppe. Das angezeichnete Feld umgrenzt wieder den angespannten Muskelbereich und innerhalb desselben sieht man die oft für den Biceps typisch quergelegten Elektroden.

An der Dorsalseite ein schräg verlaufendes atypisches Triceps-Kontraktionsfeld mit hier jedoch wieder längsverlaufenden Abnahmen.

Da wir zur aktiven Beugung und Sperrung des Prothesenellbogengelenkes je eine Kraftzugbandage verwenden, also eine mechanische Steuerung, werden diese Patienten schon zeitgerecht darauf vorbereitet. Dies geschieht an einem Trainingsgerät, das wir aus dem normalen Übungsrollenzug abgeleitet haben. Wie man sieht, wird ein Gewicht, mit der Schulter der der Amputation gegenüberliegenden Seite mittels eines Hookbügels über eine Rolle gehoben.

An der fertigen Prothese erkennen wir nun deutlich die Elektroden am medialen Bicepsteil und das Balser-Ellbogengelenk, welches auch eine passive Drehung oberhalb dieses Paßteiles ermöglicht. Weiters sieht man einen Teil der Kraftzugbandage und das Myomot.

Von rückwärts sehen Sie die Tricepselektroden und einen Teil der Kabelführung zur Hand (nächstes) und jetzt beachten Sie die Kraftzugbandage für die Ellbogenbeugung — und Sperrung, die in jeder gewünschten Stellung erfolgen kann.

Dieser aktive Beugezug aus flexiblen Material gearbeitet, verläuft quer über den Rücken, gleitet durch einen am inneren Oberarmschaft befestigten Ring und ist mit seinen, in einem Perlondraht auslaufenden Ende, am Vorderarmteil innen befestigt.

Das Beugen im Ellbogengelenk geschieht durch leichtes Vorwärtsführen des Stumpfes, und ist durch ein gleichzeitiges leichtes Runden des Rückens dosierbar. Die Vorderarmstreckung erfolgt durch Nachlassen des Zuges, wobei der Unterarm durch sein Eigengewicht nach unten sinkt, so daß bei vollkommen entspannter Bandage der Arm gestreckt ist.

Das Sperren und Entsperren des Ellbogengelenkes bewirkt ein Bowdenzug, dessen Perlonseil durch einen Hohlgummigurt läuft und an dessen Ende befestigt ist. Die Sperre wird durch die übertragene Kraft, welche durch Hinunterdrücken des Achsenbügels entsteht, ausgelöst.

Der Patient demonstriert uns das Betätigen der Hand bei gebeugtem Ellbogen. Beachten Sie bitte die Aufhängung des Myomot, wie sie von der Mehrzahl unserer Patienten bevorzugt wird.

Die Ellbogenbeugung bis zur Mundberührung erfolgt mühelos. Die Hand kann auch in dieser Stellung gut gesteuert werden. Wir haben diese kombinierte Art der bioelektrisch gesteuerten Oberarmprothese nicht nur in Ermangelung eines geeigneten elektrischen Ellbogengelenkes gewählt, sondern weil wir der Ansicht sind, daß gerade die Oberarmversorgung einfach aber wirkungsvoll gehalten werden muß und nicht verkompliziert werden sollte. Die notwendige Vergrößerung der Energiequelle und Verstärkeranlage bei weiteren elektrisch betriebenen Gelenken würde den Tragekomfort bedeutend herabsetzen. Auf Grund unserer bisherigen Erfahrungen vertreten wir die Meinung, daß nur eine unkomplizierte Konstruktion, die den Prothesenträger nicht unnötig psychisch belastet, tatsächlich verwendet wird.

Wie die Vorderarmamputierten, so erlernen auch die Oberarmprothesenträger in den Übungswerkstätten feine und (nächstes) gröbere Arbeiten auszuführen. Zuletzt möchte ich Ihnen einen Fall zeigen, der die erweiterten Möglichkeiten bioelektrischer Steuerungen besonders demonstriert. Sie sehen eine Amputation, die einer Schulterexarticulation fast gleich kommt. Der Oberarmkopf ist jedoch noch vorhanden, wodurch für den Prothesensitz ein wesentlich besseres Relief erhalten blieb. Für den Handschluß verwendeten wir eine quere Abnahme am Deltoideusrest und zur Öffnung eine schräge von der schulterblattdeckenden Rückenmuskulatur. Daß ein intensives Vortraining dieser Versorgungsart vorausgegangen war, ist wohl verständlich. Ein empfindlicher und reizgefährdeter Nävus (Muttermal) erforderte außerdem eine besondere Bandageanordnung für den mechanischen Steuerungsteil.

Hier erkennt man sehr deutlich, die Anspannung des Deltoideusrestes, wodurch eine für die Schaftform unbedingt zu berücksichtigende Reliefänderung entsteht.

Die Kontraktion der dorsalen Muskelgruppe wird auf diesem Bild deutlich. Beachten Sie den gut sichtbaren Erfolg des isometrischen Muskeltrainings, denn gleichzeitig ist der Deltoideusteil wieder entspannt.

Die abgeänderte Bandageführung mit zwei Bowdenzügen ist hier dargestellt. Gut erkennbar sind auch die beiden Elektrodenpaare. Der untere Gurt gehört zur Myomotbefestigung.

Die Prothese im ganzen ist trotz der kompliziert scheinenden Muskelabnahmen einfach zu bedienen. Der junge Mann, er ist technischer Zeichner, trägt sie ganztägig und betätigt die Steuerung unwahrscheinlich geschickt und natürlich.

Zusammenfassend und zurückblickend auf eine jetzt 2jährige Beobachtungszeit und auf Grund der laufenden Nachuntersuchungen können wir über unsere Erfahrungen mit *bioelektrisch gesteuerten Prothesen* folgendes aussagen:

1. Durch die *physiologische Steuerung* hat dieser Prothesentyp vor allem bei Vorderarmamputationen unvergleichbare Vorteile gegenüber allen herkömmlichen Prothesen.

2. Die *bioelektrische Prothese* kann *in jeder Armstellung*, vor allem auch über der Horizontalen und beim Kreuzgriff, *mühelos gesteuert* werden.

3. *Störungen von Seiten des elektrischen Systems* sind *selten*, Störungen von außen sind, wenn sie überhaupt auftreten, nur ganz gering.

4. Der *bandagelose Schaft* bei der Vorderarmversorgung erhöht wesentlich den Tragekomfort.

5. Der *Amputierte* wird durch diesen Prothesentyp weitgehend *unabhängig von fremder Hilfe*, vorwiegend beim Essen.

6. Die *Prothese* ist *infolge ihrer kosmetischen Ausführung* unauffällig.

7. Obwohl uns nach wie vor bewußt sein muß, daß jede Prothese für einen einseitig Amputierten immer nur eine *Hilfshand* bleiben wird, ist nach einheitlicher Angabe der Prothesenträger der *psychische Effekt* besonders hervorzuheben, da gerade dieses Prothesensystem ihnen durch seine Funktion und sein Äußeres wieder ein *Gefühl der Vollwertigkeit* sowohl *im Berufs- wie im Privatleben* gibt.

8. Beachtenswert ist weiter, daß nach unseren bisherigen Feststellungen dieser *Prothesentyp* zu einem unvergleichlich höheren Prozentsatz — 90 % gegen 10—25 % z. B. beim Hook — *getragen wird*. Unsere Prothesenträger, mit einer Ausnahme, *tragen die Prothese ganztägig*, einzelne nur halbtägig. Die eine Ausnahme ist ein 14jähriger Schüler, dem sein eigener Lehrer, selbst ein kriegsbeschädigter Vorderarmamputierter, aus uns unverständlichen Gründen, das Prothesentragen abgeraten hat. Die angegebene halbtägige Verwendung einzelner Prothesenträger beruht darauf, daß einige aus beruflichen Gründen bzw. auch zur Schonung der Prothese diese bei grob manuellen Tätigkeiten gegen einen passiven Arbeitsarm auswechseln. Dagegen tragen diese Leute umso mehr ihre Prothese in der Freizeit. Gerade aus dieser Angabe haben wir den Schluß gezogen, daß wir künftig das Problem der Armversorgung von anderen Gesichtspunkten aus betrachten müssen. Wir werden dem Amputierten in erster Linie *für seine verlorene Hand* die *bestmögliche Prothese* geben. Dazu eignet sich, wie wir jetzt wissen, die bioelektrisch gesteuerte Prothese sowohl durch ihr Aussehen als auch auf Grund ihrer Funktion besonders. Weiters werden wir den Versehrten ein *Arbeitsgerät* verordnen, für dessen berufliche Tätigkeit sich die eben genannte nicht eignet oder bei manchen Arbeiten sogar hinderlich ist, z. B. wie angeführt bei grob manuellen Berufen! Es wird zukünftigen Konstruktionen überlassen bleiben, den vorläufig für diese Berufe noch am besten brauchbaren Arbeitsarm durch ein *bioelektrisch gesteuertes robustes Arbeitsgerät* zu ersetzen, oder zweckmäßig auswechselbare Ansatzteile zu entwickeln.

Nach Angabe der Versehrten selbst und aus eigenen Beobachtungen mußten wir aber auch folgende *Nachteile des Systems* feststellen:

1. Das *Getriebegeräusch* wird allgemein als störend empfunden. Angaben, daß für den Prothesenträger das Handgeräusch eine gewisse Rückmeldung des Griffes ist, können wir nicht bestätigen.

2. Die *Kabelführungen* werden von den meisten Amputierten ebenfalls als störend empfunden.

3. Einem hohen Prozentsatz der Versehrten ist das *Gewicht* und die *Größe des Myomot* (Verstärker + Akku) zu groß.

4. Die *schnelle Verschmutzung* und die während der Tragezeit zunehmende *Verfärbung der Hand* sowie die *schlechte Reinigungsmöglichkeit* beklagen durchwegs alle Prothesenträger.

5. Die *Griffgeschwindigkeit* in beiden Richtungen ist *zu langsam*.

6. Die *Griffweite und Tiefe* ist noch *zu gering*, besonders störend wird bei der Handöffnung die verbleibende Stellung des 4. und 5. Fingers empfunden (ist bereits geändert).

7. *Häufige Kabelschäden*, besonders an den Elektrodenanschlüssen, wurden beanstandet.

Einige der angeführten Mängel sind *bereits behoben* bzw. bei Weiterentwicklungen durch die Herstellerfirma berücksichtigt worden.

Folgende *Forderungen an künftige Konstruktionen* werden von uns erhoben:

1. Die *Verkleinerung des Verstärkers und der Energiequelle* — vorzugsweise *Unterbringung im Schaft*.

2. *Ein mechanisch-elektrischer Drehzusatz für Vorderarmversorgungen* bei Mittel- oder Kurzstümpfen.

3. *Unempfindliches Material* für den kosmetischen Handschuh.

4. *Mindestgriffweite* 10 cm, *Mindestgrifftiefe* 6 cm.

5. *Geräuschloser Lauf der Hand.*

6. Die *Kabelanschlüsse* sollen einfacher und wartungsfreier gestaltet werden.

7. Eine *geschwindigkeits- und kraftproportionale Steuerung* mit mindestens 6 kg/p Greifkraft wäre als notwendigstes Konstruktionsziel aus der Sicht der Praxis anzusehen. Ein diesbezüglicher Erprobungstyp wurde von uns an einer Reihe von Prothesenträgern mit guten Ergebnissen getestet.

Diese Testpersonen waren durchwegs schon längere Zeit mit digitalgesteuerten Prothesen ausgestattet.

Zum Abschluß meiner Ausführungen erlauben Sie mir noch diese Feststellung: Alle, die wir uns mit den *Problemen der modernen Prothesentechnik* zu befassen haben, müssen sich stets vor Augen halten, daß eine Prothese als technisches Körperersatzstück zum tatsächlichen Gebrauch und zur Hilfe für den Amputierten bestimmt ist. Wir dürfen alle, ob Techniker oder Ärzte, nie den Boden der Realität verlieren, sondern sollen stets bemüht sein, uns in die wirklichen Erfordernisse eines Geschädigten hineinzudenken.

Auch sollte auf diesem Gebiet voreilige Propaganda vermieden werden, denn allzugroß erweckte Hoffnungen enden in der Praxis auf Kosten unserer geschädigten Mitmenschen und schaffen nur unausbleibliche psychische Probleme. Von einer wirklich brauchbaren Prothese erwarten wir beste Funktion bei einfachster Bedienung.

H. Roesler, Dipl.-Phys., Orth. Klinik u. Poliklinik der Univ. Heidelberg:
Erfahrungen mit der bioelektrischen Prothese.

Ein Korreferat sollte eigentlich einen Satz mit „zwar... aber...“ enthalten, der zwar aus Höflichkeit eine knappe Anerkennung des Herrn Vorredners enthält, aber aus Gründen der Wissenschaftlickheit zu etwa jedem wichtigen Punkt des Herrn Vorredners ernste Bedenken anmeldet. Ich kann hier nur feststellen: Zwar wurden an der Orthopädischen Klinik in Heidelberg nur etwa halb so viele bioelektronische Versorgungen durchgeführt wie in Stollhof, aber unsere Erfahrungen sind bis auf einige unwesentliche Details dieselben. Die Art und Weise, wie diese Versorgungen durchgeführt werden, sind in beiden Zentren identisch, so daß sich hierzu weitere Worte erübrigen. Wir sind, kurz zusammengefaßt, zu folgenden Feststellungen gelangt, die sich vielfach mit denen von Stollhof decken.

1. *Krankengymnastische Vorbereitung und Unterstützung*, sorgfältige *Auswahl der Abgreifpunkte*, sowie ausreichende *Übungen mit der Prothese im Rohbau* sind *für eine erfolgversprechende Versorgung unerläßlich*. Schließlich beruht ja die *Erlernung des Steuervorgangs* darauf, daß ein

eingeschliffenes Bewegungsmuster ausgelöscht und ein neues eingeschliffen wird. Dies kann nur durch *Übung* erreicht werden, ebenso wie der sinnvolle *Gebrauch der Prothese als Werkzeug*. Es wird dabei stets *bei einseitig Amputierten* darauf zu achten sein, daß bei allen Manipulationen die *künstliche Hand* überwiegend den *grobmotorischen Anteil*, die *natürliche Hand* den *feinmotorischen Anteil* übernimmt.

2. Infolge der technisch bedingten und gewollten kurzen *Schaltverzögerung* von rund $^1/_{10}$ sec, das heißt der Zeit zwischen dem Steuerbefehl und dem Einsatz der Bewegung, kann die bioelektronisch gesteuerte Hand gut in den natürlichen Bewegungsablauf integriert werden. Sie bietet die Möglichkeit, differenzierte manuelle Tätigkeiten auszuführen, wobei außerdem noch die bei rein mechanischen Systemen üblichen Funktionsüberschneidungen vermieden werden, das heißt die Bewegungen, die normalerweise zu den Manipulationen nicht erforderlich sind und den Ablauf stören, z.B. Zusammenziehen der Schultern. Überdies sind Greifvorgänge nicht nur in bestimmten, sondern in nahezu allen Armhaltungen durchführbar. Diese Eigenschaften wurden auch von allen Versorgten hervorgehoben, insbesondere von denen, die von anderen Systemen umgestellt wurden.

3. Es gibt *keine Einschränkung der Versorgungsmöglichkeiten durch die Amputationshöhe*, selbst bei Teillähmungen läßt sich das bioelektronische Steuersystem verwenden, sofern nicht die Koordinationsfähigkeit gestört ist, die willentliche isolierte Anspannung zweier Steuermuskeln, die nicht notwendigerweise ein Antagonistenpaar bilden müssen.

4. Die *bioelektronischen Prothesen* werden offenbar *häufiger und lieber getragen als herkömmliche Systeme*. Wir schließen daraus, daß die Einsatzhäufigkeit einer Prothese zunimmt, je besser ihre unvermeidliche Belästigung durch Funktionsfähigkeit kompensiert wird.

Neben den rein praktischen Fragen der Versorgung beschäftigen wir uns in unserem Elektroniklabor mit den *technischen und technologischen Problemen der bioelektronischen Steuerungen*. Nach anfänglichen Meinungsverschiedenheiten über die rein technische Auslegung von Steuerung und Hand haben sich die Gemüter beruhigt, da sich bestimmte Werte für Griffkraft, Bewegungsgeschwindigkeit und dergleichen in der Praxis als brauchbar erwiesen haben. Ebenso ist der Aufbau der Schaltung selbst soweit durchkonstruiert, daß von hier keine Bedenken entstehen. Lediglich technologische Fragen sind noch im Detail zu überprüfen, wie zum Beispiel die zweckmäßige, möglichst wenig reparaturanfällige Anordnung der Steuersysteme an der Prothese und ähnliche Dinge. Ganz besonderer Wert ist auch darauf zu legen, daß der *Amputierte* stets *ohne fremde Hilfe* seine *Prothese in Betrieb setzen und halten* kann, und auch hier sind noch Verbesserungen möglich.

Insgesamt aber sprechen alle Erfahrungen dafür, daß die bioelektronische Prothese einen beachtlichen Fortschritt in der prothetischen Versorgung der oberen Extremitäten darstellt.

Man könnte den Eindruck gewinnen, die Probleme der bioelektronischen Prothesenversorgung seien im großen und ganzen gelöst. Leider täuscht dieser Eindruck und zwar aus zwei Gründen, einem medizinisch-

psychologischen und einem technischen: Die *Frage nach der Indizierung*
können wir aufgrund unserer bisherigen Erfahrung in Heidelberg noch
nicht eindeutig und objektiv beantworten. Wir sind hier noch auf das
Fingerspitzengefühl des verordnenden Arztes angewiesen, und deswegen
konnten wir auch eine gewisse Fehlerquote bei den Verordnungen nicht
vermeiden. Um *mit einer bioelektrischen Prothese umgehen* zu können, muß
der Patient eine *bestimmte Lernfähigkeit* mitbringen. Diese Lernfähigkeit
ist bei den meisten Patienten weniger als intellektuelle, sondern als *moto-*
rische Lernfähigkeit zu verstehen. Sie ist schwer zu beurteilen und noch
schwerer objektiv zu erfassen, und wir bemühen uns augenblicklich um
die Grundlagen einer derartigen Objektivierung.

Der technische Grund ist die Erfahrung, daß die augenblickliche
Digitalsteuerung offensichtlich noch nicht alle in den Muskelaktionsspannungen enthaltene Information ausnützt, daß vielmehr eine *Pro-*
portionalsteuerung noch eine bedeutende Verbesserung bringen kann.
Digitalsteuerung bedeutet, man kann den Handmotor an- und abschal-
ten, hat aber über die Muskelaktionsspannungen keinen Einfluß auf Bewegungsgeschwindigkeit und Griffkraft. Proportionalsteuerung bedeutet,
daß beides beeinflußt werden kann.

In England sind derartige Proportionalsteuerungen schon entwickelt
worden, in Stollhof wurden Patienten versuchsweise damit ausgerüstet
mit der Erfahrung, daß ein hoher Prozentsatz spontan eine bedeutende
Verbesserung der Funktionsfähigkeit feststellte. In Heidelberg bemühen
wir uns um die möglichst vollständige Erfassung der in den bioelektrischen Signalen enthaltenen Informationen und ihre zweckmäßige elektronische Verarbeitung mit dem Ziel, ein *Maximum an Funktionstüchtig-*
keit zu erreichen.

Aussprache

W. Faubel, Priv.-Doz. Dr., Hamburg:

Um nicht mißverstanden zu werden, darf ich eingangs betonen, daß ich den
myoelektrischen Prothesen positiv gegenüberstehe und sie seit etwa 1 Jahr *für geeignete*
Patienten mit Unterarm-Amputationen verordne.

Zunächst ein Wort zur Nomenklatur: Man sollte von *myo-elektrischen* und nicht
von *bio-elektrischen Prothesen* sprechen, denn wir bedienen uns der vom *Muskel* ab-
genommenen Aktionspotentiale. Der Begriff *Bio*-Elektrik erscheint mir viel zu allgemein und nicht kennzeichnend genug.

Zur *Indikation:* Die myoelektrische Prothese ist *noch nicht die Prothese der*
Wahl für *jeden* Unterarmamputierten, obwohl man sie von der Handgelenks-
exartikulation bis zum 6—7 cm Kurzstumpf verordnen kann. Man sollte die Verordnung abhängig machen von Intelligenz (Lernfähigkeit), Willen und Beruf des
Amputierten. Außerdem befindet sich das „myoelektrische System" noch in ständiger Weiterentwicklung. Zur Zeit wird vom Hersteller selbst noch eine Fehlerquote
von 20% angegeben.

Laufende Verbesserungen schaffen wirksame und fortschreitende Abhilfe. So ist
z. B. von den Konstruktionen Z 2 bis Z 7 das Laufgeräusch des Motors immer leiser
und die Anfälligkeit durch Störfelder immer geringer geworden; durch neue „Elektroden" wird der Hautwiderstand weitgehend ausgeschaltet; eine sanftere Auflage

der Elektroden und Abnahme durch Stumpfstrumpf ist möglich. Durch Abnahme bzw. Steuerung von verschiedenen Muskelgruppen und sogar einzelnen Muskeln ist willkürliche schnellere und langsamere, stärkere und schwächere Öffnung und Schließung der Hand mit 9,5 cm Hub pro Sekunde und schneller im Sinne einer Proportionalsteuerung (Digitalsteuerung) möglich geworden, wenn man darunter Kraftaufbau nach Zeiteinheit versteht.

Auch die von Herrn Henninger hervorgehobene Brüchigkeit der Kabel ist beseitigt durch dünnere und flexiblere Kabel, deren Durchmesser von $3^1/_2$ auf 2 mm verringert wurde.

Die Batterie kann jetzt als Rundbatterie am Oberarm getragen werden; Ziel ist Verlegung in den Schaft.

Weitere Miniaturisierung der Bauelemente mit austauschbaren, addierbaren und zusammensetzbaren Grundeinheiten ist in der Entwicklung; ebenso ein durchsichtiger Schaft zur besseren Kontrolle der Mechanik und als Fernziel Ellbogen- und Schultergelenksbewegungen beim Oberarmamputierten und Exartikulierten, wo jetzt nur Kopplungen mit mechanischen oder pneumatischen Prothesen möglich sind.

Schließlich ist auch das Gewicht von Bedeutung (Myo-Bock-System 700—800 g) und nicht zuletzt die Kosmetik, der sich oft die Funktion unterordnen muß, bedauerlicherweise!

Wegen allen diesen Entwicklungen erscheint mir *sorgfältige Patientenauswahl für die Verordnung myoelektrischer Prothesen* noch dringend geboten.

Blohmke, Min.-Rat Dr., Bonn:

Es wird darauf hingewiesen, daß *im Bereich der Kriegsopferversorgung* bisher 50 Unterarmamputierte versorgt wurden. Die Drehbewegung im Unterarm wird von allen Beschädigten für dringend notwendig gehalten.

Hinsichtlich der Verordnung sollte nicht vergessen werden, daß zuvor ein entsprechendes Servicenetz vorhanden ist.

J. Rehn, Prof. Dr., Bochum:

Bericht über die Mitgliederversammlung.

Die *Jahreshauptversammlung der Gesellschaft* fand am Montag, dem 19. 5. 1969, um 14.30 Uhr im großen Saal der Meistersingerhalle zu Nürnberg statt.

Der Vorsitzende, Herr Dr. Perret, eröffnet die Sitzung. Herr Professor Dr. G. Könn, Bochum, wird von Vorstand und Beirat zur Wahl als Vorsitzender für 1969/1970 vorgeschlagen. Als Wahlleiter ist Herr Professor Dr. Stotz, Duisburg tätig. Von 100 abgegebenen Stimmen erhält Herr Professor Dr. Könn 93. Er ist damit mit absoluter Mehrheit zum Vorsitzenden für das kommende Jahr gewählt. Herr Professor Dr. Könn nimmt die Wahl an und wird bemüht sein, das in ihn gesetzte Vertrauen zu rechtfertigen.

Als neue Beiratsmitglieder werden von Vorstand und Beirat die Herren Dr. Bernsmeier, Kiel, Professor Dr. Dotzauer, Köln, Professor Dr. Kümmerle, Mainz und Professor Dr. Mollowitz, Moers, vorgeschlagen. Auf Befragen der Mitgliederversammlung erfolgt kein Einspruch. Die Herren, die sich zur Mitarbeit bereit erklären, sind damit gewählt.

Auf einstimmigen Beschluß des Vorstandes und Beirates soll Herrn Professor Dr. Bürkle de la Camp, Dottingen, in Würdigung seiner außergewöhnlichen Verdienste um die Gesellschaft als besondere Ehrung der Titel eines „Ehrenvorsitzenden" verliehen werden. Der Vorsitzende weist in einer ausdrücklichen Würdigung darauf hin, wie Herr Professor Dr. Bürkle de la Camp nach dem Kriege 1949 die Mitglieder wieder zusammenrief und 1950 die erste Tagung leitete. Er hat das Steuer dieser Gesellschaft mit Klarheit, Sachlichkeit, Zuverlässigkeit und Pflichtgefühl nicht mehr aus der Hand gegeben. Er hat das Schicksal der Gesellschaft entscheidend mitgelenkt, das Niveau der Tagungen mitbestimmt.

Unter lebhaftem Beifall erfolgt allgemeine Zustimmung. Herr Professor Bürkle de la Camp, der persönlich bei der Tagung nicht anwesend sein kann, wird telegraphisch von der Ehrung unterrichtet.

Der Schatzmeister, Herr Dr. Schwarz, berichtet über die Mitgliederbewegung und erstattet den Kassenbericht.

Auf der Zwischen-Vorstands- und Beiratssitzung am 30. Oktober 1968 und auf der Vorstands- und Beiratssitzung am 18. Mai 1969 ist folgendes beschlossen worden für die Mitteilung auf der Mitglieder-Generalversammlung:

Der Mitgliedsbeitrag beträgt von jetzt (1969/70) ab . . . . . DM 50,—
Der Verhandlungsbericht kostet. . . . . DM 40,—
Die Eintrittskarte für den Kongreß für Nichtmitglieder . . DM 60,—
Die Tageskarte für den Kongreß für Nichtmitglieder. . . . DM 30,—
Die Tageskarte für den Kongreß für Assistenten und
Teilnehmer in nichtselbständiger Stellung kostet . . . . . DM 10,—
Für den Behandlungsbericht haben Letztgenannte zu zahlen DM 40,—
und als Mitgliedsbeitrag . . . . DM 20,—

Die Erhöhungen müssen vorgenommen werden wegen des dauernden Ansteigens aller Kosten und mit Rücksicht auf den so niedrigen Vermögensstand der Gesellschaft.

Nach Prüfung der Kasse durch die Herren Professor Dr. v. Brandis, Aachen und Dr. Grau, Berlin, wird dem Schatzmeister Entlastung erteilt.

Der Vorsitzende weist auf die Notwendigkeit einer Erhöhung der Beiträge hin. Es werden von den Mitgliedern keine Einwände erhoben. Damit ist die Beitragserhöhung von der Mitgliederversammlung gebilligt.

Der Vorsitzende schließt die 33. Tagung der Gesellschaft mit dem Dank an alle, die zu ihrem Gelingen beigetragen haben.

Professor Dr. G. Könn, Bochum: Die wissenschaftlichen Sitzungen des Jahres 1969 sind abgeschlossen. Ein weitgespannter Themenkreis hat sich mit wichtigen Problemen befaßt. Ich mache mich zum Sprecher aller, wenn ich hierfür Herrn Perret danke.

Herr Perret hat es verstanden, uns durch seine Thematik und Verhandlungsleitung in Spannung zu halten. Die verschiedensten Probleme wurden von den verschiedensten Standpunkten abgehandelt. Die Tagung erhielt ihren besonderen Akzent durch den Arzt, der sie im Sinne der *humanitas* gestaltet und geprägt hat.

Schlußwort.

Der Vorsitzende schließt die 33. Tagung der Gesellschaft mit dem Dank an alle, die zu seinem Gelingen beigetragen haben.

G. Könn, Prof. Dr., Bochum:

Die wissenschaftlichen Sitzungen des Jahres 1969 sind abgeschlossen. Ein weitgespannter Themenkreis hat sich mit wichtigen Problemen befaßt. Ich mache mich zum Sprecher aller, wenn ich hierfür Herrn Perret danke.

Herr Perret hat es verstanden, uns durch seine Thematik und Verhandlungsleitung in Spannung zu halten. Die verschiedensten Probleme wurden von den verschiedensten Standpunkten abgehandelt. Die Tagung erhielt ihren besonderen Akzent durch den Arzt, der sie im Sinne der humanitas gestaltet und geprägt hat.

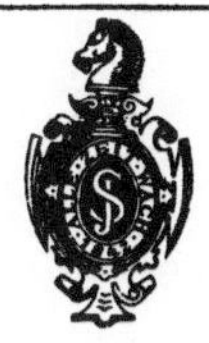